Praxiswissen Logopädie

*Reihenherausgeberinnen*

Monika Maria Thiel, München, Deutschland

Mascha Wanke, Neuried, Deutschland

Susanne Weber, Florstadt, Deutschland

Das bietet Ihnen Praxiswissen Logopädie:

- Interdisziplinäre Ausrichtung: geschrieben für Studierende und Praktiker aller sprachtherapeutischen Berufsgruppen
- Fundierter Überblick über Theorie und Praxis aller Sprach-, Sprech-, Stimm- und Schluckstörungen
- Regelmäßig aktualisiertes, professionell gebündeltes Fach- und Praxiswissen auf hohem Niveau
- Auch komplexe und spezifische Fachinhalte in leicht verständlicher Sprache vermittelt
- Leichte Orientierung durch klare didaktische Struktur
- Einheitlicher Aufbau aller Themenbände:
  - Anatomie
  - Physiologie
  - Klinik
  - Ätiologie
  - Pathologie
  - Anamnese
  - Diagnostik Kritische Würdigung aller relevanten Therapieansätze
  - Therapeutische Grundhaltung
  - Bausteine für Therapie und Beratung
- Methodenübergreifende Therapiebausteine: Integration von bewährten und neuen Ansätzen für eine flexible und individuelle Kombination in der Praxis
- Geeignet zur umfassenden Prüfungsvorbereitung und als Nachschlagewerk mit neuen Impulsen und Anregungen, auch für den Profi.

Weitere Bände in der Reihe: http://www.springer.com/series/4445

Carina Lüke
Sarah Vock

# Unterstützte Kommunikation bei Kindern und Erwachsenen

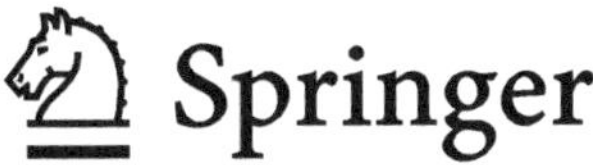

**Carina Lüke**
Universität Paderborn
Fakultät für Kulturwissenschaften
Psycholinguistik
Paderborn, Deutschland

**Sarah Vock**
Köln, Deutschland

Ergänzendes Material zu diesem Buch finden Sie auf http://extras.springer.com/978-3-662-58127-8

Praxiswissen Logopädie
ISBN 978-3-662-58127-8 ISBN 978-3-662-58128-5 (eBook)
https://doi.org/10.1007/978-3-662-58128-5

Die Deutsche Nationalbibliothek verzeichnet diese Publikation in der Deutschen Nationalbibliografie; detaillierte bibliografische Daten sind im Internet über http://dnb.d-nb.de abrufbar.

Springer


Umschlaggestaltung: deblik Berlin

Springer ist ein Imprint der eingetragenen Gesellschaft Springer-Verlag GmbH, DE und ist ein Teil von Springer Nature.
Die Anschrift der Gesellschaft ist: Heidelberger Platz 3, 14197 Berlin, Germany

# Geleitwort

Methoden der Unterstützten Kommunikation waren lange Zeit in Deutschland vor allem in Förderschulen bekannt und kamen dort zum Einsatz. Die Angst, dass sehr junge Kinder nicht in die Lautsprache kämen, wenn sie zunächst ihre eingeschränkten Sprechmöglichkeiten durch kompensierende Methoden ausgleichen würden, war bei Eltern, aber auch bei Kinderärzten und Sprachtherapeuten verbreitet. Und so blieben die Kinder bis zum Schuleintritt allein mit ihrem Defizit oder versuchten mit wenig oder keinem Erfolg, doch noch ihre Artikulationsfähigkeit zu verbessern. Ihre Möglichkeiten für kommunikativen Austausch blieben begrenzt.

Erst ganz allmählich wurde im Bereich der Logopädie den Therapeuten bewusst, dass sie mit Methoden der UK ihre Handlungsmöglichkeiten erweitern konnten. Sie konnten schon bei sehr jungen Kindern sich, den kleinen Patienten und ihren Eltern frustrierende Fehlbemühungen ersparen und damit vermeiden, dass wichtige Zeit für die Sprach- und damit auch für die allgemeine Entwicklung ungenutzt blieb.

Allerdings wurde UK oft mit dem Einsatz von elektronischen Hilfsmitteln gleichgesetzt, und das breite Spektrum der unterstützenden Möglichkeiten war wenig bekannt. Für die Diagnostik waren viele der bekannten Verfahren nicht anwendbar. Wie konnte man Sprachverständnis und inneren Sprachgebrauch beurteilen, wenn ein Kind nicht sprechen, vielleicht auch nicht einmal gezielt auf Bilder zeigen konnte? Wie konnte man bezüglich Diagnostik und Therapie vorgehen, wenn aufgrund zusätzlicher Behinderungen die allgemeinen Fähigkeiten weit unter dem Durchschnitt lagen? Oder wenn zusätzliche Beeinträchtigungen wie Sinnesschädigungen oder Verhaltensproblematik vorlagen? Oder wenn bei Kind und Umfeld eine andere Sprache als Deutsch die Muttersprache war?

Hilflosigkeit fühlten Therapeuten auch, wenn erwachsene Menschen z. B. nach einem Schlaganfall nicht nur die Sprechfähigkeit, sondern auch andere für den Austausch notwendige Sprachfähigkeiten verloren hatten. Wie konnte man den Angehörigen helfen, mit dem täglichen Frust der Missverständnisse umzugehen? Auf Messen sahen sie elektronische Sprechgeräte bzw. Möglichkeiten, die modernen allgemein bekannten elektronischen Geräte wie Smartphones oder Tablets zu nutzen. Aber „der Draht zum Gehirn war leider nicht dabei“ – wie es einmal jemand formuliert hat. Wer half einem nun, die bestehenden Angebote sinnvoll im Alltag zu nutzen?

Genau dazu liefert dieses Buch eine nahezu unerschöpfliche Quelle von Informationen zu Grundlagen, Hilfsmitteln (auch Apps) und Methoden. Sehr klar strukturiert und trotz der Komplexität der Inhalte in leicht verständlicher und deshalb gut lesbarer Sprache wird das große Feld der Unterstützten Kommunikation von allen wesentlichen Seiten her beleuchtet. Für alle Aspekte gibt es umfassendste Literaturhinweise und Hinweise auf Internetseiten und andere wichtige Adressen.

Inzwischen kennen viele Sprachtherapeuten Methoden der UK.

Das beschriebene Konzept KEMUKS (**K**onzeptioneller **E**inbezug von **M**ethoden der **U**nterstützten **K**ommunikation in die **S**prachtherapie) verfolgt das Ziel, diese Methoden in einen mit dem Patienten und seinem Umfeld zusammen geplanten, systematisch aufgebauten, zielorientierten und überschaubaren Therapieprozess zu integrieren. Diese Prinzipien sind für Menschen unterschiedlichen Alters und unterschiedlichster sprachlicher Vorbedingungen anwendbar. Zentral dabei ist das Vorgehen, sowohl bei Kindern als auch bei Erwachsenen, die Bezugspersonen als unverzichtbare „Mitstreiter" mit in den Prozess einzubeziehen, ebenso wie das Modeling, nämlich das anschauliche Vermitteln des Einsatzes unterstützten Kommunizierens. Die Therapeutin setzt es in ihrem Vorgehen systematisch ein und leitet die Bezugspersonen an, auch selbst dieses Modeling in den Alltag zu integrieren.

Die zutiefst humanistische und kompetenzorientierte Haltung den beeinträchtigten Menschen gegenüber wird wunderbar anschaulich in den Praxisbeispielen, in denen sowohl ganz junge als auch sehr schwierige Kinder oder erwachsene Menschen mit komplexen Beeinträchtigen sichtbar werden. Man kann nachvollziehen, wie auf der Grundlage einer gezielten sprachtherapeutischen Diagnostik gemeinsam mit dem Umfeld konkrete Ziele formuliert werden, wie diese kreativ und ideenreich immer mit einer ermutigenden Grundhaltung individuell umgesetzt und evaluiert werden, bevor die Patienten mit erweiterten Fähigkeiten in ihren Alltag zurückkehren.

Dieses Buch kann Sprachtherapeuten, Logopäden und allen, die sich im Bereich UK einbringen, eine große Hilfe dabei sein, UK in ihre Arbeit mit einzubeziehen und diese Arbeit als überschaubar und sowohl für sich selbst als auch für die kleinen oder erwachsenen Patienten als bereichernd zu erleben.

**Bärbel Weid-Goldschmidt**

# Vorwort

Menschen jeden Alters, jeder Herkunft und jeden Geschlechts, die sich aufgrund verschiedenster Ursachen nicht (ausreichend gut) lautsprachlich mitteilen können, um ein selbstbestimmtes und erfülltes Leben in allen Lebensbereichen führen zu können, haben das Recht, Unterstützung zur (Wieder-)Herstellung und Sicherung ihrer Partizipation zu erhalten. Hierzu können Sprachtherapeutinnen als Expertinnen für die Sprach- und Kommunikationsentwicklung, das Sprachsystem und die Förderung sprachlicher und kommunikativer Fähigkeiten einen bedeutsamen Beitrag leisten. Methoden der Unterstützten Kommunikation (UK), wie beispielsweise Gebärden, Bildsymbole und elektronische Kommunikationshilfen, stellen hierbei zentrale Hilfen dar und fungieren als ergänzende oder alternative Kommunikationsformen zur Lautsprache.

Durch unser gemeinsames Studium der Rehabilitationspädagogik mit dem Studienschwerpunkt Sprachtherapie an der Technischen Universität Dortmund sind wir fachlich mit dem Verständnis „groß geworden", dass die Bereitstellung von Methoden der UK und die Vermittlung der erfolgreichen Nutzung dieser Methoden selbstverständlicher Bestandteil der Arbeit von Sprachtherapeutinnen sind. Verwunderlich war es damals wie heute für uns, wenn uns Kolleginnen und Kollegen von ihrer Scheu berichteten, diese Methoden zu verwenden. Selbstverständlich ist die Trennung von Sprachtherapie und UK in den vergangenen Jahren immer weiter aufgehoben worden und eine Vielzahl von Sprachtherapeutinnen beraten und unterstützen ihre Patientinnen und Patienten bereits in der Verwendung von Methoden der UK. Darüber freuen wir uns sehr. Dennoch ist dies deutschlandweit noch keine Selbstverständlichkeit. Mit diesem Buch möchten wir einen Beitrag dazu leisten, dies zu ändern. Hierzu haben wir zahlreiche Informationen zu den Methoden der UK zusammengetragen, die bei der Einarbeitung in die Thematik und der Auswahl einer oder mehrerer Methoden für eine bestimmte Person mit kommunikativen Beeinträchtigungen hilfreich sein können. Des Weiteren berichten wir über die Ergebnisse empirischer Untersuchungen zur Effektivität eines UK-Einsatzes zur Verbesserung der kommunikativen Fähigkeiten von Menschen mit eingeschränkten Mitteilungsmöglichkeiten, welche ein evidenzbasiertes therapeutisches Vorgehen ermöglichen sollen. Die Vorstellung eines strukturierten Interventionsvorgehens soll die Implementierung von Methoden der UK in die Sprachtherapie erleichtern. Dieses therapeutische Vorgehen wird durch konkrete Umsetzungsideen und detaillierte Fallbeispiele verdeutlicht. Einzelne spezifische Themen, wie beispielsweise eine mehrsprachige UK-Versorgung, die Beantragung einer elektronischen Kommunikationshilfe, UK in der inklusiven Schule und die Nutzung von Apps in der Sprachtherapie, werden ebenfalls behandelt. Anamnese- und Beobachtungsbögen sowie weitere Materialien, welche im DIN-A4-Format online heruntergeladen werden können, und eine Auflistung mit weiterführender Literatur und hilfreichen Internetseiten sollen zudem die praktische Arbeit unter Einbezug von Methoden der UK erleichtern.

Wir bedanken uns bei allen Personen, die während unserer Ausbildung und unserer Tätigkeit in der Praxis, der Lehre und der Forschung unsere Begeisterung für die Unterstützte Kommunikation und die Förderung von Menschen mit sprachlichen und kommunikativen Beeinträchtigungen entfacht, vorangetrieben und geteilt haben. Hervorheben möchten wir hier insbesondere Bärbel Weid-Goldschmidt, Andreas Seiler-Kesselheim, Amelie Abarca, Dagmar Slickers und Ute Ritterfeld. Bärbel Weid-Goldschmidt danken wir zudem herzlich für das Verfassen des Geleitwortes.

Ein großer Dank richtet sich an Anja Starke und Juliane Leinweber, die ihr Fachwissen über Apps in der Sprachtherapie und selektiven Mutismus durch das Schreiben zweier Unterkapitel ins Buch miteingebracht haben. Für die sehr wertvollen und hilfreichen Kommentare zu unseren Texten möchten wir uns zudem bei Mascha Wanke als Herausgeberin sowie Dunja Matthias und Dana-Kristin Marks bedanken.

Unser besonderer Dank gilt schließlich unseren Familien und Freunden, die uns durch liebe Worte geholfen und Zeiträume zum Schreiben verschafft haben. Allen voran möchten wir Timo Lüke für diese Unterstützung sowie für die bereichernden Diskussionen zur Entstehung des Buches und den Kommentaren zu einzelnen Kapiteln danken. Danke an Klaas und Henning für all die schönen Ablenkungen vom Schreiben und die tägliche Veranschaulichung der Entwicklung von Sprache und Kommunikation.

## Übersicht über typographische Formate

Die in diesem Buch verwendeten typographischen Formate sind wie folgt zu verstehen:

| Typographisches Format | Erläuterung | Beispiel |
|---|---|---|
| **Doppelte Anführungszeichen** | | |
| 1.) „Hallo." | In doppelten Anführungszeichen werden getätigte Äußerungen gesetzt. | Therapeutin: „Hallo." |
| 2.) „Tipp mal" | In doppelten Anführungszeichen werden Eigennamen von Programmen oder Produkten gesetzt. | Die App „Tipp mal"…. |
| **Großschrift** | | |
| 1.) FERTIG | Begriffe, die durch die Verwendung einer Methode der UK ausgedrückt werden, werden in Großbuchstaben geschrieben. Sind diese Begriffe modellierte Äußerungen innerhalb einer längeren sprachlichen Äußerung einer Person, werden diese zusätzlich lautsprachlich präsentiert. | Therapeutin: „Und Lukas, bist du jetzt FERTIG fertig oder möchtest du NOCHMAL nochmal?" |
| 2.) METACOM | Eigennamen von Programmen, Produkten, Bildsymbolsammlungen oder Akronyme als Bezeichnung von Testverfahren, die in ihrer originalen Schreibweise ausschließlich mit Großbuchstaben geschrieben werden, werden auch hier so geschrieben. Auf die Nutzung von doppelten Anführungszeichen wird in diesen Fällen verzichtet. | Die Bildsymbolsammlung METACOM….<br>Der TROG-D…. |

| Typographisches Format | Erläuterung | Beispiel |
|---|---|---|
| **Kursivschrift** | | |
| 1.) *Modeling* | Fremdsprachliche Begriffe werden kursiv gesetzt. | Das *Modeling* bezeichnet die vorbildhafte und sprachbegleitende Nutzung der Methode der UK. |
| 2.) *Kleidung* | Aufzählungen von Themen beispielsweise in einem Kommunikationsordner sowie Untertests eines spezifischen Testverfahrens werden kursiv gesetzt. | Das Kommunikationsbuch umfasst die Themen *Kleidung*, *Lebensmittel*, *Arbeit*,.... Das Testverfahren umfasst die Untertests *Wörter verstehen*, *Sätze verstehen*, *Wörter produzieren* und *Sätze produzieren*. |
| **Eckige Klammern** | | |
| [Lacht.] | Natürliche kommunikative Verhaltensweisen, die nonverbal erfolgen, werden in eckigen Klammern geschrieben. | Therapeutin: „Du hast schon wieder gewonnen." Lukas: [Lacht.] |

## Hinweis zum Text

In Absprache mit dem Verlag werden folgende Genderregelungen zur Bezeichnung von Personen verwendet: Wenn möglich werden geschlechtsneutrale Begriffe genutzt. Zur Bezeichnung von Logopädinnen wird – aufgrund der Überzahl an Therapeutinnen – ausschließlich die weibliche Form verwendet und zur Bezeichnung weiterer Personen die männliche Form. In den Fällen, in denen nur ein Geschlecht explizit aufgeführt ist, sind stets auch Personen des nicht genannten Geschlechts gemeint.

## Hinweis zum Online-Material

Das im Text erwähnte Online-Material können Sie unter folgender Adresse herunterladen und ansehen: ► http://extras.springer.com unter der ISBN 978-3-662-58127-8.

**Carina Lüke**
Dortmund, Deutschland

**Sarah Vock**
Köln, Deutschland

August 2018

# Inhaltsverzeichnis

# Herausgeber- und Autorenverzeichnis

## Über die Reihenherausgeberinnen

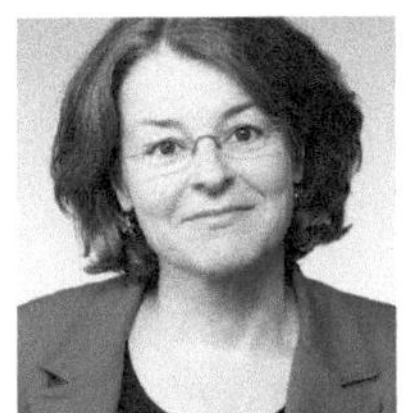

**Monika Maria Thiel, M.A.**

Herausgeberin seit 2000, Gesamtkonzeption der Reihe „Praxiswissen Logopädie"

- Inhaberin von Creative Dialogue e.K., München (Konfliktmanagement, HR- und Kommunikationsberatung, Coaching, Training)
- Lehrbeauftragte für Wirtschaftsmediation der LMU München
- „Train-the-Trainer"-Qualifizierung
- Ausbildung in Collaborative Practice/Law
- Weiterbildung zur Wirtschaftsmediatorin
- Studium der Psycholinguistik, Arbeits- und Organisationspsychologie und Interkulturellen Kommunikation, LMU München
- Lehrlogopädin und Leitende Lehrlogopädin, Staatliche Berufsfachschule für Logopädie an der LMU, München
- Ausbildung in Systemischer Supervision/Praxisanleitung
- Logopädin (Klinik, Forschung, Lehre), Bremerhaven, Frankfurt am Main, New York
- Ausbildung zur Logopädin, Köln
- Studium der Theologie, Tübingen und Münster

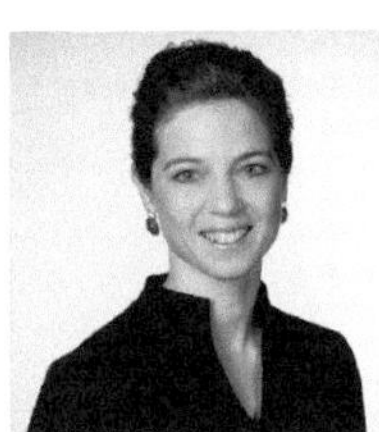

**Dr. Mascha Wanke**

Herausgeberin der Reihe „Praxiswissen Logopädie" seit 2015

- Leitung Mobiler Fachdienst an der Kinderklinik Hochried, Murnau am Staffelsee
- Referentin an der Fachhochschule Nordwestschweiz, im Bundesverband für Sprachtherapie e.V. und bei ProLog Wissen
- Wissenschaftliche Angestellte am Zentrum für Klinische Psychologie und Rehabilitation, Universität Bremen
- Lehrkraft für besondere Aufgaben an der Fakultät Rehabilitationswissenschaften, TU Dortmund
- Psycholinguistin bei der Nemek Stiftung
- Lehrbeauftragte am Institut für Psycholinguistik, LMU München
- Sprachtherapeutische Praxis in verschiedenen Einrichtungen
- Promotionsstudium am Institut für Psycholinguistik, LMU München
- Studium der Sonderpädagogik, TU Dortmund

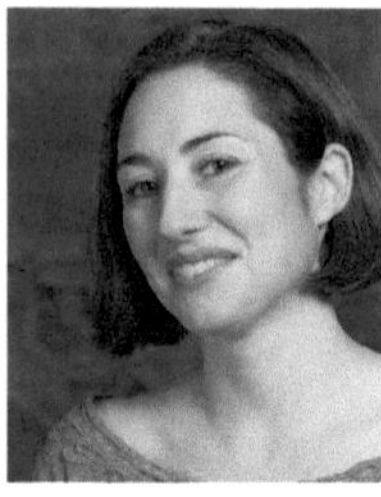

**Susanne Weber**

Herausgeberin der Reihe „Praxiswissen Logopädie" seit 2013

- Seit 2018 Logopädin am Universitätsklinikum Gießen und Marburg, Standort Gießen, Klinik für Neurologie
- Dozententätigkeit mit Schwerpunkt Diagnostik und Therapie neurogener Dysphagien
- 2015–2018 Logopädin am Gesundheitszentrum Wetterau, Friedberg (Hessen), Abteilungen Stroke Unit, Geriatrie sowie Kompetenzzentrum für Logopädie und Schluckstörungen
- 2014–2018 nebenberufliche Tätigkeit in einer logopädischen Praxis, Florstadt
- 2003–2012 Logopädin an der m&i Fachklinik Bad Heilbrunn, Abteilung für Neurologie
- 2003–2009 nebenberufliche Tätigkeit in einer logopädischen Praxis, München
- 2002–2003 Logopädin im Neurologischen Krankenhaus München
- Ausbildung zur Logopädin in München

## Über die Autorinnen

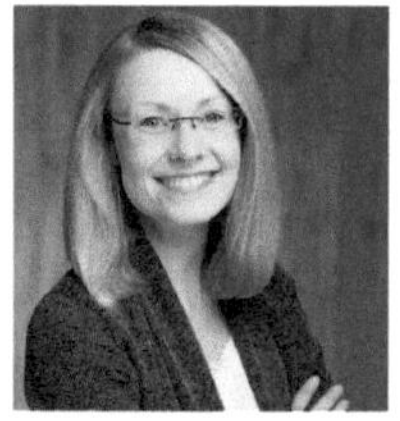

**Dr. Carina Lüke**

- Wissenschaftliche Mitarbeiterin an der Universität Paderborn
- Schwerpunkte in Lehre, Forschung und Praxis: Sprach- und Kommunikationsentwicklung, Diagnostik, Therapie und Förderung von Sprach-, Sprech- und Kommunikationsstörungen bei mono- und bilingualen Kindern, Unterstützte Kommunikation
- Vertretungsprofessorin für Sprachbehindertenpädagogik an der Pädagogischen Hochschule Heidelberg Kindern, Unterstützte Kommunikation
- Wissenschaftliche Mitarbeiterin an der Technischen Universität Dortmund in der Fakultät Rehabilitationswissenschaften im Fachgebiet Sprache und Kommunikation
- Lehrtherapeutin im Sprachtherapeutischen Ambulatorium der Technischen Universität Dortmund im Zentrum für Beratung und Therapie
- Klinische Tätigkeit als Sprachtherapeutin in einer logopädischen Praxis
- Studium der Rehabilitationspädagogik mit dem Schwerpunkt Sprachtherapie in Dortmund (B.A.), Studium der Klinischen Linguistik in Bielefeld (M.Sc.)

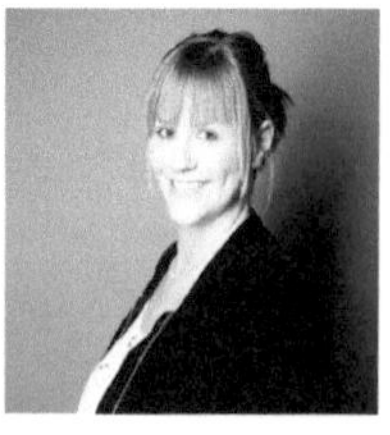

**Sarah Vock**

- Hilfsmittelberaterin bei der Firma Rehamedia GmbH
- Gastdozentin an verschiedenen Universitäten zum Thema „Elektronische Kommunikationshilfen in der Sprachtherapie"
- Klinische Tätigkeit als Sprachtherapeutin in logopädischen Praxen
- Studium der Rehabilitationspädagogik mit dem Schwerpunkt Sprachtherapie in Dortmund (B.A.), Studium der Klinischen Linguistik in Bielefeld (M.Sc.)

## Kontaktdaten der Autorinnen

**Dr. Carina Lüke**
Universität Paderborn Fakultät für Kulturwissenschaften, Psycholinguistik
Paderborn, Deutschland
carina.lueke@uni-paderborn.de

**Sarah Vock, M. Sc.**
Köln, Deutschland
sarah.vock@tu-dortmund.de

**Dr. Anja Starke**
Fachgebiet Sprache und Kommunikation
Fakultät Rehabilitationswissenschaften
Technische Universität Dortmund
Dortmund, Deutschland
anja.starke@tu-dortmund.de

**Prof. Dr. Juliane Leinweber**
Logopädie, Fachrichtung Therapiewissenschaften
Fachbereich Informatik
Hochschule Trier
Trier, Deutschland
j.leinweber@hochschule-trier.de

## Kontaktdaten der Herausgeberinnen

**Dr. Mascha Wanke**
Neuried, Deutschland
info@maschawanke.de

**Susanne Weber**
Florstadt, Deutschland
info@logopaedie-weber.de

# Einführung

*Carina Lüke und Sarah Vock*




C. Lüke, S. Vock, *Unterstützte Kommunikation bei Kindern und Erwachsenen*, Praxiswissen Logopädie,
https://doi.org/10.1007/978-3-662-58128-5_1

## 1.1 Verortung von Unterstützter Kommunikation (UK) und Sprachtherapie

Kommunikation ist ein Grundbedürfnis aller Menschen. Sie ermöglicht Entwicklung und Ausdruck der eigenen Identität und sichert soziales Miteinander. Einschränkungen in den kommunikativen Ausdrucksmöglichkeiten stellen daher ein Risiko für die Partizipation in allen Lebensbereichen dar. UK und Sprachtherapie verstehen sich beide als Fachdisziplinen, die Menschen mit kommunikativen Beeinträchtigungen unterstützen und durch die Erweiterung der kommunikativen Fähigkeiten zu einer Sicherung oder (Wieder-)Herstellung der gesellschaftlichen Teilhabe verhelfen möchten. UK und Sprachtherapie sind hierbei nicht als sich widersprechende, sondern ineinandergreifende Fachdisziplinen zu betrachten.

Die Fachdisziplin der **Unterstützten Kommunikation (UK)** entwickelte sich in den 1970er-Jahren im angloamerikanischen Raum und wurde durch die Gründung der **International Society for Augmentative and Alternative Communication (ISAAC**) 1983 formalisiert (ISAAC 2016). Durch die Gründung dieses internationalen Verbandes stieg die öffentliche Aufmerksamkeit für die kommunikativen Bedürfnisse von Menschen mit schwer verständlicher oder nicht vorhandener Lautsprache sowie die Entwicklung und Umsetzung von Förder- und Therapieangeboten für diese Menschen. Anders als in Deutschland entstand UK als **Teildisziplin der Sprachtherapie** (Braun 2003) und gehört seitdem beispielsweise fest in das Curriculum von Speech-Language Pathologists (Sprachtherapeutinnen) in den USA (ASHA 2016). Für die Kolleginnen dort ist die Anwendung von Methoden der UK fester Bestandteil ihres therapeutischen Repertoires und Teil ihres Selbstbildes.

In Deutschland hingegen entwickelte sich UK zunächst im Bereich der Sonderpädagogik (Braun 2003). Ein Großteil der Gründungsmitglieder der **Gesellschaft für Unterstützte Kommunikation e.V**. (1990) – bis 2015 Vertretung der ISAAC in den deutschsprachigen Ländern – gehörte dem Kreis der Lehrkräfte von Schulen für Kinder mit körperlichen Beeinträchtigungen an (Braun 2003). Durch diese historisch entstandene Verortung der UK im Bereich der Sonderpädagogik etablierte sich in Deutschland zunächst vor allem ein Unterstützungsnetzwerk für Schulkinder und Jugendliche mit körperlichen oder geistigen Behinderungen, welches durch engagierte Lehrkräfte aufgebaut worden war. Jüngere Kinder und Erwachsene mit erheblichen Einschränkungen in ihren kommunikativen Möglichkeiten hatten lange Zeit eher keinen Zugang zur Unterstützung durch Methoden der UK. Erst im Laufe der Jahre erweiterten sich die UK-Beratungs- und Therapieangebote für diese Menschen durch die Eröffnung von unabhängigen UK-Beratungsstellen (Anhang A2) und durch die Implementierung von UK innerhalb einiger sprachtherapeutischer Studien- und Ausbildungsgänge in Deutschland. Mittlerweile existiert auch innerhalb der Fachdisziplin der Sprachtherapie bzw. Logopädie eine große Gruppe an Therapeutinnen, die sich eine Expertise in der Anwendung von Methoden der UK angeeignet hat und diese in ihren täglichen Interventionen nutzt.

Hervorzuheben ist, dass **UK und Sprachtherapie** vom Grundsatz her **exakt die gleichen Ziele** verfolgen und daher aus unserer Sicht nicht als gegensätzliche oder sich widersprechende, sondern vielmehr als sich gegenseitig unterstützende Fachdisziplinen angesehen werden können. Demnach verfolgen sprachtherapeutische Interventionen ebenso wie UK-Interventionen das Ziel, Menschen in ihren kommunikativen Möglichkeiten zu unterstützen und ihnen hierdurch verbesserte Teilhabechancen zu ermöglichen. Damit stehen beide Fachdisziplinen im Einklang mit der *International Classification of Functioning, Disability and Health* (ICF, dt.: Internationale Klassifikation der Funktionsfähigkeit, Behinderung und Gesundheit; WHO 2005) (► Exkurs „Die ICF als maßgebender Bezugsrahmen").

**Exkurs**

### Die ICF als maßgebender Bezugsrahmen

Die ICF ist ein **Klassifikationssystem der Weltgesundheitsorganisation** (WHO) zur Beschreibung der **funktionalen Gesundheit** von Menschen und möglicherweise vorhandenen Einschränkungen in der funktionalen Gesundheit. Sie ist ergänzend zur ICD-10 (*International Classification of Diseases and Related Health Problems – 10th Revision*; Internationale Klassifikation der Krankheiten 10. Revision; WHO 2018), welche Krankheiten und Verletzungen einen ätiologischen Rahmen liefert, zu sehen. Zusätzlich existiert eine von der ICF abgeleitete Klassifikation für Kinder und Jugendliche, die ICF-CY.

Sowohl die ICF und die ICF-CY (auf Englisch) als auch die jeweils aktuelle Version der ICD können unter ► http://www.dimdi.de heruntergeladen werden.

Die ICF wurde in ihrer englischsprachigen Originalversion 2001 veröffentlicht und löste damit die ICIDH (*International Classification of Impairments, Disabilities and Handicaps*) ab. Seither wird durch das **biopsychosoziale Modell** der ICF nicht nur die Person und die Einschränkungen in ihren Körperfunktionen in den Blick genommen, sondern auch eine breitere Betrachtung vorgenommen: Eine Person ist demnach „funktional gesund, wenn – vor dem Hintergrund ihrer Kontextfaktoren –

1. ihre körperlichen Funktionen (einschließlich des mentalen Bereichs) und Körperstrukturen denen eines gesunden Menschen entsprechen (**Konzept der Körperfunktionen und -strukturen**),
2. sie all das tut oder tun kann, was von einem Menschen ohne Gesundheitsproblem (ICD) erwartet wird (**Konzept der Aktivität**),
3. sie ihr Dasein in allen Lebensbereichen, die ihr wichtig sind, in der Weise und dem Umfang entfalten kann, wie es von einem Menschen ohne gesundheitsbedingte Beeinträchtigungen der Körperfunktionen oder -strukturen oder der Aktivitäten erwartet wird (**Konzept der Partizipation [Teilhabe] an Lebensbereichen**)" (WHO 2005, S. 4).

Neben der Erweiterung um die Konzepte der Aktivitäten und der Partizipation spielen in der ICF die sogenannten **Umweltfaktoren** eine bedeutsame Rolle. Hierbei werden Aspekte erfasst, die außerhalb der Person liegen, sich aber positiv oder negativ auf die funktionale Gesundheit auswirken. Hierzu gehören beispielsweise Medikamente, gesellschaftliche Einstellungen, Technologien (auch Hilfen zur Kommunikation) und Freunde und Familienangehörige. Alle Umweltfaktoren stehen in Wechselwirkung zu den drei Konzepten der funktionalen Gesundheit und den personenbezogenen Faktoren wie beispielsweise Alter und Geschlecht der Person. Die Umweltfaktoren und die personenbezogenen Faktoren bilden zusammen die Kontextfaktoren.

Die ICF zeichnet sich demnach als ein Klassifikationssystem aus, welches neben der reinen Betrachtung einzelner körperlicher Funktionen und Strukturen insbesondere den Blick auf die gesellschaftliche Teilhabe von Personen richtet und als zu erreichendes Ziel definiert. Zur Erreichung dieser gesellschaftlichen Teilhabe ist nicht allein die einzelne Person verantwortlich, sondern in besonderem Maße auch die Umwelt entscheidend. Durch dieses biopsychosoziale Modell findet ein Umdenken von einer klassischen Defizitorientierung (ICD, ICIDH) hin zu einer **Ressourcenorientierung** statt (WHO 2005).

Die Bezugnahme zur ICF ist in den letzten Jahren auch innerhalb der Fachdisziplin der Sprachtherapie vollzogen worden (Grötzbach et al. 2014). Sprachtherapeutische Interventionen können gewinnbringend auf Grundlage der ICF strukturiert und dem Grundverständnis der ICF folgend durchgeführt werden (vgl. z. B. Ochsenkühn et al. 2015). Diesem Grundverständnis der ICF folgen auch wir in unserem Konzept zum konzeptionellen Einbezug von Methoden der UK in die Sprachtherapie, wie es in ► Kap. 4 vorgestellt wird.

**Definition**

**Ziel von Sprachtherapie**

„Kommunikation – verbale, paraverbale und nonverbale – ist ein wesentlicher Bestandteil unseres Menschseins. Im Mittelpunkt der sprachtherapeutischen Tätigkeit stehen Menschen mit einer Beeinträchtigung ihrer kommunikativen Fähigkeiten. Vor dem Hintergrund eines humanistischen Menschenbildes ist das Aufdecken und Entwickeln von Ressourcen zur Persönlichkeitsentwicklung vorrangiges Ziel der sprachtherapeutischen Tätigkeit" (Eicher 2009, S. 8).

„Wesentlich für alle Einsatzbereiche ist das Bemühen um die Wiederherstellung und Verbesserung der Kommunikationsfähigkeit. Das Miteinanderleben und Sich-Verstehen wird wesentlich von der Kommunikationsfähigkeit beeinflusst" (Eicher 2009, S. 11).

**Ziel von UK**

„Das primäre Ziel von Maßnahmen der Unterstützten Kommunikation ist es somit, nicht-sprechende Menschen aus ihrer kommunikativen Isolation zu befreien und dafür zu sorgen, dass Kommunikation für sie nicht zu einem permanenten Frustrationserlebnis wird" (Braun 2003, 01.004.001).

„Unterstützte Kommunikation (Englisch: Augmentative and Alternative Communication = AAC) orientiert sich an einem humanistischen Menschenbild und betont das Recht eines jeden Menschen auf Selbstbestimmung und Partizipation. Unterstützte Kommunikation geht davon aus, dass jeder Mensch ein Bedürfnis nach Kontakt und Kommunikation hat. Ausgehend von den aktuellen Kompetenzen einer Person entwickelt Unterstützte Kommunikation individuelle Maßnahmen für eine bessere Verständigung und mehr Mitbestimmung im Alltag" (Gesellschaft für Unterstützte Kommunikation 2016).

Sprachtherapeutinnen besitzen ein außerordentliches Maß an Wissen über den physiologischen und auffälligen Spracherwerb, über Zusammenhänge zwischen Fähigkeiten auf verschiedenen linguistischen Ebenen, über das Sprachsystem und seine neuronale Verankerung sowie über die Auswirkungen verschiedener Erkrankungen und Unfälle auf dieses System. Sie sind dafür ausgebildet, die kommunikativen Kompetenzen von Kindern und Erwachsenen jedweder Genese zu verbessern. Hierzu greifen sie auf ein breites Spektrum an effektiven Methoden zurück, wobei die **Methoden der UK einen wichtigen Bereich des Handlungsrepertoires** darstellen können. Dennoch besteht bei einer Vielzahl an Kolleginnen Zurückhaltung, wenn es um den Einsatz von Methoden der UK geht. Oftmals ist eine negative Selbsteinschätzung „Ich kenne mich da nicht aus", „Ich kann das nicht" als Argument für diese Zurückhaltung zu hören. Dabei stellt gerade eine Sprachtherapie den optimalen Rahmen für die intensive und notwendige Einarbeitung in eine Methode der UK dar.

**Die zufriedenstellende und effiziente Nutzung einer neuen Kommunikationsform bedarf einer intensiven und angeleiteten Einarbeitung in realen Kommunikationssituationen (Beukelman und Mirenda 2013; Hoffmann-Schöneich 2003; Pivit und Hüning-Meier 2011).**

So reicht es nicht aus, beispielsweise einem Kind mit Trisomie 21 und seinen Eltern einen Ordner mit Gebärden zur Verfügung zu stellen und der Familie ein paar dieser Gebärden beizubringen, sondern es ist notwendig, dem Kind zu demonstrieren und es darin anzuleiten, die Gebärden zum Ausdruck von Wünschen oder Ansichten zu verwenden, also real zur Kommunikation mit anderen zu nutzen. Ebenso benötigt auch ein erwachsener Patient mit einer nichtflüssigen Aphasie, der mit einer elektronischen Kommunikationshilfe versorgt worden ist, eine intensive Einarbeitung in die Nutzung dieses Geräts. Diese Einarbeitung befähigt ihn nicht nur dazu, einzelne Begriffe auf dem Gerät zu finden oder Sätze damit zu konstruieren, sondern auch dieses Gerät zur tatsächlichen Kommunikation mit seinen Bezugspersonen und fremden Personen einzusetzen. Dieser Schritt kann besonders gut in der Sprachtherapie unterstützt werden, da genau die Verbesserung der Kommunikationsfähigkeit Aufgabe und Zielsetzung einer Sprachtherapie ist. Eine Abrechnung von Sprachtherapien unter Einbezug von Methoden der UK ist sowohl bei Kindern als auch Erwachsenen problemlos möglich (► Exkurs „Abrechnung von Sprachtherapien unter Einbezug von Methoden der UK").

**Exkurs**

### Abrechnung von Sprachtherapien unter Einbezug von Methoden der UK

Im Heilmittelkatalog, als Bestandteil der Heilmittel-Richtlinie des gemeinsamen Bundesausschusses (2017), sind verschiedene Indikationsbereiche sprachtherapeutischer Interventionen sowie die jeweilige Zielsetzung, die durch das Heilmittel der Sprachtherapie erreicht werden soll, aufgeführt. Die Therapieindikation unter dem Schlüssel **SP1** sichert die sprachtherapeutische Versorgung von Personen „**vor Abschluss der Sprachentwicklung**" (Gemeinsamer Bundesausschuss 2017, S. 32). Dies umfasst u. a. Kinder mit Entwicklungsstörungen, frühkindlichen Hirnschädigungen und Mehrfachbehinderungen. Auch Kinder mit einer kindlichen Sprechapraxie erhalten in der Regel eine Sprachtherapie unter diesem Indikationsschlüssel, da ihre gesamte Sprachentwicklung durch das Vorhandensein einer kindlichen Sprechapraxie gefährdet oder bereits beeinträchtigt ist. Zielsetzung einer Sprachtherapie nach dem Indikationsschlüssel SP1 ist die „Verbesserung bzw. Normalisierung der sprachlichen und kommunikativen Fähigkeiten" (Gemeinsamer Bundesausschuss 2017, S. 32). Eine sprachtherapeutische Intervention unter Einbezug von Methoden der UK verfolgt exakt dieses Ziel (differenzierte Ausführungen zur Zielsetzung von Sprachtherapien unter Einbezug von Methoden der UK finden sich in ► Abschn. 1.3), sodass eine Abrechnung der Therapieeinheiten, in denen die Verwendung von Methoden der UK vermittelt wird, problemlos möglich ist.

Gleiches gilt analog für Erwachsene, die eine sprachtherapeutische Intervention unter Angabe des Indikationsschlüssels **SP5 „Störungen der Sprache nach Abschluss der Sprachentwicklung"** (Gemeinsamer Bundesausschuss 2017, S. 36) erhalten. Dies betrifft u. a. Personen mit einer Aphasie als Folge eines Schlaganfalls, einer Hirnblutung oder eines Schädel-Hirn-Traumas ebenso wie Erwachsene mit degenerativen Erkrankungen. Die im Heilmittelkatalog formulierten Zielsetzungen von Sprachtherapien nach dem Indikationsschlüssel SP5 sind die „Verbesserung der sprachlichen Fähigkeit bis zur Normalisierung oder Erreichen einer sprachlichen Kommunikationsfähigkeit; erforderlichenfalls Schaffung nonverbaler Kommunikationsmöglichkeiten" (Gemeinsamer Bundesausschuss 2017, S. 36). Die Vermittlung von Methoden der UK innerhalb einer sprachtherapeutischen Intervention bei Personen mit einer erworbenen sprachlichen Beeinträchtigung ist hierdurch gesichert.

Als dritter Indikationsschlüssel für Sprachtherapien unter Einbezug von Methoden der UK kommt der Schlüssel **SP6 „Störungen der Sprechmotorik"** (Gemeinsamer Bundesausschuss 2017, S. 37) infrage. Dieser kommt u. a. zur Anwendung bei Personen mit einer Sprechapraxie oder Dysarthrie im Rahmen einer infantilen Zerebralparese oder einer Erkrankung wie multipler Sklerose (MS) oder amyotropher Lateralsklerose (ALS). Die für diesen Indikationsschlüssel formulierten Therapieziele umfassen die „Verbesserung bzw. Normalisierung des Sprechens" sowie das „Erreichen einer Kommunikationsfähigkeit (erforderlichenfalls Schaffung nonverbaler Kommunikationsmöglichkeiten)" (Gemeinsamer Bundesausschuss 2017, S. 37).

In sehr seltenen Fällen Patienten mit einer sehr schwerwiegenden Stottersymptomatik, bei der eine lautsprachliche Kommunikation nicht mehr erfolgreich stattfinden kann, ist ebenfalls eine Verwendung von Methoden der UK denkbar. Diese erfolgt dann unter dem Indikationsschlüssel RE1, unter welchem als Therapieziele u. a. der „Aufbau von Kommunikationsstrategien" aufgeführt ist (Gemeinsamer Bundesausschuss 2017, S. 38).

**Fazit**

- Die Fachdisziplin der Unterstützten Kommunikation (UK) entwickelte sich unter der Bezeichnung Augmentative and Alternative Communication (AAC) in den 1970er-Jahren im angloamerikanischen Raum.
- In Deutschland entwickelte und etablierte sich UK zunächst im Bereich der Sonderpädagogik. In den vergangenen Jahren gewann UK auch im Bereich der Sprachtherapie bzw. Logopädie immer mehr an Beachtung.
- Die Sprachtherapie und die UK verfolgen exakt das gleiche Ziel, nämlich Menschen mit kommunikativen Einschränkungen in ihren Mitteilungsmöglichkeiten zu unterstützten und ihnen hierdurch verbesserte Partizipationsoptionen zu ermöglichen.
- Der Rahmen einer Sprachtherapie stellt die optimalen Bedingungen für die notwendige und intensive Einarbeitung in eine neue Kommunikationsform dar.

## 1.2 Zielgruppen eines UK-Einsatzes

Von Methoden der UK können prinzipiell alle Menschen profitieren, die sich nicht ausreichend gut lautsprachlich verständigen können. Dies trifft auf ganz unterschiedliche Personen zu, die nach Weid-Goldschmidt (2013) in vier Gruppen mit einem unterschiedlichen Entwicklungsstand pragmatisch-kommunikativer Kompetenzen eingeteilt werden können. Diese Einteilung wird hier im Weiteren detailliert dargestellt.

### 1.2.1 Gruppe 1: Wahrnehmung von Außenreizen

Menschen, die der ersten Gruppe zugeordnet werden können, sind **Kinder, Jugendliche und Erwachsene mit schweren Mehrfachbehinderungen**. Durch angeborene oder später im Leben erworbene starke Schädigungen des zentralen Nervensystems sind diese Personen in allen Lebensbereichen umfassend eingeschränkt. Eigenständige Aktivität oder Intentionalität ist nicht oder in nur sehr geringem Maße zu beobachten. Hierzu können neben Kindern mit angeborenen komplexen Behinderungen beispielsweise auch Erwachsene im Wachkoma oder Personen im Endstadium von Alzheimer oder Chorea Huntington gehören. Bedeutsam für diese Personengruppe ist, dass die betroffenen Personen trotz einiger erheblicher Sinnesbeeinträchtigungen über einen oder mehrere Kanäle einen gewissen Grad an Außenreizen wahrnehmen können. So ist möglicherweise zwar kein Verständnis für eine Ansprache vorhanden, aber eine Wahrnehmung der Prosodie, in der diese Ansprache an die Person gerichtet wird. Die Personen der Gruppe 1 nehmen daher vor allem ihre Umwelt im Groben wahr, hören Geräusche, fühlen Berührungen oder erleben den Unterschied von Helligkeit und Dunkelheit. Mitteilungen dieser Personen erfolgen **präintentional** und sind eher als **Reaktionen auf Außenreize** (z. B. Zusammenzucken bei sehr lauten Geräuschen), auf innere Empfindungen (z. B. Aufstöhnen bei Bauchschmerzen) oder zum Ausdruck von Bedürfnissen (z. B. Lächeln und Glucksen, um die erfreuliche Ansprache eines Kommunikationspartners erneut einzufordern) zu verstehen. Alle diese expressiven Ausdrucksformen beziehen sich auf aktuell präsente Reize, auch wenn sie evtl. mit starker Verzögerung erfolgen. Sie sind meist auch für vertraute Bezugspersonen nicht (immer) eindeutig erkenn- und interpretierbar.

### 1.2.2 Gruppe 2: Kommunizieren im Hier und Jetzt

Personen der Gruppe 2 haben starke kognitive und/oder sprachspezifische Beeinträchtigungen. Sie sind in ihren **Mitteilungsmöglichkeiten stark eingeschränkt** und weisen auch im **Sprachverständnis erhebliche Defizite** auf. Dennoch verfügen sie über ein sogenanntes „Situationsverständnis", d. h., sie verstehen Sprache zumeist in gewohnten Situationen, im beobachtbaren Hier und Jetzt. Einfache und wiederkehrende Aufforderungen wie z. B. „Hol deine Jacke" oder „Willst du Käse auf dein Brot?" können verstanden werden, wobei das Verständnis nicht allein durch die Entschlüsselung der semantischen und syntaktischen Informationen in den Sätzen entsteht, sondern insbesondere durch die Vertrautheit mit der jeweiligen Frage und der Situation, in der diese Frage gestellt wird. So kann die Frage „Willst du Käse auf dein Brot?" von einer Person der Gruppe 2 dann verstanden werden und zu einer adäquaten Reaktion führen, wenn das Brot und der Käse sichtbar auf dem Esstisch vor der Person liegen. In solchen Fällen können Kinder, Jugendliche und Erwachsene auch ihre Ablehnung oder Zustimmung deutlich zum Ausdruck bringen. Dennoch weist Weid-Goldschmidt (2013) darauf hin, dass die Personen der Gruppe 2 noch nicht über ein vollständiges Ja-Nein-Konzept verfügen, da sie eben (noch) nicht oder nicht mehr dazu in der Lage sind, Ja-Nein-Fragen ausschließlich aufgrund der sprachlichen Informationen zu beantworten. Personen der Gruppe 2 zeigen insgesamt recht wenig Interesse an anderen Personen oder Dingen (Weid-Goldschmidt 2013). Es ist für Bezugspersonen oft schwer zu erkennen, was das eigene Kind, der Partner oder die Mutter gerade tun möchte. Grundsätzlich sind Personen der Gruppe 2 allerdings **in der Lage, Wünsche oder Bedürfnisse, die sich auf direkt Wahrnehmbares im Hier und Jetzt beziehen, mitzuteilen**, indem sie beispielsweise nach einem Objekt greifen, eine andere Person zu einem Objekt hinführen oder darauf zeigen. Auch sind **trianguläre Blickkontakte** zwischen einem Objekt und einem Kommunikationspartner möglich, werden allerdings deutlich seltener gezeigt, als dies in Interaktionen zwischen Personen ohne Kommunikationsbeeinträchtigung der Fall ist.

Zu der hier beschriebenen Personengruppe können Kinder, Jugendliche und Erwachsene mit angeborenen geistigen oder komplexen Behinderungen gehören, ebenso wie Erwachsene mit einer sehr schweren Aphasie oder Erwachsene mit progredienten Erkrankungen, bei denen die Krankheit bereits recht weit fortgeschritten ist.

### 1.2.3 Gruppe 3: Symbolische Kommunikation

Menschen, die der Gruppe 3 zugeordnet werden, verstehen, dass **Begriffe durch Wörter, Symbole oder Gebärden dargestellt** werden und somit unabhängig von räumlichen und zeitlichen Informationen sind (vgl. Leber 2009). Kinder, Jugendliche und Erwachsene dieser Gruppe können Einschränkungen in den Bereichen Motorik, Wahrnehmung, Kognition und/oder Sprache aufweisen, welche durch angeborene oder später im Leben erworbene Erkrankungen verursacht worden sind. Zumeist sind Einschränkungen im Bereich der Kognition zu finden.

Die Personen der Gruppe 3 bilden der Einteilung von Weid-Goldschmidt (2013) nach die **heterogenste Gruppe**. Die sprachrezeptiven und -produktiven Fähigkeiten von Personen der Gruppe 3 reichen demnach von Kompetenzen, die knapp oberhalb der Gruppe 2 liegen, also sich insbesondere auf Kommunikationen im Hier und Jetzt beziehen, bis hin zu recht komplexen Interaktionen, die nicht ganz an das Kompetenzniveau der in Gruppe 4 beschriebenen Menschen reichen.

Wichtig ist, dass die Kinder, Jugendlichen und Erwachsenen der Gruppe 3 nicht über ausreichende Mittel verfügen, um sich zufriedenstellend mitzuteilen. Ihre kognitiven und sprachrezeptiven Fähigkeiten ermöglichen es ihnen aber, **Lautsprache zu verstehen** und sich bei der Bereitstellung geeigneter Unterstützungsmittel an Interaktionen zu beteiligen, eigene Wünsche, Bedürfnisse und Ansichten mitzuteilen. Auch **eigeninitiierte Äußerungen** oder Kommentare zu Äußerungen anderer Kommunikationspartner werden von Personen dieser Gruppe vorgenommen. Die Kommunikation der Menschen der Gruppe 3 ist **intentional**, erfolgt also absichtsvoll und mit dem Verständnis, dass eigene Äußerungen Auswirkungen auf andere Personen und Geschehnisse haben können. Ein **Ja-Nein-Konzept** ist vorhanden. Das heißt, dass Kinder, Jugendliche und Erwachsene der Gruppe 3 Ja-Nein-Fragen aufgrund der sprachlichen Informationen verstehen und adäquat, beispielsweise durch Kopfschütteln und -nicken, auf diese Fragen antworten können. Methoden der UK ermöglichen Personen der Gruppe 3, sich zum einen mitzuteilen und zum anderen auch die zwar vorhandenen, aber eingeschränkten Fähigkeiten in den Bereichen Semantik, Lexikon sowie Morphologie und Syntax zu verbessern.

### 1.2.4 Gruppe 4: Komplexe Kommunikation

Kinder, Jugendliche und Erwachsene, die der vierten Gruppe möglicher Nutzer von Methoden der UK zugeordnet werden können, haben vordergründig **Beeinträchtigungen des Sprechens**. Ihr Sprachsystem, d. h. ihr **Sprachverständnis** sowie die semantisch-lexikalischen und morphologisch-syntaktischen Fähigkeiten, sind **nahezu oder vollständig altersentsprechend**. Durch eine angeborene, erworbene oder progrediente Erkrankung sind sie in ihren lautsprachlichen Ausdrucksmöglichkeiten allerdings so erheblich eingeschränkt, dass eine Unterstützung zur Mitteilung notwendig ist. Bedeutsam ist, dass die Personen dieser Gruppe nicht nur in der Lage dazu sind, sich in einer komplexen Struktur und über komplexe Sachverhalte auszutauschen, sondern dies auch möchten, so wie es auch bei allen Menschen ohne eine Einschränkung des Sprechens der Fall ist. Dies ist besonders relevant für die Gestaltung des therapeutischen Prozesses, da nur durch die Hinzunahme von Methoden der UK dieses umfangreiche Kommunikationsbedürfnis erfüllt werden kann. Einer Frau nach einer Hirnblutung, die zu einer stark ausgeprägten Sprechapraxie geführt hat, muss schnellstmöglich ein **alternativer Kommunikationsweg** eröffnet werden, um ihre Kommunikationsbedürfnisse zu erfüllen. Es ist nicht gerechtfertigt, ausschließlich sprachtherapeutische Maßnahmen zu ergreifen, die „nur" der Verbesserung des Sprechens (beispielsweise einzelner Laute oder Wörter) dienen. Dies ist ein wichtiger Bestandteil einer Sprachtherapie bei Sprechapraxie, da hierdurch deutliche Erfolge erzielt werden können (Ballard et al. 2015) und so zumindest anteilig das effiziente Ausdrucksmittel der Lautsprache wiederhergestellt werden kann. Die Arbeit am Sprechen stellt hierbei keinen Widerspruch zum parallelen Gebrauch von Methoden der UK dar, sondern kann gut als ein ineinandergreifendes Vorgehen geplant und durchgeführt werden (► Abschn. 6.4).

**Fazit**

- Prinzipiell können von Methoden der UK alle Menschen profitieren, die sich nicht ausreichend gut lautsprachlich verständigen können.
- Der Einteilung von Weid-Goldschmidt (2013) folgend können vier Gruppen von Personen als Zielgruppen von Methoden der UK unterschieden werden. Die pragmatisch-kommunikativen Kompetenzen der Kinder, Jugendlichen und Erwachsenen dieser vier Gruppen reichen von einfachen Wahrnehmungen von Außenreizen (Gruppe 1) über ein Sprachverständnis im Hier und Jetzt (Gruppe 2), der Fähigkeit zur symbolischen Kommunikation (Gruppe 3) hin zur komplexen Kommunikation bei sprachproduktiven Einschränkungen (Gruppe 4).

## 1.3 Zielsetzungen von UK in der Sprachtherapie

Die oberste Zielsetzung einer sprachtherapeutischen Intervention unter Einbezug von Methoden der UK besteht unabhängig vom Alter der Patienten in der Erweiterung der kommunikativen Möglichkeiten zur Sicherstellung und Verbesserung der Teilhabe. Darüber hinaus bestehen allerdings weitere Zielsetzungen, welche sich bei Kindern und Erwachsenen deutlich unterscheiden.

### 1.3.1 Zielsetzungen von UK in der Sprachtherapie bei Kindern

Kinder, die Einschränkungen in ihren lautsprachlichen Fähigkeiten zeigen, durchlaufen unabhängig von der zugrunde liegenden Ursache für diese Einschränkungen in aller Regel auch einen **erschwerten Spracherwerb insgesamt** (Beukelman und Mirenda 2013). Die Entwicklung sprachrezeptiver und produktiver Kompetenzen ist nicht unabhängig voneinander zu sehen. Zwar geht das Sprachverständnis in der Regel der Entwicklung der Sprachproduktion voraus, aber nicht ausschließlich. So werden erste Protowörter und Floskeln sowie sehr hochfrequente Wörter und Phrasen zunächst von Kindern verwendet, noch bevor sie das differenzierte Verständnis für die Wortbedeutung erfasst haben (z. B. wird die Äußerung „Hallo!" nicht nur zur Begrüßung getätigt). Ein Kind, das keine oder nur sehr eingeschränkte Möglichkeiten hat, sich zu Beginn seiner Sprachentwicklung mitzuteilen, erhält zudem deutlich weniger sprachförderliches Feedback durch seine Bezugspersonen. Auch dies führt wiederrum zu einer Erschwernis im Spracherwerb.

Wichtig ist demnach in einer Sprachtherapie mit Kindern mit erheblichen Einschränkungen in ihren Mitteilungsmöglichkeiten auch, die **Sprachentwicklung** insgesamt **zu fördern**. Das heißt, je nach Entwicklungsstand des Kindes sollte **parallel** zur Förderung der kommunikativen Möglichkeiten auch an der Erweiterung semantischer, lexikalischer, morphologischer und syntaktischer Kompetenzen gearbeitet werden. Die Vermittlung der Nutzung der UK-Methode steht dabei jedoch nicht im Kontrast zur sprachlichen Förderung, sondern greift in diese förderlich ein. So wird an der Erweiterung der Kompetenzen auf den einzelnen linguistischen Ebenen unter Verwendung der gewählten UK-Methode gearbeitet (► Abschn. 4.4.2).

**Hauptziele einer Sprachtherapie unter Einbezug von Methoden der UK bei Kindern:**

- **Erweiterung der kommunikativen Möglichkeiten und dadurch Verbesserung der Teilhabe bei gleichzeitiger**
- **Förderung der Sprachentwicklung**

### 1.3.2 Zielsetzungen von UK in der Sprachtherapie bei Erwachsenen

Ebenso wie bei Kindern ist eines der Hauptziele einer Sprachtherapie unter Einbezug von Methoden der UK bei Erwachsenen mit erheblichen Einschränkungen in ihrer Lautsprache, die **Kommunikationsoptionen zu erweitern und hierdurch die Teilhabe am gesellschaftlichen Leben zu erhalten oder ggf. wiederherzustellen**. Darüber hinaus ist es wichtig, die Person mit Einschränkungen in ihren Kommunikationsmöglichkeiten nicht nur in der Rolle des Patienten zu sehen, sondern sie vielmehr als einen aktiven Part im Interventionsprozess zu betrachten. Sie sind die wichtigste Person in diesem Prozess und haben daher die oberste Entscheidungsmacht inne. Die Vergangenheit der Person und die Einschränkungen, die durch die verursachende Erkrankung oder einen Unfall eingetreten sind, müssen als bedeutsamer Bestandteil der Person in den Blick genommen werden. Gerade bei erwachsenen Patienten ist es sinnvoll, sich in die andere Person **hineinzuversetzen** und sich vorzustellen, wie man sich selbst fühlen würde, wenn man durch einen Schlaganfall oder ein Schädel-Hirn-Trauma nicht mehr in der Lage wäre, sich schnell, effektiv und mühelos mit anderen zu verständigen und seine Ansichten, Gefühle und Bedürfnisse mitteilen zu können.

**Beispiel**

**Machen Sie das Gedankenexperiment!**

Stellen Sie sich vor, Sie fahren an einem sonnigen Tag mit Ihrem Fahrrad durch die Stadt. Sie fahren gerade auf eine Kreuzung zu und die Ampel schaltet auf grün. Erfreut darüber, dass Sie nicht anhalten und absteigen müssen, fahren Sie in den Kreuzungsbereich. Unmittelbar danach – Sie haben das Auto nicht kommen sehen – werden Sie von einem schwarzen Kombi angefahren. Sie wachen im Krankenhaus auf, stellen neben den Schmerzen in Ihrem ganzen Körper direkt fest, dass auch etwas anderes nicht stimmt. Sie versuchen mit dem Krankenpfleger, der gerade bei Ihnen im Raum ist, zu sprechen. Sie können es nicht. Es kommen nur unverständliche Laute aus Ihrem Mund.

Wie geht es Ihnen?

Am Nachmittag kommt eine Kollegin von Ihnen, eine Sprachtherapeutin, zu Ihnen. Was würden Sie ihr am liebsten sagen, welches Ziel Sie als Erstes in der Therapie angehen möchten? Was möchten Sie schnellstmöglich wieder können?

Anders als bei Kindern und Jugendlichen, die seit ihrer Geburt oder während der frühen Entwicklung Einschränkungen in ihren kommunikativen Fähigkeiten haben, ist es bei Erwachsenen wichtig, sich bewusst zu machen, dass die aktuelle Situation eine völlig **neue Herausforderung** für die jeweilige Person und auch für ihr Umfeld darstellt. Gefühle wie **Trauer, Wut und Hilflosigkeit** spielen hier häufig eine bedeutsame Rolle und wirken sich auch auf den therapeutischen Prozess aus. Daher ist es wichtig, anzuerkennen, dass der Patient nicht immer mit dem gleichen Maß an Motivation an der Therapie teilnimmt und seine Wünsche und Ziele dennoch entscheidender sind als die Vorstellungen der Sprachtherapeutin oder der Bezugspersonen.

**Das oberste Ziel einer sprachtherapeutischen Intervention unter Einbezug von Methoden der UK bei Erwachsenen mit erheblichen Einschränkungen in ihrer sprachlichen Verständigung ist die Verbesserung kommunikativer Möglichkeiten und dadurch die Erhaltung oder Wiederherstellung der gesellschaftlichen Partizipation.**

**Fazit**

- Die Zielsetzung jeder sprachtherapeutischen Intervention unter Einbezug von Methoden der UK besteht unabhängig vom Alter des Patienten in der Erweiterung der kommunikativen Möglichkeiten zur Sicherstellung und Verbesserung der gesellschaftlichen Teilhabe.
- Bei Kindern zielt eine Sprachtherapie unter Verwendung von Methoden der UK darüber hinaus auch auf die Verbesserung lexikalischer, semantischer, morphologischer und syntaktischer Kompetenzen ab.
- Bei erwachsenen Personen mit erworbenen Beeinträchtigungen der kommunikativen Möglichkeiten ist es besonders bedeutsam, empathisch im Therapieprozess vorzugehen und den Patienten als oberste Entscheidungsinstanz zu akzeptieren.

## 1.4 Einsatz von Methoden der UK – ja oder nein?

Berichte über den misslungenen Einbezug von Methoden der UK in eine Sprachtherapie wirken möglicherweise abschreckend. Daher ist es wichtig, zusammenzutragen, welche Aspekte beachtet werden sollten, damit die Vermittlung von Methoden der UK möglichst erfolgreich ist. Dies sind insbesondere vier Aspekte:

- der Zeitpunkt für den Einbezug von Methoden der UK,
- der Einbezug des privaten Umfeldes,
- die Auswahl und Anpassung der Methode(n) und
- die therapeutische Begleitung.

In vielen (Lehr-)Büchern zur Diagnostik und Therapie von Sprach- und Sprechstörungen bei Kindern, Jugendlichen oder Erwachsenen finden sich Abschnitte zum Bereich der UK (teilweise auch „totale Kommunikation" genannt) (Schütz 2013; Schneider et al. 2014) und den Hinweis darauf, dass Methoden der UK prinzipiell in die Sprachtherapie integriert werden könnten:

- Sprachentwicklungsstörungen: u. a. Dohmen (2014); Siegmüller (2010)
- Kindliche Sprechapraxie: u. a. Lauer und Birner-Janusch (2007)
- Aphasie: u. a. Schütz (2013); Schneider et al. (2014)
- Dysarthrie und Sprechapraxie: u. a. Lauer und Birner-Janusch (2007); Ziegler und Vogel (2010)

In Bezug auf erwachsene Patienten mit Aphasie wird der Einbezug von Methoden der UK insbesondere solchen Personen empfohlen, die „in der Sprachproduktion schwer eingeschränkt sind" und „sich in der postakuten Phase der Aphasie befinden" (Schütz 2013, S. 102). Schilderungen aus der Praxis, auf welche auch einige dieser Publikationen hinweisen (Schütz 2013; Schneider et al. 2014), lassen auf **„gescheiterte" UK-Interventionen** schließen. Diesen Schilderungen zufolge könne immer wieder die Beobachtung gemacht werden, dass beispielsweise ein Patient mit einer sehr teuren elektronischen Kommunikationshilfe (Abschn. 2.4.2) versorgt werde, diese allerdings ausschließlich in der Sprachtherapie verwendet werde und kein Transfer in die Alltagskommunikation stattfinde. Macht man selbst solche Beobachtungen in seinem therapeutischen Alltag oder hört von einer Kollegin von solchen erfolglosen UK-Interventionen, ist man möglicherweise dazu geneigt, Abstand vom Einbezug von Methoden der UK in die eigenen Sprachtherapien zu nehmen. Damit wird allerdings (implizit) unterstellt, dass die gewählte Methode der UK oder UK generell die **Ursache für den Misserfolg** darstellt. Welche Ursachen könnten jedoch grundsätzlich für diese Nicht-Verwendung von Methoden der UK im Alltag der Patienten vorliegen? **Worauf sollte also geachtet werden, um möglichst erfolgreich Methoden der UK in das therapeutische Geschehen einzubeziehen?** Hierzu sind aus unserer Sicht vier Aspekte entscheidend:

- der Zeitpunkt des Einsatzes von Methoden der UK,
- der Einbezug des privaten Umfeldes,
- die Auswahl und Anpassung der Methode(n) und
- die therapeutische Begleitung (*Modeling*).

### 1.4.1 Zeitpunkt des Einsatzes von Methoden der UK

Jede Sprachtherapeutin, die schon einmal darüber nachgedacht hat, Methoden der UK in die Therapie einzubeziehen, hat sich vermutlich auch Gedanken darüber gemacht, wann **der richtige Zeitpunkt** hierfür ist. In Bezug auf Kinder mit stark ausgeprägter Sprechapraxie oder erheblichen Verzögerungen in ihrer Sprachentwicklung, die so weitreichend sind, dass die Kinder auch im 3. Lebensjahr noch nicht den Schritt in die Lautsprachentwicklung vollzogen haben, sind uns ebenso wie in Bezug auf Erwachsene mit globalen Aphasien und starken Dysarthrien, deren lautsprachliche Kommunikation nur noch auf einzelne Laute und Worte beschränkt ist, Äußerungen von Kolleginnen bekannt, die Methoden der UK erst dann in Betracht ziehen, „wenn alles andere nicht geholfen hat". Auch wenn dies nur Einzelmeinungen darstellen, so ist doch eine deutliche Tendenz zu erkennen, dass Methoden der UK häufig erst zu einem fortgeschrittenen Zeitpunkt der Sprachtherapie zum Einsatz kommen und dies in der Fachliteratur (z. B. Schütz 2013 in Bezug auf den Einsatz von Kommunikationsbüchern für Patienten mit Aphasie) auch so empfohlen wird.

Diese Empfehlungen teilen wir nicht. Kinder, die mit ca. 2 Jahren, aus bislang unbekannten Gründen, noch nicht angefangen haben, lautsprachlich zu kommunizieren, und Erwachsene, die sich gar nicht mehr oder kaum noch lautsprachlich mitteilen können, sollten unmittelbar nach der sprachtherapeutischen Diagnostik Methoden der UK angeboten bekommen, um sich schnellstmöglich (wieder) mitteilen zu können. Bei Kindern mit angeborenen Behinderungen, bei denen von umfassenden sprachlichen und kommunikativen Beeinträchtigungen ausgegangen werden kann, sollten die Eltern bereits im ersten Lebensjahr zu sprach- und kommunikationsförderlichen Verhaltensweisen und Methoden der UK beraten werden und dem Kind frühestmöglich im Rahmen einer Frühförderung/Sprachtherapie Zugang zu Methoden der UK gegeben werden (vgl. Wilken 2002).

**Akzeptanz** für die Verwendung von ergänzenden und alternativen Kommunikationsformen durch die **Patienten** ist ebenso essenziell für den Erfolg der gesamten Intervention wie die Akzeptanz der **Angehörigen** für dieses Vorgehen. Die Akzeptanz wird jedoch nur schwer erreicht werden können, wenn die Patienten sowie deren nächste Bezugspersonen den Eindruck erhalten, dass der Einsatz von Methoden der UK die „letzte Chance“ oder gar ein „Aufgeben“ darstellt. Annahmen wie „Ach, jetzt glaubt nicht einmal mehr die Sprachtherapeutin, dass sich das Sprechen (wieder) verbessern wird“ werden gelegentlich von Angehörigen geäußert und zeigen, wie eine sehr späte Hinzunahme von Methoden der UK in die Sprachtherapie wirken kann. Dies sollte unbedingt verhindert werden. Denn durch solche Annahmen über die Sprachtherapeutin auf Seiten der Patienten und deren Bezugspersonen, egal ob explizit geäußert oder nicht, sinkt deren Motivation und die Akzeptanz für die Verwendung von Methoden der UK.

Des Weiteren ist die **Motivation**, eine neue Kommunikationsform zu erlernen, bei einigen Patienten und deren Angehörigen recht gering, wenn sie sich bereits in der aktuellen Situation, trotz der vorhandenen erheblichen kommunikativen Einschränkungen, eingefunden haben. Sind viele Monate oder sogar Jahre vergangen, bis eine Sprachtherapeutin einer Familie den Vorschlag unterbreitet, Methoden der UK zu verwenden, muss sich die Familie überlegen, ob sie bereit ist, Zeit und Anstrengung zu investieren, um einen Neubeginn zu wagen. Gerade hinter erwachsenen Patienten mit einer kommunikativen Beeinträchtigung aufgrund einer erworbenen Ursache liegt oftmals eine Zeit voller Trauer und Frustration. Der Vorschlag, jetzt noch einmal einen ganz neuen Weg einzuschlagen und hiermit neue Hoffnungen zu wecken, birgt auch die Gefahr zu scheitern, wodurch erneut Angst und Sorgen entstehen können. Äußerungen wie „Ach, ich verstehe meinen Mann ja auch so“ sind dann oft zu hören.

Selbstverständlich sollte für ein Kind, das mit 2 Jahren erstmals zur Sprachtherapie kommt, weil es aus bislang noch unbekannter Ursache noch nicht lautsprachlich kommuniziert, nicht unmittelbar eine komplexe elektronische Kommunikationshilfe beantragt werden; ebenso wenig wie für einen Patienten mit Aphasie, dessen lautsprachliche Kommunikation nicht mehr möglich ist, unmittelbar nach dem verursachenden Schlaganfall. Aber, sollte ein solcher Schritt sich im Laufe der sprachtherapeutischen Intervention als sinnvoll herausstellen, ist dies den Patienten und ihren Bezugspersonen sicherlich leichter und erfolgreicher zu vermitteln, wenn von Beginn an die **Wichtigkeit der kommunikativen Mitteilungsmöglichkeiten** hervorgehoben und als ein Therapieziel verfolgt worden ist. So kann **von Beginn an** geschaut werden, wie beispielsweise körpereigene Kommunikationsformen (► Abschn. 2.2) und einfache, nichtelektronische **Kommunikationshilfen** (z. B. einzelne Bildsymbolkarten, Tafeln mit wenigen Bildsymbolen; ► Abschn. 2.3.2) zur direkten Verbesserung erster Kommunikationssituationen beitragen können. Auch wenn eine längerfristige Verwendung von Methoden der UK nicht notwendig sein sollte und die zunächst eingeführten Methoden wieder vernachlässigt werden können, so haben sie dennoch für eine bestimmte Zeit die kommunikative Situation des Patienten verbessert. Hierdurch ist ihr Einsatz mehr als gerechtfertigt. Zudem zeigt die gesamte bisherige Forschung, dass durch die Verwendung von Methoden der **UK keine negativen Folgen auf lautsprachliche Fähigkeiten** zu befürchten sind, sondern im **Gegenteil**, sich diese vielfach **positiv auf die (Wieder-)Erlangung lautsprachlicher Fähigkeiten auswirken** können (► Kap. 3).

**Beispiel**

**Rollstuhl? – Sofort! Hilfe zur Kommunikation? – Warum nicht auch sofort?**

Stellen Sie sich folgende Situation vor: Nach einem Schlaganfall finden Sie sich in einem Krankenhaus wieder. Sie können sich weder mitteilen noch laufen. Die Physiotherapeutin bringt Ihnen zu Ihrer ersten Therapiesitzung einen **Rollstuhl** mit und erklärt Ihnen, dass Sie diesen nutzen können, damit Sie sich, solange Sie nicht eigenständig laufen können, dennoch **fortbewegen** können. Weiterhin erläutert sie Ihnen, dass zum aktuellen Zeitpunkt nicht abgeschätzt werden kann, ob und wann Sie wieder ohne Hilfe laufen können, jedoch werden Sie gemeinsam intensiv daran arbeiten.

Die Sprachtherapeutin kommt zu Ihrer ersten Sitzung und bringt Ihnen eine Tafel mit Bildsymbolen und dem jeweiligen Schriftbild zum Ausdruck wichtiger Begriffe, wie beispielsweise „ja", „nein", „…?" mit. Darüber hinaus erfragt sie, welche Personen aus Ihrer Familie und Ihrem Freundeskreis in Ihrem Alltag besonders wichtig sind. Sie erläutert Ihnen, dass sie gerne die nächste Therapiesitzung gemeinsam mit Ihnen und Ihrem Lebenspartner zusammen durchführen möchte und dass sie Ihnen die Tafel in einer neuen Version mitbringen wird. Diese wird sie bis dahin für Sie individuell anpassen, damit Sie diese im Kontakt mit dem Pflegepersonal, aber auch im Kontakt mit Ihren Bezugspersonen nutzen können. Die Sprachtherapeutin erläutert Ihnen darüber hinaus, dass zum aktuellen Zeitpunkt nicht abgeschätzt werden kann, in welchem Ausmaß und in welcher Zeit Sie sich wieder rein lautsprachlich mitteilen können. Sie werden gemeinsam intensiv daran arbeiten. Der Sprachtherapeutin ist aber wichtig, dass Sie sich bis dahin immer auch auf anderem Wege **mitteilen** können und Sie daher verschiedene **Hilfen zur Kommunikation** bekommen werden.

Wären Sie nicht froh darüber, dass Sie sich genauso schnell wieder mitteilen wie fortbewegen können?!

### 1.4.2 Einbezug des privaten Umfeldes

Die nächsten Bezugspersonen von Patienten jeden Alters müssen, soweit es alle Beteiligten ermöglichen können und wollen, in die Sprachtherapie einbezogen werden. Kommunikation findet immer zwischen Menschen statt und so müssen auch die wirklichen **Kommunikationspartner** der Patienten **beraten**, betreut und zum förderlichen Umgang mit der jeweiligen Person mit Kommunikationseinschränkungen angeleitet werden. Eine Arbeit, die ausschließlich mit dem Patienten selbst stattfindet, kann nicht erfolgreich sein, da die Kommunikationspartner die Nutzung einer ergänzenden oder alternativen Kommunikationsform verstehen können müssen. Das private Umfeld sollte daher **von Beginn der Therapie an** bewusst und selbstverständlich als Teil des therapeutischen Settings angesprochen werden und abhängig von den Rahmenbedingungen (ambulante Therapie, Hausbesuch, Krankenhausaufenthalt) bestenfalls **aktiv an den Sprachtherapiesitzungen teilnehmen**. Auf diese Weise können zum einen die Angehörigen wertvolle Informationen über die kommunikativen Situationen (Erfolge und Hürden) im Alltag liefern und zum anderen aktiv zum **Erfolg der Sprachtherapie** unter Einbezug der Methoden der UK beitragen (▶ Abschn. 4.2.3). Durch sie ist der **Transfer** der innerhalb der Sprachtherapie erarbeiteten Kommunikationsformen **in den Alltag** möglich (vgl. Giel 2014; Heim et al. 2005; Bongartz 1998).

### 1.4.3 Auswahl und Anpassung der Methode(n)

Ein weiterer wichtiger Aspekt für den Erfolg einer Sprachtherapie unter Einbezug von Methoden der UK ist die **Auswahl und die Anpassung** einer oder mehrerer Methoden der UK an die **individuellen Bedürfnisse und Fähigkeiten** der Patienten. So eigenen sich beispielsweise vorgefertigte Kommunikationsbücher, die wenig oder keine Anpassungsmöglichkeiten erlauben, allenfalls für einen Einstieg in einer Akutsituation (▶ Abschn. 2.3.2). Dies liegt daran, dass diese vorgefertigten Materialien sehr viele Begriffe enthalten, um möglichst vielen Patienten in möglichst vielen verschiedenen Situationen gerecht zu werden. Allerdings führt dies unweigerlich dazu, dass eine Vielzahl dieser Begriffe, welche zumeist durch Bildsymbole repräsentiert werden, gar nicht oder nur sehr selten gebraucht werden. Eine einfache Handhabung ist hierdurch nicht gegeben, da benötigte Begriffe erst umständlich herausgesucht werden müssen. Andersherum fehlen viele Begriffe, die individuell bedeutsam sind. Zusätzlich werden in einigen dieser vorgefertigten Materialien Wörter des Kernvokabulars nicht ausreichend berücksichtigt.

Aus diesem Grund empfiehlt es sich, für eine erste Erprobung entweder nur wenige Begriffe in einer ausgewählten Methode der UK zur Verfügung zu stellen und beispielsweise auf einer Tafel anzuordnen oder direkt auf vorgefertigte Materialien zurückzugreifen, die eine individuelle Anpassung erlauben (z. B. die „Kölner Kommunikationsmaterialien"; ▶ Abschn. 2.4.1). Auf diese Weise können verschiedene Kommunikationsmedien erprobt und ein **multimodales Kommunikationssystem** aufgebaut werden (▶ Kap. 2).

Uns ist bewusst, dass im sprachtherapeutischen Alltag nur sehr wenig **Zeit** für Vor- und Nachbereitungen der Therapiesitzungen zur Verfügung steht und dass dies im deutlichen Widerspruch zur **Erstellung bzw. Anpassung von Kommunikationsmaterialien** steht. Dennoch möchten wir dafür appellieren, diese Zeit zu investieren, da nur eine gut durchdachte Kommunikationshilfe wirklich gewinnbringend sein kann. Insbesondere die Herstellung von nichtelektronischen Kommunikationshilfen kostet oftmals viel Zeit. Doch diese benötigt das Auswerten von Diagnostiken und das Schreiben von Berichten auch und dennoch wird dies selbstverständlich getan, da es notwendig ist. Eine halbherzige Versorgung eines Patienten mit externen Kommunikationshilfen ist ebenso wie andere, halbherzig geplante und vorbereitete Therapien nicht wirkungsvoll. Es sollte daher geschaut werden, welche zeitlichen Freiräume für die Erstellung der Materialien in Abhängigkeit vom Tätigkeitsort geschaffen werden können oder wie beispielsweise durch die Unterstützung anderer Personen (z. B. Praktikantinnen, motivierte Angehörige) die Erstellung der Materialien erleichtert werden kann. Wichtig ist zudem, zu beachten, dass das **Kommunikationsmedium sukzessiv ansteigt** und man nicht als Erstes damit konfrontiert wird, 100 Gebärden oder Bildsymbole für einen Patienten herauszusuchen, in geeigneter Form zusammenzustellen und auswendig zu lernen. Vielmehr beginnt man mit wenigen Gebärden und steigert diese im Verlauf. So lernt man gemeinsam mit den Patienten und ihren Angehörigen die Bedeutung der Gebärden und die Gebärdenausführungen. Für die Kommunikation mittels Bildsymbolen kann man häufig auf vorgefertigte Materialien zurückgreifen, welche eine individuelle Anpassung erlauben, wodurch die Vorbereitungszeit ebenfalls deutlich geringer wird. Ein weiterer Schritt könnte auch in der Beantragung und Nutzung einer elektronischen Kommunikationshilfe liegen, bei der ebenfalls durch das Vorhandensein einer der verfügbaren Vokabularstrategien die Vorbereitungszeit deutlich reduziert wird (▶ Abschn. 2.4.2).

Zur Zurückhaltung beim Einsatz von Methoden der UK führen oft die vermeintlich **hohen Kosten** von elektronischen Kommunikationshilfen. Doch auch hier sei erneut auf das Beispiel „Rollstuhl? – Sofort!, Hilfe zur Kommunikation? – Warum nicht auch sofort?" in ▶ Abschn. 1.4.1 hingewiesen. Auch ein Rollstuhl ist ein teures Hilfsmittel. Ist die Versorgung einer Person mit einem Rollstuhl jedoch indiziert, wird dies ohne zu zögern umgesetzt. Ist aus fachlicher Sicht die Versorgung einer Person mit einer elektronischen Kommunikationshilfe notwendig und die beste Möglichkeit, die Person in ihrer kommunikativen Partizipation unterstützen zu können, so sollte auch dies ohne zu zögern veranlasst werden. Gesetzlich Versicherte haben einen rechtlichen Anspruch auf die Versorgung mit einer elektronischen Kommunikationshilfe, wenn dies indiziert ist (▶ Abschn. 6.3). Jeder Mensch hat das Recht auf Kommunikation.

**Tipp Material**

Kathrin Lemler (unterstützt kommunizierende Erziehungswissenschaftlerin), Adelheid Horneber (Lehrerin an einem Förderzentrum) und Britta Godow (Mutter eines unterstützt kommunizierenden Jugendlichen) veröffentlichten 2017 „95 Thesen zu UK". Mit diesen Thesen wollen die drei Verfasserinnen auf UK im Allgemeinen sowie auf die damit verbundenen Chancen und Herausforderungen aufmerksam machen und dazu ermuntern, dass UK immer mehr Unterstützer findet und die Verwendung von Methoden der UK damit zur Selbstverständlichkeit wird. Die erste These lautet: „UK ist ein Menschenrecht. – Bestehen wir darauf!" (Lemler et al. 2017). Die Thesen können kostenfrei auf den Internetseiten der Gesellschaft für Unterstützte Kommunikation e.V. heruntergeladen werden (► http://www.gesellschaft-uk.de/index.php/component/phocadownload/file/284-flyer-mit-den-95-thesen-zur-unterstuetzten-kommunikation).

### 1.4.4 Therapeutische Begleitung (Modeling)

Um die Nutzung einer alternativen Kommunikationsform effektiv lernen zu können, ist eine **umfassende Einführung** in dieses Kommunikationsmedium und eine **länger andauernde Begleitung** des Erwerbsprozesses notwendig. Hierfür ist das sogenannte ***Modeling***, also die modellhafte Nutzung einer ergänzenden oder alternativen Kommunikationsform durch eine kompetente erwachsene Person (z. B. die Sprachtherapeutin) das **wichtigste therapeutische Mittel** (► Abschn. 4.4.2). Kinder, Jugendliche und Erwachsene mit Kommunikationsbeeinträchtigungen benötigen ein **Vorbild** für die kommunikativ sinnvolle Nutzung einer Methode der UK. Für Kinder liegt dieser Aspekt womöglich auf der Hand, da sich alle Fachpersonen, die sich mit dem gestörten und ungestörten Spracherwerb beschäftigen, der Bedeutung des sprachlichen **Input**s bewusst sind und es daher eine logische Konsequenz ist, dass Kinder, die durch ein anderes Medium als das der Lautsprache kommunizieren lernen sollen, auch einen kommunikativen Input in dieser Methode benötigen.

Gleiches gilt aber auch für erwachsene Patienten. Anzunehmen, dass es ausreichen würde, eine Person beispielsweise mit einem Gebärdenlexikon, einem Kommunikationsordner oder einer elektronischen Kommunikationshilfe zu versorgen und dass diese dann damit kompetent kommunizieren könne, vernachlässigt die Tatsache, dass auch erwachsene Personen nie gelernt haben, mit Gebärden, Bildsymbolen oder einer elektronischen Kommunikationshilfe zu kommunizieren. Daher ist der vielleicht **entscheidendste Aspekt für das Gelingen** einer sprachtherapeutischen Intervention unter Einbezug von Methoden der UK, dass der Patient so lange therapeutisch begleitet und gemeinsam an der Nutzung der neuen Kommunikationsform gearbeitet wird, bis diese eigenständig zur alltäglichen Kommunikation verwendet werden kann. In ► Abschn. 4.4.2 wird das therapeutische Vorgehen detailliert beschrieben und durch konkrete Umsetzungsideen (► Kap. 5) und Fallbeispiele (► Kap. 7) verdeutlicht.

**Fazit**

Damit eine sprachtherapeutische Intervention möglichst erfolgreich verläuft, ist insbesondere auf vier Aspekte zu achten:

1. Der Zeitpunkt des Einbezugs der Methoden der UK: eVon Beginn an sollten ergänzende bzw. alternative Kommunikationsformen angeboten werden.
2. Der Einbezug des privaten Umfeldes: Von Beginn an sollten Bezugspersonen als fester Bestandteil der Sprachtherapie einbezogen werden.
3. Die Auswahl und Anpassung der Methode(n): Methoden der UK sollten individuell anpassbar sein und so mit der Zeit zu einem individuellen, multimodalen Kommunikationssystem aufgebaut werden.
4. Die therapeutische Begleitung: Zum Erlernen einer neuen Kommunikationsform ist eine umfassende Einführung und länger andauernde Begleitung notwendig, in welcher die Methode der UK für Kinder, Jugendliche und Erwachsene mit Kommunikationsbeeinträchtigungen vorbildhaft genutzt wird (*Modeling*).

## Literatur

ASHA – American Speech-Language-Hearing Association (2016.) http://www.asha.org/edfind/results.aspx?area=SLP°ree=ALL&location=ALL. Zugegriffen am 20.10.2016

Ballard KJ, Wambaugh JL, Duffy JR, Layfield C, Maas E, Mauszycki S, McNeil MR (2015) Treatment for acquired apraxia of speech: a systematic review of intervention research between 2004 and 2012. Am J Speech Lang Pathol 24:316–337. https://doi.org/10.1044/2015_AJSLP-14-0118

1

Beukelman DR, Mirenda P (2013) Augmentative and alternative communication. Supporting children and adults with complex communication needs. Brookes, Baltimore

Bongartz R (1998) Kommunikationstherapie mit Aphasikern und Angehörigen. Thieme, Stuttgart

Braun U (2003) Was ist Unterstützte Kommunikation? In: Von Loeper Literaturverlag, ISAAC – Gesellschaft für Unterstützte Kommunikation e.V (Hrsg) Handbuch der Unterstützten Kommunikation. Von Loeper, Karlsruhe, S 01.003.001–01.005.001

Dohmen A (2014) Rahmenplan zur Therapiekonzeption bei pragmatisch-kommunikativen Defiziten. In: Fox-Boyer A (Hrsg) Handbuch Spracherwerb und Sprachentwicklungsstörungen. Kindergartenphase. Elsevier Urban & Fischer, München, S 189–204

Eicher I (2009) Sprachtherapie planen, durchführen, evaluieren. Reinhardt, München

Gemeinsamer Bundesausschuss (2017) Heilmittel-Richtlinie. https://www.g-ba.de/downloads/62-492-1484/HeilM-RL_2017-09-21_iK-2018-01-01.pdf. Zugegriffen am 13.02.2018

Gesellschaft für Unterstützte Kommunikation e.V. (2016.) http://www.gesellschaft-uk.de/index.php/unterstuetzte-kommunikation. Zugegriffen am 20.10.2016

Giel B (2014) Interdisziplinäre Zusammenkünfte (IZ). Grundlage einer teilhabeorientierten Unterstützten Kommunikation. In: Von Loeper Literaturverlag, ISAAC – Gesellschaft für Unterstützte Kommunikation e.V (Hrsg) Handbuch der Unterstützten Kommunikation. Von Loeper, Karlsruhe, S 01.056.001–01.061.001

Grötzbach H, Hollenweger Haskell J, Iven C (Hrsg) (2014) ICF und ICF-CY in der Sprachtherapie; Umsetzung und Anwendung in der logopädischen Praxis. Schulz-Kirchner, Idstein

Heim M, Jonker V, Veen M (2005) COCP: Ein Interventionsprogramm für nicht sprechende Personen und ihre Kommunikationspartner. In: Von Loeper Literaturverlag, ISAAC – Gesellschaft für Unterstützte Kommunikation e.V (Hrsg) Handbuch der Unterstützten Kommunikation. Von Loeper, Karlsruhe, S 01.026.007–01.026.015

Hoffmann-Schöneich B (2003) Elektronische Kommunikationshilfen in der Praxis. In: Von Loeper Literaturverlag, ISAAC – Gesellschaft für Unterstützte Kommunikation e.V (Hrsg) Handbuch der Unterstützten Kommunikation. Von Loeper, Karlsruhe, S 04.024.001–04.027.001

ISAAC – International Society for Augmentative and Alternative Communication (2016.) https://www.isaac-online.org/english/about-isaac/. Zugegriffen am 18.10.2016

Lauer N, Birner-Janusch B (2007) Sprechapraxie im Kindes- und Erwachsenenalter. Thieme, Stuttgart

Leber I (2009) Kommunikation einschätzen und unterstützen – Poster und Begleitheft zu den Fördermöglichkeiten in der Unterstützten Kommunikation. Von Loeper, Karlsruhe

Lemler K, Godow B, Horneber A (2017) 95 Thesen zu Unterstützter Kommunikation. http://www.gesellschaft-uk.de/index.php/component/phocadownload/file/284-flyer-mit-den-95-thesen-zur-unterstuetzten-kommunikation. Zugegriffen am 12.02.2018

Ochsenkühn C, Frauer C, Thiel MM (2015) Stottern bei Kindern und Jugendlichen. Bausteine einer mehrdimensionalen Therapie. Springer, Berlin

Pivit C, Hüning-Meier M (2011) Wie lernt ein Kind unterstützt zu kommunizieren? Allgemeine Prinzipien der Förderung und Prinzipien des Modelings. In: Von Loeper Literaturverlag, ISAAC – Gesellschaft für Unterstützte Kommunikation e.V (Hrsg) Handbuch der unterstützten Kommunikation. Von Loeper, Karlsruhe, S 01.032.001–01.037.008

Schneider B, Wehmeyer M, Grötzbach H (2014) Aphasie. Wege aus dem Sprachdschungel. Springer, Heidelberg

Schütz S (2013) Kommunikationsorientierte Therapie bei Aphasie. Reinhardt, München

Siegmüller J (2010) Genetische Syndrome. In: Siegmüller J, Bartels H (Hrsg) Leitfaden Sprache, Sprechen, Stimme, Schlucken. Elsevier Urban & Fischer, München, S 178–208

Weid-Goldschmidt B (2013) Zielgruppen Unterstützter Kommunikation. Fähigkeiten einschätzen – Unterstützung gestalten. Von Loeper, Karlsruhe

WHO – Weltgesundheitsorganisation (2005) ICF – International Classification of Functioning, Disability and Health. http://www.dimdi.de/dynamic/de/klassi/downloadcenter/icf/endfassung/icf_endfassung-2005-10-01.pdf. Zugegriffen am 27.07.2010

WHO – Weltgesundheitsorganisation (2018) ICD-10 – Internationale statistische Klassifikation der Krankheiten und verwandter Gesundheitsprobleme 10. https://www.dimdi.de/static/de/klassifikationen/icd/icd-10-gm/kode-suche/htmlgm2018/. Zugegriffen am 13.02.2018

Wilken E (2002) Präverbale sprachliche Förderung und Gebärden-unterstützte Kommunikation in der Frühförderung. In: Wilken E (Hrsg) Unterstützte Kommunikation. Eine Einführung in Theorie und Praxis. Kohlhammer, Stuttgart, S 29–46

Ziegler W, Vogel M (2010) Dysarthrie verstehen – untersuchen – behandeln. Thieme, Stuttgart

# Methoden der Unterstützten Kommunikation

*Sarah Vock und Carina Lüke*




C. Lüke, S. Vock, *Unterstützte Kommunikation bei Kindern und Erwachsenen*, Praxiswissen Logopädie,
https://doi.org/10.1007/978-3-662-58128-5_2

2

## 2.1 Multimodales Kommunikationskonzept

Multimodalität spielt in alltäglichen Kommunikationssituationen jedes Menschen eine große Rolle. Möchte eine Person etwas erzählen oder vermitteln, bedient sie sich verschiedener Modalitäten bzw. Kommunikationsformen wie z. B. Gestik und Mimik, Lautsprache oder Schrift. Damit eine unterstützt kommunizierende Person jederzeit erfolgreich kommunizieren kann, sollte ihr ebenfalls ein multimodales Kommunikationskonzept zur Verfügung stehen, das aus körpereigenen und körperexternen Kommunikationsformen besteht.

Jeder Mensch bedient sich in seiner alltäglichen Kommunikation verschiedener Kommunikationsformen. Wir nutzen unsere Lautsprache, um Informationen zu übermitteln, setzen dabei Mimik und Gestik ein, um inhaltliche Aspekte zu untermalen; wir brauchen die Schriftsprache, um E-Mails oder Chat-Nachrichten zu verfassen, Zeigegesten, um z. B. beim Bäcker auf ein bestimmtes Brot zu zeigen und Blickkontakt, um die Aufmerksamkeit des Gegenübers zu bekommen. Wir alle kommunizieren multimodal.

Multimodalität bedeutet, dass verschiedene Kommunikationsformen genutzt werden, um eine Nachricht zusammenzusetzen und zu übermitteln. **Jede menschliche Kommunikation ist multimodal.** Eine Nachricht nur mit Hilfe einer Modalität zu übermitteln, ist kaum möglich.

**Beispiel**

Führen Sie folgendes Gedankenexperiment durch:

Die Oma eines Ihrer Therapiekinder hatte heute, während sie im Wartezimmer auf ihr Enkelkind gewartet hat, einen Herzinfarkt. Sie mussten den Krankenwagen rufen, der gefühlt lange auf sich hat warten lassen. Die Frau wurde ins Krankenhaus gebracht und Sie haben sich bis zum Eintreffen der Mutter Ihres Therapiekindes um es gekümmert. Nach der Arbeit kommen Sie aufgewühlt nach Hause und wollen Ihrem Partner erzählen, was passiert ist. Gelingt Ihnen dies in nur einer Modalität?

Führt man sich vor Augen, wie wichtig eine multimodale Kommunikation bereits für sprechende Personen ist, wird schnell klar, dass gerade auch **nicht oder kaum lautsprachlich kommunizierende Personen über ein funktionierendes, breit gefächertes multimodales Kommunikationssystem verfügen sollten**, um effektiv kommunizieren können.

**Beispiel für ein multimodales Kommunikationssystem**

Maren ist eine junge Frau mit spastischer Zerebralparese. Sie verfügt über Schriftsprachfähigkeiten und nutzt für komplexe Kommunikationssituationen überwiegend eine elektronische Kommunikationshilfe (► Abschn. 2.4.2) mit Augensteuerung. Falls diese einmal ausfällt, defekt oder nicht geladen ist, kann sie mit Hilfe eines Partnerscannings (► Abschn. 2.4.1) eine papierbasierte Buchstabentafel nutzen, die sie immer an ihrem Rollstuhl bei sich trägt. Zusätzlich ist sie in der Lage, einige für sie wichtige Wörter zu artikulieren. Für die Beantwortung einer Ja-Nein-Frage hat sie mit ihren Bezugspersonen einen Code vereinbart. Für „Ja" schließt sie kurz ihre Augen, für „Nein" schaut sie kurz nach oben. Passiert etwas, das sie gar nicht möchte, kann man dieses an körpereigenen Reaktionen erkennen. Ihr Muskeltonus erhöht sich, ihre Mimik verändert sich und sie beginnt ablehnende Geräusche zu produzieren. Freut sie sich über etwas, kann sie auch dies eindeutig körpereigen kommunizieren.

Im Kontext der UK versteht man ein multimodales Kommunikationskonzept als Kombination verschiedener körpereigener und externe Kommunikationsformen (◘ Abb. 2.1) Zu **körpereigenen Kommunikationsformen** zählt man jede Möglichkeit, mit dem eigenen Körper ohne Einbezug anderer Hilfsmittel zu kommunizieren. Dazu gehören **Laute** und die **Lautsprache**, **Mimik**, **Gestik** und

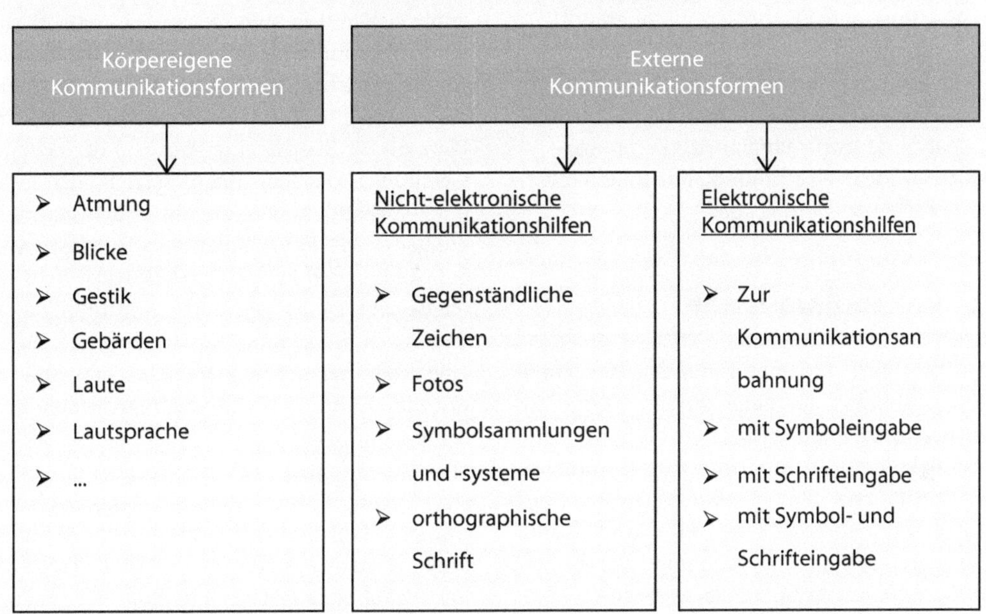


**Abb. 2.1** Multimodales Kommunikationskonzept

**Gebärden**, aber auch **Blicke** und die **Atmung** (▶ Abschn. 2.3).

Unter **externen Kommunikationsformen** versteht man jegliche Art der Kommunikation, bei der ein körperexternes Hilfsmittel genutzt wird, um eine Nachricht zu überbringen. Diese werden wiederum unterteilt in **nichtelektronische und elektronische** Kommunikationsformen. Zur Kommunikation mit nichtelektronischen Hilfen werden **Objekte bzw. Realgegenstände (sogenannte gegenständliche Zeichen)**, **Fotos** und **Zeichnungen**, **Symbolsammlungen und -systeme** sowie **die Schrift** genutzt (▶ Abschn. 2.4.1). Fotos, Zeichnungen und Symbole werden als einzelne Karten oder in Form von Kommunikationstafeln und -ordnern zur Kommunikation eingesetzt.

**Elektronische Kommunikationsformen** beinhalten Hilfen zur **Kommunikationsanbahnung** und **einfache bis komplexe Kommunikationshilfen mit Sprachausgabefunktion**. Bei diesen Geräten erfolgt die Eingabe und damit Auswahl der Wörter mittels Schrift- oder Symbolvorgaben (▶ Abschn. 2.4.2).

**Fazit**

- Jeder Mensch kommuniziert alltäglich multimodal, bedient sich also verschiedener Kommunikationsformen.
- Auch unterstützt kommunizierenden Personen sollte ein umfassendes multimodales Kommunikationssystem zur Verfügung gestellt werden.
- Ein multimodales Kommunikationssystem setzt sich meist aus körpereigenen und externen Kommunikationsformen zusammen.
- Zu körpereigenen Kommunikationsformen gehören Gestik, Gebärden, Mimik, Laute und die Lautsprache sowie Blicke und die Atmung.
- Externe Kommunikationsformen werden unterteilt in nichtelektronische und elektronische Kommunikationsformen.

2

- Zu nichtelektronischen Kommunikationsformen zählen Objekte, Fotos und Zeichnungen, Symbolsammlungen und -systeme sowie die Schriftsprache.
- Elektronische Kommunikationsformen umfassen Hilfen zur Kommunikationsanbahnung sowie einfache bis komplexe elektronische Kommunikationshilfen mit Sprachausgabefunktion.

## 2.2 Vokabularauswahl

Lautsprachlich kommunizierende Menschen können spontan aus einer großen Menge an Wörtern auswählen und damit stets frei und flexibel kommunizieren. Unterstützte Kommunikationsformen sind allerdings in ihrer Darstellbarkeit begrenzt. Eine unterstützt kommunizierende Person ist immer auf das ihr zur Verfügung gestellte Vokabular angewiesen. Daher kommt der Vokabularauswahl im Kontext der UK eine große Rolle zu. Es wird empfohlen, für jede unterstützt kommunizierende Person einen Zielwortschatz festzulegen, der sowohl aus Kernvokabular als auch aus Randvokabular besteht. Mit dem Konzept der Fokuswörter liegt ein Vorschlag vor, wie solch ein Zielwortschatz sukzessive aufgebaut werden kann.

Für nahezu jede Kommunikationsform, die als ergänzende oder ersetzende Methode für die eingeschränkten lautsprachlichen Fähigkeiten ausgewählt wird, ergibt sich die Frage nach dem Inhalt, der über diese Art und Weise der Kommunikation vermittelt bzw. präsentiert werden soll. Bedenkt man, dass 2 Jahre alte Kinder ohne kommunikative Beeinträchtigungen bereits einen aktiven Wortschatz von durchschnittlich ca. 200 Wörtern haben (Szagun et al. 2009; Fenson et al. 1994), wird die Herausforderung der Auswahl geeigneter Wörter für die Gestaltung der UK-Methode deutlich. Und auch bei Erwachsenen fällt eine Auswahl nicht leichter, bedenkt man, dass unbeeinträchtigte Erwachsene einen aktiven Wortschatz von ca. 20.000–50.000 Wörtern haben (Rothweiler 2001).

Für die Gestaltung von Kommunikationssystemen für Kinder, Jugendliche und Erwachsene ergibt sich, mit Ausnahme von rein schriftbasierten Kommunikationshilfen, immer das Problem der Begrenztheit durch das gewählte Kommunikationsmedium (z. B. Kommunikationstafel mit Platz für 50 Begriffe, die Auswahl der ersten 20 Gebärden). Darüber hinaus spielen auch individuell vorhandene Ressourcen und Beeinträchtigungen sowie andere Faktoren wie beispielsweise Schwierigkeiten in der Darstellbarkeit bestimmter Begriffe in der gewählten Kommunikationsform (z. B. Bildsymbol für den Begriff „hoffen") eine Rolle bei der Vokabularauswahl und -anordnung. Anders als in der natürlichen Kommunikation, bei der die Sprechenden spontan aus einer riesigen Fülle an Wörtern auswählen, sind Personen, die unterstützt kommunizieren, immer auf das zur Verfügung gestellte Vokabular angewiesen. Aus diesem Grund ist die Frage nach der Vokabularauswahl innerhalb der Fachdisziplin der UK von Beginn an diskutiert worden (Beukelman et al. 1991) und hat insbesondere in den vergangenen 10 Jahren in Deutschland stark an Aufmerksamkeit gewonnen (Andres et al. 2007; Boenisch et al. 2007; Leber 2011).

Verschiedene Untersuchungen im angloamerikanischen Raum zeigen, dass in der Vergangenheit bei der Zusammenstellung von Vokabular für eine alternative Kommunikationsform Substantive viel häufiger berücksichtigt wurden als andere Wortarten (Balandin und Iacono 1998; Yorkston et al. 1988; Adamson et al. 1992). Vor einigen Jahren traf dies sicherlich auch auf den deutschsprachigen Raum zu, wie Sachse (2007) vermutete. Zu erklären ist dies zum einen dadurch, dass die Bedeutung von Substantiven schneller und einfacher zu vermitteln scheint. Zum anderen sind Substantive aufgrund ihrer hohen Ikonizität (► Abschn. 2.4.1) vor allem in Form von Symbolen gut darstellbar.

**Beispiel für eine weniger gelungene Vokabularauswahl für einen Besuch im Freizeitpark**

Stellen Sie sich vor, sie sollen für ein Kind eine symbolbasierte Kommunikationstafel für einen Besuch im Freizeitpark zusammenstellen.

Sie können aber nicht mehr als 20 Begriffe auswählen. Welche Wörter würden Sie dem Kind zur Verfügung stellen?

Sicherlich fallen Ihnen, ohne weitere Vorkenntnisse zur Vokabularauswahl zu haben, zunächst einige Attraktionen ein und Sie bieten dem Kind die Wörter „Achterbahn", „Karussell", „Wildwasserbahn", „Schiffschaukel", „Autoscooter", „Riesenrad", „Tretboot" und „Riesenrutsche" auf der Kommunikationstafel an. Vielleicht fügen Sie dann noch einige spezifische Verben wie „essen", „fahren" und „anstellen" hinzu. Und die „Zuckerwatte" darf natürlich auch nicht fehlen.

Doch kann das Kind mit dieser Wortauswahl wirklich über eine Benennleistung hinaus im Freizeitpark kommunizieren? Das unterstützt kommunizierende Kind kann mit der zur Verfügung stehenden Kommunikationstafel nun Attraktionen benennen, die es sieht und die es besuchen möchte. Es wird aber nicht dazu in die Lage versetzt, Fragen zu stellen (z. B. „Wo ist das?", „Was macht man da?"), etwas zu kommentieren („cool", „langweilig", „spannend", „macht mir Angst") oder zu bestimmen, was es tun möchte („ich auch", „nein", „doch nicht", „noch mal").

Dieses Beispiel verdeutlicht also, dass eine Eingrenzung auf ein rein **themenspezifisches Vokabular**, das sogenannte **Randvokabular**, nicht ausreicht, um sich flexibel in verschiedenen Situationen und mit unterschiedlichen Personen austauschen zu können.

**Definition**

Das Randvokabular ist ein themenspezifisches Vokabular, das einen Austausch über ganz spezifische Inhalte ermöglicht. Es besteht hauptsächlich aus sogenannten Inhaltswörtern wie Substantiven, Verben und Adjektiven und umfasst eine nahezu unbegrenzte Anzahl an Wörtern.

Einer unterstützt kommunizierenden Person Randvokabular zur Verfügung zu stellen ist wichtig, damit ein ganz konkreter Inhalt benannt werden kann, spezifische Themen initiiert und neue Akzente innerhalb eines Gespräches gesetzt werden können. Das alleinige Vorhandensein von Randvokabular ermöglicht allerdings keine flexible Kommunikation und reicht nicht aus, um sich an Gesprächen beteiligen zu können. Denn in jeder Kommunikationssituation wird zum Großteil nicht Rand-, sondern **Kernvokabular** genutzt.

**Definition**

„Kernvokabular bezeichnet die 200–300 Wörter einer Sprache, die situationsunabhängig am häufigsten gebraucht werden" (Sachse und Boenisch 2009).

Nach Baker et al. (2000) macht das Kernvokabular ganz unabhängig von der Situation oder dem Alter der kommunizierenden Person sogar 80 % des Gesprochenen aus. Kernvokabular besteht vorrangig aus Funktionswörtern, welche im Kontext der UK häufig auch als **kleine Wörter** bezeichnet werden. Dies sind beispielsweise „ich", „du", „nicht", „auch", „fertig", „mehr", „noch mal", „mit", „und", „mal", oder „da". Ebenso zählen einige **Hilfs-, Modal- und Vollverben** (z. B. „müssen", „möchten", „können", „haben" usw.) zum Kernvokabular (Boenisch et al. 2007). Diese Wörter werden in vielen Interaktionen **unabhängig vom Gesprächsthema** verwendet. Egal, ob ein Erwachsener also über das Fußballspiel am Wochenende spricht, über den letzten Tatort, den Pokerabend oder einen Restaurantbesuch, immer wird zu einem großen Anteil Kernvokabular genutzt. Das gleiche Vokabular wird auch von Kindern und Jugendlichen genutzt, wenn sie auf dem Spielplatz spielen, bei einem Kindergeburtstag oder in der Schule sind (Sachse 2007). Das folgende Beispiel zeigt wie prominent Kernvokabular in einfachen Gesprächssituationen ist:

**Beispiel**

**Ein Gespräch zwischen einer Mutter und ihrer Tochter im Freizeitpark**

**Mutter:** - „Guck mal da!"

**Tochter:** - „Was ist da?"

**Mutter:** - „Da fliegt ein Luftballon."

**Tochter:** - „Wo denn?"

**Mutter:** - „Ja, da oben. Guck doch mal!"
**Tochter:** - „Ah, ja. Warum fliegt er da?"
**Mutter:** - „Ich weiß nicht."

2

Boenisch et al. (2007) zeigten zudem an einer Untersuchung mit sprechenden körperlich beeinträchtigten und unbeeinträchtigten Kindern, dass beide Gruppen nahezu den gleichen Kernwortschatz nutzen. Dieser bestand vorwiegend aus Adverbien, Konjunktionen, Pronomen und Präpositionen. Der Anteil von Substantiven unter den 50 am häufigsten geäußerten Wörtern überstieg in der Studie in nur wenigen Fällen die 10-Prozent-Marke (Boenisch et al. 2007). Daraus lässt sich schlussfolgern, dass es offenbar einen Kernwortschatz gibt, der sich zu einem frühen Zeitpunkt in der Sprachentwicklung unabhängig vom Schweregrad der körperlichen Beeinträchtigung entwickelt und welcher gleichzeitig die Basis für eine gelingende Kommunikation darstellt. Dieser Kernwortschatz muss daher auch unterstützt kommunizierenden Personen zur Verfügung gestellt werden. Zusätzlich sollte er durch situationsspezifisches Randvokabular (das den individuellen Interessen und Bedürfnissen der unterstützt kommunizierenden Person Rechnung trägt) sowie gesprächssteuernde Aussagen ergänzt werden, damit eine erfolgreiche Kommunikation sichergestellt und eine Förderung der Sprachentwicklung möglich wird. Denn wissenschaftliche Studien zeigen, dass **eine alternative Kommunikationsform häufiger genutzt wird, wenn sie eine Kombination aus Rand- und Kernvokabular anbietet** und nicht allein aus Randvokabular besteht (z. B. Yorkston et al. 1989; Beukelman et al. 1991).

**Beispiel für eine gelungene Vokabularauswahl für einen Besuch im Freizeitpark**

Stellen Sie sich nun noch mal vor, Sie sollen für ein Kind eine symbolbasierte Kommunikationstafel für einen Besuch im Freizeitpark zusammenstellen. Sie können wieder nicht mehr als 20 Begriffe auswählen. Welche Wörter würden Sie dem Kind jetzt mit dem Wissen um Kern- und Randvokabular zur Verfügung stellen?

Eine gelungenere Vokabularauswahl würde nun in einem hohen Maße Kernvokabular berücksichtigen. Beispielsweise könnte man die Wörter „was?", „möchten", „dürfen", „sein", „machen", „ich", „du", „wir", „auch", „nicht", „noch mal" „fahren", „gehen", „das", „lustig", „langweilig", „hoch", und „schnell" auswählen.

Damit könnte das unterstützt kommunizierende Kind beispielswiese folgende Aussagen tätigen:

- „Was ist das?"
- „Das ist spannend!"
- „Langweilig. Wir gehen."
- „Was machen wir (jetzt)?"
- „Ich möchte auch fahren."
- „Nicht (so) schnell!"
- „Darf ich noch mal?"
- „Fahr schnell!"
- „Möchtest du auch noch mal?"
- „Das ist hoch!"
- „Ich möchte nicht gehen."
- „Das ist lustig! Noch mal!"

**Fazit**

- Im Bereich köperexterner Kommunikationsformen kommt der Vokabularauswahl eine große Bedeutung zu, weil jede unterstützte Kommunikationsform in ihrer Darstellbarkeit begrenzt ist.
- In jeder Kommunikationsform sollte sowohl Kern- als auch Randvokabular genutzt werden.
- Kernvokabular sind die 200–300 am häufigsten genutzten Wörter einer Sprache. Es besteht vorwiegend aus sogenannten kleinen Wörtern wie z. B. Pronomen, Adverbien oder Konjunktionen und einigen Hilfs-, Modal- und Vollverben.
- Randvokabular ist ein themenspezifisches Vokabular, das hauptsächlich aus Nomen, Verben und Adjektiven besteht.

## 2.3 Körpereigene Kommunikationsformen

Körpereigene Kommunikationsformen umfassen alle Körperregungen, die ein Mensch ausführen und potenziell zur Kommunikation nutzen kann. Hierzu zählen beispielsweise die

Lautsprache, Gesten, Gebärden und die Mimik. Körpereigene Kommunikationsformen stehen einer Person jederzeit zur Verfügung und werden daher auch von jedem Menschen, unabhängig davon ob er unterstützt kommuniziert oder nicht, verwendet. Hierdurch besitzen körpereigene Kommunikationsformen auch innerhalb der UK eine besondere Bedeutung.

Im Verständnis der UK können **alle Körperregungen**, die ein Mensch intentional oder auch noch nichtintentional ausführt, **für kommunikative Zwecke** genutzt werden (Braun und Kristen 2003). Demnach zählen zu den körpereigenen Kommunikationsformen neben der **Lautsprache**, **Gesten** und **Gebärden** auch basale Kommunikationsformen wie **mimische Ausdrücke**, **Blicke**, **Körperbewegungen** jeder Art und die **Atmung**.

Im multimodalen Kommunikationskonzept aller Menschen, mit und ohne kommunikative Einschränkungen, finden sich immer auch körpereigene Kommunikationsformen wieder. Und auch unterstützt kommunizierende Personen nutzen häufig einzelne produzierbare Wortäußerungen, einzelne Laute, hinweisende Gesten und mimische Ausdrücke zur Kommunikation. Dies passiert zunächst meist spontan und intuitiv, da bei eingeschränkten lautsprachlichen Fähigkeiten auf andere Ausdrucksmöglichkeiten des Körpers unmittelbar zurückgegriffen werden kann. Diese Kommunikationsformen gilt es, in der Sprachtherapie aufzugreifen, wenn möglich systematisch zu erweitern oder als bestehende Ausdrucksformen in das neu zu erarbeitende multimodale Kommunikationskonzept für jede Person individuell zu integrieren (► Kap. 7). Die Verwendung von körpereigenen Kommunikationsformen weist unterschiedliche Vor- und Nachteile auf (Übersicht 2.1).

**Übersicht 2.1**

**Vorteile körpereigener Kommunikationsformen**

- Sind immer verfügbar, da keine Hilfsmittel benötigt werden
- Können schnell und spontan eingesetzt werden
- Sind ortsunabhängig

**Nachteile körpereigener Kommunikationsformen**

- Die Bedeutung vieler körpereigener Kommunikationsformen ist nur vertrauten Personen bekannt und daher häufig nicht im Kontakt mit unvertrauten Personen einsetzbar.
- Die Mitteilungsmöglichkeiten sind, abgesehen vom Einsatz von Gebärden, stark begrenzt, da durch einzelne Laute, Blicke oder spezifische Körperbewegungen nur wenige unterschiedliche Bedeutungen ausgedrückt werden können.
- Eine Unterstützung der Entwicklung morphologischer oder syntaktischer Kompetenzen ist, abgesehen vom Einsatz von Gebärden, durch körpereigene Kommunikationsformen nicht möglich.

Obwohl durch körpereigene Kommunikationsformen die Ausdrucksmöglichkeiten im Vergleich zu externen Kommunikationsformen (► Abschn. 2.4) recht stark eingeschränkt sind, werden diese von unterstützt kommunizierenden Kindern und Jugendlichen vorwiegend verwendet. Boenisch (2009) zeigte anhand einer Untersuchung mit über 1600 Schülern an Förderschulen mit dem Förderschwerpunkt körperliche und motorische Entwicklung, dass die Mehrheit der unterstützt kommunizierenden Kinder und Jugendlichen körpereigene Kommunikationsformen meistens oder immer zur Verständigung nutzt. Thümmel (2011) kam in ihrer Untersuchung mit rund 1000 Schülern an Förderschulen mit dem Förderschwerpunkt geistige Entwicklung zu einem vergleichbaren Ergebnis. Daten zu Kleinkindern und Kindern im Vorschulalter aus Deutschland sind uns aktuell nicht bekannt. Auch Angaben zur Nutzung verschiedener Methoden der UK bei Erwachsenen sind kaum zu finden. Liehs (2003) versuchte den Versorgungsstand von Erwachsenen, die potenziell von Methoden der UK profitieren könnten, zu Beginn der 2000er-Jahre in Deutschland zu erfassen. Aufgrund einer Selbstselektion der teilnehmenden sprachtherapeutischen Einrichtungen ist recht schwer einzuschätzen, wie viele Erwachsene mit erworbenen Kommunikationsbeeinträchtigungen überhaupt Methoden der UK zur Verbesserung ihrer Mitteilungsmöglichkeiten erhalten haben und wie sich dies mittlerweile verändert hat. Die von Liehs (2003) zusammengetragenen Ergebnisse deuten darauf hin, dass erwachsenen Personen mit erworbenen Kommunikationseinschränkungen innerhalb sprachtherapeutischer Praxen sowie in Akut- und Rehabilitationskliniken insbesondere körpereigene Kommunikationsformen vermittelt worden sind. In den wenigen UK-Beratungsstellen, die Angebote für die untersuchte Klientel anboten und an der Untersuchung teilnahmen, wurde eher auf externe, nichtelektronische und elektronische Kommunikationsformen zurückgegriffen (Liehs 2003).

**Körpereigene Kommunikationsformen werden bislang, vermutlich aufgrund des unmittelbaren Zugriffs auf diese, am häufigsten zur Verbesserung kommunikativer Kompetenzen eingesetzt.**

### 2.3.1 Basale Kommunikationsformen

Basale Kommunikationsformen sind besonders für Personen, die nach der Zielgruppeneinteilung von Weid-Goldschmidt (2013) der ersten Gruppe angehören (► Abschn. 1.2.1), bedeutsam. Diese Personen haben eine **schwere Mehrfachbehinderung**, sodass ihre Kommunikation als präintentionale Reaktion auf Außenreize oder auf inneren Empfindungen basiert. So können beispielsweise mimische Ausdrücke oder einzelne Laute Ausdruck von Freude sein und eine hohe Atemfrequenz eine Reaktion auf eine schmerzhafte Erfahrung. Diese Personen sind in besonderem Maße darauf angewiesen, dass sich andere Personen auf sie zubewegen und die Kommunikation mit ihnen initiieren. Berührungen und eine freundliche **Ansprache** durch Kommunikationspartner stellen oftmals den ersten gelungenen Schritt für eine kommunikative Situation dar. Im Sinne der UK gilt es, diese **basalen Formen der Kommunikation aufzugreifen**, indem durch wiederholtes Darbieten des auslösenden Reizes die basale Kommunikationsform immer wieder produziert und **durch die gemeinsame Wiederholung als Zeichen etabliert** wird.

**Beispiel einer Zeichenetablierung**

Paul ist 9 Jahre alt und seit seiner Geburt durch eine sehr stark ausgeprägte infantile Zerebralparese motorisch, kognitiv und kommunikativ erheblich eingeschränkt. Im Austausch mit ihm etablierte sich ein Lachen in Kombination mit einem zunächst zufälligen Blick nach oben als Ausdruck für „noch mal".

**Therapeutin:** - „Hallo Paul." [Berührung des Armes.] „Schön dich zu sehen!"

**Paul:** - [Atmet laut aus.]

**Therapeutin:** - „Wie geht es dir heute? Du siehst gut aus! Oh, du hast da eine Feder von deiner Jacke am Kinn. Ich nehme sie dir mal weg." [Nimmt die Feder.]

**Paul:** - [Lacht. Seine Augen bewegen sich nach oben.]

**Therapeutin:** - [Lacht.] „Oh, hat dich das gekitzelt? Dann mach ich das gleich **noch mal**." [Lacht. Kitzelt Paul mit der Feder.]

**Paul:** - [Lacht. Seine Augen bewegen sich nach oben.]

**Therapeutin:** - [Lacht.] „Noch mal?"

**Paul:** - [Lacht. Seine Augen bewegen sich nach oben.]

**Therapeutin:** - [Lacht.] „Ok, dann **noch mal**." [Kitzelt Paul mit der Feder.]

**Paul:** - [Lacht. Seine Augen bewegen sich nach oben.]

**Therapeutin:** - [Wartet ab.]

**Paul:** - [Blickt nach oben.]

**Therapeutin:** - „Oh, soll ich dich **noch mal** kitzeln?" [Wartet ab.] „Noch mal?"

**Paul:** - [Blickt nach oben.]

**Therapeutin:** - „Ok, dann noch mal!" [Kitzelt Paul mit der Feder.]

### 2.3.2 Gesten und Gebärden

Gesten und insbesondere Gebärden nehmen innerhalb der körpereigenen Methoden der UK eine besondere Stellung ein. Sie sind neben der Lautsprache die einzige körpereigene Kommunikationsform, mit der **viele verschiedene Bedeutungen** und (komplexe) Sachverhalte in syntaktischer Form vermittelt werden können.

Für die kommunikations- und sprachförderliche Nutzung von Gesten und Gebärden innerhalb der Sprachtherapie ist es zunächst notwendig, einige Definitionen und grundlegende Informationen über relevante Gestenarten und Gebärden anzuführen. Unterschieden werden kann zwischen deiktischen Gesten, ikonischen Gesten, Emblemen und Gebärden (vgl. Lüke et al. 2011).

**Deiktische Gesten** Deiktische Gesten sind die ersten Gesten, die von Kindern spontan zur Kommunikation eingesetzt werden (Tomasello et al. 2007; Tomasello 2009; Bates et al. 1975). Sie werden auch als **hinweisende Gesten** bezeichnet, da sie zumeist auf ein sichtbares Objekt, eine Person oder eine Handlung referieren. Zu diesen Gesten gehören *Showing, Giving, Reaching* und *Pointing*. *Showing* und *Giving* bezeichnen Gesten, bei denen die Aufmerksamkeit auf ein Objekt gelegt wird, in dem dieses Objekt hoch und in die Sicht des Kommunikationspartners gehalten wird *(Showing)* oder das Objekt direkt an die Bezugsperson gegeben wird (*Giving*; Goodwyn et al. 2000; Iverson und Goldin-Meadow 2005). Bei den *Reaching*-Gesten lehnt sich das Kind zumeist zu einem Objekt hin und streckt den Arm und die Hand in dessen Richtung aus, um mitzuteilen, dass es dieses Objekt gerne hätte (Goodwyn et al. 2000; Rohlfing 2013). Die für die Sprachentwicklung bedeutsamste deiktische Gestenform ist das *Pointing*. **Pointing-Gesten** werden von Kindern ab dem Alter von 7–12 Monaten erstmals produziert, wobei zunächst mit der ganzen Hand und später mit dem abgespreizten Zeigefinger gezeigt wird (Lock et al. 1990). Pointing-Gesten sind eine wichtige Vorläuferfähigkeit der lautsprachlichen Entwicklung (Metaanalyse: Colonnesi et al. 2010). Insbesondere die erste Produktion dieser Pointing-Geste mit dem abgespreizten Zeigefinger (*Indexfingerpoint*) ist ein bedeutsamer Prädiktor für spätere sprachliche Fähigkeiten: Kinder, die im Alter von 12 Monaten bereits Indexfingerpoints produzierten, haben bis zum Alter von 4 Jahren deutlich bessere sprachliche Fähigkeiten innerhalb aller linguistischen Ebenen und ein deutlich geringeres Risiko für eine Sprachentwicklungsverzögerung oder -störung (Lüke 2015; Lüke et al. 2017a, b).

**Ikonische Gesten** Ikonische Gesten, welche häufig auch als **bildhafte oder symbolische Gesten** bezeichnet werden, stellen eine Eigenschaft des bezeichneten Objektes bzw. der bezeichneten Handlung dar und sind somit **Illustrationen des Gesagten** (McNeill 1985). Ikonische Gesten werden spontan und parallel zur Sprachäußerung produziert. Sie übernehmen aufgrund ihrer bildhaften Form-Bedeutungs-Zuordnung zum Referenten einen **Teil der semantischen Bedeutung** (McNeill 1992). Durch ihren spontanen Charakter ist die Form und Ausführungsweise von ikonischen Gesten stark von der jeweiligen Person abhängig. So formt beispielsweise eine Person mit beiden abgerundeten Händen einen Kreis vor dem Bauch, um den Begriff „Ball" auszudrücken, während eine andere Person lediglich die Finger einer Hand krümmt (als hätte sie einen kleinen Ball in der Hand), um ebenfalls den Begriff „Ball" zu bezeichnen.

**Embleme** Embleme bezeichnen Gesten, bei denen die Zuordnung zwischen ihrer Form und ihrer Bedeutung in einer Kultur **lexikalisiert** sind (de Ruiter 2000). Hierzu gehören unter anderem das **Kopfnicken** und **Kopfschütteln** zum Ausdruck von „ja" und „nein". Embleme können entweder parallel zu sprachlichen Äußerungen oder auch sprachersetzend verwendet werden.

2

**Gebärden** Gebärden bezeichnen in erster Linie das Sprachmedium von gehörlosen Menschen, welche sie im Rahmen einer **Gebärdensprache** nutzen und damit unabhängig von der Lautsprache sind. Auch die Grammatik der Gebärdensprache ist unabhängig von der der Lautsprache. Gebärden haben vergleichbar mit Wörtern einen eigenständigen und festgelegten semantischen Gehalt und sind auch in ihrer **Form und Ausführungsweise festgelegt**. Hierdurch sind Gebärden relativ unabhängig von den Personen, die sie verwenden (Adam 2003).

Neben der offiziellen **Deutschen Gebärdensprache (DGS)** existieren sogenannte **Lautsprachbegleitende Gebärden (LBG)**. Die LBG richten sich speziell an hörbeeinträchtigte Kinder und sollen ihnen die Lautsprache mit ihrer Struktur und Grammatik näher bringen. LBG verwenden die Gebärden der DGS und zusätzlich eigens erfundene Gebärden zur Visualisierung grammatischer Elemente. Alle Gebärden werden simultan zur Lautsprache produziert, d. h., jedes Wort eines gesprochenen Satzes wird gestisch dargestellt (Wilken 2002a).

Im Rahmen von Interventionen zur Verbesserung der kommunikativen Möglichkeiten von hörenden Personen mit eingeschränkten lautsprachlichen Fähigkeiten werden **Gebärden als einzelne Elemente** herangezogen. Diese werden dann parallel zur Lautsprache produziert, wobei **lediglich einzelne, wichtige Wörter** eines Satzes **durch Gebärden dargestellt** werden. Grammatische Markierungen werden beim Gebärdeneinsatz im Sinne der UK nicht durch Gebärden ausgedrückt, sondern ausschließlich lexikalische Einheiten. Ziel ist es, einen Gebärdenwortschatz aufzubauen, wodurch die **Ausdrucksmöglichkeiten** erweitert werden und zugleich die lautsprachlichen Fähigkeiten gefördert werden können. Man spricht hierbei auch von einer **lautsprachunterstützenden Gebärdenverwendung** (Bundesverband evangelische Behindertenhilfe 2007).

#### 2.3.2.1 Gebärdensammlungen zur UK

Innerhalb der Fachdisziplin der UK wurden insbesondere für Menschen mit geistigen Behinderungen seit den 70er- und 80er-Jahren des vergangenen Jahrhunderts verschiedene Gebärdensammlungen entwickelt. Hierzu gehören u. a. „... wenn man mit Händen und Füßen reden muss" (Blickle 1985), „Sprachlos muss keiner bleiben" (Bernard-Opitz et al. 1992) und die deutsche Version von MAKATON. Ansatz dieser und auch anderer Gebärdensammlungen war es, die Gebärden der **DGS** aufzugreifen und insbesondere für Menschen mit einer geistigen Behinderung zu **vereinfachen**. So sind auch an vielen Einrichtungen (Schulen, Werkstätten für Menschen mit Behinderung, Wohnheimen, etc.) separate Gebärdensammlungen entstanden, die nur innerhalb der jeweiligen Institution bekannt waren. Bei Übergängen von einer Institution in eine andere stießen Verwendende dieser Gebärdensammlungen auf Verständigungsschwierigkeiten. Die auf diese Weise entstandene Vielzahl an Gebärdensammlungen wurde wegen der damit einhergehenden Schwierigkeiten vielfach kritisiert. Der Versuch einer Vereinheitlichung wurde unter der Leitung des Bundesverbandes evangelische Behindertenhilfe e.V. in dem Werk „Schau doch meine Hände an" (Bundesverband evangelische Behindertenhilfe 2007) umgesetzt (Adam 2003).

Die Gebärdensammlung **„Schau doch meine Hände an"** wurde in ihrer ersten Auflage 1991 veröffentlicht. Sie stellte eine Synopse aus insgesamt fünf verschiedenen Gebärdensammlungen dar, von denen vier spezifisch für Menschen mit einer geistigen Behinderung entwickelt worden waren, sowie der DGS (Bundesverband evangelische Behindertenhilfe 2007). Bis zur 15. Auflage aus dem Jahr 2006 bestand die Sammlung aus einem Ringbuch mit Gebärdenfotos in Schwarz-Weiß. 2007 wurde dann eine Neuauflage mit einer inhaltlichen sowie grafischen Überarbeitung veröffentlicht. Es wurden ca. 300 neue Gebärden aufgenommen, welche sich vorwiegend am Gebärdenlexikon der DGS (Maisch und Wisch 1994–2001) orientieren, um den Bezug zu einem größeren, allgemeingültigen Werk herzustellen. Die insgesamt enthaltenen über 1000 Gebärden wurden neu dargestellt. Die Sammlung besteht seither aus einem Ringbuch mit farbigen Fotografien sowie einer DVD mit Gebärdenvideos. Zusätzlich werden das Fingeralphabet und das Phonembestimmte Manual System (PMS; Schulte 1974) in beiden Darstellungsformen präsentiert. Auf der DVD werden darüber hinaus Lernspiele angeboten. „Schau doch meine Hände an" liegt mittlerweile auch als App vor, jedoch nur für iOS (■ Abb. 2.2).

Basierend auf der Gebärdensammlung „Schau doch meine Hände an" ist die Gebärdensammlung „**GuK**" (**Gebärden-unterstützte Kommunikation**; Wilken 2002b, 2014) entstanden. Diese wurde von Etta Wilken entwickelt und richtet sich speziell an junge Kinder mit Trisomie 21. Die Sammlung umfasst 200 Begriffe. Als Material werden diese Begriffe auf einzelnen Gebärdenkarten, Wortkarten und für alle gut bildlich darstellbaren Begriffe auch als Bildkarten zur Verfügung gestellt. Die Illustration auf den Gebärden- und Bildkarten erfolgt mit farbigen Zeichnungen, welche besonders für junge Kinder ansprechend sind (■ Abb. 2.3 und ■ 2.4).

Es stellt sich allerdings die Frage, ob die durchgeführten Vereinfachungen ihr Ziel tatsächlich erfüllen und für Menschen mit einer geistigen Behinderung leichter erlernt werden können als die Gebärden der DGS. Bober (1994, 1995, 1996) führt differenziert aus, dass die Gebärden unterschiedlicher Sammlungen nicht deutlich leichter als die der DGS

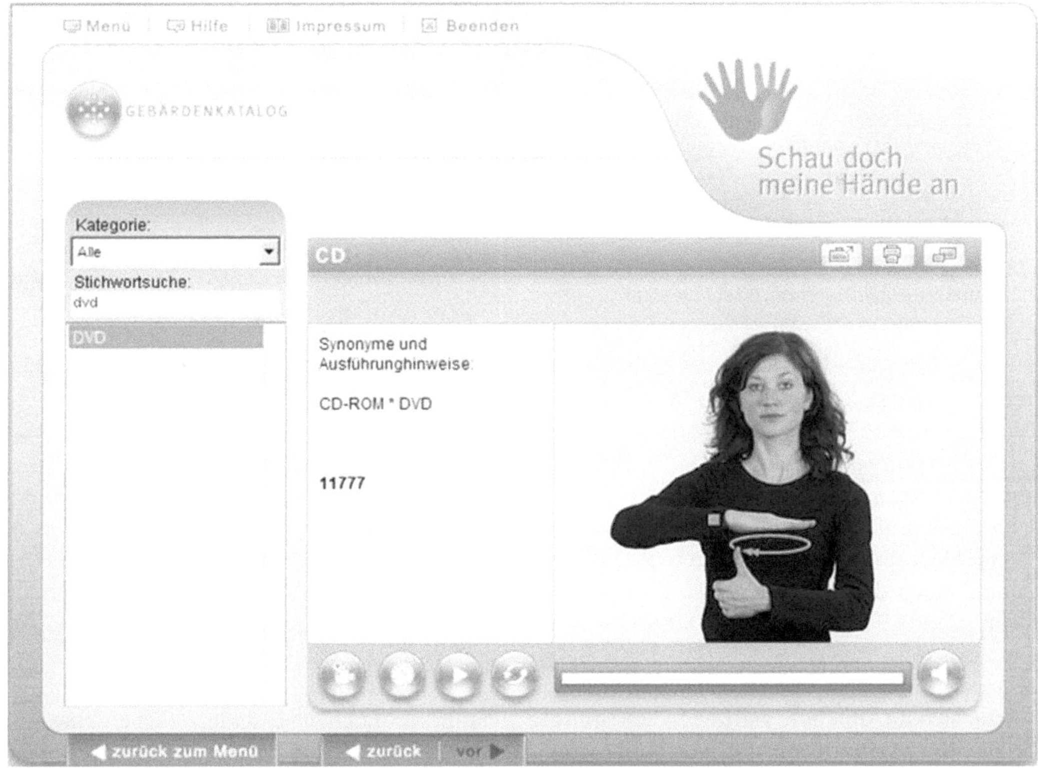


■ **Abb. 2.2** Schau doch meine Hände an. (Entnommen aus „Schau doch meine Hände an" Gebärdensammlung zur Kommunikation mit nichtsprechenden Menschen, Diakonie Verlag, Herausgeber: Bundesverband evangelische Behindertenhilfe e.V., in Kooperation mit dem Zieglerschen, Geschäftsbereich Behindertenhilfe, gestaltet und produziert von 21 TORR AGENCY GmbH. Mit freundlicher Genehmigung von: Bundesverband evangelische Behindertenhilfe e.V., ► www.beb-ev.de)

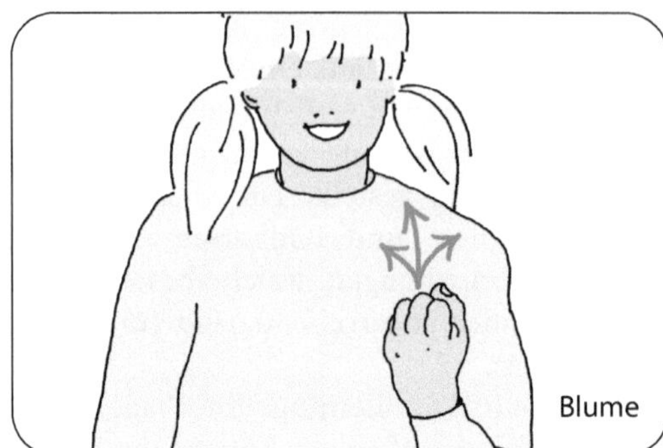


**Abb. 2.3** GuK-Gebärde Blume (Wilken 2014, © Deutsches Down-Syndrom InfoCenter, mit freundlicher Genehmigung)

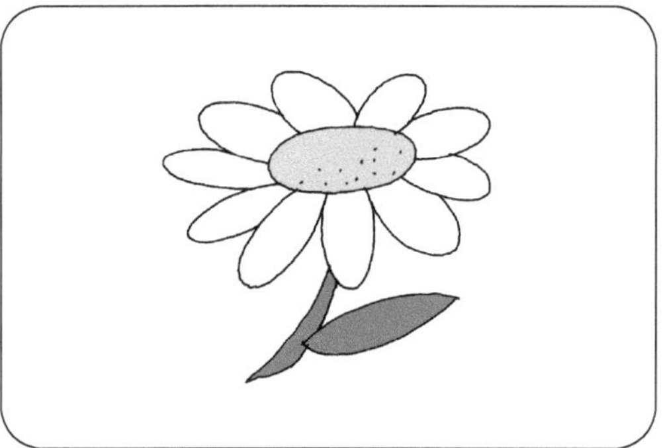

**Abb. 2.4** GuK-Bild Blume (Wilken 2014, © Deutsches Down-Syndrom InfoCenter, mit freundlicher Genehmigung)

erlernt werden können, da sie in ihren motorischen Ausführungen und kognitiven Anforderungen insgesamt nicht einfacher, sondern vielfach sogar schwieriger als die Gebärden der DGS sind. Zusätzlich zu dieser **verfehlten Vereinfachung** ergibt sich durch die Verwendung einer der oben genannten Gebärdensammlungen eine **unnötige Einschränkung** auf einen spezifischen Wortschatz. Die **Gebärden der DGS** hingegen sind die **umfangreichste und am weitesten verbreitete Gebärdensammlung** in Deutschland. Möglicherweise ist in der Vergangenheit häufig auch auf eine Gebärdensammlung, welche speziell für eine UK-Verwendung entwickelt worden ist, zurückgegriffen worden, da hierfür oftmals deutlich ansprechendere Materialien zur Verfügung standen, als dies für die DGS der Fall war. Lange Zeit stellte die sehr gute und mit ca. 20.000 Gebärden umfassende Sammlung von Maisch und Wisch (1994–2001) das Standardwerk für die Gebärden der DGS dar. Die dort verwendeten schwarz-weißen Fotografien waren jedoch wenig ansprechend und nur schlecht zu kopieren. Seit 2009 liegt nun „Das große Wörterbuch der Deutschen Gebärdensprache“ (Kestner und Hollmann 2017) vor. Dieses umfasst ca. 19.000 Gebärden, welche in einer Software für den PC und in einer App für mobile Endgeräte wie Tablets und Smartphones zur Verfügung gestellt werden. Die Gebärden sind gut systematisiert und werden durch ansprechende Videos erläutert, sodass ein leichtes Finden gesuchter Begriffe und Erlernen der Gebärden möglich ist (Abb. 2.5).

**Tipp Material**

„Das große Wörterbuch der Deutschen Gebärdensprache" (Kestner und Hollmann 2017) ist als PC-Programm und auch als App für Android und iOS veröffentlicht, sodass auch unterwegs bei Therapien in Einrichtungen und zuhause bei Patienten schnell und einfach eine Gebärde recherchiert und in der Therapie verwendet werden kann.

Durch dieses relativ neue Gebärdenlexikon und die damit nun sehr gute und leichte Zugänglichkeit und Erstellung von Materialien hat die Verwendung der DGS-Gebärden im Bereich der UK bereits stark zugenommen und wird sich auch hoffentlich zukünftig noch weiter ausbreiten. Möglicherweise vorgebrachte Argumente dafür, dennoch eine andere Gebärdensammlung zu verwenden, widersprechen aus unserer Sicht deutlich dem Anspruch einer möglichen Vereinheitlichung, da mit den DGS-Gebärden die **weitreichendsten Kommunikationsmöglichkeiten** erzielt werden können.

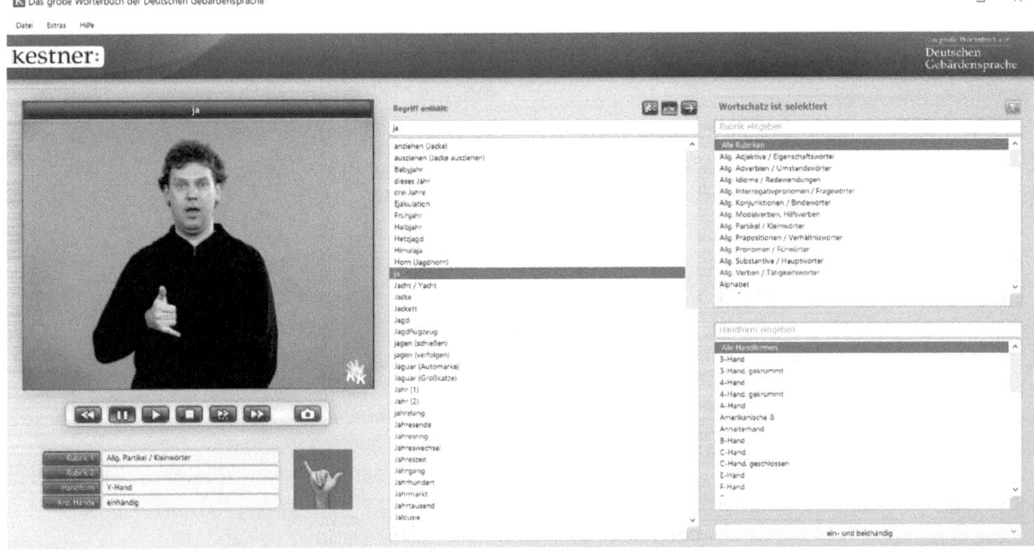


**Abb. 2.5** Das große Wörterbuch der Deutschen Gebärdensprache. (Kestner K, Hollmann T [2017] Das große Wörterbuch der Deutschen Gebärdensprache. Verlag Karin Kestner, Schauenburg, mit freundlicher Genehmigung)

Zur Verwendung von DGS-Gebärden liegen mittlerweile zahlreiche **Praxismaterialien**, darunter insbesondere Lieder- und Kinderbücher vor, die innerhalb der Sprachtherapie oder auch von Familien eigenständig eingesetzt werden können (Anhang A1).

**Die Verwendung der Gebärden der DGS wird auch im Kontext der UK empfohlen! Hierdurch steht der größtmögliche Gebärdenwortschatz zur Verfügung, welcher über verschiedene Institutionen hinweg von vielen Personen, die mit Gebärden kommunizieren, verstanden und benutzt wird. Dies ist sowohl für alle unterstützt kommunizierenden Personen als auch für alle Fachkräfte, die bei der Vermittlung der Gebärden unterstützen, hilfreich und gewinnbringend.**

Über die hier vorgestellten Gebärdensammlungen und ihre Anwendungs- und Fördermöglichkeiten hinaus wurden weitere Gebärdensammlungen und Ansätze zur Verbesserung der Kommunikationssituation für spezifische Gruppen entwickelt. Hierzu gehören beispielsweise **taktile Gebärden** für Menschen, die stark seh- und hörbeeinträchtigt sind (Wiese und Rascher-Wolfring 2010) oder auch die **Unterstützung der Artikulation durch das PMS** (Schulte 1974; Schulte-Mäter 2010). Auf diese spezifischen Anwendungsbereiche wird an dieser Stelle nicht näher eingegangen, sondern auf die angegebene Literatur verwiesen.

#### 2.3.2.2 Gebärdenvermittlung innerhalb der Sprachtherapie

Beim Einbezug von Gesten und Gebärden in eine sprachtherapeutische Intervention sind die von Patienten bereits **spontan eingesetzten deiktischen Gesten und Embleme aufzugreifen**. Insbesondere in der Therapie mit erwachsenen Personen sollten Embleme gefördert und deren Verwendung gezielt empfohlen und modelliert werden. Embleme sind für alle Personen bekannt, sodass sie unmittelbar zur Kommunikation auch mit fremden Kommunikationspartnern eingesetzt und von ihnen verstanden werden können. Sie haben aufgrund ihrer Vertrautheit eine hohe Akzeptanz. Demnach sollte beispielsweise das Kopfnicken und Kopfschütteln zum Ausdruck von „ja" und „nein" eingesetzt werden anstatt der entsprechenden Gebärden der DGS. Die Gebärde für „nein" kann zusätzlich gut vermittelt werden, da dies eine Hin-und-her-Bewegung des erhobenen Zeigefingers darstellt, was ebenfalls als lexikalisierte Geste in unserer Gesellschaft angesehen werden kann. Auf die Gebärde JA ist hingegen eher zu verzichten, da diese anders als das Kopfnicken nicht für alle Personen verständlich wäre und in unserer Gesellschaft nicht lexikalisiert ist (■ Abb. 2.5).

**Beispiele für Embleme in Deutschland**

- Kopfnicken und Kopfschütteln für „ja" und „nein"
- Daumen hoch für „gut" oder „eins"
- Daumen und Zeigefinger abgespreizt für „zwei"… (weitere Zahlen bis 10)
- Mit dem Zeigefinger auf die eigene Brust zeigen für „ich"
- Zeigefinger über den Mund legen für „leise"
- Nase zuhalten und Gesicht verziehen für „stinken"
- Augen reiben für „müde"

**Vorsicht! Bei der Vermittlung und Verwendung von Emblemen ist auf kulturelle Unterschiede zu achten. So bedeutet ein „Daumen hoch" im deutschen Kulturkreis zwar „gut"/„ja" oder „eins", für Menschen aus Afghanistan, dem Irak und Iran jedoch eine vulgäre Beleidigung (Grosse et al. 2010). Einige Beispiele für unterschiedliche Bedeutungen von Emblemen finden sich z. B. bei Grosse et al. 2010 und Au 2012.**

Auch deiktische Gesten, also insbesondere das **Zeigen auf Objekte, Personen oder Handlungen** sollten aufgegriffen und unterstützt werden. Dies sind kommunikative Ausdrucksmöglichkeiten, die zu jeder Zeit und in jeder Situation zur Verfügung stehen und von allen Personen verstanden werden. Innerhalb der Sprachtherapie sollte gezielt vermittelt werden, wie deiktische Gesten und Embleme als Ansatzpunkt und in Kombination mit weiteren Kommunikationsformen eingesetzt werden können.

**Beispiel**

**Auszug aus einer Sprachtherapiesitzung**

Frau Heppmann ist 67 Jahre alt und hat seit einem Schlaganfall vor 4 Monaten eine starke, nichtflüssige Aphasie. In den Sprachtherapiesitzungen modelliert die Therapeutin die Verwendung von Pointing-Gesten zur Kommunikation über Personen:

**Frau Heppmann:** - „mhm da da"

**Therapeutin:** - „Ja, ihre Kinder." [Zeigt auf ein Foto der Kinder von Frau Heppmann an der Wand.]

**Frau Heppmann:** - „Ja." [Zeigt ebenfalls auf das Foto.]

**Therapeutin:** - „Darf ich das Foto zu uns holen?" [Zeigt auf das Foto.]

**Frau Heppmann:** - „Ja." [Nickt mit dem Kopf.]

**Therapeutin:** - [Holt das Foto.] „Von wem wollen Sie mir denn etwas erzählen?"

**Frau Heppmann:** - „Ja."

**Therapeutin:** - „Möchten Sie mir etwas über Ihre Kinder erzählen?" [Zeigt auf alle drei erwachsenen Kinder auf dem Bild.]

**Frau Heppmann:** - „Ja." [Nickt mit dem Kopf.]

**Therapeutin:** - „Gut. Möchten Sie mir etwas über Ihre Tochter erzählen?" [Zeigt auf die Tochter.]

**Frau Heppmann:** - „Nei… nei… ne." [Schüttelt den Kopf.]

**Therapeutin:** - [Schüttelt den Kopf.] „Gut, nicht über Ihre Tochter." [Schüttelt weiter den Kopf.] „Das Kopfschütteln ist super, Frau Heppmann, das machen Sie toll, so kann ich Sie auch gut verstehen."

**Frau Heppmann:** - [Grinst.]

**Therapeutin:** - „Über wen wollen Sie mir etwas erzählen? Zeigen Sie mir doch, welchen Sohn Sie meinen." [Zeigt abwechselnd auf die beiden Söhne.]

[…]

**Therapeutin:** - „Gut. Das war toll, Frau Heppmann. Nutzen Sie das Zeigen ruhig, wenn Sie etwas im Raum haben, über das Sie sprechen möchten. Das kann man gut verstehen. Das Zeigen geht vor allem sehr gut mit Fotos, wenn Sie etwas von Ihrer Familie erzählen möchten. Vielleicht legen Sie sich ein kleines Fotoalbum an, in dem alle Ihre Liebsten drin sind."

Neben dem Aufgreifen und Modellieren von deiktischen Gesten und Emblemen, was für viele Sprachtherapeutinnen vermutlich eine Selbstverständlichkeit im therapeutischen Alltag darstellt, sind dann die neu zu erlernenden **Gebärden der DGS einzuführen**. Auch diese sollten mit der gleichen Selbstverständlichkeit von der Therapeutin benutzt und durch diese eigene Nutzung an die Kinder, Jugendlichen oder Erwachsenen vermittelt werden (▶ Abschn. 4.4.2). Darüber hinaus ist es unverzichtbar, dass auch weitere **Kommunikationspartner** die **Gebärden erlernen** und in der Kommunikation verwenden (▶ Abschn. 4.2.3). Bevor die Gebärdenvermittlung erfolgen kann, ist zunächst das Zielvokabular auszuwählen. Die **Vokabularauswahl** folgt dabei den gleichen Prinzipien wie bei der Verwendung von Symbolen (▶ Abschn. 2.2). Hilfreich für das Erlernen der Gebärden, insbesondere auch für die Bezugspersonen der unterstützt kommunizierenden Person, ist es, einen Ordner mit den bereits vermittelten Gebärden anzulegen. Auf diese Weise wird stetig ein individuelles Nachschlagewerk erarbeitet.

In ▶ Kap. 4 wird das **therapeutische Vorgehen** zur Implementierung von Gebärden und auch anderen Methoden der UK erläutert und durch detailliert beschriebene, **praktische Umsetzungsideen** in ▶ Kap. 5 verdeutlicht.

**Fazit**

- Körpereigene Kommunikationsformen umfassen alle Körperregungen, die ein Mensch ausführen und potenziell für kommunikative Zwecke verwenden kann.
- Zu den körpereigenen Kommunikationsformen gehören u. a. die Lautsprache, einzelne Laute, Gesten, Gebärden, die Mimik und Blicke.
- Jede Person, unabhängig davon ob sie unterstützt kommuniziert oder nicht, nutzt körpereigene Kommunikationsformen.
- Körpereigene Kommunikationsformen sind die am meisten verwendete Methode der UK.
- Körpereigene Kommunikationsformen stehen jederzeit zur Verfügung und können schnell und spontan eingesetzt werden.
- Basale Kommunikationsformen wie einzelne Laute, Blicke und die Atmung sind besonders für Personen mit komplexen und umfassenden Behinderungen bedeutsam.
- Gesten und Gebärden nehmen innerhalb der körpereigenen Kommunikationsformen eine besondere Stellung ein, da hierdurch ein sehr großer Wortschatz ausgedrückt werden kann.
- Der Einsatz von Gebärden erfolgt lautsprachunterstützend.
- Bei der Vermittlung von Gebärden zur Erweiterung der Ausdrucksmöglichkeiten und der Förderung der lautsprachlichen Fähigkeiten ist auf die Gebärden der Deutschen Gebärdensprache (DGS) zurückzugreifen.

## 2.4 Körperexterne Kommunikationsformen

Körperexterne Kommunikationsformen umfassen alle kommunikativen Akte, die mit Hilfe eines externen Hilfsmittels durchgeführt werden. Sie werden nochmals unterteilt in nichtelektronische und elektronische Kommunikationsformen. Für die nichtelektronische Kommunikation werden Symbolkarten, Kommunikationstafeln, -ordner und -bücher eingesetzt, zu den elektronischen Kommunikationshilfen zählen einfache Taster für erste Schritte in der Kommunikationsentwicklung sowie statische und dynamische elektronische Kommunikationshilfen. Gerade weil körpereigene Kommunikationsformen nur eine wenig komplexe Kommunikation zulassen und körpereigene Zeichen aufgrund ggf. bestehender motorischer Beeinträchtigungen nur schwierig gedeutet werden können, spielen körperexterne Kommunikationsformen für viele unterstützt kommunizierende Personen eine wichtige Rolle.

### 2.4.1 Nichtelektronische Kommunikationshilfen

Hierunter fallen eine Vielzahl möglicher Hilfsmittel, die sich hinsichtlich ihrer Abstraktheit in der Darstellungsform und hinsichtlich der nutzbaren Materialien unterscheiden. Als

Darstellungsform fungieren Realgegenstände und Miniaturen, Fotos, Symbole und die Schriftsprache. Fotos, Symbole und die Schriftsprache werden auf Bildkarten, Kommunikationstafeln, in Kommunikationsordnern oder Kommunikationsbüchern präsentiert und zur Kommunikation genutzt.

Durch die immer weiter fortschreitende technische Innovation und ständige Neuentwicklungen im Bereich der elektronischen Kommunikationshilfen scheinen nichtelektronische Kommunikationshilfen manchmal in den Hintergrund zu geraten. Dennoch stellen sie für viele unterstützt kommunizierende Personen einen wichtigen Teil ihres multimodalen Kommunikationssystems dar. Dabei können sie entweder als Hauptkommunikationsmedium dienen oder als Ergänzung zu weiteren Kommunikationshilfen zur Verfügung gestellt werden.

#### 2.4.1.1 Abstraktheit von nichtelektronischen Kommunikationshilfen

##### Gegenständliche Zeichen

Gegenständliche Zeichen sind **dreidimensionale Objekte** in Form von **Realgegenständen**, **Modellen**, **Miniaturen** oder **Teilen eines Gegenstandes** und stehen stellvertretend für eine Handlung, ein Objekt, ein Tier, eine Situation oder eine Person (Nonn 2011). Diese können einer unterstützt kommunizierenden Person beispielweise in Schalen oder Setzkästen zur Verfügung gestellt werden. Durch ihre Dreidimensionalität ist es möglich, sie vor allem taktil wahrzunehmen und zu verarbeiten. Daher werden gegenständliche Zeichen vor allem in ein multimodales Kommunikationssystem von Menschen mit starken Sehbehinderungen oder Blindheit sowie bei Personen mit starken kognitiven Beeinträchtigungen integriert (Hüning-Meyer und Bollmeyer 2012), die (noch) nicht in der Lage sind, über abstraktere Zeichensysteme wie z. B. Bildkarten oder Gebärden zu kommunizieren. Ein offensichtlicher Nachteil des Einsatzes von Realgegenständen und Miniaturen ist, dass die Darstellung eines umfassenden Vokabulars kaum möglich ist und ein wachsendes Kommunikationssystem im Alltag aufgrund der Größe der Gegenstände nicht handhabbar ist.

**Beispiele für gegenständliche Zeichen**

- Ein Becher als Realgegenstand steht für die Handlung trinken.
- Eine Miniatur eines Pferdes steht für die Reittherapie.
- Ein Stück raues Fell repräsentiert den Therapiehund.
- Ein Modell eines Apfels steht für einen reellen Apfel.

##### Fotos

Fotos umgeben uns im Alltag permanent und sind Teil unserer Kommunikation und unseres Medienkonsums geworden. Fotos sind konkret und realitätsnah, sie können durch das permanente Zurverfügungstehen von Smartphones jederzeit schnell geschossen, ausgedruckt und einer unterstützt kommunizierenden Person zur Verfügung gestellt werden. Auf den ersten Blick sind sie daher für einen Einstieg in die Kommunikation losgelöst von Realgegenständen gut geeignet. Dennoch sollten einige Aspekte in Bezug auf die Nutzung von Fotos kritisch betrachtet werden.

- Durch Fotos kann man zwar viele Gegenstände des täglichen Lebens abbilden, **die Darstellung wichtiger Wörter aus dem Kernvokabular** (► Abschn. 2.3.1) wie z. B. „auch", „da", „fertig" oder „mehr" hingegen **ist kaum möglich**. Eine Kommunikationshilfe, die alleinig aus Fotos besteht, würde sich demnach fast ausschließlich auf bildproduzierende Substantive beschränken.
- Fotos sind häufig gar **nicht so eindeutig**, wie sie scheinen. Ein Bild, auf dem ein Kind beispielsweise auf einem Trampolin hüpft, könnte für das Substantiv „Trampolin" stehen, für das Verb „hüpfen" oder das Adjektiv „anstrengend".
- Oft sind auf Fotos im Hintergrund weitere, für die Kommunikation unwichtige Dinge abgebildet, die die unterstützt kommunizierende Person vom eigentlich im Fokus stehenden Aspekt ablenken kann.

- Bei der Nutzung von Fotos kommt es immer wieder zu **Problemen in der Generalisierung**. Hat der Nutzer einen persönlichen Bezug zum abgebildeten Gegenstand, fällt es schwer, die Bedeutung auch auf andere ähnliche Objekte zu übertragen. So kann es beispielsweise einem Kind schwer fallen, das Foto seiner blauen Winterjacke in der Kommunikation stellvertretend auch für die rote Sommerjacke oder sogar die Jacke der Mama zu verwenden (Hüning-Meyer und Bollmeyer 2012).

Aus diesen Gründen merken einige Autoren an, dass der **Einsatz von Fotos als Kommunikationsmedium dem Erwerb eines Symbolverständnisses eher im Wege steht**, als diesen zu fördern. Es wird dazu geraten, die Nutzung von Fotos auf Kommunikationsoberflächen auf die Abbildung von Personen zu beschränken und stattdessen grafische Symbole zu nutzen (Hüning-Meyer und Bollmeyer 2012).

## Bildsymbole

Bildsymbole sind zweidimensionale Zeichen, die in der UK zur Darstellung von Sprache in Form von einzelnen Bildkarten, Kommunikationstafeln und -ordnern oder in Vokabularstrategien auf elektronischen Kommunikationshilfen (▶ Abschn. 2.4.2) genutzt werden. Bildsymbole gehören entweder zu einer Symbolsammlung oder zu einem Symbolsystem und unterscheiden sich hinsichtlich ihrer **Ikonizität**. Man unterscheidet zwischen **transparenten**, **transluzenten** und **opaken** Bildsymbolen:

- **Ikonizität:** „Ikonizität ist ein linguistischer Begriff, der die Ähnlichkeit zwischen einem Symbol und den Inhalten, die es repräsentiert, beschreibt" (Müller und Gülden 2016, S. 18). Der Grad der Ähnlichkeit des Zeichens mit seinem Referenzobjekt wird dabei durch ein Kontinuum beschrieben, das sich zwischen den Polen transparent und opak bewegt.
- **Transparent:** Bildsymbole sind transparent, wenn das, was sie darstellen, einfach zu erkennen ist und die Bedeutung des Symbols demnach einfach zu verstehen ist. Transparente Bildsymbole müssen nicht erlernt werden, sondern sind intuitiv zu verstehen. Sogenannte bildproduzierende Wörter, wie z. B. „Hund" oder „Sofa" werden durch transparente Bildsymbole dargestellt.
- **Transluzent:** Transluzente Bildsymbole sind solche, deren Bedeutung nach einer Erklärung verstanden wird und anschließend wiedererkannt werden kann. Ein Beispiel für ein transluzentes Symbol ist die Darstellung einer im Bett liegenden Person, um das Wort „schlafen" zu repräsentieren.
- **Opak:** Bildsymbole sind opak, wenn sie keine Ähnlichkeit mit dem Bezeichneten haben und auch nicht durch frühere Erfahrungen verstanden werden können. Ihre Bedeutung muss erlernt werden (Niediek 2016). Beispiele sind Bildsymbole für die Wörter „da", „auch" oder „mehr".

Die Abbildbarkeit von bildproduzierenden Wörtern wie z. B. „Banane" oder „Tisch" ist recht einfach. Ein Bildsymbol für „Banane" ist beispielsweise leicht seinem Referenten, der Frucht, zuzuordnen und ist somit auf dem Kontinuum der Ikonizität als transparent einzuordnen. Bildsymbole ermöglichen uns aber auch, im Gegensatz zu gegenständlichen Zeichen und Fotos, über Konzepte und Ideen zu sprechen, die nicht greifbare Referenten haben wie z. B. „Freiheit", „Hoffnung" oder „Glück". Die dafür zur Verfügung stehenden Bildsymbole sind hochgradig opak, da die Beziehung zwischen Bildsymbol und Referent nicht erkennbar ist.

Betrachtet man, dass ein Großteil der im Alltag verwendeten Wörter, vor allem das Kernvokabular (▶ Abschn. 2.3.1), vorwiegend aus nicht bildproduzierenden Wörtern besteht, wird deutlich, dass Kommunikationshilfen nicht nur aus transparenten Bildsymbolen bestehen sollten.

Mit der Abstraktheit von Bildsymbolen geht häufig auch ihr Grad der Konventionalität einher. Während sich Piktogramme vor allem dadurch auszeichnen, dass sie in einer Gesellschaft allgemein bekannt sind, sind Bildsymbole einer Symbolsammlung für unterstützt

2

kommunizierende Personen nicht im allgemeinen öffentlichen Raum zu finden. Innerhalb einiger Bildsymbolsammlungen sind jedoch auch Piktogramme und Bildsymbole, die Piktogrammen stark ähneln, integriert.

**Definition**

Piktogramme sind sehr reduzierte bildliche Darstellungen „die normalerweise im öffentlichen Raum genutzt werden, deren Bedeutung aber allgemein festgelegt und anerkannt ist" (Niediek 2016, S. 9). Es besteht eine hohe optische Nähe zum Bezeichneten. Beispiele für Piktogramme sind die Darstellungen eines Mannes und einer Frau für die Herren- und Damentoilette, das Notausgangsschild oder die durchgestrichene Zigarette für einen Nichtraucherbereich.

## Symbolsysteme

Symbolsysteme bestehen im Gegensatz zu Symbolsammlungen aus einer **begrenzten Anzahl von Symbolen**, die nach einem **bestimmten Regelwerk miteinander kombiniert** und zusammengesetzt werden können. So ist es möglich, ähnlich wie bei der Schriftsprache **aus einer begrenzten Anzahl an Grundelementen eine fast unendliche Anzahl von Aussagen zu treffen.**

Diesen Anforderungen kommt bislang ausschließlich das **Bliss-Symbolsystem** nach. Auch wenn Symbolsammlungen mittlerweile sehr umfangreich sind und ebenfalls eine komplexe und grammatikalisch korrekte Kommunikation zulassen, sind diese beliebig erweiterbar und bestehen somit nicht wie ein Symbolsystem aus einer begrenzten Anzahl von Elementen.

Das Bliss-Symbolsystem (Bliss 1965) wurde ursprünglich von Charles Bliss, inspiriert durch chinesische Schriftzeichen, als universale Schriftsprache entwickelt. Sein Ziel war es, ein nichtalphabetisches Zeichensystem für eine weltweite sprachenunabhängige Kommunikation zu kreieren. Anfang der 1970er-Jahre wurde das Bliss-System in Kanada entgegen seiner ursprünglichen Intention erstmals als ergänzendes und ersetzendes Kommunikationssystem für Kinder mit zerebralen Bewegungsstörungen eingesetzt und wurde so zu einer der ersten nichtelektronischen Methoden der UK (Jennische und Lundälv 2015).

Das autorisierte Bliss-Vokabular besteht heute aus über **5000 Bliss-Wörtern**, welche durch die Kombination von Bliss-Zeichen gebildet werden. Jedes der **ca. 120 Bliss-Zeichen** hat eine spezifische semantische Bedeutung. Einige von ihnen sind sehr piktografisch bzw. transparent, obwohl sie nicht einen spezifischen Gegenstand, sondern nur distinktive Merkmale eines Konzeptes abbilden. Der Begriff „Haus" wird beispielsweise durch ein spitzes Dach und einen Korpus abgebildet, „Boot" durch einen Mast und einen Rumpf (◼ Abb. 2.6).

Andere Bliss-Zeichen hingegen sind hoch ideografisch bzw. opak. Sie bilden die Form oder Funktion eines Konzeptes ab, das mit dem darzustellenden Wort assoziiert wird. Zum Beispiel wird das Wort „Schutz" durch ein Dach dargestellt, da es vor schlechtem Wetter schützt, das Wort „Gefühl" durch ein Herz oder das Wort „Zukunft" durch einen Spiegel, in dem man Zukünftiges sieht (◼ Abb. 2.7)

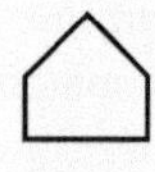

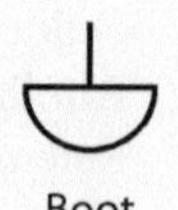


◼ **Abb. 2.6** Piktografische Bliss-Zeichen (Bliss-Symbole stehen unter einer Creative Commons Attribution-Share Alike 3.0 Unported License. Based on a work by Blissymbolics Communication International (BCI) available via ► www.blissymbolics.org)

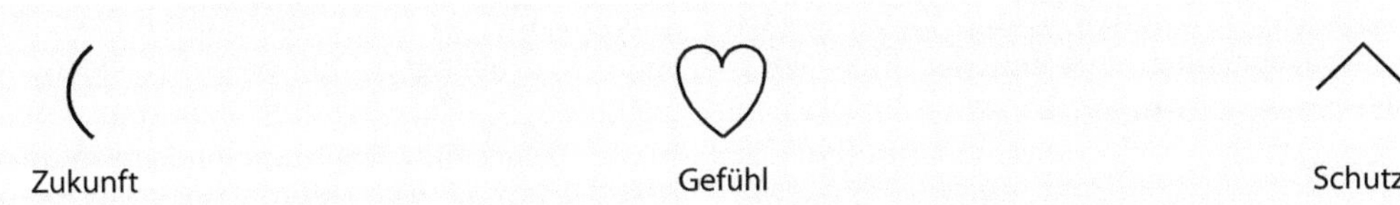


**Abb. 2.7** Ideografische Bliss-Zeichen (Bliss-Symbole stehen unter einer Creative Commons Attribution-Share Alike 3.0 Unported License. Based on a work by Blissymbolics Communication International (BCI) available via ► www.blissymbolics.org)

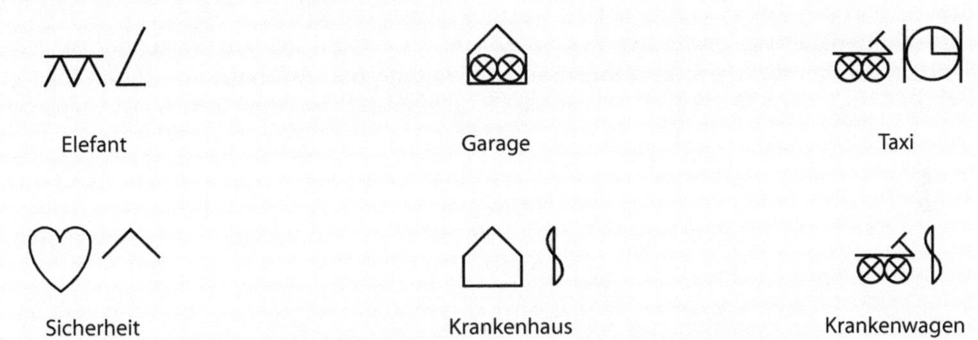


**Abb. 2.8** Bliss-Wörter, die durch die Kombination von Bliss-Zeichen entstehen (Bliss-Symbole stehen unter einer Creative Commons Attribution-Share Alike 3.0 Unported License. Based on a work by Blissymbolics Communication International (BCI) available via ► www.blissymbolics.org)

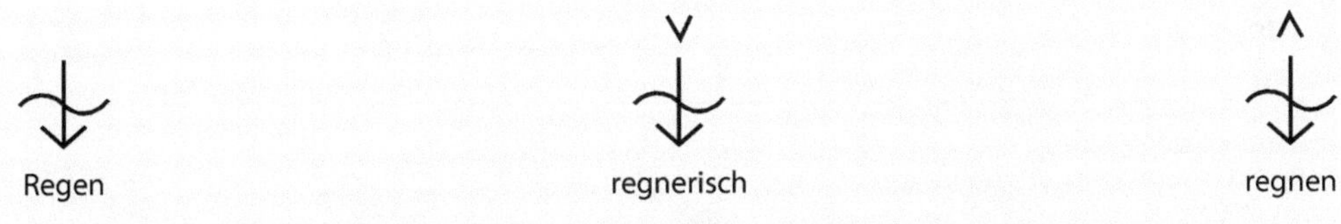


**Abb. 2.9** Bliss-Indikatoren (Bliss-Symbole stehen unter einer Creative Commons Attribution-Share Alike 3.0 Unported License. Based on a work by Blissymbolics Communication International (BCI) available via ► www.blissymbolics.org)

Werden Bliss-Zeichen alleinstehend genutzt, repräsentieren sie Bliss-Wörter, die aus nur einem Zeichen bestehen. Bliss-Wörter können aber auch durch die Kombination mehrerer Bliss-Zeichen gebildet werden. Beispielsweise wird das Wort „Wohnwagen" durch die Kombination der Zeichen Haus und Auto dargestellt. Oder die Zeichen Tier und Nase bedeuten in Kombination „Elefant". Die Abb. 2.8 zeigt Bliss-Wörter, die durch die Kombination zweier Bliss-Zeichen entstehen.

Bliss-Wörter können darüber hinaus auch zu Sätzen kombiniert werden. Als Symbolsystem verfügt Bliss zudem über eine **eigenständige Grammatik**. Es können Wortarten, zeitliche Strukturen und Besitzverhältnisse durch sogenannte Indikatoren visualisiert werden. Der Adjektiv-Indikator (ein kleines v über dem Bliss-Wort) macht beispielsweise aus Regen → regnerisch. Der Verb-Indikator (ein kleines, auf dem Kopf stehendes v) macht aus dem Regen → regnen (Abb. 2.9).

Auch Funktionswörter, Präpositionen und Fragepartikel sind Teil des Bliss-Vokabulars. So ist es möglich, symbolbasiert auf unterschiedlichen Komplexitätsstufen zu kommunizieren. Sowohl einfache **Einwortäußerungen** als auch **linguistisch komplexe Aussagen** sind möglich (Jennische und Lundälv 2015).

## Symbolsammlungen

Unter einer Symbolsammlung versteht man die **Zusammenstellung grafischer Symbole, die keine eindeutigen Anwendungsregeln im Sinne einer Grammatik hat** (Bober und Wachsmuth 2013). Symbolsammlungen sind somit klar abzugrenzen von Symbolsystemen (siehe oben). Eine Symbolsammlung umfasst in der Regel **eine Vielzahl an Symbolen zu verschiedenen Wortarten**. Im Kontext der UK werden häufig die METACOM-Symbole (Kitzinger 2018), die „Picture Communication Symbols (PCS)“ (TobiiDynavox 2000–2012), die „Symbolstix“ (Symbolstix LLC 2000–2018) und die „Widgit“-Symbole (Widgit Software 2002–2018) genutzt. Sie unterscheiden sich in der Anzahl der zur Verfügung stehenden Symbole, der Vokabularauswahl und der Darstellungsart. ◘ Abb. 2.10 zeigt beispielhaft

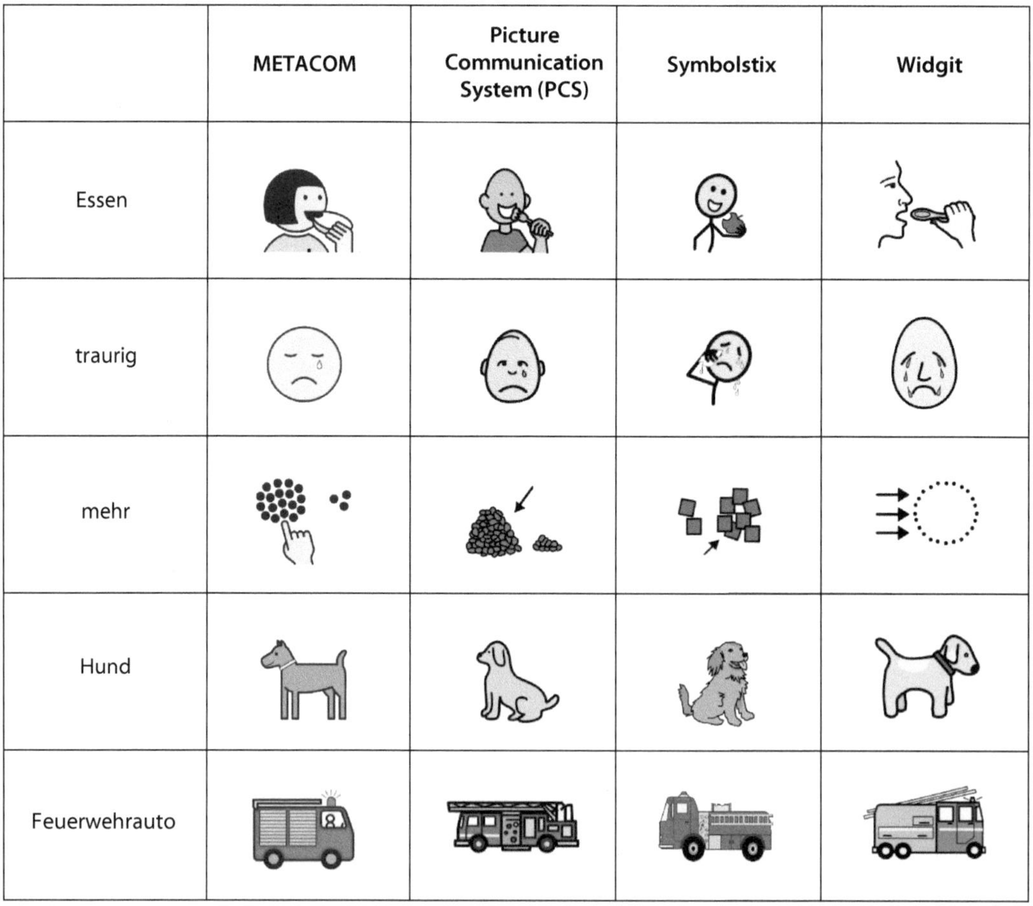

| | METACOM | Picture Communication System (PCS) | Symbolstix | Widgit |
|---|---|---|---|---|
| Essen | | | | |
| traurig | | | | |
| mehr | | | | |
| Hund | | | | |
| Feuerwehrauto | | | | |

**◘ Abb. 2.10** Häufig genutzte Symbolsammlungen im Vergleich: METACOM (© Annette Kitzinger 2018), Picture Communication System (Picture Communication Symbols [PCS™] © TobiiDynavox), Symbolstix (© n2y, LLC., ► https://www.n2y.com/), Widgit (© Widgit Software 2002–2018, ► https://www.widgit.com). (Mit freundlicher Genehmigung)

im Vergleich, wie Wörter innerhalb dieser Symbolsammlungen dargestellt werden. Symbole aus Symbolsammlungen werden in vielfältiger Weise genutzt. Sie werden als Symbolkarten beispielsweise zur Kommunikationsanbahnung eingesetzt, dienen zur Raumbeschilderung oder zur Erstellung symbolbasierter Ablaufpläne; sie werden benötigt, um symbolbasierte Kommunikationstafeln und -ordner zu erstellen und sind Bestandteil von Vokabularoberflächen auf elektronischen Kommunikationshilfen.

### ▪ METACOM

Die METACOM-Symbolsammlung ist eine deutsche Symbolsammlung, die inzwischen in der Version 8 (Kitzinger 2018) über 10.000 Symbole beinhaltet. Sie wurden von Annette Kitzinger entwickelt, die die ersten Symbole für ihre Tochter Meta zeichnete, die aufgrund ihrer Beeinträchtigung mit anderen Symbolsammlungen nicht zurechtkam. Die Symbole zeichnen sich durch gleichmäßige Umrisslinien und klare Farben sowie durch den weitgehenden Verzicht auf Perspektiven aus. Herauszustellen ist, dass die Symbolsammlung ständig weiterentwickelt wird. Während sie sich ursprünglich auf Wörter aus dem kindlichen Wortschatz beschränkte, wurde die Symbolsammlung inzwischen mit Begriffen aus einem jugendlichen und erwachsenen Lebensumfeld ergänzt, sodass die Symbole mittlerweile auch in Werkstätten für Menschen mit Behinderungen oder Wohnheimen eingesetzt werden. Viele Symbole existieren sowohl in einer farbigen als auch in einer schwarz-weißen Variante. Eine weitere Besonderheit ist, dass Zugriff auf eine große Anzahl von Wörtern aus dem Kernvokabular besteht. Komplettiert wird die Symbolsammlung durch zahlreiche Symbole, die als Raumschilder in Einrichtungen genutzt werden können. „MetaSearch" ermöglicht es, die Symbolsammlung zu durchsuchen und einzelne Symbole zu bearbeiten. So ist es beispielsweise möglich, Symbole miteinander zu kombinieren oder durchzustreichen und damit eigene neue Symbole zu kreieren.

**Tipp Material**

Alle METACOM-Symbole sind als Bilddateien (JPG- oder PNG-Format mit transparentem Hintergrund) auf einer DVD oder als Download erhältlich. METACOM lässt sich sowohl auf PCs mit einem Microsoft-Betriebssystem als auch auf Mac Books mit macOS nutzen. Zudem ist METACOM kompatibel mit den Anwendungsprogrammen „Boardmaker" und „Tabulo" (siehe unten, Abschn. „▶ Software zur Erstellung von nichtelektronischen Kommunikationsmaterialien").

### ▪ Picture Communication Symbols (PCS)

Die „Picture Communication Symbols" (PCS) (TobiiDynavox 2000–2012) wurden ursprünglich von der Firma Meyer-Johnson in den USA für die englische Sprache entwickelt. Inzwischen sind die Bezeichnungen der Symbole, unter denen sie gespeichert sind, in über 40 Sprachen, u. a. ins Deutsche, übersetzt worden. Die Sammlung setzt sich aus einem Grundvokabular von über 11.000 Symbolen und weiterer sogenannter Addendi zusammen. Die Symbole existieren in farbiger oder schwarz-weißer Ausführung und sind mit groben Linien perspektivisch gezeichnet. Die PCS Thinline Collection als Addendum beinhaltet fast 6000 Symbole, die etwas detaillierter und mit feineren Konturen gezeichnet wurden. Diese Symbole sind insbesondere für den Einsatz bei Erwachsenen gedacht, da die klassischen Symbole häufig als zu kindlich wahrgenommen werden. Ein weiteres Addendum umfasst ca. 1500 Symbole, die einen besonders hohen Kontrast aufweisen und für Menschen mit Sehbeeinträchtigungen entwickelt wurden.

PCS sind üblicherweise integriert in den „Boardmaker" (siehe unten, Abschn. „▶ Software zur Erstellung von nichtelektronischen Kommunikationsmaterialien"), eine Software zur Erstellung von Symbolkarten, Kommunikationstafeln und Schablonen für statische

Kommunikationshilfen. Daher werden die Symbole umgangssprachlich häufig auch Boardmaker-Symbole genannt. Zu finden sind sie aber auch in Vokabularstrategien auf dynamischen Kommunikationshilfen wie z. B. in „Gateway" oder können in die App „GoTalk NOW" integriert werden.

- **Symbolstix**

Die „Symbolstix"-Symbolsammlung (Symbolstix LLC 2000–2018) wurde ursprünglich von „news2you" für eine wöchentlich erscheinende Onlinezeitschrift entwickelt, die Kindern und Jugendlichen mit Förderbedarf einen symbolbasierten Zugang zu aktuellen Themen bietet und gleichzeitig deren Lese- und Schreibfähigkeit fördert. Die aktuelle Symbolsammlung umfasst mehr als 14.000 Symbole.

Charakteristisch für die „Symbolstix"-Symbolsammlung ist die Darstellung von Personen als Strichmännchen. Dabei wird auf gender-, alters- und kulturspezifische Merkmale verzichtet, damit sich die Nutzenden auf die dargestellten Konzepte konzentrieren können, ohne von Details abgelenkt zu werden. Existierende Personen wie bedeutende Politiker, Sportler oder Musiker sind als leicht wiederzuerkennende Charaktere gezeichnet (Crick Software Inc. 2018).

Die „Symbolstix"-Symbole sind in Deutschland bekannt durch verschiedene komplexe Vokabularstrategien von TobiiDynavox wie z. B. „Sono Lexis" oder „Sono Flex", sie sind enthalten in der Software „Mindexpress", können in die „GoTalk Now"-App oder „The Grid" implementiert werden und sind vorhanden auf den „Novachat"-Geräten von Prentke Romich (▶ Abschn. 2.4.2).

- **Widgit Symbols**

Die „Widgit"-Symbolsammlung (Widgit Software 2002–2018), früher auch bekannt als „Widgit Rebus", umfasst 17.000 einfach gezeichnete farbige Symbole. Ursprünglich sind sie für den englischen Sprachraum konzipiert worden, inzwischen werden aber 17 Sprachen, u. a. auch das Deutsche, unterstützt, sodass die „Widgit"-Symbole in unterschiedlichen Ländern genutzt werden. Die aktuelle Symbolsammlung wurde 2002 nach einem zweijährigen Projekt veröffentlicht, das das Ziel hatte, die ursprünglichen Symbole zu überarbeiten und eine einheitlichere, visuell reduzierte, logisch aufgebaute und erweiterbare Symbolsammlung zu kreieren. Zudem wurden Symbole für Grammatikmarkierungen für fortgeschrittene Nutzer hinzugefügt. Die farbigen Symbole wurden dann 2005 im Zuge der Veröffentlichung von „InPrint 2", einer Software zur Erstellung symbolbasierter Arbeitsblätter und Kommunikationsoberflächen, hinzugefügt.

In deutschsprachigen Ländern sind die „Widgit"-Symbole vor allem bekannt durch deren Implementierung in die Software „The Grid" (▶ Abschn. 2.4.2). Die oben bereits erwähnte Software „InPrint", die dem „Boardmaker" ähnelt, ist in Deutschland eher unbekannt.

**Tipp Material**

Es sei an dieser Stelle darauf hingewiesen, dass wir heute durch das Internet Zugriff auf viele weitere Symbole und Symbolsammlungen haben. Beispielsweise gelangt man über die kostenlose Software „Picto-Selector" (Abschn. „▶ Software zur Erstellung von nichtelektronischen Kommunikationsmaterialien„) an zahlreiche Symbole. Oder auf der Homepage ▶ https://icons8.de/ hat man kostenlosen Zugriff auf über 60.000 Symbole. Frei zugängliche Symbolsammlungen sind allerdings häufig stark in ihrem Umfang begrenzt, uneinheitlich gestaltet oder veraltet, weshalb sie nur selten auf Kommunikationshilfen genutzt werden. Um allerdings einem Patienten eine schnelle, vorübergehende Kommunikationshilfe zur Verfügung stellen zu können, kann ein kostenloser Zugang für Sprachtherapeutinnen wertvoll sein.

**Beispiel**

**Bildsymbole verstehen, ohne auf ein Schriftbild zugreifen zu können**

Bezugspersonen unterstützt kommunizierender Personen verfügen in der Regel über Schriftsprachfähigkeiten. Da es sich etabliert hat, Symbole in der Regel in Kombination mit einem Schriftbild anzubieten, sind sie daher in der Lage, sich auch auf symbolbasierten Vokabularoberflächen und -strategien recht schnell zurechtzufinden. Nutzer symbolbasierter Kommunikationsstrategien sind aber gerade nicht in der Lage, sich an dem Schriftbild zu orientieren und müssen sich ausschließlich auf den semantischen Inhalt des Symbols verlassen. Das folgende Beispiel soll bewusst machen, welche Herausforderung es ist, Symbole zu verstehen, ohne dabei auf ein Schriftbild zurückgreifen zu können. Gerade transluzente und opake Bildsymbole müssen erlernt werden, bevor deren Bedeutung erkannt wird.

Probieren Sie es mal aus! Können Sie den Inhalt des Satzes in ◻ Abb. 2.11 entziffern?

## Schrift

Die Schriftsprache ist die höchste Abstraktionsform, um Informationen zu entnehmen oder zu übermitteln. Ist eine Person in der Lage zu lesen und zu schreiben, so kann sie die Schriftsprache als Kommunikationsmedium nutzen. Vorteil einer schriftbasierten Kommunikation ist die Möglichkeit, aus einem begrenzten Zeichensatz eine unbegrenzte Anzahl von Äußerungen tätigen zu können, also alle Gedanken und Wünsche mitteilen zu können. Viele Erwachsene mit erworbenen Kommunikationsbeeinträchtigungen greifen bei Anzeichen erschwerter Kommunikation häufig intuitiv als Erstes zu Stift und Papier. Ist das Schreiben mit einem Stift aufgrund motorischer Beeinträchtigungen nicht möglich, können dem Patienten verschiedene schriftbasierte nichtelektronische Kommunikationsmaterialien angeboten werden (siehe unten, ► Abschn. 2.4.2.4).

## Software zur Erstellung von nichtelektronischen Kommunikationsmaterialien

Für die Erstellung symbolbasierter Kommunikationsmaterialien wie z. B. einzelner Bildkarten, Kommunikationstafeln und -mappen sowie Oberflächen für statische Kommunikationshilfen, aber auch für das Zusammenstellen von symbolbasierten Ablauf- und Konsequenzplänen (Exkurs „► Symbolbasierte Strukturierungshilfen im Sinne von TEACCH“) werden häufig spezielle Softwareprogramme genutzt, die eine Erstellung solcher Materialien erleichtert. Im Folgenden werden die drei in Deutschland am häufigsten genutzten Programme vorgestellt und Unterschiede herausgearbeitet.

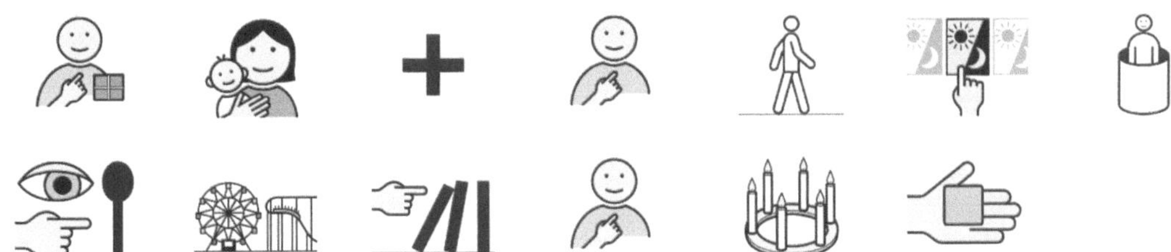

Lösung: Meine Mama und ich gehen heute in den Freizeitpark, weil ich Geburtstag habe

◻ **Abb. 2.11** Satz mit Symbolen ohne Schrift: METACOM-Symbole nach Kitzinger. (© Annette Kitzinger 2018, mit freundlicher Genehmigung)

2

## Exkurs

### Symbolbasierte Strukturierungshilfen im Sinne von TEACCH

Symbole können unterschiedliche Funktionen erfüllen. Während Symbole im Kontext der UK zumeist zur zwischenmenschlichen Kommunikation eingesetzt werden, können sie in anderen Fällen auch als Strukturierungshilfe genutzt werden. Symbole eignen sich, um Ereignisse, Situationen und Handlungen grafisch darzustellen und durch ihre Präsentation zur Strukturierung von Abläufen zu nutzen. Besonders innerhalb des TEACCH-Ansatzes (Mesibov et al. 2004) zur Förderung von Kindern mit Autismus-Spektrum-Störungen kommt dieser Ansatz zum Tragen. Symbolbasierte Strukturierungshilfen können hilfreich sein, wenn

- es einer Person schwer fällt, sprachliche Informationen zu verarbeiten,
- eine Person stark verzögerte Reaktionen zeigt,
- es einer Person nicht möglich ist, bereits Erlerntes auf andere Situationen zu übertragen (Generalisierung),
- es einer Person schwer fällt, Entscheidungen zu treffen,
- Probleme bei der Durchführung komplexer Handlungen bestehen,
- sich eine Person schnell ablenken lässt oder
- es einer Person Schwierigkeiten bereitet, sich zeitlich und räumlich zu orientieren (Häußler 2012).

Als symbolbasierte Strukturierungshilfen werden beispielsweise Ablauf- und Handlungspläne bezeichnet. Innerhalb der Sprachtherapie könnte z. B. der Ablauf einer Therapieeinheit symbolisch dargestellt werden, um dem Patienten stets eine zeitliche Orientierung zu ermöglichen. Arbeitsanweisungen könnten symbolisch unterstützt werden, falls der Patient Schwierigkeiten hat, lautsprachliche Anweisungen zu verstehen. Außerhalb der Therapie könnten Tagesabläufe, Stundenpläne oder komplexe Arbeitsabläufe durch Symbole dargestellt werden.

Zu den symbolbasierten Strukturierungshilfen gehören neben den Ablauf- und Handlungsplänen auch Konsequenzpläne bzw. sogenannte *Social Stories*. Diese zeigen mit Hilfe von Symbolen auf, dass ein bestimmtes sozial unerwünschtes Verhalten zu einer meist unbeliebten Konsequenz führt. Gleichzeitig wird aber auch visualisiert, dass es eine Handlungsalternative gibt, die zu einer beliebteren oder erwünschten Konsequenz führt (◘ Abb. 2.12)

Werden Symbole sowohl in ihrer kommunikativen als auch in ihrer strukturierenden Funktion genutzt, so ist unbedingt darauf zu achten, dass für deren Bedeutung jeweils die gleichen Symbole eingesetzt werden.

Exkurs

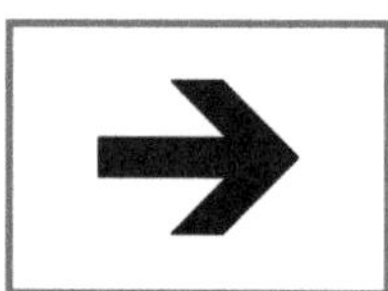
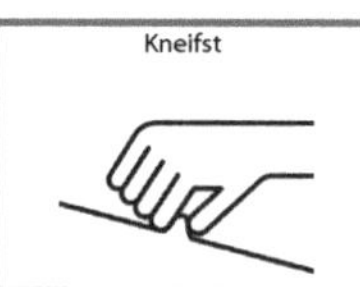

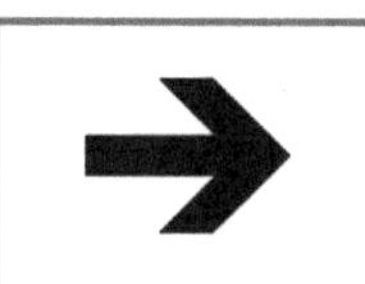
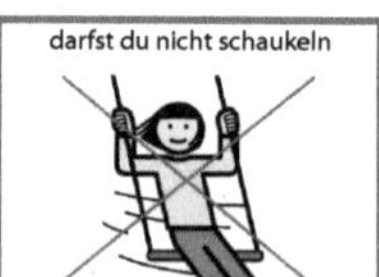

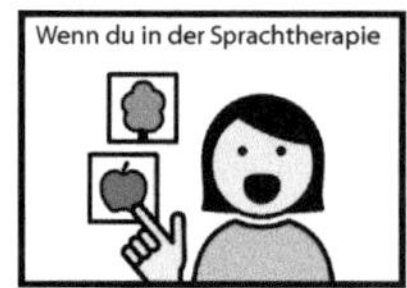

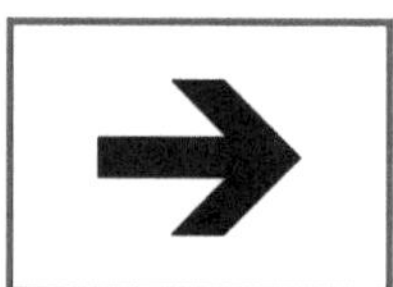
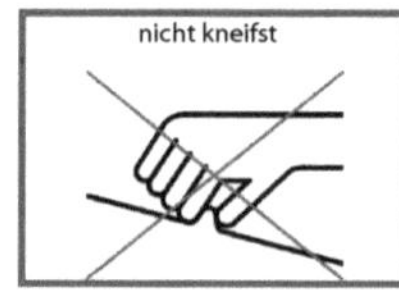

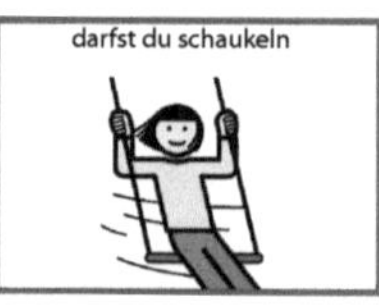


◘ **Abb. 2.12** Beispiel für einen Konsequenzplan: METACOM-Symbole nach Kitzinger (© Annette Kitzinger 2018, mit freundlicher Genehmigung)

- **Boardmaker**

Der „Boardmaker“ ist eine Software von TobiiDynavox zur Erstellung von symbolbasierten Kommunikationsmaterialien. Schnell und einfach lassen sich Bildkarten, Kommunikationstafeln oder Konsequenzpläne erstellen, abspeichern und ausdrucken. Integriert sind bereits zahlreiche **Vorlagen für Kalender, Tagespläne oder statische Kommunikationshilfen** wie z. B. „GoTalk“ oder „SuperTalker“ (► Abschn. 2.4.2, „Einfache Symbolbasierte Kommunikationshilfen“). Das Programm bietet in der Grundversion Zugriff auf eine Bibliothek von 11.000 **PCS-Symbolen**, die durch sogenannte Addendi erweitert werden kann. Zusätzlich können eigene **Fotos wie auch andere Symbolsammlungen**, die als Bilddateien vorliegen, **integriert werden**. Die Symbole können durch eine **Suchfunktion** gefunden werden. Die Suchsprache ist dabei einstellbar. Zusätzlich können Symbole **zweisprachig beschriftet** werden (► Abschn. 6.1). Der „Boardmaker“ unterstützt insgesamt 44 Sprachen.

Die klassische Version des „Boardmakers“ ist **kompatibel für Computer mit einem Windows-Betriebssystem** ab der Version Windows 2000 und höher. Bis vor einiger Zeit wurde die Installation des Programms mit Hilfe einer CD durchgeführt. Wer solch eine Version besitzt, sollte darauf achten, dass die Software nur geöffnet werden kann, wenn die CD im Laufwerk liegt. Heute wird die Installationsdatei auf einem USB-Stick ausgeliefert. Die darauf enthaltene Einzelplatzlizenz ist zweimal aktivierbar. Für Institutionen gibt es zudem Gruppenlizenzen.

Der „Boardmaker“ ist im Vergleich zu anderen vergleichbaren Programmen recht kostenintensiv, bietet allerdings einige Besonderheiten:

- Symbolate-Funktion: Beim Schreiben eines Textes in das Textfenster werden Wörter automatisch mit passenden PCS-Symbolen (TobiiDynavox 2000–2012) versehen, wenn diese vorhanden sind.
- Freiformbuttons: Buttons müssen nicht immer quadratisch oder rechteckig sein. Die Form eines Buttons ist frei bestimmbar.
- Drag-and-Drop-Funktion: Fotos können einfach von der Windowsoberfläche auf eine Tafel im Boardmaker gezogen werden, ohne dass vorher ein Importieren in die Symbolbibliothek nötig ist.
- Swap-Funktion: Die Position zweier Buttons kann durch einfaches Anklicken getauscht werden.
- Button-Sprüher-Werkzeug: Um viele identisch große Symbolkarten oder eine Kommunikationsoberfläche mit gleichmäßig verteilten Buttons zu erstellen, kann ein Button mit dem Button-Sprüher-Werkzeug vervielfältigt werden.

- **Tabulo**

„Tabulo“ ist ebenfalls ein **Layout-Programm zur Erstellung symbolbasierter Kommunikationsoberflächen.** Es ist möglich, eigene Kommunikationstafeln, Symbolkarten oder Schablonen für statische Kommunikationshilfen zu erstellen. Dabei können Oberflächen ganz individuell gestaltet werden. Hintergrund-, Text- und Rahmenfarben können selbst bestimmt werden. Zudem lassen sich Symbole durch eine Transparenz-Funktion miteinander kombinieren oder durch eine Gegenteil-Funktion durchstreichen. Erstelltes Material kann im PDF-Format abgespeichert und ausgedruckt werden. Nutzt man die Export-Funktion, können Dateien mit anderen „Tabulo“-Nutzern geteilt werden. Integriert sind aber auch **Vorlagen für alle existierenden „GoTalk“-Varianten** sowie für **Konsequenzpläne**. Zum Download stehen auf der Homepage ► http://www.tabulo.de zusätzlich Vorlagen für die **„MoHeCo Kommunikationsmappe“** und die **„Bildboxen“** (Anhang A1) bereit. Auch die **„Kölner Kommunikationsmaterialien“** (Boenisch et al. 2007) können mit Hilfe von „Tabulo“ bearbeitet werden. In „Tabulo“ ist die **METACOM-Symbolsammlung** (Kitzinger 2018) mit über 8000 Symbolen **integriert**. Eigene Fotos und andere Bilddateien können auch hier hinzugefügt werden.

Vergleicht man die Preise für Einzellizenzen, ist „Tabulo“ günstiger als der „Boardmaker“. Es gibt die Möglichkeit, verschiedene

Lizenzvarianten (**Einzel-, Mehrfach- und Serverlizenz**) zu erwerben. „Tabulo" wird als DVD geliefert und ist auf Windows, Mac und Linux installierbar. Darüber hinaus gibt es die Möglichkeit, „Tabulo" für ein oder zwei Jahre zu abonnieren und dann in einer Online-Version zu nutzen.

- **Picto-Selector**

Der „Picto-Selector" ist ein Programm, das in den Niederlanden ursprünglich zur Herstellung symbolbasierter Stunden- und Ablaufpläne erstellt wurde. Heute wird es **zur Erstellung unterschiedlichster, symbolbasierter Materialien** in zahlreichen europäischen Ländern genutzt. Im Gegensatz zu anderen vergleichbaren Programmen ist der „Picto-Selector" **kostenlos**. Finanziert wird das Projekt ausschließlich durch Spenden und Werbung auf der Homepage. Der **Download** steht auf der Homepage ► https://www.pictoselector.eu/ kostenlos für die Betriebssysteme Windows Vista, Windows 7, 8 und 10 sowie für MacOS 10.12 Sierra und MacOS 10.13 High Sierra bereit. Alternativ dazu kann ein **USB-Stick kostenpflichtig** erworben werden. Das eingenommene Geld wird zur Unterstützung der Aufrechterhaltung und Weiterentwicklung des Programms genutzt. Die darauf enthaltene **portable Version des „Picto-Selectors"** kann sinnvoll sein, wenn man Probleme hat, das Programm herunterzuladen, keine Installationsrechte auf einem Computer hat oder auf unterschiedlichen Rechnern arbeiten möchte.

Integriert sind über **40.000 Piktos** (Symbole), die u. a. zur Erstellung symbolbasierter Kommunikationstafeln, von Tischsets, Ablauf- und Konsequenzplänen oder für Kommunikationsoberflächen statischer Kommunikationshilfen genutzt werden können. Die integrierten **Symbolsammlungen** (z. B. ARASAAC, „Sclera", „Mulberry Symbol Set" etc.) sind in Deutschland im Kontext der UK **eher unbekannt** und stellen im Vergleich recht **wenig Kernvokabular** zur Verfügung. Es können jedoch **eigene Bilddateien integriert** werden. Zudem kann man auf zahlreiche Emojis zurückgreifen. Des Weiteren stehen für die statischen Kommunikationshilfen **„GoTalk"** in seinen unterschiedlichen Versionen und den **„SuperTalker" Vorlagen** zur Verfügung.

Erstellte Tafeln können als PDF-Datei oder als Grafikdatei abgespeichert und anschließend ausgedruckt werden. Darüber hinaus besteht die Möglichkeit, erstellte **Seiten online hochzuladen**, um sie mit anderen Nutzern zu teilen.

- **MetaSearch**

Die Version 8 der METACOM-Symbole (Kitzinger 2018) beinhaltet die Funktion „MetaSearch". Durch eine Stichwortsuche hat man schnellen Zugriff auf alle existierenden METACOM-Symbole. Diese können bearbeitet werden, indem sie beispielsweise farblich verändert, miteinander kombiniert, mit Text oder Anlauten versehen oder durchgestrichen werden. Selbst kreierte Symbole können in einem eigenen Ordner abgespeichert werden. Über Drag-and-Drop lassen sie sich an andere Zielorte verschieben. Es stehen Layout-Vorlagen für z. B. Bildkarten zur Verfügung, die gefüllt und ausgedruckt werden können. Mit der Funktion „Schreiben mit Symbolen" können Sätze aus Symbolen bzw. Fotos und Text zusammengesetzt werden. Das Größenverhältnis zwischen Schrift und Symbol kann dabei angepasst werden. Die Installation von „MetaSearch" erfordert mindestens macOS 10.9 oder Windows 7. METACOM 8 inklusive „MetaSearch" ist auf DVD oder als Download erhältlich und im Vergleich zu „Tabulo" und dem „Boardmaker" die preisgünstigste Alternative.

## Symbolkarten

Als Symbolkarten werden alle **einzelnen Karten bezeichnet, auf denen ein einziges Symbol abgebildet ist.** Sie werden in der Regel an einem PC ggf. mit Hilfe einer speziellen Software (siehe oben, Abschn. „► Software zur Erstellung von nichtelektronischen Kommunikationsmaterialien") selbst erstellt und ausgedruckt. Symbolkarten können in ihrer Größe und Gestaltungsform stark variieren. Verwendet werden sie dann als laminierte einzelne Karten, auf Klettwürfeln und-tafeln, in Plexiglashüllen, auf Satzstreifen oder sie werden im weiteren Verlauf der Förderung und Therapie zu einem Kommunikationsordner zusammengesetzt. Verweise auf entsprechende Materialien finden sich im Anhang A1.

Didaktisch werden Symbolkarten gerade bei Kindern häufig eingesetzt, um ein **Symbolverständnis** anzubahnen. Ziel dabei ist es, dass ein Symbol „als Repräsentant einer nachfolgenden Aktivität begriffen" (Hüning-Meyer und Bollmeyer 2012) wird. Des Weiteren ermöglichen Symbolkarten die Anbahnung der Fähigkeit, eine **Auswahl aus Alternativen** zu treffen. Dabei werden einer unterstützt kommunizierenden Person zunächst zwei Bildkarten angeboten, die unterschiedliche Gegenstände bzw. Aktivitäten darstellen. Hüning-Meyer und Bollmeyer (2012) empfehlen, nur eine Karte mit einem Symbol für einen Gegenstand bzw. eine Aktivität zu bestücken und die zweite Karte mit der Aussage „etwas anderes" zu versehen. Dies hat den Vorteil, dass ein Angebot aus vielen verschiedenen Items gemacht werden kann, die unterstützt kommunizierende Person aber nie eine Auswahl aus mehr als zwei Bildkarten treffen muss. Die Auswahl erfolgt dabei durch ein Greifen der Bildkarte oder durch eine Pointing-Geste. Ist eine Person motorisch nicht dazu in der Lage, muss trotzdem nicht auf die Arbeit mit einzelnen Bildkarten verzichtet werden. Als alternative Auswahlmethoden sind dann ein Partnerscanning (siehe unten, Abschn. „► Individualisierbare symbolbasierte Kommunikationsmaterialien", PODD) oder eine blickgesteuerte Auswahl möglich. Der Kommunikationspartner präsentiert dabei der unterstützt kommunizierenden Person die zur Verfügung stehenden Bildkarten beispielsweise auf einer Plexiglastafel und interpretiert deren Blickrichtung als Auswahl analog zu einem Greifen oder Zeigen.

Einzelne Bildkarten werden gerade in großen Institutionen auch für eine **Raumbeschilderung** benutzt. Dieses dient zu einer besseren räumlichen Orientierung für Menschen, die noch nicht oder nicht mehr über Schriftsprachfähigkeiten verfügen. In der METACOM-Symbolsammlung (Kitzinger 2018) beispielsweise stehen für bestimmte Räume in Schulen oder Werkstätten spezielle Symbole zur Verfügung.

**Tipp**

Auch eine symbolbasierte Raumbeschilderung in logopädischen Praxen ist sinnvoll.

Symbolkarten können zudem zur Erstellung **symbolbasierter Strukturierungshilfen** genutzt werden (Exkurs „► Symbolbasierte Strukturierungshilfen im Sinne von TEAACH"). Auch **innerhalb von PECS** (Bondy und Frost 1994) spielen einzelne Bildkarten eine wesentliche Rolle. Eine ausführliche Darstellung dieses speziellen Kommunikationssystems findet sich in ► Abschn. 2.6.5.

Zusammenfassend lässt sich festhalten, dass einzelne Bildkarten vielfältig eingesetzt werden können und häufig für den Einstieg in die UK genutzt werden.

### Individualisierbare symbolbasierte Kommunikationsmaterialien

Es gibt einige komplexe symbolbasierte Kommunikationsmaterialien, die bereits in hohem Maße vorgefertigt sind, aber dennoch stark individualisiert werden können. Andere komplexe Kommunikationstafeln und -ordner können innerhalb einer vorgegebenen Struktur komplett selbst erstellt werden. Da individualisierbare Kommunikationsmaterialien an die Lebenssituation der unterstützt kommunizierenden Person und deren Bedürfnisse angepasst werden können, eignen sie sich für eine individuelle Versorgung, sei es als alleinstehendes Kommunikationsmedium oder als Ergänzung zu einer bestehenden elektronischen Kommunikationshilfe. Im Folgenden werden beispielhaft einige dieser Materialien vorgestellt.

- **Kölner Kommunikationsmaterialien**

Die „Kölner Kommunikationsmaterialien" sind **Ergebnis einer wissenschaftlichen Studie**

2

**zum Sprachgebrauch von Kindern und Jugendlichen mit und ohne Behinderung** (Boenisch et al. 2007). Untersuchungen zur Nutzung verschiedener Methoden der UK zeigten, dass insbesondere körpereigene Kommunikationsformen genutzt werden (Boenisch 2009; Thümmel 2011). Kommunikationstafeln und -ordner werden trotz ihrer preiswerten Herstellung und eigentlich einfachen Handhabung deutlich weniger verwendet (Boenisch 2009; Thümmel 2011). Boenisch et al. (2007) stellten die Vermutung auf, dass Kindern zu wenige Wörter oder nicht die richtige Vokabularauswahl zur Verfügung gestellt würden und daher eine zufriedenstellende Kommunikation mit diesen Materialien nicht möglich sei. Mit den „Kölner Kommunikationsmaterialien" (Boenisch et al. 2007) wurden die Erkenntnisse zur Bedeutung von Kern- und Randvokabular (► Abschn. 2.2) konsequent für eine externe, nichtelektronische Kommunikationshilfe umgesetzt.

Die Grundlage für die „Kölner Kommunikationsmaterialien" bilden die 300 Wörter des Kernvokabulars. Die Grundidee der Materialien ist es, der unterstützt kommunizierenden Person dieses Kernvokabular so zur Verfügung zu stellen, dass es permanent sichtbar ist und immer direkt darauf zugegriffen werden kann. Gleichzeitig wird Randvokabular in der Mitte der Tafel oder des Ordners so angeboten, dass eine schnelle Kombination von Kern- und Randvokabular möglich ist. Nachdem zunächst eine umfangreiche Kommunikationstafel mit 140 Feldern und ein weitaus komplexerer Kommunikationsordner mit über 400 Feldern erstellt wurden, existieren heute weitere, unterschiedlich komplexe, aber einheitlich gestaltete Kölner Kommunikationsmaterialien.

**Tipp Material**

**Versionen der Kölner Kommunikationsmaterialien**

- Kommunikationstafel A4 mit 40 Feldern
- Kommunikationstafel A3 mit 40 Feldern und 100 Freifeldern
- Kommunikationstafel A3 mit 140 Feldern
- Wandtafel A1 mit dem Kernvokabular der Kommunikationstafel mit 140 Feldern
- Wandtafel A0 mit dem Kernvokabular des Kommunikationsordners mit 336 Feldern
- Kommunikationsordner mit Beispielinnenseiten gefüllt mit Kernvokabular
- Klett-Symbolkarten für die Wandtafeln

Alle deutschsprachigen Materialien sind entweder mit METACOM- (Kitzinger 2018) oder PCS-Symbolen (TobiiDynavox 2000–2012) erhältlich.

Zudem existiert eine englische Version der „Kölner Kommunikationsmaterialien" („Cologne Communication Boards and Binder") sowie die elektronische Kommunikationshilfe MyCORE als Weiterentwicklung der Kölner Kommunikationsmaterialien.

Alle Materialien sind so konzipiert, dass sie nicht nur eine rasche Kommunikation ermöglichen, sondern auch die Möglichkeit bieten, **die Sprachentwicklung von Kindern zu fördern**. Dazu wurde nicht nur die Auswahl eines geeigneten Kern- und Randvokabulars beachtet, sondern auch eine Vokabularanordnung, die dem typischen Satzaufbau des Deutschen entspricht und somit einen „teilweise automatisierten Zugriff auf die Begriffe zulässt" (Boenisch et al. 2007). So soll es Kindern ermöglicht werden, grammatikalisch vollständige und korrekte Aussagen zu formulieren. Zudem bauen die unterschiedlich komplexen Materialien aufeinander auf. Sie sind immer nach der gleichen Struktur konzipiert. Wörter werden jeweils an der gleichen Position angeboten, sodass eine motorische Automatisierung unterstützt wird. Steigt eine unterstützt kommunizierende Person von einer weniger komplexen auf eine komplexere Variante um, muss sie die Position der Wörter nicht neu erlernen.

Die „Kölner Kommunikationsmaterialien“ können direkt im Webshop des Forschungs- und Beratungszentrums für Unterstützte Kommunikation (fbz) der Universität zu Köln bestellt oder über verschiedene Hilfsmittelanbieter bei einer Krankenkasse beantragt werden.

Im Folgenden soll am Beispiel des komplexen Kommunikationsordners (◘ Abb. 2.13) mit über 400 Feldern detailliert das Konzept der „Kölner Kommunikationsmaterialien“ dargestellt werden.

Der „Kölner Kommunikationsordner“ bietet auf seiner äußeren Oberfläche Platz für ein Foto des Nutzers und gibt Kommunikationspartnern einen kurzen Hinweis, wie der Ordner genutzt werden soll. Zusätzlich sind einige wich-

fbz uk
Hey, ich möchte gerne mit dir reden. Das ist mein Kommunikationsordner. Ich zeige auf die Symbole und du fasst zusammen, was ich sagen möchte.
Foto einkleben
Hi
Wie geht's?
Was hast du gestern gemacht?
Was gibt's Neues?
Weißt du was?
Ich muss dir was erzählen.
Ja, das ist gut.
einverstanden
Ist mir egal.
Ich weiß nicht
Ciao

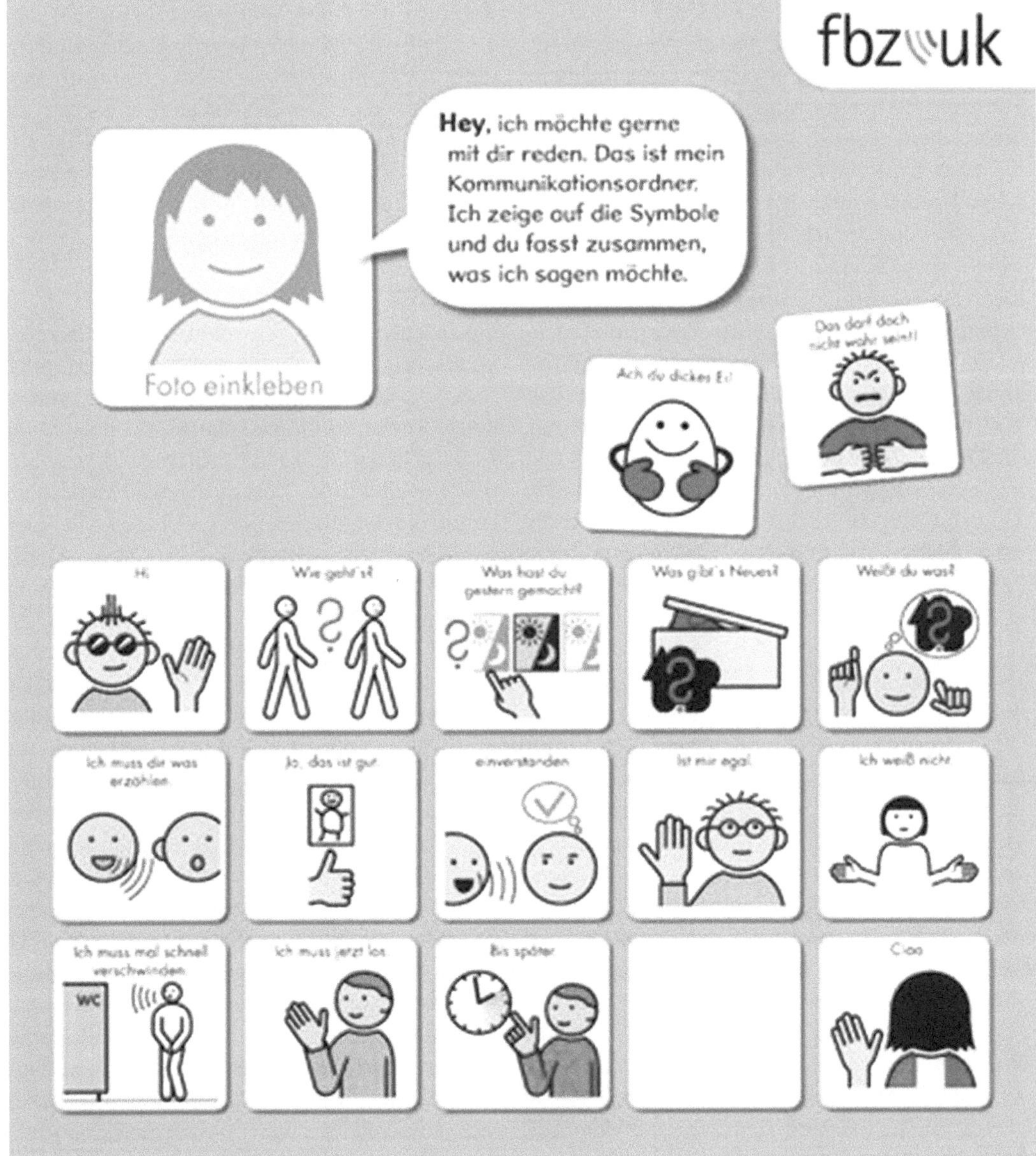

◘ **Abb. 2.13** Kölner Kommunikationsordner. © Forschungs- und Beratungszentrum für Unterstützte Kommunikation (fbz uk); METACOM Symbole © Annette Kitzinger. (Mit freundlicher Genehmigung)

tige, gesprächssteuernde und -initiierende Phrasen abgebildet. Im Inneren des Ordners wird auf dem festen Karton das Kernvokabular dargestellt. Die kleinen Wörter stehen der unterstützt kommunizierenden Person also immer zur Verfügung, sodass bereits viele Aussagen ohne Zuhilfenahme von Randvokabular gebildet werden können (z. B. „Du nicht", „Ich möchte auch gucken", „Bist du jetzt böse?", „Wir sind fertig", „Wo ist Mama?"). Die Wörter sind dabei so angeordnet, dass das Zusammensetzen einer Äußerung möglichst häufig von links nach rechts in Schreib- und Leserichtung möglich ist. Darüber hinaus dient eine Farbkodierung der Wortarten, die auch im Randvokabular zu finden ist, zur schnelleren Orientierung. Die Farben stammen dabei aus den Sprachfördermaterial von Maria Montessori (Substantive = schwarz, Verben = rot, Adjektive = blau, Adverbien = gelb, Artikel = hellblau, Pronomen = lila, Präpositionen = grün, Konjunktionen = rosa, gesprächssteuernde Floskeln = grau) (Boenisch und Sachse 2007). Ergänzt wird das Kernvokabular durch die Darstellung von Buchstaben und Zahlen sowie gesprächssteuernden Phrasen (z. B. „neues Thema", „Wie bitte?", „Symbol fehlt", „Falsch verstanden"). Des Weiteren werden verschiedene grammatikalische Formen angeboten, wie z. B. ein Feld, um die Mehrzahl zu markieren („Hund" + Feld Mehrzahl = „Hunde"). Sie helfen der unterstützt kommunizierenden Person dabei, sich noch präziser ausdrücken zu können.

Da mit dem Kernvokabular zwar viele kleine Sätze zusammengesetzt werden können, aber keine themenspezifischen, situationsabhängigen Aussagen möglich sind, wird zusätzlich zum Kernvokabular in der Mitte des Ordners auf Din-A5-Seiten Randvokabular eingebunden. Diese Innenseiten sind nach Themen sortiert und umfassen die Gebiete *Plaudern/Gefühle/Kommentare, Menschen, Essen & Trinken, Körper/Krankheit/Kleidung/Haare, Zeit/Jahr/Feiern, Kita/Schule, Freizeit/Sport/Spiele/Musik/Medien, Haus/Möbel/Haushalt, Unterwegs/Fahrzeuge/Verkehr* und *Tiere/Natur/Weiter.* Auf jeder Innenseite befindet sich ein im Vergleich zu den übrigen Feldern vergrößertes Feld, welches das Thema anzeigt. Zu jedem Thema werden Symbole aus unterschiedlichen Wortarten angeboten, die wiederum mit der Farbkodierung nach Montessori markiert sind.

Der Kommunikationsordner ist sowohl im Kern- als auch im Randvokabular erweiter- und individualisierbar. Im Kernvokabular stehen freie Felder zur Verfügung, die mit zusätzlichen kleinen Wörtern gefüllt werden können. Die Seiten des Randvokabulars können verändert oder ganz neue Seiten hinzugefügt werden. Die dafür nötigen Vorlagen befinden sich auf einer DVD, die optional Teil des Lieferumfangs sein kann. Die Dateien können entweder mit dem „Boardmaker" oder der Software „Tabulo" (siehe oben, Abschn. „▶ Software zur Erstellung von nichtelektronischen Kommunikationsmaterialien") geöffnet und bearbeitet werden.

### ■ PODD

Um Menschen mit schweren motorischen Beeinträchtigungen eine komplexe Kommunikation zu ermöglichen, werden häufig **partnerbasierte Kommunikationsstrategien** angewandt. Eine gelingende Kommunikation kann hier nur im effektiven Zusammenspiel der unterstützt kommunizierenden Person mit dem Kommunikationspartner stattfinden. Damit die Äußerungsmöglichkeiten der unterstützt kommunizierenden Person nicht von den gestellten Fragen, deren Formulierung und dem Interpretationsvermögen des Kommunikationspartners abhängt, haben Linda Burkhart und Gayle Porter eine Methode entwickelt, um Vokabular nach pragmatischen Gesichtspunkten zu ordnen und darzustellen (Burkhardt und Porter 2006). Diese sogenannten **Pragmatisch Organisierten Dynamischen Displays (PODD)** bieten **Vokabular in Abhängigkeit von kommunikativen Funktionen** an. PODDs können sowohl als papierbasierte Kommunikationsmappe genutzt als auch auf dynamische Displays elektronischer Kommunikationshilfen übertragen werden (Porter und Cafiero 2009). Die folgenden Ausführungen beziehen sich ausschließlich auf die nichtelektronische Variante der **Kommunikationsmappe**, welche mittels einen Partnerscannings verwendet wird.

Die Organisation des Vokabulars innerhalb eines PODDs zeichnet sich durch eine klare inhaltliche Gliederung sowie immer wiederkehrende Strukturierungshilfen aus (Diekmann et al. 2007). Jedes PODD beinhaltet eine Startseite mit Aussagen, die die kommunikative Absicht der folgenden Mitteilung ausdrückt. Solche **Startaussagen** könnten beispielsweise sein: „Ich möchte etwas fragen", „Etwas stimmt nicht", „Ich möchte etwas haben", „Kurzer Kommentar". Von diesen Startaussagen wird. **der Kommunikationspartner angeleitet, mit Hilfe von Zahlen und/oder einer Farbkodierung auf eine andere Seite zu wechseln**, die spezifische, zu der Startaussage passende Wörter und Phrasen bereitstellt. Dazu werden **gesprächssteuernde Aussagen** angeboten wie z. B. „Noch mal diese Seite", „Noch mal von vorn", „Das habe ich so nicht gemeint", „Das Wort fehlt" oder „So ähnlich". Die Anzahl der Startaussagen und die Auswahl und Festlegung der Reihenfolge der Wörter und Aussagen sollte für jeden Nutzer individuell vorgenommen werden. So können unterschiedliche PODDs in ihrer Komplexität stark variieren.

Die Navigation durch die Kommunikationsmappe erfolgt je nach Beeinträchtigung der unterstützt kommunizierenden Person entweder im visuellen Scanning, im auditiven Scanning oder durch eine Kombination beider Formen.

a. In PODDs, die im auditiven Scanning genutzt werden, wird das gesamte Vokabular in Schriftform dargestellt. Der Kommunikationspartner liest das Vokabular in einer festen Reihenfolge vor und beobachtet die Zeichen der unterstützt kommunizierenden Person. Bei Zustimmung wird umgeblättert oder eine entsprechende Aktion ausgeführt.
b. In PODDs, die im visuellen Scanning genutzt werden, wird das Vokabular durch eine Kombination von Symbolen und Schrift dargestellt. Der Kommunikationspartner zeigt in einer festgelegten Reihenfolge auf die zur Verfügung stehenden Aussagen. Die unterstützt kommunizierende Person verfolgt dieses visuell und reagiert entsprechend ihrer kommunikativen Absicht mit Zustimmung oder Ablehnung.
c. Möglich ist auch die Kombination eines visuellen und auditiven Scannings. Dabei zeigt der Kommunikationspartner in einer festgelegten Reihenfolge auf die entsprechenden Items und liest gleichzeitig den zugehörigen Text laut vor (Bollmeyer et al. 2008).

Die Auswahl trifft der Nutzer durch ein **zuvor verabredetes Zeichen für Zustimmung** (z. B. Augen zu, Arm heben, Blinzeln). Für ungeübte Kommunikationspartner ist es häufig einfacher, wenn zusätzlich auch ein Zeichen für Ablehnung vereinbart wird.

**Beispiel für die Nutzung einer PODD-Kommunikationsmappe**

Leon nutzt sein PODD im auditiven Scanning. Mit der Kommunikationspartnerin Marie wurde vereinbart, dass Leon als Zeichen für Zustimmung einen Laut von sich gibt. Als ablehnendes Zeichen hebt er kurz seine rechte Hand. Marie beginnt auf der Startseite und liest vor:

„Ein kurzer Kommentar" → Ablehnung
„Etwas stimmt nicht" → Ablehnung
„Ich möchte etwas haben" → Zustimmung

Marie wird durch die rote Markierung und die Zahl 4 dazu angeleitet, auf Seite 4 des roten Abschnittes umzublättern.

„Einen Gegenstand" → Ablehnung
„Etwas zu essen" → Ablehnung
„Etwas zu trinken" → Zustimmung

Marie blättert erneut auf die angegebene Seite im roten Abschnitt des Ordners um und liest nun die abgebildete Wortliste vor.

„Wasser" → Ablehnung
„Tee" → Ablehnung
„Saft" → Ablehnung
„Cola" → Zustimmung

Leon möchte eine Cola haben und bekommt diese.

Innerhalb der Kommunikation mit Hilfe eines PODDs spielen die Kommunikationspartner eine äußerst wichtige Rolle. Diese werden daher auch als **„clevere Partner"** bezeichnet

2

(Bollmeyer et al. 2008). Eine partnerbasierte Kommunikationsstrategie kann durch das Agieren eines cleveren Partners im Vergleich zur Nutzung einer elektronischen Kommunikationshilfe schneller sein und zu weniger Fehlern führen. Zum Beispiel können zu Beginn einer Kommunikationssituation immer wieder neu die Zeichen für Zustimmung und ggf. Ablehnung verabredet werden. So kann der Kommunikationspartner auch kleinere oder veränderte Zeichen verstehen und interpretieren, wenn die Tagesform es beispielsweise nicht erlaubt, die sonst üblichen Zeichen zu nutzen. Der clevere Partner hat darüber hinaus die Möglichkeit, das Scantempo oder die Lautstärke der Situation und der Tagesform der unterstützt kommunizierenden Person anzupassen (Bollmeyer et al. 2008).

**Tipp Material**

PODDs können grundsätzlich je nach kognitiven, motorischen und visuellen Fähigkeiten des Nutzers frei selbst erstellt werden. Wer sich die Arbeit erleichtern möchte, kann über Rehavista eine CD beziehen, die bereits Vorlagen für ein umfangreiches PODD-Kommunikationsbuch bereitstellt. Sie enthält 118 Seiten, die mit PCS-Symbolen bestückt sind. In Kombination mit der Software „Boardmaker" können die Seiten geöffnet, individualisiert und gedruckt werden. (▶ https://www.rehavista.de/?at=Produkte&p=R00857)

### Flip

„Flip“ (Castañeda und Waigand 2015) ist ein **symbolbasiertes Kommunikationsbuch,** das in Anlehnung an das oben bereits dargestellte PODD-System entwickelt worden ist. Die Grundidee dabei ist, dass der Inhalt des Kommunikationsbuchs nicht nach Kategorien, sondern **nach pragmatischen Gesichtspunkten organisiert** ist. Dieses ermöglicht unterstützt kommunizierenden Personen einen logischen Einstieg in ein komplexes Kommunikationssystem. „Flip“ ist ein Akronym, welches sich aus der Grundidee dieser Kommunikationsstrategie ergibt:

- **Fl steht für flexibel**: Obwohl das Kommunikationsbuch von Beginn an ein umfangreiches Vokabular bereitstellt, ist es als flexible Struktur gedacht. Im Alltag sollen stetig weitere für die unterstützt kommunizierende Person wichtige Inhalte ergänzt werden.
- **I steht für interaktiv**: In der Anwendung von Flip steht die natürliche Interaktion zwischen unterstützt kommunizierenden Personen und ihren Kommunikationspartnern im Vordergrund. Das Buch wird sowohl von der unterstützt kommunizierenden Person als auch von dem Kommunikationspartner interaktiv genutzt.
- **P steht für Partnerstrategie**: Durch ein gemeinsames Miteinander erfolgt die Kommunikation. Der Kommunikationspartner fungiert dabei als sprachliches Vorbild, indem er kontinuierlich modelliert (▶ Abschn. 4.4.2) und so die Kommunikationsstrategie für die unterstützt kommunizierende Person erfahrbar macht.

Jede Aussage mit „Flip“ beginnt mit einem pragmatischen Starter, der zu Beginn verdeutlicht, welche kommunikative Funktion die folgende Aussage repräsentiert. Diese sind auf der Oberfläche des Buches zu finden („Schnelle Worte“, „Ich habe eine Frage“, „Ich will irgendwo hin“, „Ich möchte“, „Ich finde“, „Ich habe was zu erzählen“, „Etwas stimmt nicht“, „Es ist Zeit“, „Du sollst“). Die Felder sind farblich markiert und mit Zahlen und Symbolen versehen. Diese Merkmale verweisen auf einen entsprechend gestalteten Reiter an der Seite des Buches. Nach der Auswahl des pragmatischen Starters erfolgt das Umblättern auf die verlinkte Seite durch die unterstützt kommunizierende Person selbst oder durch den Kommunikationspartner.

**Beispiel**

Ein Kind zeigt auf das rote Feld „Etwas stimmt nicht", das mit der Nummer 3 versehen ist. Die Therapeutin orientiert sich an Farbe und Zahl, greift den entsprechenden Reiter und blättert um. Das Kind zeigt nun auf das Feld „Mir ist kalt". Die Therapeutin hat die Aussage verstanden und reagiert, indem sie das Fenster schließt.

Um den unterschiedlichen kognitiven, motorischen und visuellen Anforderungen der möglichen Nutzer gerecht werden zu können, existieren mehrere Varianten des „Flip":

- Flip mini Standard (DIN A5, insgesamt 41 Seiten, 20 pragmatische Starter)
- Flip mini (DIN A6 Taschenformat, insgesamt 41 Seiten, 20 pragmatische Starter)
- Flip Pocket (insgesamt 20 als Fächer gestaltete Seiten, 10 pragmatische Starter)
- Flip Maxi (DIN A5, insgesamt 133 Seiten, 40 pragmatische Starter)
- Flip Eye Gaze (mit Aussparung in der Mitte des Buches für eine Auswahl per Blick)
- Flip Schriftsprache (keine Symbole, Felder sind ausschließlich mit Schrift belegt)

Die ◘ Abb. 2.14 zeigt beispielhaft das „Flip mini Standard". Alle Varianten sind, mit Ausnahme des „Flips Schriftsprache", mit METACOM-Symbolen (Kitzinger 2018) versehen. Da die pragmatischen Starter altersunabhängig sind und die Bücher individuell ergänzt werden können, eignen sie sich sowohl für Kinder als auch für Jugendliche und Erwachsene.

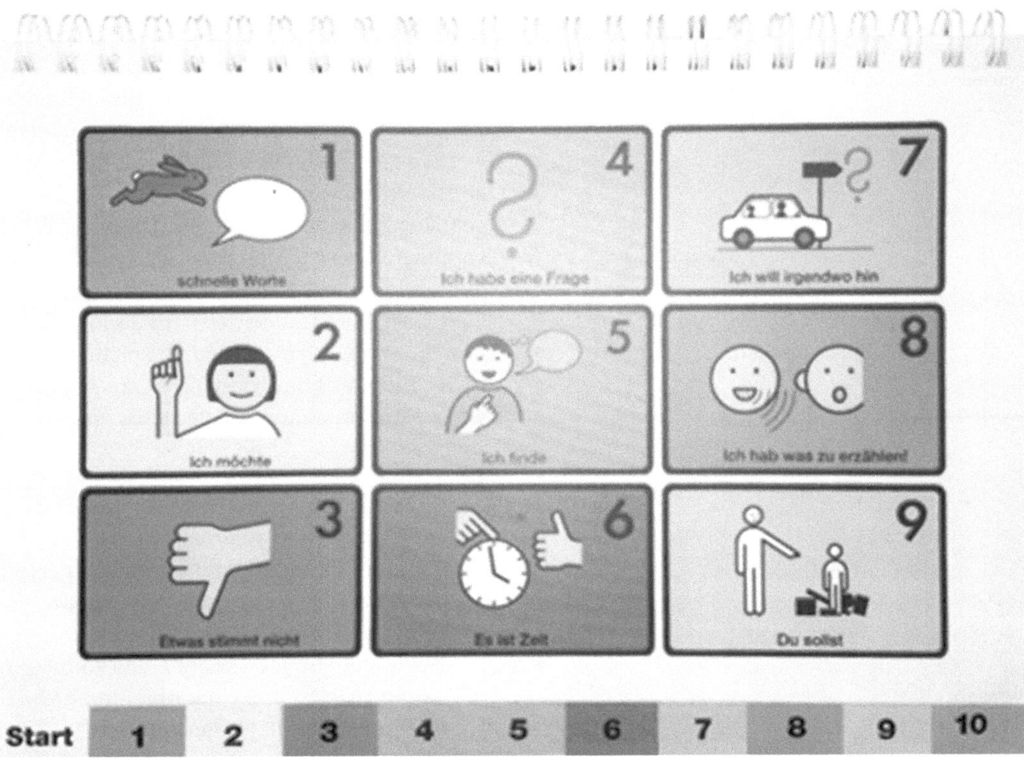


◘ **Abb. 2.14** Flip (© Castañeda und Waigand 2015, METACOM Symbole © Annette Kitzinger. Mit freundlicher Genehmigung)

**Tipp Material**

Mit dem Erwerb eines „Flip" erhält der Käufer zusätzlich auch Zugriff auf eine digitale Variante. Diese kann innerhalb der „GoTalk NOW"-App auf einem iPad genutzt werden. Zu beachten ist aber, dass die Datei aufgrund von Urheberrechten keine Symbole enthält. Diese müssen nachträglich selbst hinzugefügt werden.

- **Logicon**

„Logicon" (Nürnberger-Behrends und Borchers 2010) ist ein beim Verlag Prolog erschienenes **Kommunikationsbuch für Menschen mit Aphasie** (◘ Abb. 2.15).

Es ist für die Anwendung im deutschen und niederländischen Sprachraum konzipiert und um Begriffe aus dem türkischen und arabischen Sprachraum erweitert worden. „Logicon" besteht aus einem **Manual für die Sprachtherapeutin**, einem **Diagnostikbogen** sowie 23 Seiten mit **Symbolen**, die auf Klebeetiketten gedruckt sind. Zusätzlich gibt es eine **Patientenmappe im DIN-A5-Format** mit 10 Registern und 34 Blanko-Folienseiten für die Klebeetiketten. Die Symbole stammen aus den Kategorien *Essen und Trinken, Körperpflege, Therapie, Kleidung (Männer), Kleidung (Frauen), Aktivitäten im Haus, Aktivitäten außer Haus, Religion und Recht*. Ziel ist es, dass die Therapeutin und der Patient gemeinsam mit Hilfe der einklebbaren Darstellungen ein individuelles Kommunikationsbuch gestalten, das ggf. mit eigenen Fotos oder Zeichnungen ergänzt wird.

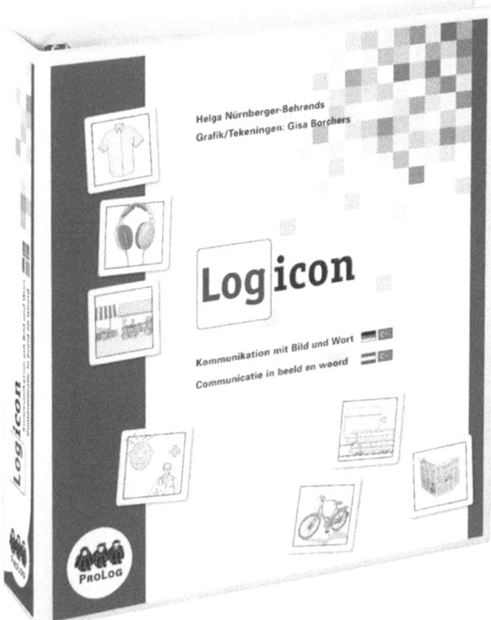


◘ **Abb. 2.15** Kommunikationsbuch Logicon (Nürnberger-Behrends und Borchers 2010, mit freundlicher Genehmigung)

### Nicht und kaum individualisierbare symbolbasierte Kommunikationsmaterialien

Es gibt zahlreiche, teilweise auch sehr umfangreiche nichtelektronische Kommunikationsmaterialien, die vorgefertigt erworben werden können, aber keinen oder nur wenig Raum für Individualisierung bieten. Häufig sind sie für eine bestimmte Zielgruppe oder einen speziellen Einsatzort konzipiert. Aufgrund ihrer schnellen Zugänglichkeit und des fehlenden Erstellungs- und Individualisierungsaufwands werden sie häufig als schnelle Hilfe z. B. nach einem Schlaganfall oder als Einstieg in die UK genutzt. Für eine individuelle, langfristige Versorgung eignen sie sich weniger, weil nichtindividualisierte Kommunikationshilfen dann doch häufig zu kommunikativen Misserfolgen führen. Im Folgenden werden beispielhaft einige nicht und kaum individualisierbare symbolbasierte Kommunikationsmaterialien vorgestellt.

> **Vorgefertigte nichtelektronische Kommunikationsordner und -bücher, die keine oder kaum Individualisierungen erlauben, sind für eine längerfristige Nutzung kaum geeignet, da sie die individuelle Lebenswelt einer Person nicht ausreichend gut abbilden können und somit häufig zu Frust und einer Ablehnung von Methoden der UK führen können.**

- **Zeig es, sag es!**

„Zeig es, sag es!" (◘ Abb. 2.16) ist ein **Bildwörterbuch** von Annette Kitzinger und Sabina

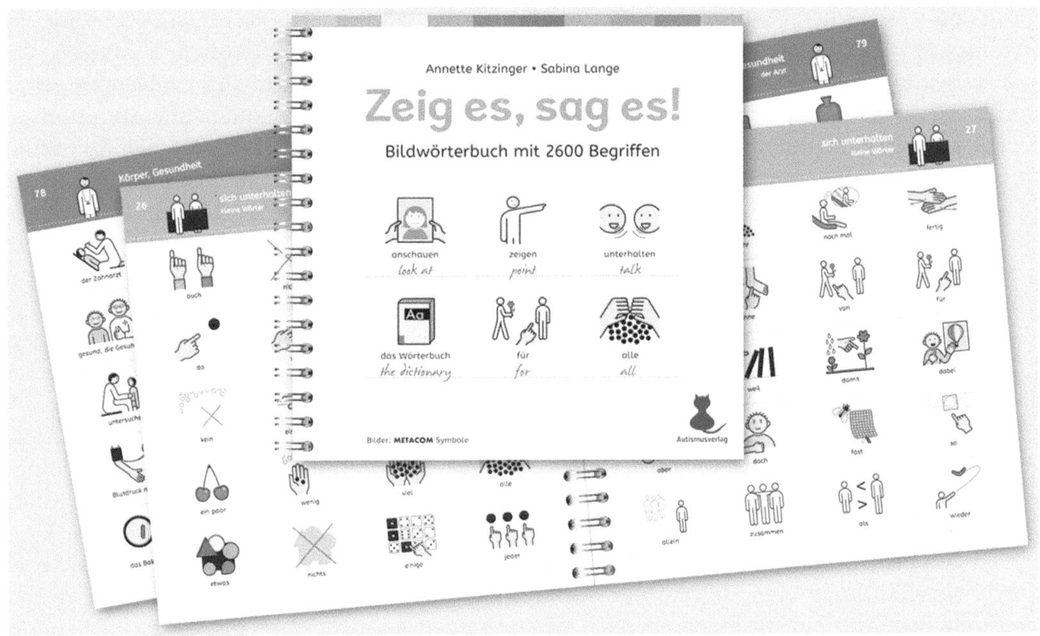


**Abb. 2.16** Zeig es, sag es! (Kitzinger und Lange 2017; METACOM Symbole © Annette Kitzinger. Mit freundlicher Genehmigung)

Lange, das auf 170 Seiten **2600 Begriffe** mit Hilfe von METACOM-Symbolen darstellt (Kitzinger und Lange 2017).

Konzipiert wurde das Buch ursprünglich für Kinder mit Migrationshintergrund und Flüchtlingskinder an einer Förderschule, um ihnen eine Kommunikation über Dinge zu ermöglichen, für die sie die deutschen Wörter noch nicht erlernt hatten. Der Nutzerkreis erweiterte sich nach und nach um jugendliche und erwachsene Geflüchtete, aber auch um Kinder mit Behinderungen, die in ihrer Kommunikation von den Bildern profitieren konnten. Das Bilderbuch eignet sich also **für Menschen mit Kommunikationsbeeinträchtigungen oder mit nicht ausreichenden Deutschkenntnissen**.

Das Bilderbuch ist unterteilt in zehn farbig markierte Kapitel, die die wichtigsten alltäglichen Themen abdecken (*Buchstaben/Zahlen, Sichunterhalten, Eigenschaften/Gefühle, Essen/Trinken, Wohnen, Körper/Gesundheit, Schule/Arbeit, Freizeit, Stadt/Landschaft/Natur, die Welt und Zeit/Kalender/Feste*). Jedes Bild ist mit der entsprechenden deutschen Bezeichnung versehen, bei Nomen wird zusätzlich der bestimmte Artikel hinzugefügt. Unter jedem Bild befindet sich Platz für persönliche Eintragungen, der z. B. dafür genutzt werden kann, um das entsprechende Schriftbild einer weiteren Sprache hinzuzufügen. Ein Wörterverzeichnis am Ende des Buches hilft, wenn ein Begriff nicht gefunden werden kann. Der Herausgeber von „Zeig es, sag es!" ist der Autismusverlag, in dessen Onlineshop das Bilderbuch erworben werden kann (► http://autismusverlag.ch/detail/index/sArticle/231).

- **ZAK-Kommunikationsbuch**

ZAK (**Ziel- und anwendungsorientiert kommunizieren**) (Leisner und Pfeiffer 2016) ist ein **Kommunikationsbuch**, das einen Einstieg in die Symbolkommunikation ermöglicht. Es existiert in einer **Version für Kinder** und in einer **Version für Erwachsene** und beinhaltet jeweils ein **Vokabular von über 1000 Wörtern und Phrasen**, das auf 110 doppelt bedruckten Seiten organisiert ist. Bei der Auswahl des Vokabulars wurde die altersspezifische Lebenswelt der möglichen Nutzer berücksichtigt. Während die Kindervariante Themen wie *Kindergarten und Schule*, *Bausteine*, *Puppen* oder *Puzzle* bereitstellt, finden sich in der Erwachsenenvariante Kategorien wie z. B. *Beruf*, *Haushalt*, *Kosmetik* oder *Urlaub*. Die Symbole entstammen in der Kindervariante der METACOM-Symbolsammung (Kitzinger 2018), in der Erwachsenenvariante werden PCS-Thinline-Symbole (TobiiDynavox 2000–2012) genutzt. Die ◘ Abb. 2.17 zeigt das ZAK-Kommunikationsbuch für Kinder.

Jede Aussage im ZAK beginnt wie auch im Flip mit einem pragmatischen Starter wie z. B. „Ich möchte dir etwas zeigen", „Ich habe eine Frage", „Etwas stimmt nicht", „Ich möchte woanders hin", „Ich habe eine Idee" etc. Diese pragmatischen Starter und auch viele andere Symbole sind durch eine Zahl an der oberen rechten Ecke mit einem Themenbereich verknüpft. Die Themenbereiche sind über Reiter an der rechten Seite des Buches, die mit den entsprechenden Zahlen und Symbolen versehen sind, erreichbar. Das Umblättern erfolgt entweder durch die unterstützt kommunizierende Person selbst oder durch den Kommunikationspartner. Themenseiten beinhalten Wörter verschiedener Wortarten, damit komplexere Aussagen auch ohne häufiges Umblättern getätigt werden können, sowie gesprächssteuernde Äußerungen wie z. B. „Ich habe mich vertan" oder „Zurück zur Startseite", um Missverständnisse und Kommunikationsabbrüche zu vermeiden.

Auf dem Buchdeckel ist eine kurze Erklärung für Kommunikationspartner zu finden, wie das ZAK-Kommunikationsbuch genutzt werden kann. Der Buchrücken bildet kurze Wörter in einem Raster von 3 × 4 Feldern ab, die zur schnellen Kommunikation eingesetzt werden können, ohne dafür das Buch öffnen zu müssen. Darüber hinaus befinden sich am Buchinnendeckel Einstecktaschen, in denen kommunikativ relevante Materialien wie Notizen, Eintrittskarten, Fotos o. Ä. verstaut werden können. Für die Kommunikationspartner befinden sich innerhalb des Ordners zudem ein Inhaltsverzeichnis zum schnellen Überblick über alle 50 Themenbereiche sowie eine Wortliste, in der alle enthaltenen Wörter alphabetisch sortiert und mit einem Vermerk versehen sind, in welchem Themengebiet bzw. auf welcher Seite diese zu finden sind.

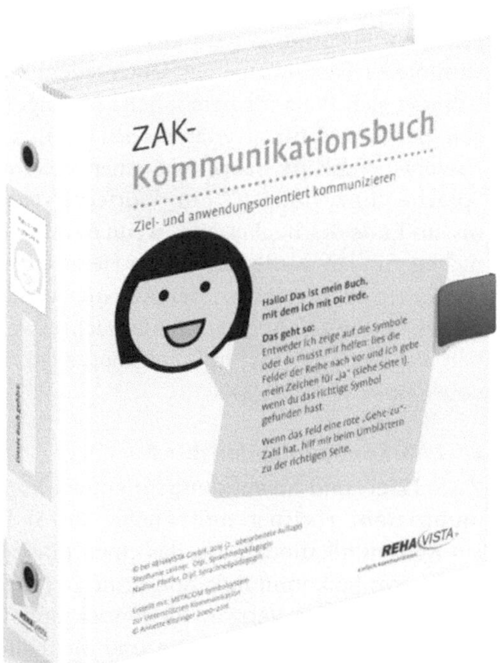


◘ **Abb. 2.17** ZAK-Kommunikationsbuch Kinder (© Rehavista GmbH, Leisner und Pfeiffer 2016; METACOM Symbole © Annette Kitzinger. Mit freundlicher Genehmigung)

**Tipp**

Zu bemerken ist, dass das ZAK als Oberfläche für „GoTalk NOW" auch in einer elektronischen Version auf dem „Rehatalkpad Plus" von Rehavista existiert. Das digitale ZAK entspricht im Aufbau und in der Vokabularauswahl dem nichtelektronischen Kommunikationsordner, sodass unterstützt kommunizierende Personen schnell vom Kommunikationsordner auf die dynamische Kommunikationshilfe umsteigen können oder ein paralleler Einsatz stattfinden kann.

## Mit Bildern sprechen

Das im Verlag Langenscheidt erschienene Buch „Mit Bildern sprechen" (Merle 2017) (■ Abb. 2.18) ist ein Kommunikationsbuch, das 700 Bilder beinhaltet. Es wurde entwickelt als **Kommunikationshilfe für Menschen mit Aphasie** und soll in der Kommunikation im Krankenhaus, während des Rehabilitationsaufenthaltes oder zu Hause eingesetzt werden. Die Bilder sind farbig gestaltet und in verschiedenen Kategorien organisiert (z. B. *Einkaufen, Unterwegs, Essen & Trinken, Haushalt* und *Besuch beim Arzt*). Die Kategorien sind zur besseren Unterscheidung farbig gekennzeichnet. Die einzelnen Seiten sind durch eine Beschichtung schmutzabweisend und durch eine Ringbindung miteinander verbunden. Dadurch ist auch die einhändige Nutzung bei einer bestehenden Hemiparese oder Hemiplegie möglich.

## UKAPO

Die Kommunikationsmappe „UKAPO – Unterstützte Kommunikation in der Apotheke" (Erdélyi et al. 2016) wurde von der Universität Oldenburg in Zusammenarbeit mit der niedersächsischen Apothekerkammer entwickelt und ist konzipiert für eine **symbolbasierte Verständigung in der medizinischen Versorgung** z. B. in Apotheken, Arztpraxen, Krankenhäusern oder anderen medizinischen Bereichen. Sie beinhaltet systematisch angeordnete METACOM-Symbole (Kitzinger 2018) in einem Ringbuch und soll Menschen mit Sprach- und Sprechstörungen, aber auch älteren Menschen, Kindern und Personen nichtdeutscher Herkunft eine Kommunikation über medizinisch relevante Themen ermöglichen. Sie existiert in einer einfach laminierten Version und einer speziell für Apotheken eingeschweißten Variante, damit die Kommunikationsmappe

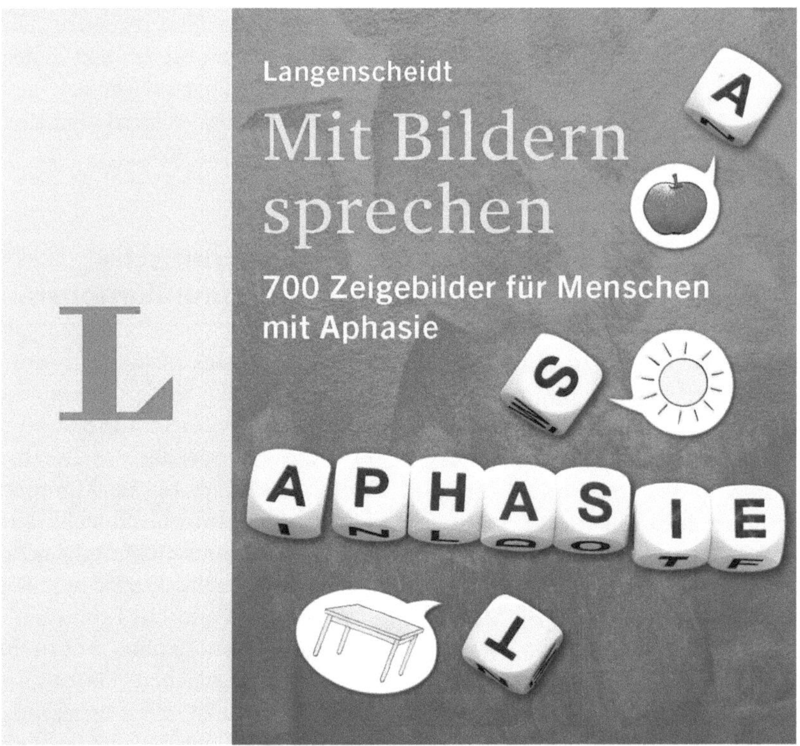


■ **Abb. 2.18** Kommunikationsbuch „Mit Bildern sprechen" (Merle 2017, Mit Bildern sprechen: 700 Zeigebilder für Menschen mit Aphasie, Langenscheidt, ISBN 978-3468299711. Mit freundlicher Genehmigung)

entsprechend der besonderen hygienischen Anforderungen desinfiziert werden kann. Zu beziehen ist die UKAPO-Kommunikationsmappe im Govi-Onlineshop unter ► https://www.govi.de/product_info.php?info=p18352_UKAPO%2D%2D-Unterstuetzte-Kommunikation-in-der-Apotheke.html oder direkt beim Methodenzentrum Unterstützte Kommunikation unter ► http://www.mezuk.de.

Die ◘ Abb. 2.19 zeigt eine Beispielseite aus der Kommunikationsmappe.

**Tipp Material**

UKAPO existiert inzwischen auch als App für das iPad und kann im iTunes Store kostenpflichtig heruntergeladen werden.

#### 2.4.1.2 Schriftbasierte Kommunikationsmaterialien

Personen, die über Schriftsprachfähigkeiten verfügen, greifen nur in Ausnahmefällen auf symbolbasierte Kommunikationshilfen zurück. Die Vorteile des Abstraktionsgrades Schrift wurden bereits oben im Abschn. „► Schrift" dargestellt. In nichtelektronischer Form wird die Schrift häufig in Form von **Buchstabentafeln** genutzt. (Beispiele für Buchstabentafeln zum Download ► Kap. 8 bzw. in den Online-Materialien unter ► http://extras.springer.com). Mitteilungen werden dann über Zeigen auf die Buchstaben zusammengesetzt und durch den Kommunikationspartner versprachlicht. Ist ein Zeigen auf einen Buchstaben motorisch nicht möglich, kann die Auswahl auch über ein Partnerscanning (siehe oben, Abschn. „PODD") erfolgen. Hierzu zeigt der Kommunikationspartner nacheinander in einer zuvor bestimmten Weise auf die Buchstaben und die unterstützt kommunizierende Person trifft mit Hilfe eines zuvor vereinbarten körpereigenen Zeichens eine Auswahl. Allerdings nimmt das Buchstabieren einer komplexen Aussage mit solch einer Kommunikationstafel, unabhängig von der Auswahlmethode, häufig viel Zeit in Anspruch und erfordert ein erhebliches Maß an Konzentration und Geduld beim Gegenüber.

**Tipp**

Um die Kommunikationsgeschwindigkeit bei der Nutzung einer Buchstabentafel zu erhöhen, ist es hilfreich, auch Satzanfänge, Vor- und Endsilben sowie wichtige Wörter und kommunikationssteuernde Phrasen auf der Oberfläche zu integrieren.

Zu den schriftbasierten nichtelektronischen Kommunikationsmaterialien gehören auch pragmatisch organisierte Kommunikationsbücher nach dem PODD-Prinzip oder das „Flip Schriftsprache" (siehe oben, Abschn. ► Individualisierbare symbolbasierte Kommunikationsmaterialien). Gründe für die Nutzung eines solchen PODD oder „Flip" könnten sein:

- Die Kommunikationsgeschwindigkeit im Vergleich zu einer Buchstabentafel soll erhöht werden.
- Die unterstützt kommunizierende Person verfügt nur über rezeptive Schriftsprachfähigkeiten und ist nicht in der Lage, eigenständig zu schreiben.
- Die Materialien werden in einem auditiven Scanning genutzt.

### 2.4.2 Elektronische Kommunikationshilfen

Die Vielfalt elektronischer Kommunikationshilfen ist groß. Sie können sich erheblich in Bezug auf die Zielgruppe, die Funktionalität und die Komplexität des Inhalts unterscheiden. Zu elektronischen Kommunikationshilfen gehören sowohl einfache Taster, die zur Kommunikationsanbahnung genutzt werden, als auch einfache Geräte mit Papierschablonen sowie dynamische Kommunikationshilfen mit komplexen symbol- oder schriftbasierten Vokabularoberflächen. Da es an dieser Stelle nicht möglich ist, alle existierenden Geräte zu beschreiben, werden elektronische Kommunikationshilfen kategorisiert und beispielhaft beschrieben.

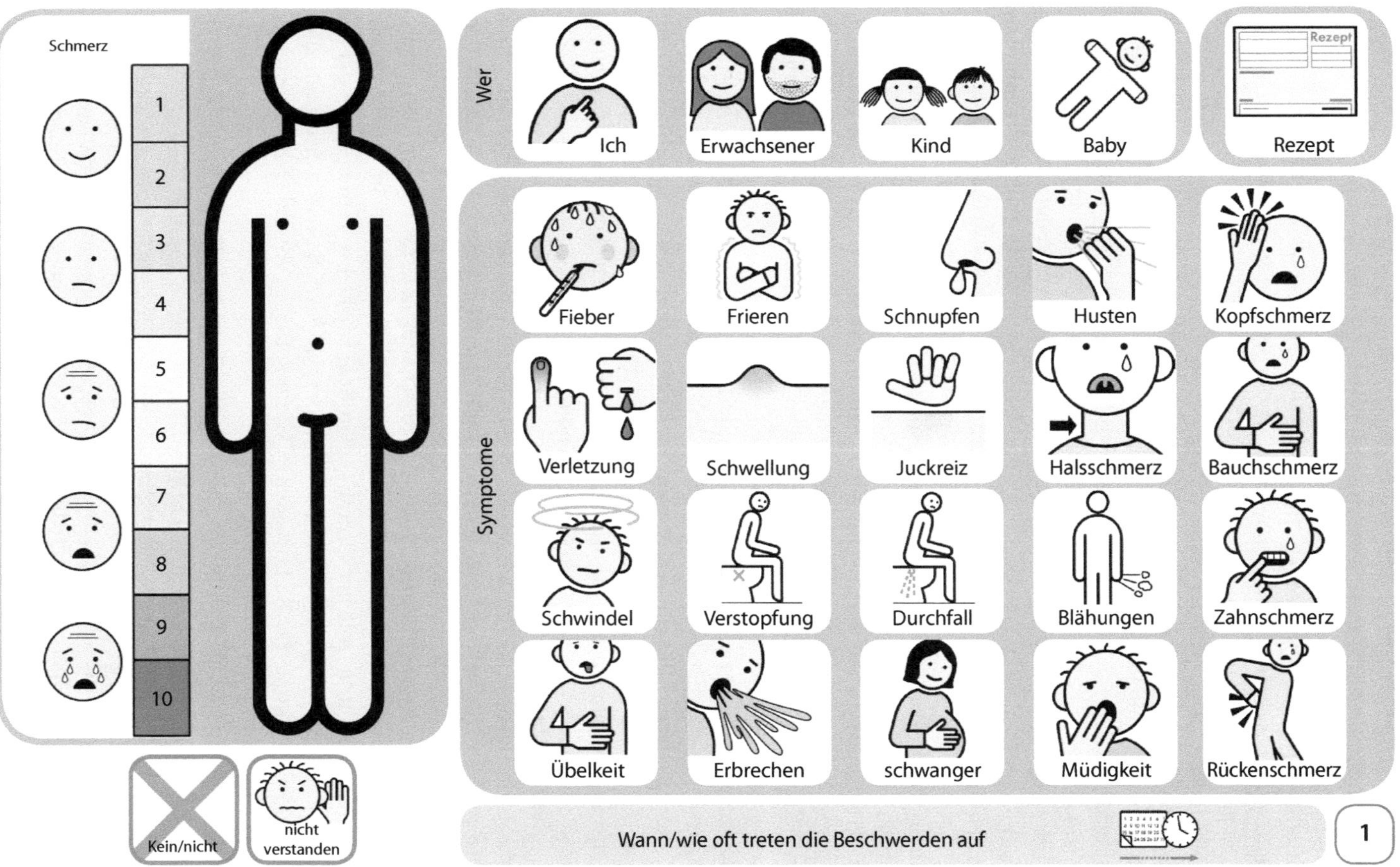


**Abb. 2.19** Beispielseite aus der Kommunikationsmappe UKAPO (© UKAPO: Methodenzentrum Unterstützte Kommunikation gUG, © Symbole: METACOM Annette Kitzinger. Mit freundlicher Genehmigung)

2

#### 2.4.2.1 Hilfen zur Kommunikationsanbahnung

Bei Kindern, die noch nicht intentional kommunizieren, kann das Ziel einer kommunikationsorientierten sprachtherapeutischen Intervention sein, präintentionale Fähigkeiten zu fördern. Hier gilt es, noch nicht erworbene Vorausläuferfähigkeiten im Spracherwerbsprozess zu erkennen und anzubahnen wie z. B.:

- Objektexploration mit allen Sinnen
- Objektpermanenz
- *Turn-taking*
- Triangulierung
- Verständnis von Ursache-Wirkungs-Zusammenhängen

Eine basale Kommunikationsanbahnung mit der Arbeit an den genannten Vorausläuferfähigkeiten ermöglicht in weiteren Schritten den Einsatz von Gebärden, Bildsymbolen oder komplexen Kommunikationshilfen (Marks 2010).

Dazu können verschiedene Hilfsmittel eingesetzt werden, die es gerade Personen mit schweren körperlichen Beeinträchtigungen ermöglichen, z. B. ein Verständnis für Ursache-Wirkungs-Zusammenhänge zu entwickeln.

##### ▪ Adaptiertes Spielzeug

Adaptiertes Spielzeug wird häufig eingesetzt, um Kindern zu ermöglichen, sich als selbstwirksam zu erleben und ein Verständnis für **Ursache-Wirkungs-Zusammenhänge** anzubahnen. Während motorisch unbeeinträchtigte Kinder im Alltag u. a. mit herkömmlichem Spielzeug immer wieder erfahren, dass sie Ursache einer Wirkung (z. B. Loslassen einer Murmel, die dann die Murmelbahn herunterrollt) sein können, fehlt es Kindern mit schweren motorischen Beeinträchtigungen häufig an diesen Erfahrungen, weil sie nicht dazu in der Lage sind, reguläres Spielzeug zu bedienen. So kann ein Kind mit einer schweren spastischen Zerebralparese möglicherweise ein Auto nicht alleine aufziehen und es loslassen, um es fahren zu sehen. Durch eine Adaption können Spielzeuge aber auch für diese Kinder nutzbar gemacht werden. Es gibt zahlreiche **fertig adaptierte Spielzeuge** wie z. B. Tiere, die laufen, sich bewegen oder Geräusche von sich geben, Seifenblasenmaschinen oder fahrende Spielzeugautos und -eisenbahnen. Hinweise auf konkrete Materialien befinden sich im Anhang A1. Das Spielzeug wird so adaptiert, dass die Betätigung eines beliebigen Tasters das Spielzeug aktiviert. So erlebt ein Kind seine Aktion (die Betätigung des Tasters) als Ursache für die Wirkung (die Aktivierung des Spielzeugs). Das funktioniert bei **batteriebetriebenen Geräten**, indem die Stromzufuhr entweder ständig oder zeitweise durch einen **Batterieunterbrecher** blockiert und erst durch die Betätigung des Tasters wiederhergestellt wird. Die dazu nötigen Taster können individuell entsprechend der Fähigkeiten des Kindes ausgewählt werden. Taster unterscheiden sich in der Auslöseart, der Oberflächenbeschaffenheit, der Größe und dem Auslösedruck. Häufig verwendete Taster sind beispielsweise der „Jelly Bean", der „Buddy Button" oder der kabellose Funktaster „Big Beamer". Aber auch die sprechenden Taster „BigMack" und „Step-by-Step" verfügen über Ausgänge für entsprechende Kabel, mit denen adaptierte Spielzeuge bedient werden können.

Natürlich ist es auch **möglich, bereits vorhandenes batteriebetriebenes Spielzeug selbst zu adaptieren**. Dazu benötigt man ein Spielzeug, das nicht mehr als einen An- und Ausschalter hat sowie einen Batterieunterbrecher. Diese existieren in zwei verschiedenen Größen. Die kleine Variante ist in der Regel für AA- und AAA-Batterien geeignet, die große Variante für B-, C- und D-Batterien.

**Tipp**

Hilfreiche Hinweise und Anleitungen zur Adaption von batteriebetriebenen Spielzeugen und Geräten findet man auf der Homepage von Ariadne unter ► http://www.ariadne.de/media/pdf/Adaptierte-Produkte.pdf (Stand: Januar 2018).

- **Einfache Umfeldkontrolle**

Sollen nicht batteriebetriebene, sondern elektronische netzbetriebene Spielzeuge oder Geräte bedient werden, kann ein **„PowerLink"** eingesetzt werden. Diese Netzschaltbox wird zunächst mit einer herkömmlichen Steckdose verbunden und eingeschaltet. Sie verfügt über zwei Netzkabel, in die herkömmliche, **netzbetriebene Geräte wie z. B. ein Fön, ein Ventilator oder eine Lampe** eingesteckt werden können. Diese Geräte sollten ebenfalls eingeschaltet sein, damit sie später bedient werden können. Zu jedem der zwei Netzkabel gehört jeweils ein Tastereingang, der wiederum mit einem beliebigen Taster verbunden werden kann. Durch die Betätigung des Tasters kann ein Kind so das netzbetriebene Gerät bedienen. Auch hier erfährt es, dass es durch die Betätigung des Tasters (Ursache) das Anschalten des Gerätes (Wirkung) bewirkt. Dabei gibt es verschiedene Modi, wie die Elektrogeräte bedient werden können (Übersicht 2.2).

**Übersicht 2.2**
**Steuerungsmodi des „PowerLinks"**

- **Direkt:** Das angeschlossene Gerät bleibt eingeschaltet, solange der Taster gedrückt wird. Sobald er losgelassen wird, schaltet sich das Gerät wieder aus.
- **Zählung:** Die Anzahl der Betätigungen des Tasters wird gezählt und auf einem kleinen Display auf der Oberfläche des Gerätes angezeigt. Dabei funktioniert dieser Modus wie der Direkt-Modus.
- **Zwei-Schalter:** Damit der Zwei-Schalter-Modus funktioniert, muss der „PowerLink" mit zwei Tastern verbunden werden. Alle eingesteckten netzbetriebenen Geräte werden im Direkt-Modus aktiviert, sobald die beiden Taster gleichzeitig betätigt werden.
- **Zeitgesteuert Sekunden:** Das Elektrogerät wird für eine zuvor festgelegte Anzahl von Sekunden aktiviert, sobald der zugehörige Taster betätigt wird.
- **Zeitgesteuert Minuten:** Das Elektrogerät wird für eine zuvor festgelegte Anzahl von Minuten aktiviert, sobald der zugehörige Taster betätigt wird.
- **Gesperrt:** Bei der ersten Aktivierung des Tasters wird das Gerät eingeschaltet und bei einer erneuten Betätigung wieder ausgeschaltet.

Da der „PowerLink" über zwei Netzkabel und Tastereingänge verfügt, können mit ihm nicht nur Ursache-Wirkungs-Zusammenhänge verdeutlicht werden, sondern auch erste Entscheidungsprozesse bzw. eine Auswahl aus zwei Alternativen angebahnt werden. Denn die Betätigung des Tasters A hat eine andere Konsequenz als die Betätigung des Tasters B. Zudem kann mit dem „PowerLink" (meistens außerhalb des Therapiesettings) die Teilhabe an alltäglichen Situationen gefördert und sichergestellt werden. Zum Beispiel kann eine Person mit dem „PowerLink", einem Taster und einem verbundenen Mixer beim Kuchenbacken helfen oder aber mit einem Fön die Kerzen ihrer Geburtstagstorte auspusten.

Sollen Geräte bedient werden, die normalerweise mit Hilfe einer Infrarotfernbedienung gesteuert werden, kann ein **„BigJack"** zum Einsatz kommen. Diese kleine Box ist ein **Infrarotsender, der mit bis zu sechs Tastern verbunden werden kann**. Jedem Taster kann ein zuvor eingelesener Infrarotbefehl zugewiesen werden. So kann die Auslösung eines Tasters beispielsweise den Fernseher und die Auslösung eines anderen Tasters ein Radio einschalten.

Darüber hinaus gibt es weitere Hilfsmittel, mit denen einfache Geräte im Umfeld angesteuert werden können. Beispielsweise sind einige komplexe Kommunikationshilfen (auch mit Augensteuerung) mit Infrarotsendern und -empfängern ausgestattet oder können so adaptiert werden, dass damit beispielsweise ein Fernseher oder eine Infrarotsteckdose bedient werden kann. Aber auch für iPads gibt es inzwischen Adapter und entsprechende Apps, durch die netz- oder batteriebetriebene Geräte und Spielzeuge angesteuert werden können (z. B. „iControl" und „iClick" vom Hersteller Pretorian).

- **Sprechende Tasten**

Sprechende Tasten werden in der Kommunikationsanbahnung zur Übermittlung erster Wünsche, zum Evozieren einer Auswahl aus Alternativen oder für erste Erfahrungen im *Turn-taking* genutzt. Dabei unterscheidet man zwischen Tasten, die nur eine Aussage wiedergeben, und Tasten, die eine Sequenz von Aussagen abspielen.

Zu den sprechenden Tasten, die nur eine Aussage wiedergeben, gehören u. a. der „Big-Mack" (◘ Abb. 2.20), der „GoTalk Button", die „Talking Brix" oder die „Big Points".

Sie sind alle batteriebetrieben und ermöglichen die Audioaufnahme einer Sprachmitteilung wie z. B. „noch mal" oder „stopp". Die maximale Aufnahmekapazität sowie die Größe und der nötige Auslösedruck sind unterschiedlich. Erhältlich sind sie in verschiedenen Farben, sodass mit zwei farblich unterschiedlichen Tasten die Fähigkeit gefördert werden kann, aus zwei Alternativen zu wählen. Einige sprechende Tasten verfügen über eine transparente Plastikkappe, sodass sie mit einem Symbol versehen werden können. Dies ist beispielsweise für die Anbahnung des Symbolverständnisses hilfreich.

Soll es einem Kind, Jugendlichen oder Erwachsenen ermöglicht werden, Gespräche zu initiieren, aufrechtzuerhalten und eine kurze Unterhaltung mit Sprecherwechseln *(Turn-taking)* zu erleben, werden Tasten eingesetzt, die eine Sequenz von Aussagen abspielen. Als Beispiele seien hier der „Step-by-Step" und der „Quicktalker S" genannt. Die unterstützt kommunizierende Person plant dabei mit einem Partner einen Ablauf eines vorhersehbaren Gesprächsverlaufs, der in Sequenzen *(Turns)* aufgesprochen wird. Dieses Konzept der sogenannten *Social scripts* wird ausführlich in ► Abschn. 2.5.3 erläutert.

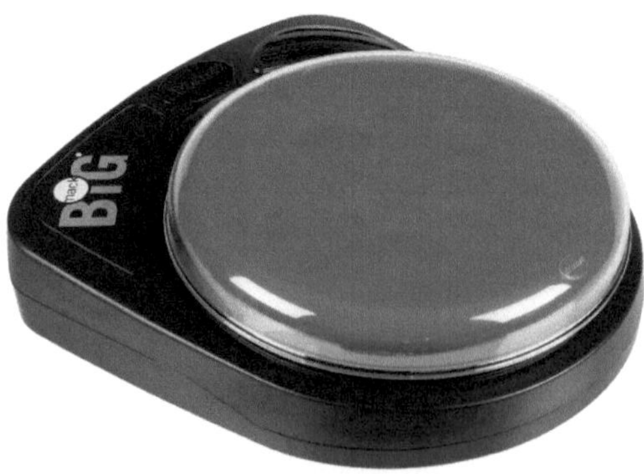


**◘ Abb. 2.20** BigMack (© AbleNet inc., ► https://www.ablenetinc.com/. Mit freundlicher Genehmigung)

#### 2.4.2.2 Einfache symbolbasierte Kommunikationshilfen

Symbolbasierte Kommunikationshilfen unterscheiden sich grundsätzlich in zwei wichtigen Punkten, nämlich in der Art der Sprachausgabe und der Darstellungsform von Vokabular. Einfache Kommunikationshilfen verfügen, im Gegensatz zu komplexen Kommunikationshilfen, nicht über einen Touchscreen, auf dem Vokabular dynamisch angeboten werden kann. Sie arbeiten stattdessen mit **papierbasierten Kommunikationsschablonen**, die in der Regel an einem herkömmlichen PC mit Hilfe einer speziellen Software wie z. B. dem „Boardmaker" oder „Tabulo" (► Abschn. 2.4.1, „► Software zur Erstellung von nichtelektronischen Kommunikationsmaterialien") erstellt und anschließend ausgedruckt werden. Die Komplexität dieser Kommunikationsschablonen kann sehr unterschiedlich sein. Es gibt einfache Systeme mit nur 2 oder 4 Feldern und umfangreichere Oberflächen mit mehr als 30 Aussagen. Die optische Gestaltung ist meistens ähnlich. Die zur Verfügung stehenden Felder werden mit Bildsymbolen einer Symbolsammlung (► Abschn. 2.4.1, „► Symbolsammlungen") bestückt und durch das entsprechende Schriftbild ergänzt. Die fertig erstellten und ausgedruckten Schablonen werden dann in die Kommunikationshilfe eingelegt oder geschoben und ggf. mit einem entsprechenden Fingerführraster versehen. Die einzelnen Felder werden anschließend mit **Audioaufnahmen** versehen, die abgespielt werden, sobald die unterstützt kommunizierende Person auf das entsprechende Feld drückt. Man spricht im Kontext der UK dann von einer **natürlichen Sprachausgabe**. Der Druck, der nötig ist, um ein Feld auszulösen, ist höher als auf einem Touchscreen. Dieses kann von Nachteil sein, wenn eine unterstützt kommunizierende

Person aufgrund motorischer Beeinträchtigungen diesen Druck nicht aufwenden kann. Es kann aber auch ein Vorteil sein, wenn dadurch unbeabsichtigte Auslösungen vermieden werden können.

Einfache symbolbasierte Kommunikationshilfen werden häufig auch als **statisch** bezeichnet, weil der unterstützt kommunizierenden Person immer nur eine **sehr begrenzte Anzahl von Aussagen** zur Verfügung steht, welche gleichbleibt. Werden weitere oder andere Wörter und Aussagen benötigt, muss die Papierschablone manuell ausgetauscht werden. Dafür sind feinmotorische Fähigkeiten nötig, die einige Nutzer nicht haben, sodass sie dann auf Hilfe angewiesen sind. Die meisten Kommunikationshilfen dieser Art bieten **mehrere Ebenen** an, sodass bei einem Schablonenwechsel nicht alle Felder der Schablone erneut mit Audioaufnahmen versehen werden müssen.

**Zur einfachen und schnellen Erstellung der Papierschablonen eignen sich die bereits erwähnten Programme wie z. B. der „Boardmaker" oder „Tabulo". Es muss beachtet werden, dass diese Softwarevarianten beim Kauf einer einfachen Kommunikationshilfe nicht Teil des Lieferumfangs sind. Sie müssen zusätzlich beantragt oder gekauft werden.**

Einige bekannte Beispiele einfacher symbolbasierter Kommunikationshilfen sollen im Folgenden dargestellt werden.

### ▪ GoTalk

Der „GoTalk" (▣ Abb. 2.21) ist wohl das bekannteste Beispiel aus dem Bereich der einfachen Kommunikationshilfen.

Er ist batteriebetrieben und ist immer mit einem fest installierten Fingerführraster ausgestattet. Die Papierschablonen werden auf der rechten Seite in das Gerät eingeschoben und mit Hilfe eines Aufnahme-Buttons mit Aufnahmen versehen. Alle „GoTalks" sind mit fünf Ebenen ausgestattet, die durch eine Taste auf der rechten Vorderseite des Gerätes gewechselt werden. Er existiert in verschiedenen Ausführungen, die sich vor allem in der Anzahl der Felder unterscheiden.

Zurzeit erhältliche Varianten sind:

- GoTalk Pocket
- GoTalk One
- GoTalk 4+
- GoTalk 9+
- GoTalk 20+
- GoTalk 32+
- GoTalk Express 32

Alle Varianten sind mit dem regulären Tastenfeld und weiteren Kerntasten versehen, die unabhängig von der aktivierten Ebene immer dieselben Aussagen abspielen. Ein „GoTalk 9+" hat z. B. neun Felder, die mit Aussagen einer Ebene, z. B. zum Thema Frühstück, bestückt sind, und darüber hinaus zusätzlich drei weitere Tasten, die für wichtige, situationsunabhängige Aussagen bereitstehen. Die Express-Variante des „GoTalk 32" bietet einige besondere Funktionen wie z. B. die Möglichkeit, Nachrichten in Sequenzen abspielen zu lassen oder die Kommunikationshilfe im 1- oder 2-Tasterscanning (► Abschn. 6.2.2) zu bedienen.

### ▪ SuperTalker

Der „SuperTalker" ist eine einfache, batteriebetriebene Kommunikationshilfe, die mit acht Ebenen ausgestattet ist. Für diese Ebenen stehen 16 Minuten Speicher für Audioaufnahmen zur Verfügung. Der „SuperTalker" weist im Gegensatz zu anderen ähnlichen Geräten einige Besonderheiten auf:

- Die Felderanzahl der Kommunikationsschablonen ist nicht per se festgelegt. Im Lieferumfang befinden sich Fingerführraster für Oberflächen mit 1, 2, 4 oder 8 Feldern, die je nach benötigter Kommunikationsschablone ausgetauscht werden können. In einem Bodenfach können diese Fingerführungen sowie auch die Papierschablonen aufbewahrt werden.
- Das Gerät ist mit acht Tastereingängen ausgestattet. So können Felder einer Kommunikationsschablone nicht nur über direkten Druck, sondern auch durch Betätigung eines Tasters ausgelöst werden.

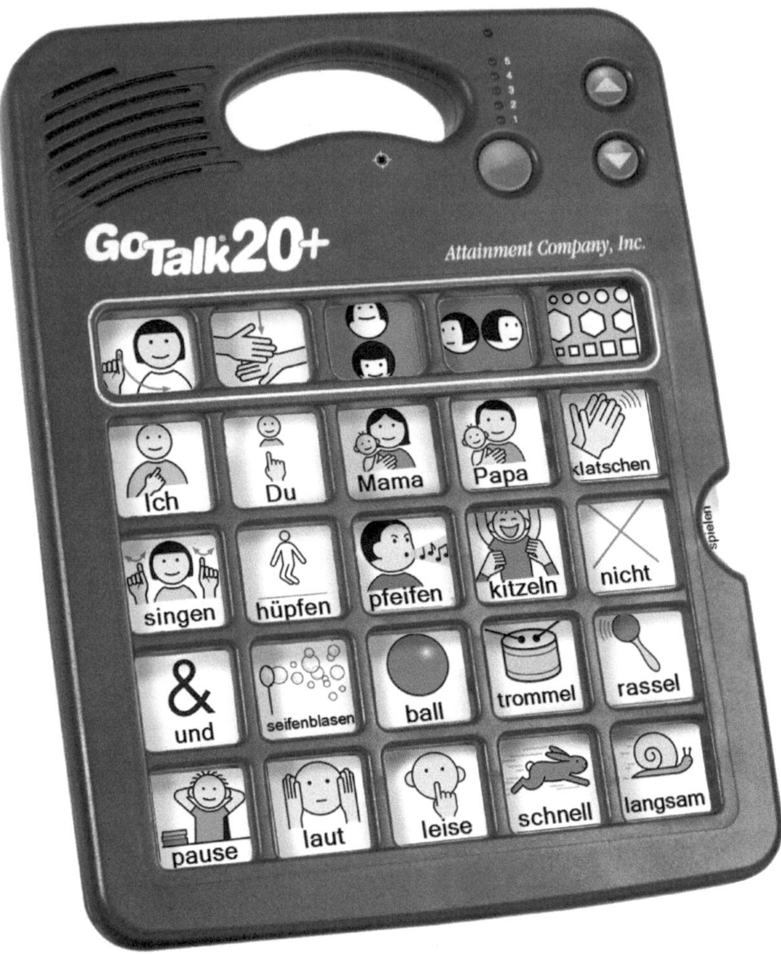


**Abb. 2.21** GoTalk20+. (© Attainment Company Inc.; METACOM Symbole © Annette Kitzinger. Mit freundlicher Genehmigung)

- Eine spezielle Buchse ermöglicht es, mit Hilfe eines einzigen Tasters alle Aussagen einer Ebene nacheinander abzuspielen.
- Darüber hinaus ermöglichen zwei weitere besondere Anschlüsse die Aktivierung eines adaptierten Spielzeugs (siehe oben, Abschn. „Adaptiertes Spielzeug").

### Quicktalker

Den „Quicktalker" gibt es in verschiedenen Varianten. Je nach Ausführung ist er mit 7, 12 oder 23 Feldern ausgestattet. Drei dieser Felder sind jeweils Zusatzfelder, die für ebenenunabhängige Aussagen vorgesehen sind. Unabhängig davon, auf welcher Ebene man sich befindet, spielen diese drei Tasten immer dieselben Aufnahmen ab. Die Kommunikationsschablone wird auf der rechten Seite unter die fest installierte Fingerführung geschoben. Weitere Schablonen können in einem separaten Fach verstaut werden. Es stehen insgesamt fünf Ebenen zur Verfügung, die mit einer maximalen Aufnahmelänge von 6 Minuten versehen werden können. Der Ebenenwechsel erfolgt durch eine Taste auf der Oberfläche des Gerätes. Ein kleines Lämpchen zeigt an, auf welcher Ebene sich das Gerät gerade befindet.

- **ProxTalker**

Der „ProxTalker" funktioniert etwas anders als die bereits oben aufgeführten einfachen Kommunikationshilfen. Er ist ausgestattet mit fünf Tasten, auf die Symbolkarten gelegt werden können. Die Symbolkarten sind jeweils mit einer Aufnahme von bis zu 8 Sekunden versehen. Sobald eine unterstützt kommunizierende Person eine Karte auf eine der Tasten legt und sie drückt, wird die auf der Symbolkarte gespeicherte Aussage wiedergegeben. Dabei ist es völlig egal, auf welche der fünf Tasten das Kärtchen gelegt wird. Die Kommunikationshilfe wird über Rehavista mit einem vorkonfigurierten Kartensatz ausgeliefert, der bereits mit METACOM-Symbolen (Kitzinger 2018) und Sprachaufnahmen bestückt ist. Selbstverständlich können diese aber auch durch eigene Aufnahmen ersetzt werden. Dafür stehen sogenannte Werkzeugkärtchen bereit.

Die Idee des „ProxTalkers" ähnelt der PECS-Methode (▶ Abschn. 2.6.5). Während bei PECS unterstützt kommunizierende Personen Symbolkarten in die Hand des Kommunikationspartners geben, legen sie die Karten hier stattdessen auf die Tasten des „ProxTalkers". Diese werden dann nicht durch eine Person, sondern durch die Kommunikationshilfe hörbar versprachlicht.

### 2.4.2.3 Komplexe symbol- und schriftbasierte Kommunikationshilfen

Komplexe elektronische Kommunikationshilfen werden häufig auch als Sprachausgabegeräte (SAGE) oder Talker bezeichnet. In der englischsprachigen Fachliteratur finden sich die Bezeichnungen *Speach Generating Devices* (SGDs) oder *Voice Output Communication Aids* (VOCA). Alle Begriffe bezeichnen komplexe Kommunikationshilfen, die über eine synthetische Sprachausgabe sowie eine umfassende vorgefertigte Vokabularstrategie verfügen oder die Möglichkeit bereitstellen, selbst Vokabularoberflächen zu erstellen. Im Vergleich zu anderen Kommunikationsformen ermöglichen komplexe Vokabularstrategien sowohl den Zugriff auf einen umfassenden Wortschatz als auch auf komplexe Grammatikfunktionen. Somit können Wörter flektiert und damit grammatikalisch korrekte Aussagen gebildet werden.

> **Soll es einem Kind, einer jugendlichen oder erwachsenen Person ermöglicht werden, komplexe und vor allem grammatikalisch korrekte Sätze zu bilden, ist die Versorgung mit einer komplexen elektronischen Kommunikationshilfe die auszuwählende UK-Methode.**

Während vor wenigen Jahren komplexe elektronische Kommunikationshilfen noch schwere, große und wenig modern anmutende Geräte waren und die Sprachsynthesen sich metallisch und unflüssig anhörten, hat sich in der jüngsten Vergangenheit durch den fortwährenden technischen Fortschritt einiges getan. Komplexe elektronische Kommunikationshilfen basieren mittlerweile häufig auf Tablets (Exkurs „▶ Das iPad als Kommunikationshilfe") und sind damit äußerlich kaum von herkömmlichen Multimediageräten zu unterscheiden. Und auch die **synthetisierten**

**Exkurs**

**Das iPad als Kommunikationshilfe**

Das iPad hat ohne Zweifel den Markt der elektronischen Kommunikationshilfen in den letzten Jahren verändert. Es erscheinen immer mehr UK-Apps im App Store, auf einschlägigen Kongressen und Symposien ist das iPad in aller Munde und auch die Hilfsmittelfirmen haben Wege gefunden, wie sie iPad-basierte Kommunikationshilfen vertreiben können.

Warum ist das iPad so populär? Auf der einen Seite steht die Tatsache, dass das iPad als Unterhaltungsmedium entwickelt wurde und nicht als Hilfsmittel. Daher werden iPads sowohl von unterstützt kommunizierenden Personen als auch von deren Umfeld als cool, „normal" und nicht stigmatisierend wahrgenommen. Zudem sind iPads leicht und können überall mit hingenommen werden, was

2

gerade für laufende UK-Nutzer häufig ein wichtiger Aspekt ist. Darüber hinaus besteht ein recht einfacher Zugang zum iPad. In vielen Familien besitzt ein Familienmitglied bereits ein iPad, sodass es naheliegt, mal zu schauen, welche UK-Apps es gibt und sie erstmals zu testen, bevor überhaupt eine Sprachtherapeutin oder eine andere beratende Person hinzugezogen wird. Auf der anderen Seite steht die Fülle an bereits existierenden Apps, die sich voraussichtlich auch in Zukunft weiter ausbauen wird. Es gibt einfache Apps zur Anbahnung eines Verständnisses von Ursache-Wirkungs-Zusammenhängen, Apps, die einfache Aussagen oder *Social scripts* abspielen, solche, die bereits ein recht komplexes symbolbasiertes Vokabular anbieten, und Apps mit Bildschirmtastaturen für Nutzer mit Schriftsprachfähigkeiten. In Anhang A1 befindet sich eine Tabelle, die eine Auswahl aktueller UK-Apps aufführt.

Sicherlich können iPads auch für Sprachtherapeutinnen eine Bereicherung in der Arbeit mit (potenziell) unterstützt kommunizierenden Patienten darstellen. Es zeichnet sich ab, dass immer mehr logopädische Praxen eigene iPads anschaffen und diese nicht nur mit Lern- und Therapie-Apps, sondern auch mit UK-Apps bestücken. Denn mit Hilfe des iPads können wichtige diagnostische Informationen gesammelt werden. Hat ein Patient grundsätzlich Interesse an dem Medium? Besitzt die Person ein Symbolverständnis? Kann sie das iPad motorisch bedienen? Wie komplex müsste eine individuelle Kommunikationsoberfläche gestaltet sein? Diese Informationen können dann genutzt werden, um eine optimale individuelle Versorgung mit einer Kommunikationshilfe zu initiieren.

Doch ein iPad hat, gerade wenn es um eine individuelle Versorgung geht, seine Grenzen. Viele vor allem kostenlose und günstige Apps, scheinen auf den ersten Blick ähnlich zu den Inhalten von klassischen Kommunikationshilfen zu sein. Bei einer genaueren Betrachtung stellt sich jedoch häufig heraus, dass sie beispielsweise in ihren Funktionen eingeschränkt sind, zu wenig oder unpassendes Vokabular anbieten oder keine oder nur eine unzureichende Bearbeitung ermöglichen. Gerade im Bereich komplexer symbolbasierter Kommunikation fehlt es bislang an Alternativen zu bekannten Vokabularstrategien. Häufig sprechen auch motorische Beeinträchtigungen gegen die Nutzung des iPads. Beispielsweise existieren für viele Apps keine Fingerführungen oder die Nutzung eines Scanningverfahrens wird von der App nicht unterstützt. Zudem ist es bisher nicht möglich, ein iPad über eine Augensteuerung anzusteuern.

Die beispielhaft aufgeführten Grenzen machen deutlich, dass das iPad nicht per se die richtige individuelle Versorgung als Kommunikationshilfe darstellt. In jeder Planung eines ergänzenden oder alternativen Kommunikationssystems sollten weiterhin die individuellen Bedürfnisse und Fähigkeiten der unterstützt kommunizierenden Person im Vordergrund stehen. Von diesen ausgehend sollte eine individuelle Versorgung mit dem Ziel, die größtmögliche kommunikative Kompetenz zu erreichen, geplant werden.

**Stimmen** klingen inzwischen **angenehm** und können in Tonhöhe und Geschwindigkeit so angepasst werden, dass die Stimme zu deren Nutzer passt. Darüber hinaus wurden aufgrund des immer größer werdenden Kreises unterstützt kommunizierender Kinder und Jugendlicher auch **kindliche Sprachsynthesen** entwickelt. Moderne Kommunikationshilfen bieten zudem häufig die Möglichkeit, **Umfeldsteuerung** zu betreiben. Eingebaute Infrarotsender und -empfänger ermöglichen dann beispielsweise, über die Kommunikationshilfe einen Fernseher zu bedienen. Bei Kindern, Jugendlichen und Erwachsenen, die aufgrund motorischer Beeinträchtigungen nicht in der Lage sind, eine herkömmliche Fernbedienung zu nutzen, kann dieser Zusatz sehr wertvoll sein. In der Regel lassen sich die meisten Kommunikationshilfen zusätzlich mit dem Internet verbinden. In der Kommunikationssoftware integrierte Apps oder Seitensets ermöglichen dann eine **Fernkommunikation (z. B. E-Mail oder Videochat)** und die **Nutzung von Social-Media-Kanälen (z. B. Facebook oder Twitter)**. Auch die **Kopplung mit einem Smartphone** ist bei einigen Kommunikationshilfen möglich, sodass Telefonate geführt und SMS verschickt werden können.

Hardware-**Unterschiede** zwischen verschiedenen Kommunikationshilfen bestehen u. a. auch in den möglichen **Ansteuerungsmethoden**. Einige sind ausschließlich über einen Touchscreen bedienbar, andere verfügen zusätzlich über die Möglichkeit, Taster für ein Scanningverfahren anzuschließen oder über Bluetooth zu koppeln. In manchen Kommunikationshilfen ist eine Augensteuerung verbaut, andere können mit einem Augensteuerungsmodul nachgerüstet werden. Wieder andere bieten die Möglichkeit, alle erdenklichen Ansteuerungsmethoden zu nutzen (▶ Abschn. 6.2). Für Informationen über bestimmte Kommunikationshilfen und deren Ausstattung verweisen wir auf die entsprechenden Hilfsmittelfirmen (Anhang A3), da an dieser Stelle nicht weiter auf konkrete Geräte eingegangen wird.

Der **größte Unterschied zwischen den existierenden Kommunikationshilfen** lässt sich nämlich nicht in der Hardware ausmachen, sondern **in den darauf enthaltenen Vokabularstrategien**, die sich erheblich in der Art und Weise unterscheiden können, wie Vokabular organisiert und präsentiert wird.

**Definition**

Mit dem Begriff **Vokabularstrategie** wird die Anordnung und Kombinationslogik von Symbolen zur Zusammenstellung und Tätigung einer Äußerung auf einer elektronischen Kommunikationshilfe bezeichnet.

Es muss beachtet werden, dass einige Vokabularstrategien ausschließlich in Kombination mit einem Hilfsmittel über Hilfsmittelfirmen bezogen werden können. Andere Vokabularstrategien wiederum, die auf Tablets genutzt werden können, sind inzwischen in App-Stores herunterladbar. Da es inzwischen eine Vielzahl unterschiedlicher Ansätze gibt, besteht im Rahmen dieses Buches nicht die Möglichkeit, alle existierenden Vokabularstrategien darzustellen. Stattdessen sollen einige zurzeit populäre Strategien exemplarisch vorgestellt werden. Zudem sei darauf hingewiesen, dass sich auch der Bereich der Softwareentwicklung einer stetigen Weiterentwicklung unterzieht. Daher kann es passieren, dass einige hier aufgeführte Informationen zu gegebener Zeit nicht mehr ganz aktuell sind. Für die neusten Informationen beachten Sie daher bitte auch die Homepages der Hersteller und Hilfsmittelfirmen (Anhang A3).

Grundsätzlich unterscheidet man bei symbolbasierten Vokabularstrategien zwischen solchen, die eine **1-zu-1-Korrespondenz** nutzen, und denen, die mit Hilfe einer **semantischen Kodierung** aufgebaut sind (Müller und Gülden 2016). Vokabularstrategien mit einer 1-zu-1-Korrespondenz werden manchmal auch als seitenbasierte Systeme bezeichnet. Sie ordnen einem Wort bzw. einer Aussage ein bestimmtes Symbol zu. Ein Vokabular, das beispielsweise 1000 Wörter darstellt, nutzt dafür 1000 verschiedene Symbole. Die Anordnung des Wortschatzes erfolgt dabei nach lexikalischen und grammatikalischen Aspekten. Das semantische Kodieren hingegen, das ausschließlich von Minspeak-Anwendungsprogrammen genutzt wird, unterscheidet sich davon erheblich „Minspeak […] ist eine Kodierungsstrategie, die die Mehrfachbedeutung von Symbolen systematisch nutzt, um die Anzahl der Symbole in einem Sprachdarstellungssystem zu reduzieren" (Müller und Gülden 2016, S. 21). Im Folgenden sollen Vokabularstrategien aus beiden Ansätzen exemplarisch vorgestellt werden.

### Vokabularstrategien mit einer 1-zu-1-Korrespondenz

#### ■ MyCORE

MyCORE ist die **elektronische Weiterentwicklung der „Kölner Kommunikationsmaterialien"** (Boenisch et al. 2007) (▶ Abschn. 2.4.1, „▶ Individualisierbare symbolbasierte Kommunikationsmaterialien"). Der Aufbau, die Vokabularauswahl sowie die Farbkodierung der Vokabularstrategie sind weitestgehend identisch zu den nichtelektronischen Materialien, sodass bereits Erlerntes von der nichtelektronischen auf die elektronische Kommunikationsform (und umgekehrt) übertragen werden kann. So wird es unterstützt kommunizierenden Personen, die bereits Erfahrungen mit den nichtelektronischen Materialien gesammelt haben, vereinfacht, auf die elektronische Kommunikationshilfe umzusteigen. Zudem wird eine multimodale Kommunikation begünstigt. Die Vokabularstrategie ist vor allem für Kinder entwickelt worden, kann mit etwas Aufwand inhaltlich aber auch für Jugendliche und Erwachsene angepasst werden.

MyCORE existiert in folgenden drei Varianten:

- MyCORE Vollversion (ca. 2400 Wörter)
- MyCORE reduzierte Version (ca. 800 angezeigte und 1200 ausgeblendete Wörter)
- MyCORE Mini (ca. 300 angezeigte und 200 ausgeblendete Wörter, größere Felder)

Alle drei Varianten nutzen die METACOM-Symbole (Kitzinger 2018). Die ◘ Abb. 2.22 zeigt die MyCore-Vollversion.

Der Aufbau der Vokabularstrategie zeichnet sich durch einen großen statischen Bereich aus, der mit **Kernvokabular** gefüllt ist. So können viele kleine Aussagen gebildet werden, ohne dass eine Kategorie oder eine weitere Seite geöffnet werden muss (z. B. „ich auch", „du nicht", „Wir wollen mal gucken" oder „Dürfen wir spielen?"). Dieser sogenannte **statische Rahmen** ist nach Wortarten sortiert und so angeordnet, dass möglichst viele Aussagen von links nach rechts in Schreib- und Leserichtung gebildet werden können. Die Wortarten sind genauso wie in den nichtelektronischen Materialien in Anlehnung an die Sprachfördermaterialien von Maria Montessori farblich markiert (Boenisch und Sachse 2007).

In der Mitte des Bildschirms befindet sich ein kleiner dynamischer Bereich, der sich visuell verändert, während der statische Rahmen immer gleich bleibt. Über eine Kategorienzeile wird in diesem **dynamischen Block Randvokabular** aufgerufen, das nach Themen sortiert ist. So können Kern- und Randvokabular schnell miteinander kombiniert werden. Die im dynamischen Block aufgerufenen Wörter sind zur besseren Orientierung alphabetisch angeordnet.

Da MyCORE eine **Einzelwortstrategie** ist, befinden sich in allen Kategorien einzelne Wörter und keine vorgegebenen Phrasen. MyCORE-Nutzer sollen Aussagen Wort für Wort selbst zusammensetzen können, um somit auch den natürlichen Spracherwerb zu unterstützen. Für besonders wichtige und häufig genutzte Phrasen existiert aber die Kategorie Plaudern, in der ganze vorgefertigte Sätze zur Verfügung gestellt werden (z. B. „Ich brauche Hilfe" oder „Ich muss zur Toilette"). Ergänzt wird das Vokabular durch eine Medien- und Extras-Kategorie, in der z. B. Platz für Fotoalben, Videos oder Musik und digitale Konsequenzpläne ist. Zudem besteht Zugriff auf eine **Tastaturseite**, die wahlweise in ABC-, Block- oder QWERTZ-Anordnung dargestellt werden kann. Für alle Layouttypen gibt es **eine lautgetreu und eine nicht lautgetreu sprechende Version**.

Eine weitere Besonderheit von MyCORE ist die Art und Weise, wie grammatikalisch korrekte Satzstrukturen gebildet werden. Da Sachse et al. (2013) für eine konsequente Nutzung einer manuellen Grammatik plädieren, weil Kinder und Jugendliche nur so lernen, richtige Formen zu erkennen und zu bilden, ist im MyCORE **keine automatische Grammatik** (Automorphen) integriert. Grammatikalische Formen müssen also aktiv selbst von den Kindern und Jugendlichen gebildet werden. Als Hilfestellung können Endungen ausgetauscht und angehört werden, ohne dabei etwas löschen zu müssen. Durch das Experimentieren mit Endungen können sie sich so der Zielstruktur nach und nach annähern. Während in der Vollversion alle grammatikalischen Formen des Deutschen angeboten werden, beinhaltet die reduzierte Version etwas weniger Grammatikfunktionen und die Mini-Version nur diese, die Kinder in einer frühen Phase der Sprachentwicklung nutzen (z. B. die Pluralform, das Partizip II und das besitzanzeigende „-s").

| X% | alles löschen | | | | | | | | | aufklappen | Wort | -en |
|---|---|---|---|---|---|---|---|---|---|---|---|---|
| Plaudern | Menschen | Essen/Trinken | Körper | Zeit | Kita/Schule | Freizeit | Haus | Unterwegs | Tiere/Natur | Medien/Extras | Abc! +123 | |
| Plaudern | Unterhalten | Gefühle | Kommentare | Streiten/Vertragen | Betonen | Mitteilungsheft | Ich-Buch | Gespräch ... | | | A/a | |
| der | die | das | ein | weitere | aber | oder | und | weitere | was | wie | wo | weitere |
| mein | dein | sein | weitere | auf | in | mit | zu | weitere | dann | immer | jetzt | schon |
| ich | Mama | Papa | -e | Hi | | | | Plaudern | geben | gehen | gucken | Hallo |
| du | dürfen | haben | -(e)st | Wie geht's? | ... gestern? | ... Neues? | Weißt du was? | besuchen | hören | kommen | machen | doch |
| er | sie | es | -(e)t | Das darf ... | ... dickes Ei! | | | telefonieren | sagen | spielen | stehen | OK |
| wir | können | möchten | -en | ... erzählen | ... ist gut. | ... egal | ... weiß nicht | treffen | warten | wissen | weitere | Quatsch |
| ihr | müssen | sein | -(e)t | einverstanden | | | | verabreden | auch | da | mal | vielleicht |
| sie | sollen | werden | -en | muss mal ... | ... muss los | Bis später. | Ciao | | nicht | noch | noch mal | Tschüss |
| JA | wollen | alle | kein | weitere | fertig | ganz | gut | lang | weitere | so | weitere | NEIN |

**Abb. 2.22** Vokabularstrategie MyCORE (Vollversion). (© Forschungs- und Beratungszentrum für Unterstützte Kommunikation (fbz uk); METACOM Symbole © Annette Kitzinger. Mit freundlicher Genehmigung)

2

**Es gibt Vokabularstrategien, in die eine automatische Grammatik bzw. ein Automorphen integriert ist. Hierdurch werden bei einfachen Satzstrukturen grammatische Formen automatisch generiert. Ein Nutzer muss dann keine Flexionen selbst vornehmen. Im MyCORE und in manchen anderen Vokabularstrategien wird bewusst auf diese automatische Grammatik verzichtet. Grammatikalische Anpassungen müssen somit aktiv manuell vorgenommen werden. Dieses kann vorteilhaft sein, wenn Kinder und Jugendliche grammatische Funktionen gezielt erlernen und anwenden sollen.**

Zudem wurde bei der Konzeption des Vokabulars überlegt, wie es Bezugspersonen erleichtert werden kann, permanent als Modell zu fungieren. MyCORE stellt die Möglichkeit zur Verfügung, Wörter mit einem dicken Rahmen zu markieren, sodass Vokabular nach dem Konzept der **Fokuswörter** (► Abschn. 2.6.4) erarbeitet werden kann. Wichtige Wörter werden damit visuell so hervorgehoben, dass sowohl der unterstützt kommunizierenden Person als auch ihren Kommunikationspartnern verdeutlicht wird, welche Wörter gerade im Fokus stehen. Dabei können sowohl einzelne Wörter als auch Kategorien oder grammatikalische Formen als Zielstrukturen gekennzeichnet werden.

- **Compass mit Gateway**

„Compass" ist eine Software der Firma TobiiDynavox, die auf verschiedenen Kommunikationshilfen des Herstellers (z. B. „TobiiDynavox I-12+" oder „I-1-10") installiert oder als App im iTunes Store erhältlich ist. Sie beinhaltet die Vokabularstrategie „Gateway", die von der amerikanischen Sprachtherapeutin Dr. Joan Bruno in den USA entwickelt wurde (Bruno 2018). „Gateway" ist eine **Einzelwortstrategie**, die es ermöglicht, Aussagen Wort für Wort zusammenzusetzen, diese in einer Nachrichtenzeile zu sammeln und anschließend aussprechen zu lassen. Das Vokabular ist dabei durch den ***Fitzgerald Key*** organisiert. Wortarten sind farblich markiert und den Kategorien *Personen/Fürwörter* (gelb), *tun* (grün), *Wiewörter/Zeit* (blau), *kurze Wörter/Begleiter* (rot), *Dinge* (orange) und *Orte* (violett) zugeordnet.

Auf der Startseite befinden sich Felder mit einem weißen Hintergrund, welche nach Betätigung direkt eine Sprachausgabe auslösen und/oder in die Nachrichtenzeile gesetzt werden. Felder, die sowohl einen farbigen Hintergrund als auch die Form eines Ordners haben, repräsentieren Kategorien und sind mit einer entsprechenden Seite verknüpft. Ergänzt wird dieses durch eine sogenannte *Plauderecke*, die Platz für ganze Sätze (z. B. *alltägliche Phrasen, wichtige Fragen, schnelle Sätze zum Spielen, Lernen* oder *über die eigene Person*) bietet und einem *Schneller Bereich*, auf den ständig zugegriffen werden kann, unabhängig davon, welche Unterkategorie geöffnet ist. Dieser ist wiederum mit den wichtigsten Wörtern und gesprächssteuerndem Vokabular gefüllt. Zusätzlich wird in den komplexeren Stufen eine **Buchstabenseite** angeboten.

Eine Besonderheit der Vokabularstrategie ist die **optional einstellbare automatische Grammatik**. Ist diese aktiviert, werden Verben in einfachen Satzstrukturen automatisch flektiert. Sätze wie z. B. „Ich möchte nicht arbeiten", „Bist du auch hungrig?" oder „Wir haben Pommes gegessen" können gebildet werden, ohne dass aktiv Grammatik angewandt werden muss. Greift die automatische Grammatik nicht, (z. B. bei dem Satz „Der Hund fressen Fleisch") steht ein **Wortbaukasten** zur Verfügung, in dem grammatikalische Funktionen bereit gestellt werden. Auf die automatische Flexion von Wörtern kann jedoch auch verzichtet werden, sodass der Nutzer immer aktiv die grammatischen Anpassungen vornehmen kann.

Die „Gateway"-Strategie existiert bereits seit vielen Jahren und wurde ständig weiterentwickelt, sodass es heute verschiedene Komplexitätsstufen mit wiederum unterschiedlichen Symbolsammlungen gibt. Zur Verfügung stehen mehrere Stufen mit **METACOM-Symbolen** (Kitzinger 2018) und weitere Stufen mit **PCS-Symbolen** (TobiiDynavox 2000–2012) (Übersicht 2.3).

**Übersicht 2.3**
**Gateway-Stufen**
- Mit PCS-Symbolen: Gateway 12, 20, 20 Plus, 40 und 60
- Mit PCS-Thinline-Symbolen: Gateway 30 Erwachsene und Gateway 40 Erwachsene
- Mit METACOM- Symbolen: Gateway 12, 20, 20 Plus und 40
- Textbasierte Varianten: Gateway 40, 60 und Pro

Die ◘ Abb. 2.23 zeigt die Startseite von „Gateway 40“ mit METACOM-Symbolen (Kitzinger 2018).

Darunter befinden sich zwei **Stufen, die speziell für Erwachsene konzipiert wurden**. Diese zeichnen sich durch eine erwachsenengerechte Vokabularauswahl und weniger kindliche Symbole aus. Zusätzlich stehen textbasierte „Gateway“-Stufen bereit, bei denen die Präsentation des Vokabulars ausschließlich mit Hilfe eines Schriftbildes erfolgt.

**Tipp**

Auf der Homepage von TobiiDynavox steht u. a. eine zeitlich begrenzte Testversion zur Verfügung. Diese verfügt inhaltlich über keine Einschränkungen und bietet vollen Zugriff auf die „Gateway"-Vokabularstrategie.

Wer sich – beispielsweise für ein praxiseigenes iPad – die Vollversion der „Gateway"-Strategie kaufen und im iTunes Store herunterladen möchte, sollte unbedingt darauf achten, „TobiiDynavox Compass mit Gateway" zu suchen. Denn die App ist auch ohne die Vokabularstrategie „Gateway" erhältlich.

### Communicator 5

Der „Communicator 5“ ist an sich keine Vokabularstrategie, sondern ein **umfassendes Softwarepaket** von TobiiDynavox, das viele verschiedene Kommunikationsoberflächen und -strategien beinhaltet. Er stellt u. a. Inhalte für erste Schritte in der UK bereit, aber auch vorgefertigte, symbolbasierte Vokabularstrategien in unterschiedlichen Komplexitätsstufen sowie schriftbasierte Inhalte für Personen mit Schriftsprachfähigkeiten. Darüber hinaus besteht die Möglichkeit, selbst Vokabularoberflächen zu erstellen, sodass der Communicator 5 **altersunabhängig einsetzbar** ist. Die vorgefertigten Grundinhalte werden wie folgt gegliedert:

- **Angehende Kommunikation:** Dieser Bereich enthält das Vokabular „Sono Primo“, das ganz einfache, symbolbasierte Inhalte für ausgewählte Kommunikationssituationen zur Verfügung stellt. Zudem besteht Zugriff auf zahlreiche einfach aufbereitete Spiele und Szenenbilder, um die Fähigkeit zu fördern, eine Auswahl zwischen mehreren Alternativen zu treffen (z. B. vier Felder mit „Lass uns Kuckuck spielen“, „Lass uns essen“, „Lass uns Seifenblasen machen“ und „Lass uns gehen“).
- **Symbolkommunikation:** Hier findet man ein individualisierbares Ich-Buch (Exkurs ► Ich-Bücher), Seitensets mit visuellen Szenen sowie die Vokabularstrategien „Sono Flex“, „Sono Lexis“ und „LiterAACy“ in unterschiedlichen Komplexitätsstufen.
- **Textkommunikation:** Der Bereich der Textkommunikation beinhaltet eine Vielzahl unterschiedlicher Tastaturen für Menschen mit Schriftsprachfähigkeiten (z. B. QWERTZ- oder ABC-Anordnung, eine geteilte Tastatur oder Tastaturen mit sehr großen Tasten). Darüber hinaus gibt es hier einen Bereich, in dem Sätze für einen schnellen Zugriff in Kategorien gespeichert werden können. Zusätzlich stehen zahlreiche Seitensets für die Fernkommunikation (z. B. E-Mail, SMS, Telefonie, Skype) zur Verfügung (TobiiDynavox, ► http://www.tobiidynavox.de/communicator5/inhalte/).

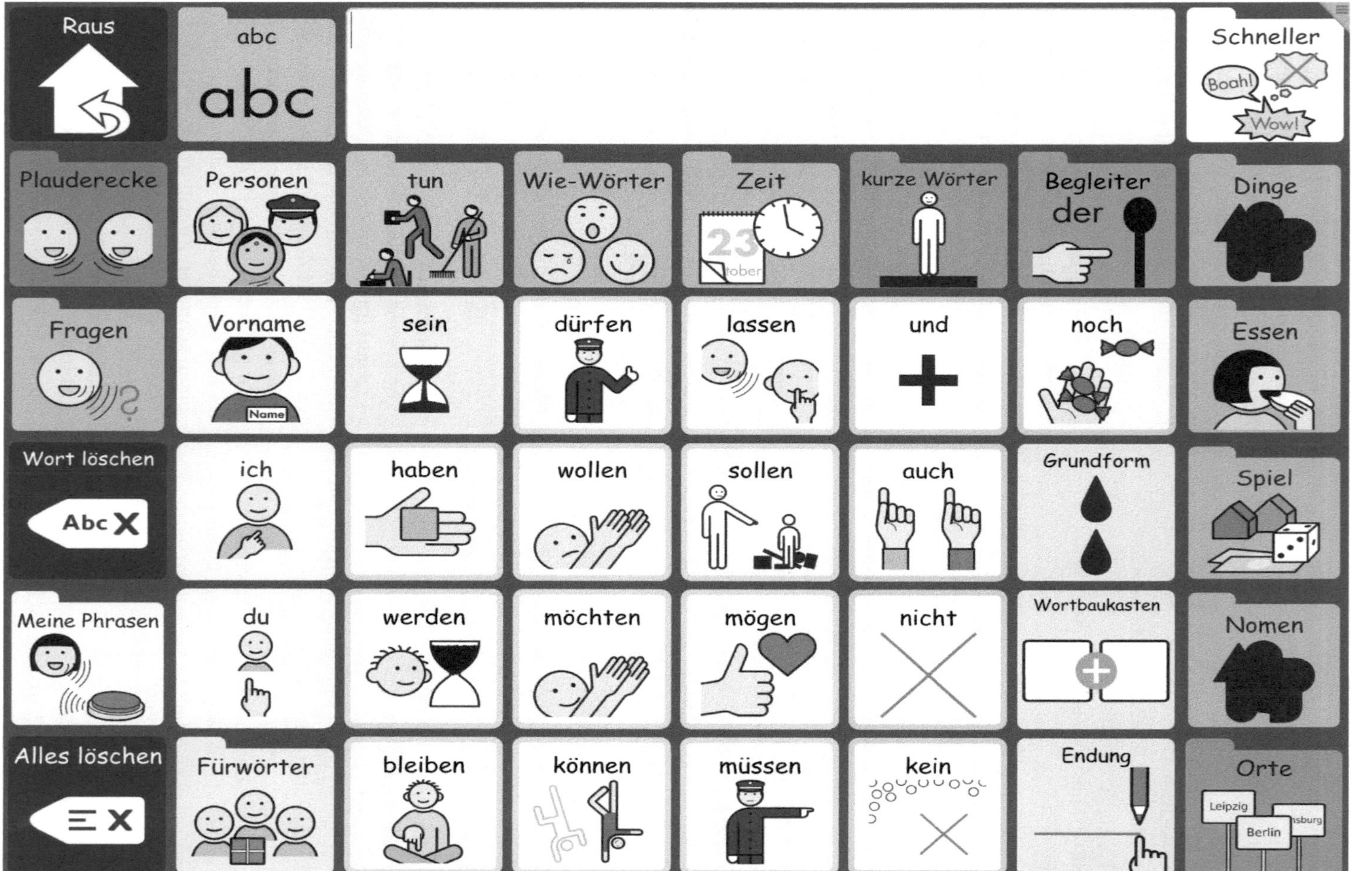


■ **Abb. 2.23** Vokabularstrategie „Gateway" (Startseite mit 40 Feldern und METACOM-Symbolen). (© TobiiDynavox, ► http://www.tobiidynavox.de/, METACOM Symbole © Annette Kitzinger. Mit freundlicher Genehmigung)

**Exkurs**

### Ich-Bücher

Ein Ich-Buch kann ein wichtiger Teil eines Kommunikationssystems einer unterstützt kommunizierenden Person sein. Es dient als Informationsquelle für Bezugspersonen, als Möglichkeit, sich neuen, bisher unvertrauten Personen vorzustellen, und bietet zahlreiche Kommunikationsanlässe, die zu weiteren Gesprächen führen können. Es enthält Informationen über das Kind, den Jugendlichen oder Erwachsenen, die nicht lautsprachlich von diesem weitergegeben werden können. Mögliche Themen innerhalb eines Ich-Buches könnten sein:

- *Wie ich heiße/wie ich aussehe*
- *Wo ich wohne*
- *Wo ich arbeite/lerne*
- *Wie ich kommuniziere*
- *Meine Familie*
- *Meine Freunde*
- *Meine Klasse/meine Kolleginnen und Kollegen*
- *Was ich mag*
- *Was ich gar nicht mag*
- *Wovor ich Angst habe*
- *Was ich erlebt habe*
- *Besonderes*
- *Assistenzbedarf*

Grafisch kann ein Ich-Buch mit Fotos, Symbolen, Aufklebern, kleinen Andenken oder Notizen versehen werden. Wichtig ist, dass ein Nutzer sein Ich-Buch immer (ggf. mit Unterstützung) selbst gestaltet und dieses nur Informationen enthält, die dieser von sich weitergeben möchte. Daher entspricht ein Ich-Buch dem Abstraktionsvermögen des Nutzers und ist immer in der Ich-Form geschrieben.

Ich-Bücher können wichtige Informationsquellen gerade für neue und unbekannte Personen sein. Sie dienen in unvertrauten Situationen als Eisbrecher und bieten einen ersten Kommunikationsanlass. Zudem kann sich mit einem Ich-Buch auch mit nahen Bezugspersonen immer wieder ein Gesprächsanlass über persönliche Vorlieben, Erlebtes und Zukünftiges ergeben. Auch können diese genutzt werden, um sich beispielsweise in einer neuen Klasse oder einem neuen Arbeitsbereich vorzustellen.

Es gibt verschiedene Arten, um Ich-Bücher zu erstellen. Eine klassische Variante wäre eine papierbasierte, ausgedruckte Version, die z. B. mit Hilfe von PowerPoint erstellt werden kann. Aber auch eine reine PowerPoint-Version hat Vorteile, da diese Tondateien und Videos enthalten und bei Bedarf mit einem externen Taster von dem Nutzer selbst angesteuert werden kann. Auf dem iPad lassen sich Ich-Bücher beispielsweise mit Hilfe des „Book Creators" oder der „GoTalk NOW"-App erstellen. Viele Nutzer von komplexen elektronischen Kommunikationshilfen integrieren Ich-Bücher in ihre jeweilige Vokabularoberfläche.

Vorlagen für Ich-Bücher als PowerPoint-Datei oder für „GoTalk NOW" sind auf der Internetseite ▶ https://die-uk-kiste.jimdo.de herunterladbar (▶ https://die-uk-kiste.jimdo.com/themen/unterst%C3%BCtzte-kommunikation/ich-b%C3%BCcher/; Stand: November 2017).

Das Erstellen eigener Seitensets erfolgt in einem Bearbeitungsmodus, der zahlreiche Werkzeuge zur Verfügung stellt. Hier ist es möglich, einfache Kommunikationsoberflächen mit wenigen Feldern zusammenzustellen, aber auch komplexe Seitensets z. B. mit einer Startseite und mehreren Unterkategorien. Im Gegensatz zur „GoTalk NOW-App (siehe unten, Abschn. „GoTalk NOW") sind hier keine Rastergrößen vorgegeben und die Anzahl der Felder frei bestimmbar. Es besteht Zugriff auf die Symbolsammlungen PCS (TobiiDynavox 2000–2012), Symbolstix (Symbolstix LLC 2000–2018) und METACOM (Kitzinger 2018). Aber auch Fotos und andere Bilddateien können integriert werden.

Die für die unterstützt kommunizierende Person wichtigen **Inhalte können auf einer Startseite als Kacheln zusammengestellt werden**, sodass eine ganz individuelle Startseite entsteht. Es ist aber auch möglich, ein einziges Seitenset als Startseite festzulegen, sodass der „Communicator 5" ausschließlich dieses anzeigt, wenn er gestartet wird.

**Tipp**

Auf der Homepage von „TobiiDynavox" kann eine kostenlose Demoversion des „Communicator 5" heruntergeladen werden. Diese Demoversion kann auf Windows-PCs und Tablets installiert werden und z. B. von Sprachtherapeutinnen genutzt werden, um sich die zahlreichen Möglichkeiten des Softwarepakets anzusehen oder um für Patienten Vokabular zu erstellen oder zu individualisieren.

■ **Grid 3**

„Grid 3“ der Firma TobiiDynavox (ehemals Smartbox Assistive Technology) ist genauso wie der „Communicator 5“ keine Vokabularstrategie, sondern eher ein Rahmen, der viele verschiedene Kommunikationsmöglichkeiten **für unterschiedliche Nutzergruppen und Altersstufen** bereitstellt. Zur Verfügung stehen:

- **Visuelle Szenen** und weitere einfache Oberflächen zur Anbahnung eines Verständnisses für Ursache-Wirkungszusammenhänge
- **Einfache Seitensets** zur Anbahnung der Fähigkeit, aus Alternativen auswählen zu können
- **Module zur symbolgestützten Kommunikation** (Symbol Talker A, B, C und D)
- Der **Fast Talker** (eine Oberfläche für schriftbasierte Kommunikation mit einer Tastatur, einem Satzspeicher, Zugriff auf Multimediafunktionen und der Möglichkeit, Fernkommunikation zu betreiben)
- Unterschiedliche **Bildschirmtastaturen** (QWERTZ und ABC mit Wort- und Satzvorhersage)
- **Apps** für Internetzugriff, soziale Medien, Multimedia und Datenaustausch.

Die einzelnen Elemente können zu einer individuellen Startseite zusammengestellt werden.

Auch das Erstellen eigener Seitensets in unterschiedlichen Komplexitätsstufen ist möglich. Die Anzahl der Felder auf einer Seite ist dabei frei wählbar. Sie können mit Schrift und/oder Symbolen belegt und grafisch ganz unterschiedlich gestaltet werden. Es besteht die Möglichkeit, Felder mit einer Vielzahl von Befehlen (z. B. Aktionen zu Audioaufnahmen, zur Kamera oder zur Umfeldsteuerung) zu versehen und Seiten miteinander zu verknüpfen, sodass auch komplexere Vokabulare ggf. mit Multimediafunktionen selbst erstellt werden können.

**Tipp**

Es gibt die Möglichkeit, auf der Homepage ► http://www.thinksmartbox.com eine Testversion von „Grid 3" herunterzuladen. Sprachtherapeutinnen steht dann für einen Zeitraum von 60 Tagen eine Vollversion der Software zur Verfügung, sodass sie ausführlich getestet werden kann. Für iPads existiert zudem der „Grid Player". Er ist kostenlos im App-Store erhältlich und ermöglicht den Zugriff auf verschiedene vorgefertigte Kommunikationsinhalte. Eine Bearbeitung der Seiten oder das Erstellen eigener Seitensets ist jedoch allein mit dem „Grid Player" nicht möglich.

■ **MetaTalkDE**

„MetaTalkDE“ ist eine App für das iPad und bietet eine symbolbasierte Vokabularstrategie mit METACOM-Symbolen (Kitzinger 2018) in vier unterschiedlichen Komplexitätsstufen:

- „MetaTalkDE“ 3 × 5
- „MetaTalkDE“ 4 × 7
- „MetaTalkDE“ 5 × 7
- „MetaTalkDE“ 6 × 11

Die ◘ Abb. 2.24 zeigt die Startseite von „MetaTalkDE“ 6 × 11.

Das **Vokabular ist ursprünglich für Kinder und Jugendliche erstellt worden** und beinhaltet Themen wie *Spielen*, *Schule* oder *Basteln*. Die neuste und umfassendste Stufe mit 6 × 11 Feldern wurde durch Themen wie Politik und Geografie ergänzt und soll so ein Vokabular für die ganze Lebensspanne zur Verfügung stellen. In allen Stufen besteht die Oberfläche aus einer festen Leiste an der linken Seite des Displays, einer Nachrichtenzeile und einem großen Bereich, in dem Vokabular dargestellt wird. Die feste Leiste ist immer zu sehen und bietet Platz für einen schnellen Zugriff auf wenige wichtige Wörter oder Phrasen. In der Nachrichten-

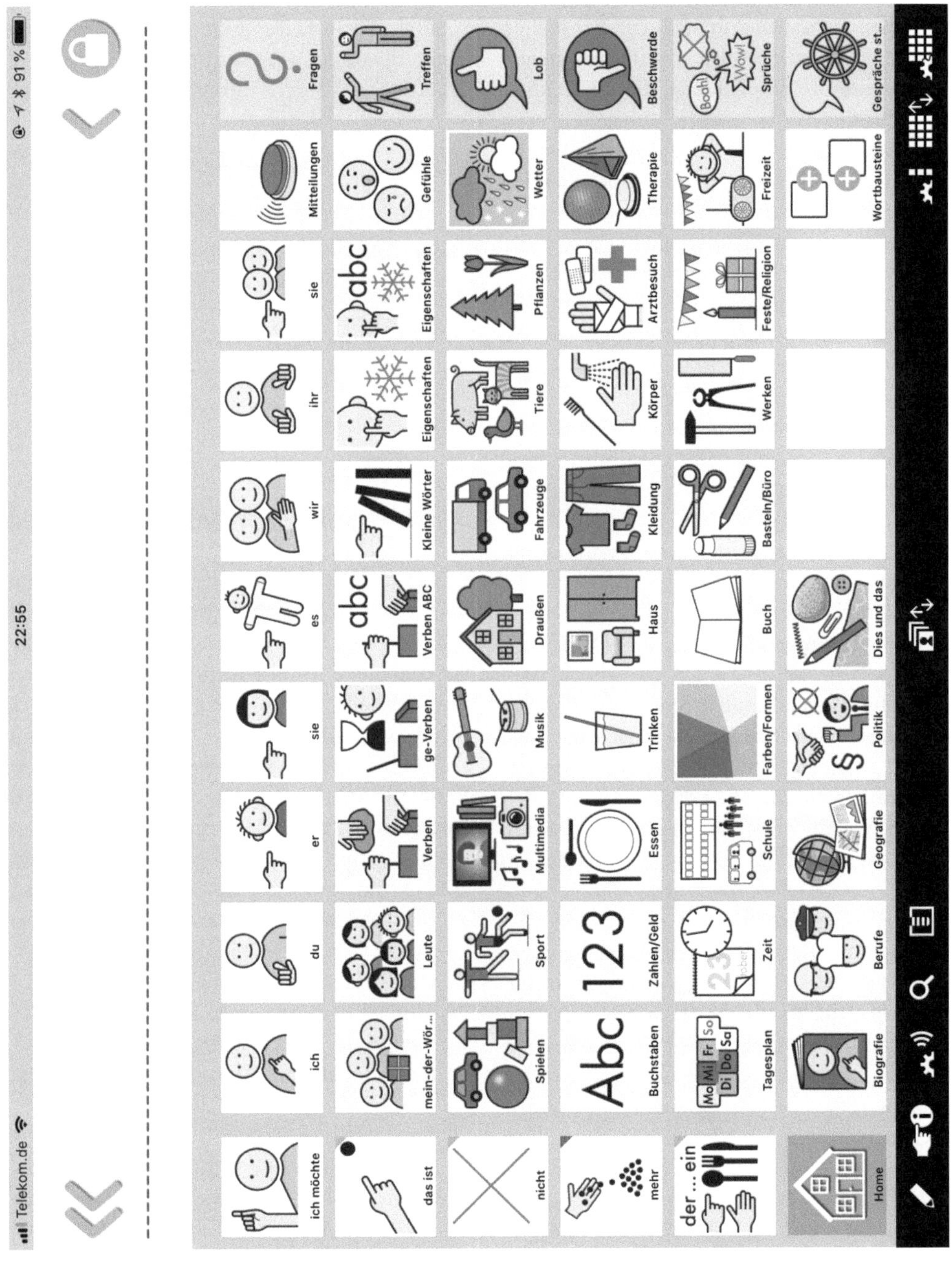

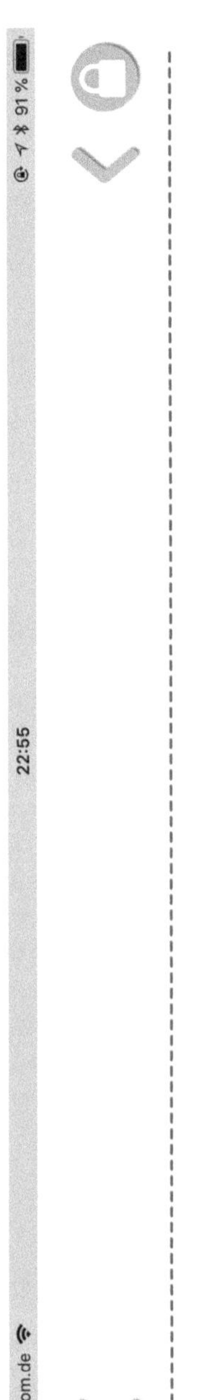


**Abb. 2.24** Startseite MetaTalkDE 6 × 11 (© Annette Kitzinger 2018, mit freundlicher Genehmigung)

zeile wird der Inhalt aller Felder, die ausgelöst werden, gesammelt. So wird es der unterstützt kommunizierenden Person ermöglicht, Aussagen selbstständig zusammenzusetzen und diese anschließend zusammenhängend aussprechen zu lassen. Im Vokabularbereich unterscheidet man zwischen weißen Feldern, die direkt sprechen und/oder in die Nachrichtenzeile gesetzt werden, und blauen Feldern, die eine Kategorie repräsentieren und zu einer entsprechenden Seite springen. „MetaTalkDE" ist somit nach dem Prinzip einer **Baumstruktur** aufgebaut. Das Vokabular ist **nach Themen sortiert**, wobei zu jedem Thema passende Satzanfänge, Fragepartikel, kleine Wörter und Verben etc. auf einer Seite dargestellt werden. Ergänzt werden können Mitteilungstasten, die mit Audioaufnahmen versehen werden können. Zusätzlich stehen Buchstabenseiten in ABC-Anordnung für den Einstieg in die schriftbasierte Kommunikation zur Verfügung.

In allen Stufen sind die Personalpronomen und die Personen mit Verbseiten verknüpft, die entsprechend flektierte Verben anbieten. Drückt man beispielsweise das Feld „ich" öffnet sich automatisch die Verbseite, auf der alle Verben in der ersten Person Singular Präsens konjugiert sind. So lassen sich Aussagen wie „ich möchte", „ich bin" oder „ich habe" erstellen, ohne aktiv grammatikalische Funktionen anwenden zu müssen. Für alle anderen Satzstrukturen (z. B. Subjekt-Verb-Objekt-Sätze mit anderen Subjekten) oder Wortformen (z. B. die Deklination von Substantiven und Adjektiven) steht eine solche „automatische" Grammatik nicht zur Verfügung. Stattdessen gibt es sogenannte **Grammatik-Pop-ups**, die durch einen langen Klick auf ein Feld ausgelöst werden. Es öffnet sich dann ein kleines, neues Fenster über dem bestehenden Vokabular (Pop-up), das entsprechende Wortformen anbietet. Alle Felder, hinter denen sich ein Grammatik-Pop-up versteckt, sind, wenn die entsprechende Einstellung aktiviert ist, mit einer farbigen Ecke versehen. Die Farben für verschiedene Wortarten können frei festgelegt werden (Kitzinger und Cidar Health Care LLC 2017).

Das Vokabular lässt sich innerhalb der App bearbeiten. So können neue Wörter und Kategorien hinzugefügt, bestehendes Vokabular gelöscht oder ausgeblendet, Tasten eingefärbt und Fotos integriert werden. Alle Bearbeitungsfunktionen sind durch einen Passcode geschützt, damit keine ungewollten Änderungen durch die unterstützt kommunizierende Person oder andere vorgenommen werden können.

**Tipp**

Neben der Vollversion von „MetaTalkDE" existiert eine „MetaTalkDE Companion App". Mit dieser preisgünstigeren Begleit-App ohne Sprachausgabe können Sprachtherapeutinnen und andere Bezugspersonen die Vokabularstrategie kennenlernen und Anpassungen vornehmen.

■ **GoTalk NOW**

„GoTalk NOW" ist eine App für das iPad, die eine Weiterentwicklung der statischen Kommunikationshilfen aus der „GoTalk"-Familie darstellt (Attainment Company). Die App beinhaltet beim Kauf keine vorgefertigte Vokabularstrategie, sondern ermöglicht das einfache und schnelle Erstellen eigener Seitensets. Da das Vokabular individuell für die unterstützt kommunizierende Person erstellt und an deren Bedürfnisse angepasst wird, **eignet sich die App grundsätzlich für Personen jeden Alters**.

In der App ist es möglich, ganz unterschiedliche Arten von Seiten zu erstellen, und zwar

- **Standardseiten:** Seiten mit einem Raster von 1, 2, 4, 9, 16, 25 oder 32 Feldern. In der Regel sind die Felder so belegt, dass eine Mitteilung direkt gesprochen wird, sobald das Feld angeklickt wird.
- **Expressseiten:** Seiten, die zusätzlich eine Nachrichtenzeile beinhalten. Der Inhalt eines Feldes wird bei Betätigung nicht direkt gesprochen, sondern in die Nachrichtenzeile gesetzt. So wird es ermöglicht, Aussagen Wort für Wort zusammenzusetzen und diese anschließend zusammenhängend sprechen zu lassen.
- **Szenenseiten:** Szenenseiten haben keine einzelnen, sichtbaren Felder, sondern

bestehen aus einem bildschirmfüllenden Foto. Dieses kann so aufbereitet werden, dass bei Klick auf einen Bereich des Fotos eine Aussage abgespielt wird.
- **Tastaturseite:** Auf der Tastaturseite öffnet sich eine Bildschirmtastatur in QWERTZ-Anordnung. Mit ihr können Nachrichten verfasst und in die Nachrichtenzeile gesetzt werden. Anschließend kann sie von der aktivierten Sprachsynthese ausgesprochen werden.

Die ◘ Abb. 2.25 zeigt eine Standardseite mit 4 Feldern zur Anbahnung einer Auswahl aus vier Alternativen.

Die Seiten werden innerhalb eines **Seiteneditors** erstellt, der so gesperrt werden kann, dass er nicht für die unterstützt kommunizierende Person zugänglich ist. Hier ist es möglich, die Felder mit Symbolen einer Symbolsammlung zu bestücken, die mit Hilfe einer Suchfunktion durchsucht werden kann. Aber auch das direkte Einbinden von Fotos und Videos ist möglich. Felder können zusätzlich mit Schrift bestück werden, die wiederum grafisch in Schriftart, -größe und -farbe verändert werden kann. Der farbliche Hintergrund sowie die Rahmenfarbe der einzelnen Felder können zusätzlich bestimmt werden.

Alle Seiten können miteinander verknüpft werden, sodass mit Hilfe der „GoTalk NOW"-App nicht nur simple Vokabularoberflächen erstellt werden können, sondern auch selbst erstellte, einfache Vokabularstrategien mit Seitenwechseln. Die individuell erstellten Seitensets werden in einem **Nutzermodus** angezeigt. Die unterstützt kommunizierende Person kann durch die verschiedenen Seiten eines Kommunikationsbuches durch zwei Pfeile in der linken und rechten Ecke des Displays, durch Wischbewegungen, einen Gehe-zu-Button oder durch die vorgegebenen Verknüpfungen der einzelnen Felder navigieren. Alle Navigationsarten können deaktiviert werden, wenn dieses nötig ist. Darüber hinaus können verschiedene **Kommunikationsbücher** erstellt werden, die wiederum aus zahlreichen Seiten bestehen können. Dieses bietet sich beispielsweise an, wenn einer unterstützt kommunizierenden Person für verschiedene Situationen oder Lebensbereiche unterschiedliche Bücher

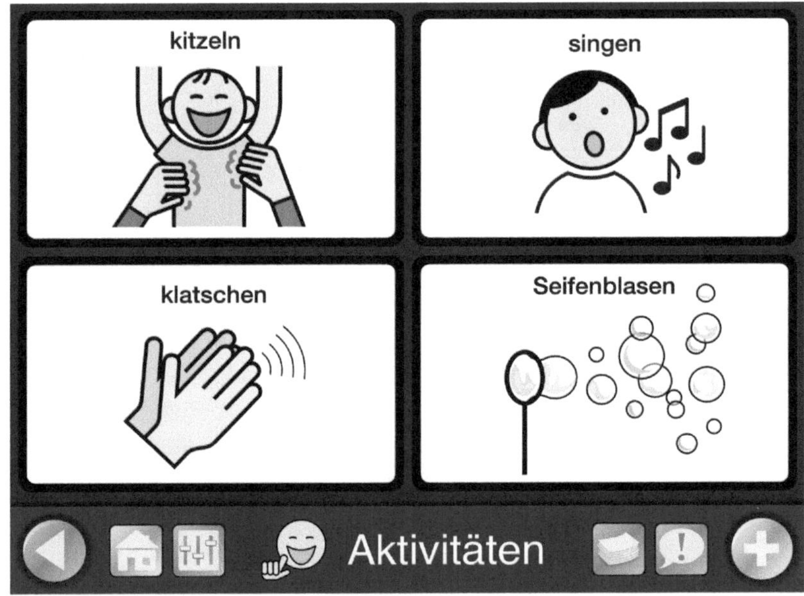


◘ **Abb. 2.25** Standardseite in „GoTalk NOW" mit 4 Feldern. (© Attainment Company Inc.; METACOM Symbole © Annette Kitzinger. Mit freundlicher Genehmigung)

2

zur Verfügung gestellt werden sollen (z. B. ein Kommunikationsbuch für die Schule, ein weiteres Kommunikationsbuch für die Sprachtherapie sowie zusätzlich ein Ich-Buch). Kommunikationsbücher können mit anderen iPads, auf denen die App installiert ist, u. a. über Airdrop geteilt werden. Zudem können sie in einer privaten oder öffentlichen **Online-Galerie** anderen Nutzern zur Verfügung gestellt werden.

**Tipp**

Um die App kennenzulernen und evtl. erstmals mit Patienten zu testen, gibt es die kostenlose „Lite-Version" der „GoTalk NOW"-App. Sie ist auf fünf Kommunikationsseiten limitiert und enthält keine Möglichkeit, diese Seiten zu teilen.

### ■ RehaFoXX

RehaFoXX (■ Abb. 2.26) ist eine Vokabularstrategie der Firma Prentke Romich, die in Zusammenarbeit mit kanadischen Sprachtherapeutinnen und dem Ambulatorium für Rehabilitation der Universität Oldenburg speziell für **Erwachsene mit Aphasie oder anderen neurologischen Erkrankungen** entwickelt wurde (Prentke Romich: RehaFoXX; Rohlfing 2013).

RehaFoXX ist als Baukastensystem zu verstehen. Es besteht aus verschiedenen Modulen, die je nach Bedarf und Fähigkeiten der unterstützt kommunizierenden Person zusammengestellt werden, sodass eine individuell angepasste Vokabularstrategie entsteht.

Inhaltlich bietet RehaFoXX folgende Möglichkeiten bzw. Module:

- **Persönliche und biografische Informationen:** z. B. Informationen für Bezugspersonen zu Alltagsroutinen, Zeitstrahl für die eigene Lebensgeschichte, Notfallinformationen, personenbezogene Daten, Fotoalben
- **Alltagswortschatz geordnet nach Kategorien:** vorgefertigtes Vokabular z. B. zu den Themen *Wetter/Zeit*, *Lebensmittel*, *Leute*, *Orte* und *Dinge*

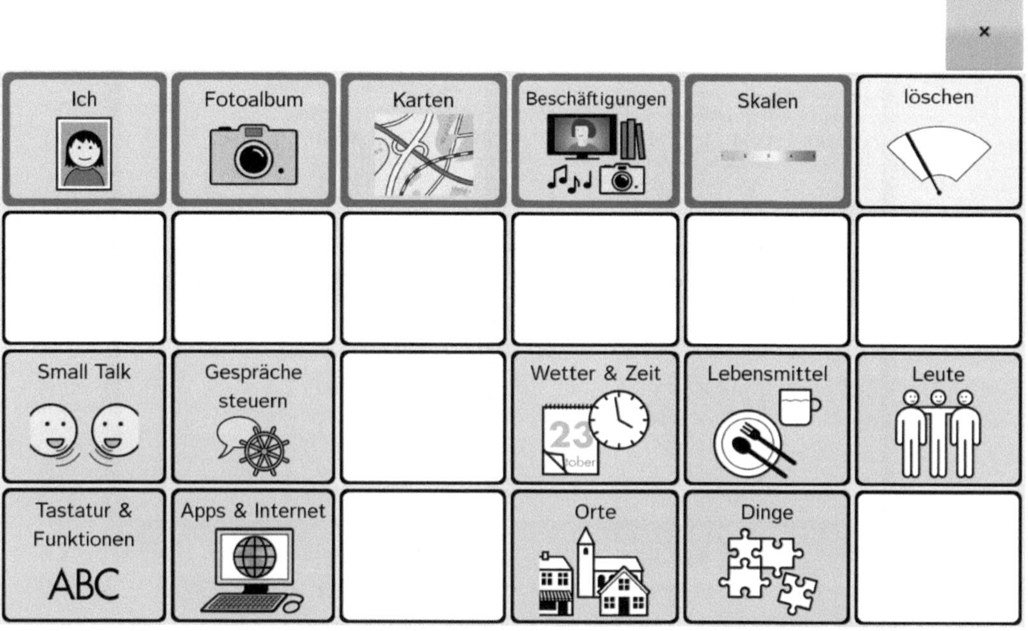


■ **Abb. 2.26** Vokabularstrategie RehaFoXX (© Prentke Romich GmbH, mit freundlicher Genehmigung)

- **Strategien zur Kommunikationssteuerung:** z. B. Einschätzungsskalen, gesprächssteuerndes Vokabular, Hinweise für Gesprächspartner
- **Sprachtherapeutische Inhalte:** eine Auswahl von Zuordnungsübungen und Mundbildern
- **Tastaturen:** in ABC- oder QWERTZ-Anordnung wahlweise lautgetreu sprechend
- **Zugriff auf verschiedene Apps und das Internet:** z. B. Kamera, Galerie, Wetter, Skype, Maps
- **Landkarten:** z. B. für verschiede Bundesländer, Europa, die Welt

Die innerhalb der Vokabularstrategie verwendeten Symbole stammen aus der METACOM-Symbolsammlung (Kitzinger 2018). Sie sollen allerdings ausdrücklich als Platzhalter verstanden werden, da sie im Rahmen der Individualisierung durch Fotos oder andere Bilddateien ausgetauscht werden können.

**Tipp**

Auf der Homepage von Prentke Romich kann der Chat Editor heruntergeladen werden. In der Bibliothek der Software sind verschiedene Vokabulare, u. a. auch das RehaFoXX, enthalten, sodass sich Sprachtherapeutinnen mit diesem Vokabular vertraut machen können. Die Sprachausgabe ist in diesem Editor deaktiviert und kann nur aktiviert werden, indem eine passende Kommunikationshilfe mit dem PC verbunden wird.

Neben den oben dargestellten Möglichkeiten existieren zahlreiche weitere Vokabularstrategien, die wie bereits erwähnt nicht alle im Detail vorgestellt werden können. Die folgende Tabelle (◘ Tab. 2.1) soll als Ergänzung verstanden werden und eine kurze Übersicht über weitere Vokabularstrategien und -oberflächen bieten:

**Tipp**

Kommt für Kinder oder erwachsene Personen eine komplexe Vokabularstrategie in Frage, muss geklärt werden, wie eine Auswahl erfolgen kann. Für Kinder, die in ihrem Syntaxerwerb unterstützt werden sollen, ebenso wie für erwachsene Personen mit erworbenen Beeinträchtigungen sind aus linguistischer Sicht solche Vokabularstrategien empfehlenswert, die dem deutschen Satzbau nahekommen. Bei ihnen ist die Bildung eines Satzes möglich, indem Symbole von links nach rechts zusammengesetzt werden. Dies ist beispielsweise bei den Vokabularstrategien „MyCORE" und „Gateway" der Fall.

### Vokabularstrategien mit semantischer Kodierung

Alle oben vorgestellten Vokabularstrategien nutzen eine 1-zu-1-Korrespondenz, um Vokabular darzustellen und zu organisieren. Ein Bildsymbol steht für eine bestimmte Bedeutung. Soll eine andere Bedeutung dargestellt werden, wird ein weiteres Bildsymbol benötigt. „Minspeak" ist die einzige (deutsche) Vokabularstrategie, die keine 1-zu-1-Korrespondenz, sondern eine semantische Kodierung nutzt.

Stellen Sie sich vor, Sie zeigen verschiedenen Personen ein Bildsymbol eines Stuhls und fragen sie, welche Wörter sie mit diesem Bild assoziieren. Zunächst wird jede Person das Wort „Stuhl" nennen. Dann aber assoziiert man das Symbol auch mit den Wörtern „Möbel", „Holz", „sitzen" oder „hart". „Minspeak" **nutzt** diese **Mehrfachbedeutung von Symbolen**, um ein umfassendes Vokabular mit einer **begrenzten Anzahl von Symbolen** darzustellen.

Bereits im Jahr 1984 wurde das erste „Minspeak"-Anwendungsprogramm (MAP) durch den Linguisten Bruce Baker veröffentlicht. Die amerikanische Firma Prentke Romich Company machte es dann durch das Gerät

**Tab. 2.1** Kurzbeschreibung zu weiteren symbolbasierten Vokabularstrategien

| Name | Entwickler | Zielgruppe | Kurzbeschreibung |
|---|---|---|---|
| Logo-FOXX | Prentke Romich | Kinder, Jugendliche und Erwachsene | LogoFOXX ist eine seitenbasierte Vokabularstrategie, die es in unterschiedlichen Komplexitätsstufen gibt (15, 24, 50, 60 oder 80 Felder). Sie ist überwiegend als Einzelwortstrategie konzipiert. Während die Stufen 15 und 24 für Anfänger in der UK gedacht sind, sind alle weiteren Stufen weitaus komplexer und ermöglichen die Flexion von Wörtern und somit das Bilden grammatikalisch korrekter Aussagen. Zur Darstellung des Vokabulars werden METACOM-Symbole genutzt. |
| ZAK | Rehavista | Kinder, Jugendliche und Erwachsene | ZAK steht für „Ziel- und anwendungsorientiert kommunizieren" und ist die elektronische Umsetzung des nichtelektronischen ZAK-Kommunikationsbuchs. ZAK ist eine von pragmatischen Startern ausgehend organisierte Vokabularstrategie. Sie kann in die Software „Compass" und „Communicator 5" sowie in die App „GoTalk Now" integriert werden. Es gibt eine Kindervariante mit METACOM-Symbolen sowie geschlechterspezifische Erwachsenenvarianten mit PCS-Thinline-Symbolen. |
| Logopad | Rehavista | Erwachsene | Die Kommunikationsinhalte des Logopads wurden für Menschen mit Aphasie und anderen erworbenen Sprech- und Sprachstörungen entwickelt. Sie sind modular aufgebaut und umfassen:<br>– ZAK9: pragmatisch organisiertes Vokabular<br>– PlanBe: interessengeleitetes Vokabular mit 4 Feldern<br>– Aphasie 16: einfache Kommunikationsinhalte, die nach einer Baumstruktur aufgebaut sind<br>– Biografie: Aufarbeitung der Biografie durch fotobasierte Seiten<br>– Szene: ermöglicht situationsbezogene Kommunikation über Szenenbilder<br>– Übung: ermöglicht Therapeutinnen das Einrichten störungsspezifischer Übungsinhalte<br><br>Alle Kommunikationsoberflächen wurden in der „GoTalk NOW"-App erstellt und können individuell miteinander kombiniert werden. |
| AGILIS | TalkTools | Kinder und Jugendliche | AGILIS ist eine komplexe Einzelwortstrategie mit ca. 2000 Wörtern. Der Aufbau entspricht einer Baumstruktur mit Ober- und Unterkategorien. Das Vokabular berücksichtigt Kern- und Randvokabular und bietet eine automatische Grammatik. Die Vokabularstrategie steht für die Software „The Grid 3" zur Verfügung. |
| REAACTIS | Talktools | Kinder Jugendliche und Erwachsene | REAACTIS richtet sich an Menschen, die Schwierigkeiten im Symbolverständnis haben. Die Vokabularstrategie nutzt Szenenbilder (meist Fotos aus dem reellen Lebensumfeld), um Zugang zu Vokabular zu schaffen. Sie kann integriert werden in die Software „The Grid 3". |
| CELERIS | Talktools | Erwachsene | CELERIS wurde entwickelt für Erwachsene mit einer geistigen Behinderung und bietet Vokabular für nachschulische Lebenswelten. Die Vokabularstrategie kann in die Software „The Grid 3" integriert werden. |

**Tab. 2.1** (Fortsetzung)

| Name | Entwickler | Zielgruppe | Kurzbeschreibung |
|---|---|---|---|
| MOBILIS | Talktools | Erwachsene | MOBILIS ist eine Vokabularstrategie, die sich an Menschen mit Aphasie und neurodegenerativen Erkrankungen richtet. Sie beinhaltet ein erwachsenengerechtes Vokabular, ein Modul, das eine automatische Verbkonjugation ermöglicht sowie einen Bereich mit Anlauthilfen. Der Wortschatz wird vorwiegend durch die „Widget Literacy Symbols" dargestellt. Auch MOBILIS ist für „The Grid 3" verfügbar. |
| Pflegeseiten | TobiiDynavox | Erwachsene | Die „Pflegeseiten" bilden ein einfaches symbolbasiertes Vokabular, das sich speziell an pflegebedürftige Erwachsene richtet. Es beinhaltet Wörter und Phrasen für die alltägliche Kommunikation, zu Grundbedürfnissen und Pflegesituationen, eine Schmerzskala sowie eine Tastaturseite. Dargestellt wird das Vokabular durch PCS-Thinline-Symbole. Integriert ist es in die Software „Compass mit Gateway". |
| Sono Flex | TobiiDynavox | Kinder und Jugendliche | Die Grundstruktur von „Sono Flex" ist nach dem Fitzgerald-Schlüssel organisiert und farblich markiert. Es können Sätze Wort für Wort zusammengesetzt werden. Dabei stehen allerdings keine Grammatikfunktionen zur Verfügung. Zusätzlich werden Kontextseiten angeboten, die verschiedene Wortarten zu einem speziellen Thema oder einer bestimmten Situation anbieten. Zur Darstellung des Vokabulars werden „Symbolstix"-Symbole verwendet. Das Vokabular ist im „Communicator 5" integriert. |
| Sono Lexis | TobiiDynavox | Kinder und Jugendliche | „Sono Lexis" ist eine komplexe, symbolbasierte Vokabularstrategie, die nach dem Fitzgerald-Schlüssel organisiert und farblich kodiert ist. Auf der Startseite werden neben Wortkategorien, die in einem dynamischen Bereich entsprechende Wörter aufrufen, wenige Wörter aus dem Kernvokabular konstant angeboten. Die Vokabularstrategie beinhaltet eine automatische Grammatik. Eine Besonderheit ist das Prinzip der „rollenden Navigation". Durch wiederholtes Klicken auf eine Hauptkategorie „rollt" der Nutzer beispielsweise durch die Unterkategorien. Ein „Zurück-Feld" existiert daher nicht. Zur Darstellung des Vokabulars werden „Symbolstix"-Symbole verwendet. Die Vokabularstrategie ist im „Communicator 5" integriert. |
| LiterAACy | TobiiDynavox | Kinder und Jugendliche | LiterAACy ist ein komplexes symbolbasiertes Vokabular, das als Ordnungssystem die alphabetische Kategorisierung nutzt. Wörter werden nach ihren Anfangsbuchstaben sortiert und dargestellt. Es gibt mehrere Varianten der Vokabularstrategie. Während in LiterAACy Profi Wörter ausschließlich nach deren Anfangsbuchstaben und Anlauten sortiert sind, bietet LiterAACy Start zusätzlich einen semantischen Zugang zum Vokabular. Zur Darstellung des Vokabulars werden „Symbolstix"-Symbole verwendet. Die Vokabularstrategie ist im „Communicator 5" integriert. |

2

„Touchtalker" für unterstützt kommunizierende Personen zugänglich. 1993 erschien das erste deutsche Anwendungsprogramm. Heute gibt es eine Vielzahl unterschiedlicher MAPs in verschiedenen Komplexitätsstufen (Übersicht 2.4).

**Übersicht 2.4**
**Deutsche „Minspeak"-Anwendungsprogramme**

- Wortstrategie 144 (Starttastatur mit 144 Ikonen, ca. 3000 Wörter, Sätze und Phrasen)
- Wortstrategie 84 (Starttastatur mit 84 Ikonen, ca. 2800 Wörter, Sätze und Phrasen)
- Quasselkiste 60 (Starttastatur mit 60 Ikonen, ca. 1500 Wörter, Sätze und Phrasen)
- Quasselkiste 45 (Starttastatur mit 45 Ikonen, ca. 800 Wörter, Sätze und Phrasen)
- Quasselkiste 15 (Starttastatur mit 15 Ikonen, ca. 230 Wörter, Sätze und Phrasen)

Die Startseite bzw. Tastatur jedes MAP besteht aus einer festen Anzahl von bunten Symbolen, die als Ikonen bezeichnet werden. Die ◘ Abb. 2.27 zeigt die Starttastatur der Wortstrategie 84.

„Die Generierung des Wortschatzes geschieht durch [eine] regelhafte Kombination der Symbole miteinander" (Müller und Gülden 2016, S. 21). Beispielsweise generiert man durch die Kombination der Ikonen Saft + Verb das Wort „trinken" oder durch die Kombination der Ikonen Saft + Adjektiv das Wort „durstig".

Alle MAPs sind so aufeinander aufgebaut, dass bereits erlernte Ikonensequenzen von einem Anwendungsprogramm zum nächsten übertragen werden können. So sollen Nutzer beim Übergang von einem weniger komplexen zu einem komplexeren MAP unterstützt werden. „Durch die systematische Übertragung der Tastaturanordnung werden automatisierte motorische Muster beibehalten" (Andres et al. 2008). Die verschiedenen Stufen unterscheiden sich in der Anzahl der Felder, im Umfang des Wortschatzes und in der Komplexität der zur Verfügung stehenden grammatikalischen Funktionen. Alle Stufen können individuell mit eigenen Wörtern erweitert werden.

Als didaktisches Material wurde ein Poster entwickelt, das die Ikonensequenzen eines Zielvokabulars darstellt, welches aus 350 Wörtern aus dem Kernvokabular besteht. Jede Person, die mit einem MAP unterstützt kommuniziert, sollte im Verlauf der Förderung dieses Vokabular erlernen. Denn das „Zielvokabular dient als curriculare Grundlage des Förderprozesses und als Wort-

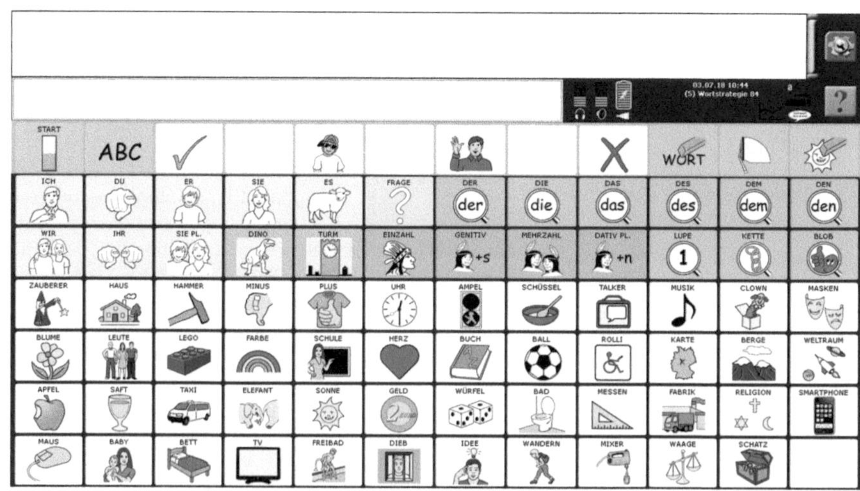


◘ **Abb. 2.27** Starttastatur der Wortstrategie 84. (© Prentke Romich GmbH, mit freundlicher Genehmigung)

schatz für eine effektive lebenslange Kommunikation" (Andres et al. 2008). Das **Zielvokabularposter** soll also eine systematische, langfristige und strukturierte Förderung ermöglichen.

**Tipp**

Die Firma Prentke Romich bietet auf ihrer Homepage sogenannte Talker-Emulationen zum Download an. Diese kostenlosen Softwareversionen helfen u. a. dabei, sich mit dem Aufbau von MAPs vertraut zu machen, Vokabular zu individualisieren und mit Hilfe der Funktion „Schreiben mit Ikonen" Therapiematerial zu erstellen.

### 2.4.2.4 Schriftbasierte Kommunikationshilfen

Für Menschen mit (weitestgehend) uneingeschränkten Schriftsprachfähigkeiten kommen schriftbasierte Kommunikationshilfen in Betracht.

**Im Gegensatz zu symbolbasierten Kommunikationshilfen haben Nutzer einer schriftbasierten Kommunikationshilfe den Vorteil, dass sie Zugriff auf den vollständigen Zeichensatz einer Sprache haben und somit jede erdenkliche Aussage tätigen können. Eine Auswahl bestimmter Wörter und Phrasen im Vorfeld durch Dritte ist nicht nötig.**

Über eine Tastatur werden Aussagen formuliert, die dann über eine synthetische Stimme wiedergegeben werden. Diese Funktion wird mit zahlreichen Zusatzfunktionen erweitert. In der Regel bieten schriftbasierte Kommunikationshilfen Optionen an, die es dem Nutzer ermöglichen sollen, möglichst schnell und sicher zu kommunizieren. Hier ist zunächst die integrierte Wort- oder Satzvorhersage zu nennen. Diese Funktion ist vergleichbar mit der Vorhersage, die in herkömmlichen Smartphones integriert ist. Während des Tippens auf der Tastatur werden im Display Wörter vorgeschlagen, die direkt oder über eine Zahlentaste aktiviert werden können. Wird beispielsweise ein „d" und ein „a" eingetippt, schlägt die Kommunikationshilfe die Wörter „das", „dann", „danach" und „darum" vor. Intelligente Wortvorhersagen passen sich im Laufe der Zeit dem Sprachgebrauch des Nutzers an. Häufig genutzte Wörter werden dann schneller vorgeschlagen. Eine weitere Funktion, die eine schnelle Kommunikation sicherstellen soll, ist die Autokorrektur. Dabei werden Tippfehler automatisch korrigiert, sodass die Anzahl der Löschvorgänge minimiert wird.

Darüber hinaus bieten schriftbasierte Kommunikationshilfen die Möglichkeit, häufig genutzte Phrasen abzuspeichern, damit diese in Alltagssituationen mit nur wenigen Klicks aufgerufen und abgespielt werden können. Hinzu kommen ein oder mehrere Signaltöne, die dazu genutzt werden können, eine Person zu rufen. Hilfreich können diese Töne auch sein, um sich gerade in größeren Gesprächsgruppen Aufmerksamkeit zu verschaffen. Einige Geräte bieten zudem einen Zugriff auf emotionsausdrückende Geräusche wie z. B. ein Seufzen, ein Lachen oder ein Pfeifen. In allen schriftbasierten Kommunikationshilfen sind weibliche und männliche synthetische Stimmen integriert. Einige können sogar zwei- oder mehrsprachig ausgestattet werden (▶ Abschn. 6.1).

Grundsätzlich wird unterschieden zwischen Geräten, die über taktil wahrnehmbare Tasten wie bei einer Standardtastatur verfügen, und Geräten, die die Tastatur auf einem Bildschirm (Touchscreen) darstellen. Zu den schriftbasierten Kommunikationshilfen mit Tastenkappen gehören z. B. der „Lightwriter" (◼ Abb. 2.28), das „Allora 2" und der „SpeakOut".

Wird die Tastatur auf einem Bildschirm mit Touchscreen dargestellt, handelt es sich meistens um eine Applikation. Die App „Predictable" der Firma Therapy Box ist zurzeit eine häufig genutzte schriftbasierte App in der UK, kann allerdings ausschließlich auf iPads installiert werden. Sie bietet verschiedene Tastaturlayouts, eine Wortvorhersage, einen Notizenbereich, Emoticons, die z. B. lachen, sich räuspern oder pfeifen bezeichnen, die Möglichkeit, Sätze abzuspeichern, und vieles mehr.

2

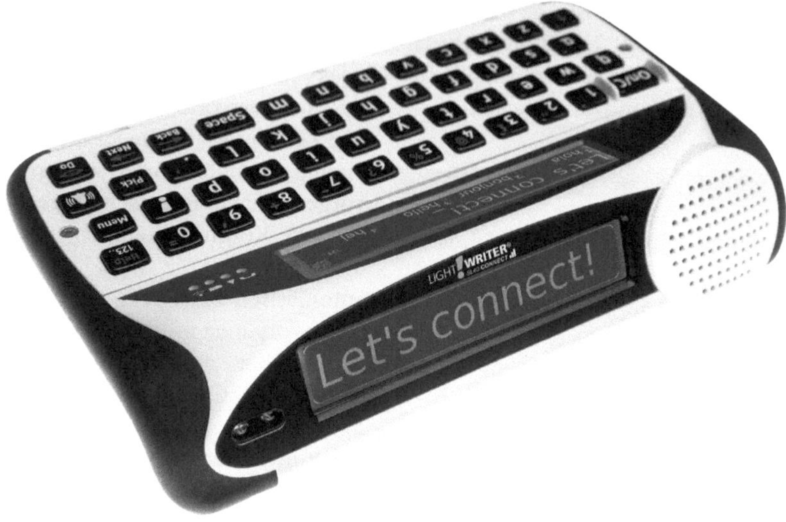


**Abb. 2.28** Lightwriter (© Abilia Ltd, ▶ https://www.abilia.com/, mit freundlicher Genehmigung)

Hilfsmittelfirmen bieten die App in Kombination mit dem iPad und einer Schutzhülle an. Die Kombination der drei Elemente wird dann nicht mehr unter dem Namen „iPad" vertrieben, sondern beispielsweise als „Voicepad" oder „Letterpad".

Bildschirmtastaturen und andere rein schriftbasierte Kommunikationsoberflächen werden aber auch innerhalb von bekannten UK-Softwarepaketen angeboten, die nicht auf dem iPad, sondern auf Android- oder Windows-basierten Kommunikationshilfen installiert werden können. Dazu zählen z. B. der „Communicator 5" oder „The Grid 3" (siehe oben, ▶ Abschn. 2.4.2.3). Für Schriftsprachnutzer können hier individuelle Oberflächen zusammengestellt werden, die meistens aus einzelnen Kacheln bestehen. Alle bieten neben mehreren Tastaturlayouts verschiedene weiterführende Funktionen wie z. B. den Zugriff auf Warntöne, Multimediafunktionen oder Kameras und ermöglichen eine Umfeldsteuerung oder die Nutzung eines gekoppelten Smartphones. Die ◘ Abb. 2.29 zeigt beispielhaft am „Communicator 5", wie solch eine Startseite aussehen könnte. Ein Vorteil dieser Kommunikationshilfen besteht im Gegensatz zum iPad darin, dass sich verschiedene Ansteuerungsmethoden wie z. B. eine Augensteuerung integrieren lassen.

**Tipp**

Eine herstellerunabhängige Übersicht existierender elektronischer Kommunikationshilfen befindet sich im GKV-Hilfsmittelverzeichnis unter ▶ http://rehadat-gkv.de. In der Produktgruppe 16.99.03 (Kommunikationshilfen – ohne speziellen Anwendungsort – geschlossene Anlagen mit Sprachausgabe) sind Informationen zum Funktionsumfang, Inhalt und Hersteller hinterlegt.

**Fazit**

- Körperexterne Kommunikationshilfen unterteilen sich in nichtelektronische und elektronische Kommunikationsformen.
- Nichtelektronische Kommunikationshilfen unterscheiden sich im Grad ihrer Abstraktion. Es können gegenständliche Zeichen, Fotos, Bildsymbole und Schrift genutzt werden.
- Zur Erstellung eigener symbolbasierter Kommunikationshilfen eignen sich spezi-

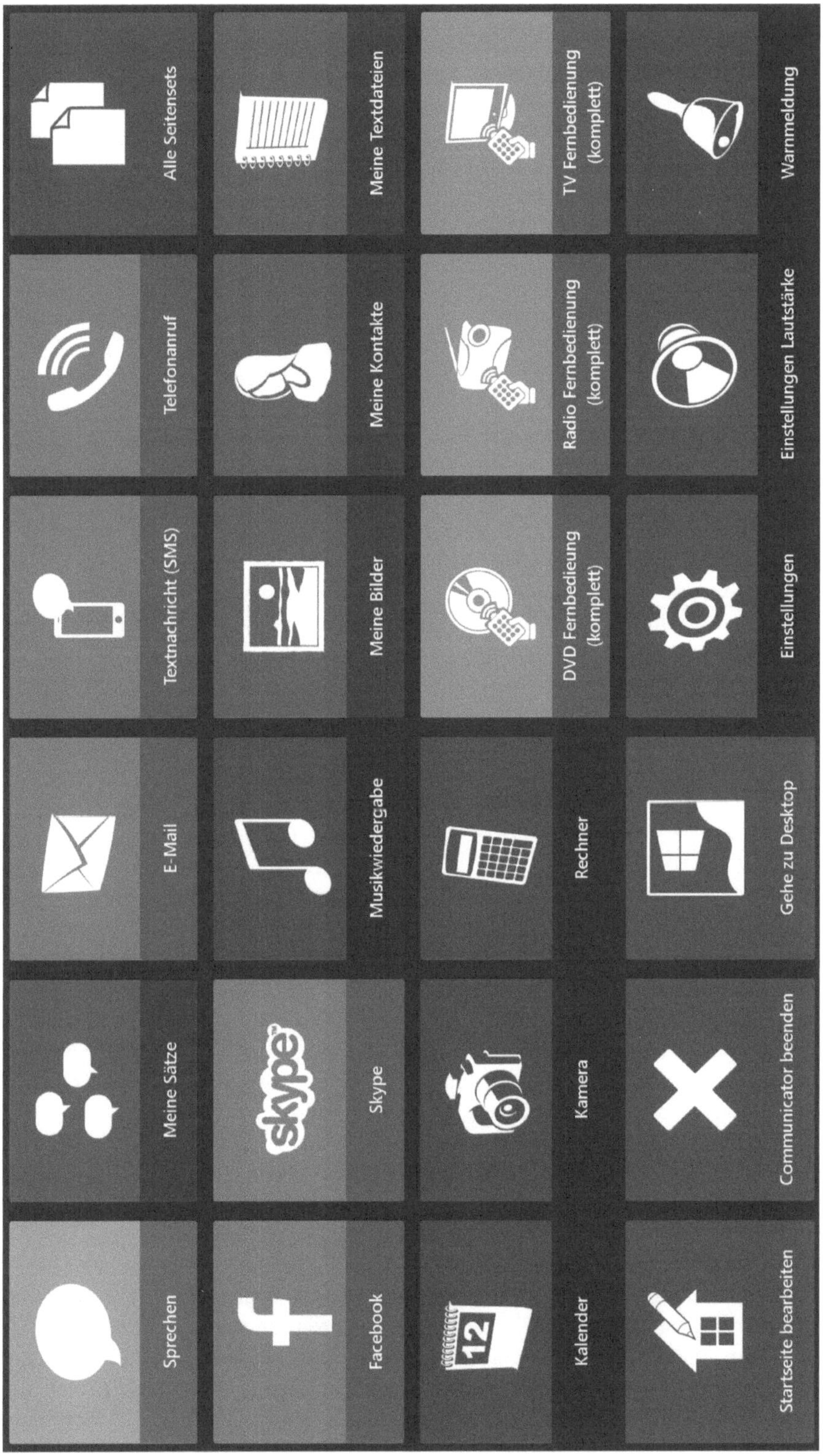

**Abb. 2.29** Mögliche Startseite im Communicator 5. (© TobiiDynavox, ▶ http://www.tobiidynavox.de/; mit freundlicher Genehmigung)

2

elle Programme wie z. B. der „Boardmaker", „Tabulo" oder „PictoSelector".

Es existiert eine große Auswahl an bereits vorgefertigten Kommunikationsbüchern, -ordnern und -tafeln für verschiedene Zielgruppen.

- Elektronische Kommunikationshilfen unterteilen sich in Hilfen zur Kommunikationsanbahnung, einfache, symbolbasierte Kommunikationshilfen, komplexe, symbol- und schriftbasierte Kommunikationshilfen.

## 2.5 Kommunikationsstrategien

Kommunikationspartner von unterstützt kommunizierenden Personen können viel zur erfolgreichen Kommunikation beitragen. Hierzu gibt es einige allgemeine Hinweise zum Umgang mit unterstützt kommunizierenden Menschen sowie zwei spezifische Kommunikationsstrategien, die eingesetzt werden können: die Fragestrategie bei vorhandenem Ja-Nein-Konzept und die sogenannten *Social scripts*.

### 2.5.1 Hinweise zur Kommunikation mit unterstützt kommunizierenden Personen

**Kommunikation** findet immer im **Austausch zwischen** mindestens zwei **Menschen** statt. In jeder Interaktion sind die kommunizierenden Personen darauf angewiesen, dass ihnen ihr Gegenüber Aufmerksamkeit schenkt, zuhört und auf die getätigten Äußerungen reagiert. Dies trifft selbstverständlich auch auf Kinder, Jugendliche und Erwachsene zu, die sich mit mindestens einer Methode der UK verständigen. Da die Nutzung und Kommunikation mittels einer Methode der UK (z. B. Gebärden, Bildsymbole oder eine elektronische Kommunikationshilfe) für eine Vielzahl an Menschen jedoch unbekannt ist, da sie in ihrem bisherigen Leben noch keinen Kontakt zu Personen hatten, die auf diese Weise kommunizierten, möchten wir an dieser Stelle einige Hinweise zum kommunikativen Umgang mit Personen, die unterstützt kommunizieren, aufführen. Diese erscheinen für viele (Fach-)Personen vermutlich trivial und selbstverständlich, jedoch kann sich die Bewusstwerdung dieser Aspekte positiv auf das eigene Handeln auswirken. Darüber hinaus sind die Hinweise insbesondere auch zur **Weitergabe an familiäre und außerfamiliäre Bezugspersonen** von (beginnenden) unterstützt kommunizierenden Kindern, Jugendlichen und Erwachsenen gedacht, für die diese unter Umständen nicht so selbstverständlich sind. Zur Weitergabe befindet sich eine angepasste Kopiervorlage in ► Kap. 8 (bzw. in den Online-Materialien unter ► http://extras.springer.com).

**Geduld ist das A und O** Unabhängig davon, ob Gebärden eingesetzt werden, ob auf Symbole in einem Ordner oder auf einer Tafel gezeigt wird oder ob eine elektronische Kommunikationshilfe zum Einsatz kommt, die **Kommunikation mit Methoden der UK dauert länger**, in vielen Fällen erheblich länger als eine rein lautsprachliche Kommunikation von unbeeinträchtigten Sprechern. Dies zu akzeptieren und nicht als Ziel einer UK-Intervention das Erreichen der Gesprächsgeschwindigkeit wie bei einer rein lautsprachlichen Interaktion zu setzen, ist hilfreich für den erfolgreichen Interventionsprozess und eine befriedigende Kommunikation. **Geduld**, **ausreichend Zeit**, die Fähigkeit, **abwarten** zu **können** und **Stille zuzulassen**, signalisieren **Gesprächsoffenheit** und **Gelassenheit**, die sich positiv auf die unterstützt kommunizierende Person auswirkt.

**Hilfsmittel immer zur Hand** Werden externe Kommunikationshilfen (z. B. Symbole auf Tafeln oder in Ordnern, elektronische Kommunikationshilfen) verwendet, müssen diese **immer in Reichweite** der unterstützt kommunizierenden Person sein. Eine elektronische Kommunikationshilfe in einen Schrank oder oben auf ein Regal zu legen, weil „das Kind damit Krach gemacht und gestört hat", ist nicht akzeptabel. Einem lautsprachlich kommunizierenden Kind könnte und würde man aus diesem Grund ebenfalls nicht seine Ausdrucksmöglichkeiten entziehen. Auch Störungen mit einem Hilfsmittel müssen möglich sein. Dies gehört zur natürlichen Kommunikation dazu und bietet darüber hinaus ein Lernpotenzial.

Auch die räumliche Situation oder andere Rahmenbedingungen dürfen nicht dazu führen, dass ein Kommunikationshilfsmittel außer Reichweite zur unterstützt kommunizierenden Person abgelegt wird. Auch auf dem Spielplatz, beim Toben in einer Turnhalle oder in anderen Situationen, bei der eine nichtelektronische oder elektronische Hilfe potenziell einen (kleinen) Schaden nehmen könnte, muss diese zur Verfügung stehen, sie ist **Alltagsgegenstand**.

**Elektronische Hilfsmittel immer einsatzbereit** Wird eine elektronische Kommunikationshilfe verwendet, sollten die Bezugspersonen darauf achten, dass diese **immer geladen** und damit einsatzbereit ist. Am besten wird sie standardmäßig in der Nacht geladen, sodass sie problemlos **den ganzen Tag eingeschaltet** sein und genutzt werden kann. (Weitere Hinweise zum Umgang speziell mit elektronischen Kommunikationshilfen finden sich bei Adam 2015).

**Modeling** Kinder, Jugendliche und Erwachsene, die beginnen, mit einer oder mehreren Methoden der UK zu kommunizieren, **benötigen Vorbilder** zur sinnvollen und selbstverständlichen Nutzung der gewählten Kommunikationsform. Nur auf diese Weise kann der kommunikativ effektive Umgang mit Gebärden, Bildsymbolen oder elektronischen Kommunikationshilfen gelernt werden. Die Erwartung „das Kind hat ja nun eine komplexe elektronische Kommunikationshilfe und kann sich damit gut mitteilen" ist für Kinder, aber auch Jugendliche und Erwachsene nicht zu erfüllen. Personen, die diese Erwartung haben, missachten, dass die Kinder, Jugendlichen und Erwachsenen nie gelernt haben, auf diese Weise zu kommunizieren. Man erwartet ja auch nicht von einem sehr jungen Kind, welches alle Laute des Deutschen beherrscht, dass es sich komplex und kompetent mitteilen kann. Hierzu sind sprachliche Vorbilder notwendig, die in der natürlichen Interaktion lexikalische, semantische, morphologische, syntaktische und pragmatische Informationen liefern, die dazu führen, dass sich das Kind im Laufe der Sprachentwicklung immer besser zunächst gestisch und später lautsprachlich mitteilen kann.

Mit *Modeling* ist also die **sprachbegleitende und vorbildhafte Nutzung der gewählten UK-Methode** durch die Sprachtherapeutin und nahen Bezugspersonen gemeint. Je mehr Personen, insbesondere zu Beginn der UK-Intervention, die neue Kommunikationsform als selbstverständlichen Bestandteil in ihre Kommunikation mit der unterstützt kommunizierenden Person integrieren können, umso leichter wird es dieser fallen, die neue Kommunikationsform zu erlernen. Das Modeling von Methoden der UK steht demnach im Zentrum des therapeutischen Vorgehens nach KEMUKS (► Abschn. 4.4.2).

**Loben** Vor allem zu Beginn ist es hilfreich und für den Erfolg der Intervention sinnvoll, wenn die Sprachtherapeutin sowie die nächsten Bezugspersonen die Kinder, Jugendlichen und Erwachsenen, die eine neue Kommunikationsform erlernen und anwenden, in ihren **Bemühungen bestärken** und loben. Jedes **Lob** sollte dabei **keine pauschal geäußerte Phrase** darstellen, sondern an der individuellen Entwicklung des Patienten orientiert sein und dadurch **motivierend** wirken.

**Hilfen geben** Ist eine unterstützt kommunizierende Person bereits in der Verwendung einer oder mehrerer Methoden der UK geübt und verwendet sie zur spontanen Kommunikation, so wird an der **Erweiterung der Ausdrucksmöglichkeiten** auf den verschiedenen linguistischen Ebenen gearbeitet. Insbesondere in dieser Phase können die Sprachtherapeutin sowie nahe Bezugspersonen verschiedene Hilfen anwenden, die die kommunikative Entwicklung positiv beeinflussen können (► Abschn. 4.4.2). Zu diesen Hilfen gehören:

- **Feedbackstrategien** nutzen (z. B. Expansion und Extension, korrektives Feedback)

- Unvollständige oder allgemeine Aussagen (z. B. nur eine Einwortäußerung, wenn an der Nutzung von Zweiwortäußerungen gearbeitet wird; eine unspezifische Bezeichnung, wenn an einem bestimmten lexikalischen Feld gearbeitet wird) **gelegentlich, absichtlich nicht oder falsch verstehen**, um die aktuell in der Erarbeitung befindlichen Zielstrukturen zu entlocken
- **Nachfragen** bei vermuteten Fehlern, jedoch ohne eine Korrektur einfach vorzugeben oder eine Äußerung zu bewerten (z. B. ob tatsächlich „gießen" in dem Satz „Ich möchte ein Brötchen gießen" gemeint ist)
- **Beim Stocken Hilfestellungen anbieten/ Kokonstruktion** (z. B. mögliche Wörter vorschlagen, aber nicht einfach die Aussage vorwegnehmen; bislang Geäußertes zusammenfassen und zur Fortsetzung anregen)
- **Interesse bekunden** (ggf. mehrfach explizit zum Ausdruck bringen, dass man Interesse an dem Gesprächsbeitrag hat)

**Bereitstellung von Vokabular** Zu Beginn der sprachtherapeutischen Intervention unter Einbezug von Methoden der UK sollte das notwendige Vokabular in der gewählten Kommunikationsform durch die Therapeutin bereitgestellt werden. Durch sie erhält die unterstützt kommunizierende Person **Zugang zu Gebärden, Bildsymbolen** oder weiteren **Wörtern auf einer elektronischen Kommunikationshilfe**. Dies sollte im Laufe der Intervention **an eine dauerhafte Bezugsperson** des Patienten **übergeben** werden, damit auch nach der Sprachtherapie gewährleistet ist, dass das Vokabular erweitert werden kann. Grundsätzlich ist darauf zu achten, dass Kinder, Jugendliche und Erwachsene Zugang zu Wörtern des Kernvokabulars und, individuell abgestimmt, Zugang zu Wörtern des Randvokabulars (▶ Abschn. 2.2) erhalten. Das **Zurverfügungstellen von Vokabular** sollte zudem **ohne Einschränkungen** erfolgen und beispielsweise auch Schimpfwörter oder andere Wörter zum Ausdruck von Frust umfassen.

### 2.5.2 Fragestrategie bei vorhandenem Ja-Nein-Konzept

Eine Vielzahl von UK-Nutzern verfügt über ein **Verständnis von Ja-Nein-Fragen** und kann **adäquat** auf diese **antworten** (▶ Abschn. 1.2.3). Die Antworten erfolgen entweder verbal („ja" und „nein"), durch die allgemein bekannten Embleme Kopfschütteln und -nicken oder durch zwei individuelle Ausdrucksformen (z. B. Augenschließen zum Ausdruck von „nein" und ein Blick nach oben zum Ausdruck von „ja"; die rechte Hand zu einer Faust ballen für „nein" und die Finger der rechten Hand ausstrecken für „ja"). Besitzt eine Person, die in ihren kommunikativen Ausdrucksmöglichkeiten erheblich eingeschränkt ist, ein Ja-Nein-Konzept, stellt dies eine erste mögliche Kommunikationsbasis dar. Insbesondere in Akutsituationen (z. B. im ersten Kontakt mit einer erwachsenen Person nach einem Schlaganfall) kann auf dem vorhandenen Ja-Nein-Konzept aufgebaut und erste Gespräche initiiert werden. Aber auch in Sprachtherapien mit Kindern, Jugendlichen und Erwachsenen, die bereits länger an der Therapie teilnehmen, hilft das Ja-Nein-Konzept zur Klärung von Missverständnissen.

Aus diesen Gründen ist es hilfreich und ratsam, Fragen, die mit „ja" und „nein" beantwortet werden können, systematisch zu stellen. Durch eine **systematische Fragestrategie** können Ja-Nein-Fragen besonders **erfolgreich** und **effektiv** genutzt werden. Systematische Fragestrategien können entweder individuell für einzelne Kinder, Jugendliche und Erwachsene vorstrukturiert und angewandt werden oder als allgemeiner Einstieg für alle Personen vorbereitet werden. Leber (2008) präsentiert ein individuelles Beispiel für eine UK-Nutzerin und Weid-Goldschmidt (2013, S. 71) ein allgemein verwendbares Vorgehen. Aufbauend auf der Fragestrategie von Weid-Goldschmidt (2013, S. 71), ist in ◘ Abb. 2.30 eine Fragestrategie zur Nutzung mit möglichst vielen Personen, die Methoden der UK zur Kommunikation nutzen, aufgeführt (auch als On-

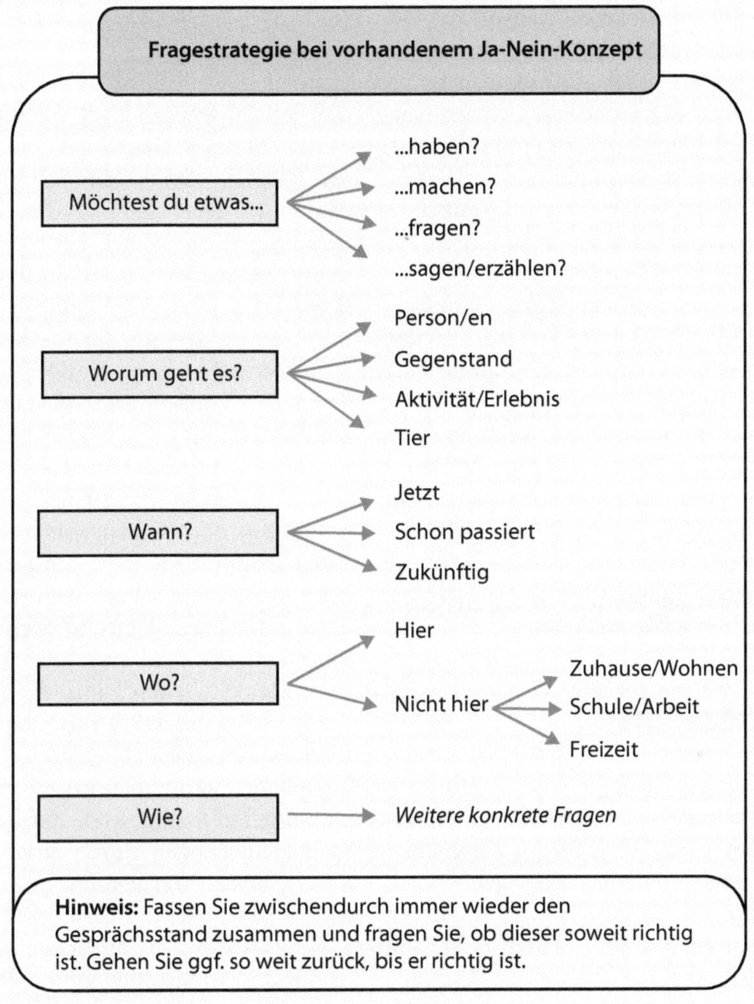


**Abb. 2.30** Fragestrategie bei vorhandenem Ja-Nein-Konzept

line-Material in ► Kap. 8 bzw. unter ► http://extras.springer.com).

Es ist empfehlenswert, die Einstiegsfragen so zu stellen, dass die befragte Person zunächst auswählen kann, ob sie etwas haben, machen, fragen oder sagen bzw. erzählen möchte. Hierdurch ist das Ziel der Äußerung für den Gesprächspartner von Beginn an transparent. Anschließend kann dann durch weiteres Nachfragen geklärt werden, ob im Zentrum der Aussage eine oder mehrere Personen stehen, ob es sich um einen Gegenstand, eine Aktivität bzw. Erlebnis handelt oder ob über ein oder mehrere Tiere gesprochen wird. Ist dies grob erfasst, kann im Anschluss durch direktes Nachfragen herausgearbeitet werden, um welche Person, welchen Gegenstand, welches Erlebnis oder welches Tier es sich dabei handelt. Die weitere Eingrenzung erfolgt anschließend durch die zeitliche Einordnung. Betrifft der Inhalt der Aussage den aktuellen Zeitpunkt oder etwas bereits Zurückliegendes oder etwas Zukünftiges? Ist auch der zeitliche Rahmen zunächst grob erfasst, kann durch weitere spezifische Fragen der genaue Zeitpunkt be-

2

stimmt werden (z. B. gestern, am Wochenende usw.). Anschließend erfolgt die Klärung des Ortes, der für die Aussage relevant ist. Betrifft die Aussage den gemeinsamen Aufenthaltsort oder aber einen anderen Ort, und um welchen handelt es sich dabei? Sind all diese Punkte geklärt, ist die Aussage meist schon gut erfasst. Weitere spezifische Fragen zu dem bereits Geäußerten können dann angeschlossen und so weitere Informationen hinzugefügt werden.

Wichtig ist, dass in Abhängigkeit vom Umfang und der Komplexität der Äußerungen **das Erfragte immer wieder zusammengefasst wird** und die befragte Person angeben kann, ob dies korrekt ist bzw. anzeigt, wenn an einer Stelle etwas falsch verstanden worden ist. In einem Fallbeispiel zur Sprachtherapie mit einem Mann mit einer Aphasie und einer Sprechapraxie (▶ Abschn. 7.4) sind zwei **Beispiele für die Anwendung der Fragestrategie** aufgeführt, die das Vorgehen verdeutlichen.

### 2.5.3 Social scripts

Mit *Social scripts* werden **vorstrukturierte Interaktionen** mittels elektronischer Kommunikationshilfen bezeichnet, die es unterstützt kommunizierenden Personen ermöglichen sollen, **eigeninitiierte Gespräche** mit mehreren **Sprecherwechseln** zu führen (Musselwhite und Burkhart 2001). Die Idee stammt von Caroline Musselwhite und Linda J. Burkhart. Ihren Ausführungen nach können *Social scripts* auf drei Komplexitätsstufen vorstrukturiert werden:

1. *Co-planned sequenced* – gemeinsam geplante Sequenzen
2. *Structured with choice* – strukturiert mit Auswahl
3. *Generative* – Neues generieren

*Social scripts* in Form der **gemeinsam geplanten Sequenzen** sind am bekanntesten und werden im Folgenden schwerpunktmäßig vorgestellt. Mit *Social scripts* der zweiten und dritten Komplexitätsstufe ist die Vorbereitung und Zurverfügungstellung von ganzen Phrasen und Sätzen gemeint, die während eines Gespräches schnell ausgewählt werden können. Auf der zweiten Komplexitätsstufe (strukturiert mit Auswahl), erhält der Nutzer mehrere solcher Phrasen, die angepasst an die Situation zusammengestellt wurden und spontan ausgewählt werden können. Hierzu gehören beispielsweise die Phrasen „Oh ja sehr gerne" und „Nein danke", die je nach Frage des Gesprächspartners ausgewählt werden können. Auf der dritten Komplexitätsstufe können vorgefertigten Phrasen situationsunabhängig in alle Gespräche integriert werden, um die Interaktion möglichst schnell ablaufen zu lassen. Beispiele solcher vorgefertigten Phrasen sind „HALLO", „KANNST DU DAS KURZ WIEDERHOLEN?" oder „DU HAST MICH FALSCH VERSTANDEN".

Mit *Social scripts* in Form der **gemeinsam geplanten Sequenzen** sollen speziell unterstützt kommunizierende **Kinder und Jugendliche** lernen, wie sie eine **Interaktion starten**, diese aufrechterhalten und beenden können – insgesamt also, wie eine Interaktion gestartet und gelenkt werden kann. *Social scripts* werden zumeist mit Hilfe von einfachen elektronischen Kommunikationshilfen (mehrstufige Taster oder statische elektronische Kommunikationsgeräte) umgesetzt, auf denen mehrere Sprachäußerungen durch eine Bezugsperson aufgesprochen werden. Für geübtere Personen ist jedoch auch eine Nutzung von *Social scripts* auf komplexen, dynamischen elektronischen Kommunikationshilfen gut möglich.

**Mit *Social scripts* werden hier gemeinsam geplante Sequenzen eines vorhersehbaren Gesprächsverlaufs bezeichnet, die vor allem Kindern und Jugendlichen die Möglichkeit geben sollen, Gespräche zu initiieren und zu steuern.**

Gerade unterstützt kommunizierende Kinder und Jugendliche übernehmen in ihrer Kommunikation mit anderen eher selten den aktiven bzw. initiativen Part, sondern reagieren vor allem auf Ansprachen und Anfragen ihrer Bezugspersonen. Die vorstrukturierten *Social scripts* sind demnach insbesondere für unterstützt kommunizierende Personen mit bislang wenig erfolgreichen Kommunikationserfah-

rungen gedacht. Grundsätzlich sollen durch die Anwendung von *Social scripts* Gespräche geführt werden können, die
- häufig vorkommen,
- motivierend sind,
- selbstinitiiert sind,
- abwechslungsreich sind, um das Interesse am Gespräch zu erhalten,
- eine gewisse Dauer haben und mehrere Sprecherwechsel beinhalten,
- mit verschiedenen Personen, inklusive Peers stattfinden,
- ein Modell für verschiedene pragmatische Funktionen liefern,
- mit geringem Aufwand (im laufenden Betrieb) stattfinden können (Musselwhite und Burkhart 2001).

Als **Inhalte** für *Social scripts* eigenen sich besonders Themen und Situationen, die vorhersehbar sind, beispielsweise das **Berichten über ein Erlebnis**, **das Erzählen eines Witzes** oder auch einfach der **Austausch über ein gemeinsames Interesse**. Bei den gemeinsam strukturierten Sequenzen erstellen die unterstützt kommunizierende Person und ein Partner eine **Sequenz von mehreren *Turns*** (Sprecherwechseln) eines solchen vorhersehbaren Gesprächsverlaufs.

Die *Social scripts* bestehen immer aus folgenden vier Aspekten:
1. *Attention getter*: Ansprachen und Floskeln, die die **Aufmerksamkeit** des Gesprächspartners **einfordern**.
2. *Starter*: Phrasen, die das **Thema vorgeben** und neugierig auf das Gespräch machen.
3. *Maintainers* und *Turn transfers*: Phrasen, die das **Gespräch aufrechterhalten** und gezielt den **Sprecherwechsel herbeiführen**. Hierzu werden vor allem emotionale Kommentare und rhetorische Fragen verwendet.
4. *Closing*: Verabschiedungsfloskeln, die das **Gespräch beenden** (Musselwhite und Burkhart 2001).

**Beispiel für ein angewendetes Social script**
Lina (5;4 Jahre) verwendet seit einigen Wochen eine statische elektronische Kommunikationshilfe mit Oberflächen, auf denen bis zu 25 verschiedene Äußerungen gespeichert und abgerufen werden können. In der vergangenen Sprachtherapiesitzung hat die Therapeutin mit Lina und ihrer Mutter die Nutzung von *Social scripts* erarbeitet und erprobt. Hierzu hat die Sprachtherapeutin Lina eine Oberfläche für ihre Kommunikationshilfe erstellt, auf der in einer Zeile die fünf Felder von links nach rechts mit den Augenzahlen eines Würfels für „eins", „zwei", „drei", „vier" und „fünf" in unterschiedlichen Farben dargestellt sind. Diese kann Lina nutzen, um *Social scripts* mit insgesamt fünf Äußerungen und fünf Sprecherwechseln zu erzeugen und zu nutzen.

Lina hat für die neue Therapiesitzung gemeinsam mit ihrer Mutter eine Sequenz für ein Gespräch mit der Sprachtherapeutin erarbeitet, welches sie beim Betreten des Therapieraumes direkt startet:

**Lina:** - „HALLO."

**Therapeutin:** - „Hallo Lina."

**Lina:** - „WEIẞT DU, WAS ICH AM WOCHENENDE GEMACHT HABE?"

**Therapeutin:** - „Nein, erzähl mal!"

**Lina:** - „ICH WAR IM ZOO UND DAS WAR VOLL COOL!"

**Therapeutin:** - „Wow, toll!"

**Lina:** - „RATE, WAS ICH SPANNENDES GESEHEN HABE!"

**Therapeutin:** - „Oh, keine Ahnung. Erzähl schon. Ich bin ganz neugierig!"

**Lina:** - „ICH HABE EINE DELPHINSHOW GESEHEN! DIE WAR RICHTIG TOLL! MUSST DU DIR AUCH MAL ANGUCKEN! WAS SPIELEN WIR JETZT?"

**Therapeutin:** - „Wow, ja, das sollte ich mir auch mal anschauen. Klingt wirklich toll! Was wir spielen?! Ich wollte das Spiel mit den Fischen mit dir machen. Was für ein Zufall! Die Fische passen ja gut zu den Delfinen [Lacht]."

Musselwhite und Burkhart (2001) weisen darauf hin, dass es wichtig ist, die *Social scripts* auf einer elektronischen Kommunikationshilfe immer nach den **Interessen und Vorstellungen** der unterstützt kommunizierenden Person aufzusprechen. In dem aufgeführten Beispiel sollte die Mutter also nach Möglichkeit durch gezieltes Fragen und Vorschlagen herausgearbeitet haben, worüber Lina in der Sprachtherapie berich-

2

ten möchte. Ist es der Ausflug in den Zoo oder ein Besuch der Oma oder vielleicht der letzte Streit mit dem großen Bruder? Bei allen Äußerungen, die die Mutter auf die elektronische Kommunikationshilfe aufspricht, sollte sie mit Lina klären, ob sie den entsprechenden Inhalt genauso sagen und so auf die zur Verfügung stehenden Tasten verteilen soll oder in einer anderen Weise. Bei der Formulierung der Äußerungen sollte neben dem Inhalt auch die **Ausdrucksweise** gezielt ausgewählt werden und dem **Alter** der unterstützt kommunizierenden Person **entsprechen**. Darüber hinaus ist es wichtig darauf zu achten, dass das Gespräch durch die aufgesprochenen Äußerungen nicht in einer Sackgasse endet. Diese Gefahr besteht immer dann, wenn eine unerwartete Antwort nicht auf die nächste vorbereitete Äußerung passen würde. Daher ist es wichtig, es dem Gesprächspartner durch Kommentare und rhetorische Fragen so einfach wie möglich zu machen, adäquat antworten zu können. In ◘ Tab. 2.2 sind einige Beispieläußerungen zur Erstellung eines *Social scripts*, gegliedert in die vier Bestandteile, aufgeführt. Eine Vielzahl weiterer englischsprachiger Beispieläußerungen, welche sehr leicht ins Deutsche übersetzt werden können, findet sich bei Musselwhite und Burkhart (2001). Beispiele für *Social scripts* finden sich zudem in ► Abschn. 5.1.

**◘ Tab. 2.2** Beispieläußerungen zur Erstellung von *Social scripts*

| Aspekt des *Social scripts* | Beispieläußerungen |
|---|---|
| *Attention getter* | HALLO!<br>GUTEN TAG!<br>ICH MÖCHTE ETWAS SAGEN: KÖNNEN WIR SPRECHEN?<br>ENTSCHULDIGUNG?! |
| *Starter* | DU ERRÄTST NIE, WEN ICH GESTERN GESEHEN HABE!<br>KENNST DU DEN SCHON?<br>RATE, WAS MIR PASSIERT IST!<br>HAST DU AUCH DAS FUßBALLSPIEL GESTERN ABEND GESEHEN? |
| *Maintainers* und *Turn transfers* | IST DAS NICHT UNGLAUBLICH?<br>TOLL, ODER?<br>HAST DU SOWAS AUCH SCHON MAL ERLEBT?<br>WAS DENKST DU?<br>ERZÄHL DU MAL! |
| *Closing* | IMMER TOLL MIT DIR ZU QUATSCHEN!<br>ICH MUSS LOS.<br>MACH'S GUT!<br>BIS BALD! |

**Fazit**

- Gesprächspartner von unterstützt kommunizierenden Personen können viel zum Erfolg einer Interaktion beitragen.
- In natürlichen Gesprächen mit unterstützt kommunizierenden Menschen sind einige Verhaltensweisen besonders hilfreich. Hierzu gehören u. a. eine geduldige und gesprächsoffene Haltung, die Bereitstellung der verwendeten Kommunikationshilfe(n), die modellhafte Nutzung der Kommunikationshilfe sowie das Anbieten von Hilfen.
- Bei vorhandenem Ja-Nein-Konzept kann es hilfreich sein, dass die Bezugspersonen mit einer gewissen Systematik Fragen stellen, die mit „ja" und „nein" beantwortet werden können.
- *Social scripts* sind vorstrukturierte Gespräche, die es einer unterstützt kommunizierenden Person ermöglichen sollen, mittels einer einfachen elektronischen Kommunikationshilfe ein relativ natürliches Gespräch mit mehreren Sprecherwechseln führen zu können.

## 2.6 Ausgewählte Therapie- und Förderansätze

Im Kontext der UK existieren besondere Therapie- und Förderansätze, die an dieser Stelle kurz vorgestellt werden sollen, weil sie in der Darstellung des allgemeinen therapeutischen Vorgehens (► Kap. 4) nicht weiter berücksichtigt werden. Dazu zählt das Partizipationsmodell, das COCP-Programm, das Konzept der moderierten Runden Tische, das Konzept der Fokuswörter sowie das Programm PECS und die Idee der Gestützten Kommunikation.

### 2.6.1 Partizipationsmodell

Das Partizipationsmodell ist erstmals von Beukelman und Mirenda 1988 veröffentlicht worden. Es wurde dann 2004 von der American Speech-Language-Hearing Association (ASHA) als Rahmen zur Auswahl und Vermittlung von Methoden der UK empfohlen. Seither hat es leichte Veränderungen erfahren und ist in der aktuellsten Version bei Beukelman und Mirenda (2013) zu finden.

Ziel des Modells ist es, einer unterstützt kommunizierenden Person zur **Partizipation in für sie möglichst vielen relevanten Lebenskontexten** zu verhelfen. Das Modell ist in vier Phasen aufgebaut:

1. Initialisierung einer Beurteilung zur Nutzung von Methoden der UK
2. Initiale Beurteilung und Intervention für „heute"
3. Detaillierte Beurteilung für „morgen"
4. Follow-up-Beurteilung

Die erste Phase ist in vielen Fällen recht kurz und umfasst das Identifizieren einer Notwendigkeit für die Versorgung einer Person mit Methoden der UK und die initiale Überweisung (z. B. vom Hausarzt) zur professionellen Feststellung der Indikation (z. B. an eine Sprachtherapeutin).

Die zweite und die dritte Phase schließen dann die eigentliche, professionelle **Erfassung der aktuellen Kommunikationsbedürfnisse und der individuellen Fähigkeiten** der potenziell unterstützt kommunizierenden Person ein. Diese soll nicht nur am Beginn der Intervention stattfinden, sondern wird als fortlaufender Prozess verstanden, welcher auch zukünftige Entwicklungen und Entwicklungspotenziale berücksichtigt. Zur Beurteilung der jeweils gegenwärtigen Kommunikationssituation wird eine Auflistung mit den typischen Aktivitäten der Person mit kommunikativen Einschränkungen in unterschiedlichen Lebenskontexten (z. B. Zuhause, in der Schule, auf der Arbeit, in der Freizeit) erstellt. Für diese Aktivitätenliste soll dann für gleichaltrige *Peers* überlegt und eingeschätzt werden, in welcher Form sie an diesen Aktivitäten partizipieren. Dies soll im Anschluss auch für die unterstützt kommunizierende Person eingeschätzt werden. Bei einer Diskrepanz zwischen der Partizipation der Peers und der Person mit Kommunikationsbeeinträchtigung muss dann geprüft werden, welche Art und Ausgestaltung einer vergleichbaren Teilhabe an der Aktivität für die unterstützt kommunizierende Person erzielt werden kann. In einem nächsten Schritt müssen dann vorhandene Barrieren, die der Partizipation im Wege stehen, identifiziert werden. Diese **Barrieren** können zum einen **außerhalb der Person** liegen *(opportunity barriers)* und sich zum anderen **in der Person und ihrer Kommunikationsform** selbst befinden *(access barriers)*. In ◘ Tab. 2.3 sind die verschiedenen Barrieren, die von außen die unterstützt kommunizierende Person in ihrer Partizipation einschränken können, aufgeführt.

Neben den äußeren Barrieren beschreiben Beukelman und Mirenda (2013) auch Barrieren, die bei der Person selbst und ihren aktuellen Kommunikationsformen vorliegen können. Um diese zu identifizieren, muss die **aktuelle Kommunikationssituation** erfasst werden. Hierzu werden alle verwendeten **Kommunikationsformen** aufgeführt und hinsichtlich des Grades in der kompetenten Nutzung bewertet. Hierdurch sollen allerdings nicht nur Defizite, sondern vor allem auch **Entwicklungspotenziale identifiziert** werden. Diese Entwicklungspotenziale sind:

- Potenzial, lautsprachliche Kommunikation zu nutzen und zu fördern (z. B. Sprechfähigkeit bei schwerer Sprechapraxie durch eine elektronische

**Tab. 2.3** Barrieren außerhalb der unterstützt kommunizierenden Person

| Barriere | Spezifikation und Beispiele |
|---|---|
| Richtlinien *(policy barriers)* | Diese Barrieren bezeichnen Richtlinien und Regelungen, die eine Partizipation erschweren oder verhindern. Hierzu gehört beispielsweise ein exkludierendes Schulsystem, in dem Kinder mit Behinderungen an gesonderten Schulen oder in gesonderten Klassen unterrichtet werden (► Abschn. 6.4). |
| Gewohnheiten *(practice barriers)* | Diese Barrieren bezeichnen Verhaltensweisen von Personen in Einrichtungen oder im familiären Kontext, die sich im Laufe der Zeit etabliert haben und somit zur Gewohnheit geworden sind. Sie gehören derart zum festen Handeln dazu, dass sie den Anschein erwecken, ebenfalls auf feststehenden Regelungen bzw. Richtlinien zu beruhen, was allerdings nicht der Fall ist. Dies könnte beispielsweise in der Handhabung einer großen Praxiseinrichtung sein, die über eigene einfache, elektronische Kommunikationshilfen verfügt, diese aber nicht an ihre Patienten nach Hause ausleiht. |
| Wissen *(knowledge barriers)* | Diese Barrieren entstehen durch Wissenslücken bei einer an der Förderung beteiligten Person. Dies kann beispielsweise ein fehlendes Wissen über eine bestimmte Ansteuerungsmethode komplexer elektronischer Kommunikationshilfen sein. |
| Fähigkeiten *(skill barriers)* | Diese Barrieren treten auf, wenn eine an der Förderung beteiligte Person zwar das notwendige Wissen über eine Methode der UK verfügt, jedoch bei der konkreten Implementierung und Vermittlung dieser Methode Schwierigkeiten hat. |
| Einstellung *(attitude barriers)* | Eine solche Barriere ist vorhanden, wenn die Einstellungen und Überzeugungen einer an der Förderung beteiligten Person die Partizipation der unterstützt kommunizierenden Person behindert. |

Kommunikationshilfe zu verbessern; vgl. Millar et al. 2006)
- Potenzial, Adaptionen der Umwelt vorzunehmen (z. B. durch eine andere Positionierung eines Kommunikationsordners die Nutzung des Ordners zu erleichtern)
- Potenzial, eine Methode der UK zu nutzen (z. B. hohes Potenzial zur Nutzung von Bildsymbolen, niedrigeres Potenzial zur Nutzung von Gebärden)

Abhängig davon, an welchen Stellen Barrieren entdeckt wurden, setzt die Intervention an. Ziel ist es, möglichst **viele dieser Barrieren zu beseitigen oder zumindest zu mindern** und somit auf Basis der vorhandenen Fähigkeiten der potenziell unterstützt kommunizierenden Person die bestmögliche UK-Methode auszuwählen und dessen Verwendung in einer Intervention zu vermitteln. Diese sollte in natürlichen Kommunikationssituationen stattfinden und viele Bezugspersonen aktiv mit einbeziehen. Zur Vermittlung der Verwendung von Methoden der UK führen Beukelman und Mirenda (2013) viele konkrete Konzepte (z. B. PECS ► Abschn. 2.6.5) und Strategien (z. B. *Modeling* ► Abschn. 4.4.2) auf, welche an anderer Stelle beschrieben sind.

Die vierte und letzte Phase umfasst die **Evaluation** des gesamten Prozesses. Hierbei soll geprüft werden, ob das Ziel erreicht wurde und die unterstützt kommunizierende Person an den aufgeführten Aktivitäten partizipiert. Ist dies nicht der Fall, so sollte erneut überprüft werden, welche Barrieren dies verursachen und wie diese aufgelöst werden könnten.

### 2.6.2 COCP

#### ▪ Grundlagen und Aufbau des COCP-Programms

Das COCP-Programm ist ein **Interventionsprogramm für nicht oder kaum sprechende**

**Personen** und ihre Kommunikationspartner (Heim et al. 2005; COCP – ► http://www.cocp.nl). Das ursprüngliche Konzept stammt von der Niederländerin Margriet Heim, welches sie gemeinsam mit ihren Kolleginnen über die Jahre weiterentwickelt hat (Original: *Communicatieve* ***O****ntwickkeling van nit of nauwelijks sprekenden kinderen of volwassenen en hun* ***C****ommunicatie****p****artners*). Zunächst war das Konzept als Interventionsprogramm zur Förderung von kaum oder nicht sprechenden Kindern entwickelt worden. Mittlerweile wird es aber auch für die Anwendung bei Erwachsenen empfohlen.

**Tipp**

Um das COCP-Programm für die eigene sprachtherapeutische Arbeit zu erlernen, bieten die Autorinnen auch Workshops auf Deutsch an. Hierzu können Anfragen via Email gestellt werden an COCP@heliomare.nl.

Im COCP-Programm wird detailliert beschrieben, wie die kommunikativen Fähigkeiten durch die **Unterstützung von möglichst vielen Bezugspersonen** gefördert werden können. Das COCP-Programm betont die Notwendigkeit des Einbezugs von Bezugspersonen in die Förderung von Personen mit kommunikativen Einschränkungen, da sich nur in alltäglichen und realen Interaktionssituationen kommunikative Fähigkeiten entwickeln können. Damit Personen mit nicht ausreichenden lautsprachlichen Fähigkeiten kommunikativ teilhaben können, benötigen sie zum einen einen **Zugang zu ergänzenden und/oder alternativen Kommunikationsformen** (► Abschn. 2.3 und 2.4). Zum anderen brauchen sie **Gelegenheit, um kommunizieren zu können**, wofür die Kommunikationspartner verantwortlich sind (Partnerstrategien; vgl. ► Abschn. 2.5.1).

Eine Fachperson (z. B. Sprachtherapeutin oder Ergotherapeutin) koordiniert das COCP-Programm und leitet die weiteren teilnehmenden Personen in der Durchführung der einzelnen Schritte des Programms an. Zu den teilnehmenden Personen gehören neben der potenziell unterstützt kommunizierenden Person ihre nächsten privaten Bezugspersonen (z. B. Eltern, Geschwister, Freunde) und ihre institutionellen Bezugspersonen (z. B. Erzieherinnen, Lehrkräfte). Das COCP-Programm ist **zyklisch aufgebaut** und umfasst sieben Schritte, die sich auf vier Phasen verteilen (◘ Tab. 2.4).

#### ▪ Kommunikationsfunktionen

Durch die Nutzung verschiedener Kommunikationsformen (► Abschn. 2.3 und 2.4) können verschiedene kommunikative Funktionen

◘ **Tab. 2.4** Aufbau des COCP-Programms (Heim et al. 2005; ► http://www.cocp.nl)

| Schritt | Erläuterung |
|---|---|
| *Phase 1: Analyse* | |
| Schritt 1: Sammeln von Hintergrundinformationen | Durch **Befragungen** der nächsten Bezugspersonen sowie durch vorhandene medizinische und therapeutische **Berichte** werden alle bereits vorhandenen Informationen über die Kommunikationssituation mit der im Zentrum der Förderung stehenden Person eingeholt. Hierbei werden u. a. alle wichtigen Kommunikationspartner schriftlich um eine Einschätzung des sozialen und kommunikativen Verhaltens der potenziell unterstützt kommunizierenden Person gebeten und zu wahrgenommenen Problemen befragt. |

(Fortsetzung)

2

■ Tab. 2.4 (Fortsetzung)

| Schritt | Erläuterung |
|---|---|
| Schritt 2: Spezifische Analyse und Vorschlag für ein Kommunikationssystem | Die Fähigkeiten der potenziell unterstützt kommunizierenden Person werden in den Bereichen Kognition, Sprachverständnis und Sensomotorik erfasst, um das allgemeine **Entwicklungsniveau** einschätzen zu können. Darauf aufbauend wird ein Vorschlag für ein geeignetes Kommunikationssystem erarbeitet. |
| Schritt 3: Beobachtungen und Interaktionsanalysen | Anhand von Videoaufnahmen sowie Befragungen der Bezugspersonen wird das **aktuelle Kommunikationsverhalten** der potenziell unterstützt kommunizierenden Person sowie das der Kommunikationspartner erfasst. |
| *Phase 2: Ziel und Plan* | |
| Schritt 4: Zielsetzung formulieren | In einer **Besprechung mit allen teilnehmenden Personen** wird gemeinsam auf Grundlage der in Phase 1 zusammengetragenen Informationen ein Ziel für das kommende halbe Jahr festgelegt. Dieses Ziel kann das Erlernen einer neuen **Kommunikationsform** oder einer neuen **Kommunikationsfunktion** sein. |
| Schritt 5: Interventionsplan aufstellen | In der Besprechung mit allen Beteiligten wird das **Kommunikationssystem** festgelegt. Darüber hinaus wird ein Interventionsplan erstellt, aus dem hervorgeht, wie durch die Nutzung von spezifischen **Partnerstrategien** das gemeinsam formulierte Ziel bestmöglich erreicht werden kann. |
| *Phase 3: Intervention* | |
| Schritt 6: Durchführung der Intervention | Die eigentliche Intervention wird durchgeführt. Hierin finden zum einen die **Versorgung mit einer oder mehreren Methode(n) der UK** sowie die **Vokabularauswahl** statt. Zum anderen werden die spezifischen **Partnerstrategien** angewendet. Das konkrete Vorgehen wird mit Hilfe von Videoaufnahmen festgehalten und gemeinsam reflektiert. |
| *Phase 4: Evaluation* | |
| Schritt 7: Intervention evaluieren | Es findet **erneut eine Analyse** der aktuellen Kommunikationssituation statt, welche mit allen beteiligten Personen besprochen wird. Gemeinsam werden die Durchführung und der **Erfolg** der Intervention bewertet. Es wird dabei geprüft, ob das gemeinsam formulierte Ziel erreicht werden konnte. Anschließend werden ein (neues) Ziel für das kommende halbe Jahr sowie ein konkreter Interventionsplan aufgestellt. |

erfüllt werden. Diese Kommunikationsfunktionen sind im COCP-Programm zentral. Heim et al. (2005) führen 15 verschiedene kommunikative Funktionen auf, welche sukzessiv im Rahmen des Programms als Ziel verfolgt werden können (Übersicht 2.5).

**Übersicht 2.5**
**Kommunikationsfunktionen (Weid-Goldschmidt 2013)**

1. Stimmung und allgemeines Befinden äußern
2. Aufmerksamkeit für den Partner
3. Bemerken, dass eine Aktivität unterbrochen wird
4. Wechselseitiges Handeln *(Turn-taking)*
5. Akzeptieren eines angebotenen Objekts
6. Protestieren oder Abweisen
7. Sich entscheiden/zwischen (zwei) Alternativen wählen
8. Grüßen im Sinne von „Hallo" und „Tschüss"
9. Um Hilfe bitten
10. Um ein Objekt/eine Aktivität bitten
    - in der unmittelbaren Umgebung
    - nicht in der unmittelbaren Umgebung
11. Bitten um Aufmerksamkeit
12. Antwort geben auf Ja/Nein-Fragen
13. Auskunft erteilen über etwas oder jemanden
    - anwesend in der unmittelbaren Umgebung
    - nicht anwesend in der unmittelbaren Umgebung
14. Um Auskunft bitten
15. Ausdrücken von Gefühlen/Gedanken
16. Witze erzählen/Späße machen/„So-Tun-als-ob-Handlungen"/necken

**▪ Partnerstrategien**
Wie bereits aus dem Namen des COCP-Programms hervorgeht, ist für Heim et al. (2005) die Rolle der Kommunikationspartner entscheidend, um Personen mit erheblichen Einschränkungen in ihren Ausdrucksmöglichkeiten eine aktive Teilhabe an Interaktionen zu ermöglichen. Um die Bezugspersonen darin zu unterstützen, möglichst förderlich mit der unterstützt kommunizierenden Person umzugehen, haben die Autorinnen zehn Partnerstrategien formuliert, die diese erlernen und im direkten Kontakt verwenden können (◘ Tab. 2.5).

### 2.6.3 Moderierte Runde Tische (MoRTi)

Das Konzept der „Moderierten Runden Tische" (MoRTi) verfolgt im Kontext der Sprach-

**◘ Tab. 2.5** Partnerstrategien im COCP-Programm (Heim et al. 2005)

| Strategie | Erläuterung |
|---|---|
| 1. Umgebung strukturieren | Kommunikative Situationen sollten so gestaltet sein, dass eine Interaktion gut möglich ist. Hierzu sollten alle notwendigen Kommunikationshilfen unmittelbar verfügbar sein und der Kommunikationspartner wendet sich kommunikativ offen zu. |
| 2. Fokus der unterstützt kommunizierenden Person beachten | In Interaktionen sollte darauf geachtet werden, auf das einzugehen, was das Kind fokussiert, wofür es sich in der jeweiligen Situation interessiert. Dazu ist es beispielsweise sinnvoll, die Blicke des Kindes genau zu beobachten. |

(Fortsetzung)

2

**Tab. 2.5** (Fortsetzung)

| Strategie | Erläuterung |
|---|---|
| 3. *Joint attention* herstellen | Situationen von geteilter Aufmerksamkeit *(joint attention)* sind für den Spracherwerb besonders bedeutsam. Daher sollte immer wieder versucht werden, diese Situationen zu initiieren. |
| 4. Möglichkeiten zur aktiven Beteiligung geben | Innerhalb alltäglicher Aktivitäten sollten der unterstützt kommunizierenden Person immer wieder Möglichkeiten gegeben werden, sich aktiv zu beteiligen. Dies kann beispielsweise durch die Verwendung von Fragen und Floskeln erfolgen sowie durch das Anbieten von mehreren Alternativen. |
| 5. Kommunikation erwarten | Angepasst an die jeweiligen kommunikativen Fähigkeiten sollte durch eine offene Körperhaltung, Gestik und Mimik verdeutlicht werden, dass in bestimmten Situationen eine aktive Beteiligung der unterstützt kommunizierenden Person erwartet wird. |
| 6. Angemessenes Gesprächstempo | Ebenfalls angepasst an die jeweiligen kommunikativen Fähigkeiten sollte ein angemessenes Gesprächstempo gewählt werden. Hierzu gehört vor allem, ausreichend Zeit für einen möglichen kommunikativen Beitrag zu geben. |
| 7. *Modeling* | Modeling (► Abschn. 4.4.2), also die vorbildhafte Mitbenutzung einer Kommunikationsform, sollte verwendet werden. |
| 8. Eigenes Sprachangebot am Niveau der unterstützt kommunizierenden Person ausrichten | Die Gesprächsbeiträge der Kommunikationspartner sollten stets das sprachliche Niveau der unterstützt kommunizierenden Person berücksichtigen, also weder über- noch unterfordernd sein. |
| 9. *Prompting* | Die unterstützt kommunizierende Person sollte freundlich zu kommunikativen Beiträgen ermuntert werden. Zunächst lediglich durch eine offene und abwartende Haltung und anschließend schrittweise auch durch direkte Ermunterungen. |
| 10. Kommunikationsversuche bestärken | Alle Kommunikationsbeiträge und -versuche sollten als solche aufgegriffen, beantwortet und dadurch bestärkt werden. |

therapie das Ziel, unterschiedliche (Fach-) Perspektiven auf ein Kind, einen Jugendlichen oder Erwachsenen zu sammeln und zu nutzen, um individuelle Teilhabeziele für eine Person zu formulieren (Giel und Liehs 2016; Giel 2017). Es stellt eine Möglichkeit dar, **interdisziplinäre Zusammenkünfte**, wie MoRTi auch genannt werden (Giel 2014), strukturiert vorzubereiten und zu moderieren, um Förder- und Therapieziele zwischen verschiedenen Professionen abzustimmen.

Im Fokus der MoRTi standen zu Beginn zunächst Menschen mit komplexen Sprach-, Sprech- und Kommunikationsbeeinträchtigungen, die mit einer Methode der UK versorgt sind oder werden sollen. Bei dieser Personengruppe bestehen meist mehrere Unterstützungssysteme, in denen unterschiedliche Professionen in Kontakt mit der unterstützt kommunizierenden Person treten. Eltern, verschiedene Therapierende, Lehrkräfte und Ärzte blicken dabei immer aus unterschiedlichen Perspektiven auf eine Person und entwickeln so andere Vorstellungen und Ideen zu konkreten Therapie- und Förderzielen. Da häufig zusätzlich nur ein bilateraler Austausch zwischen Eltern bzw. Angehörigen und den jeweiligen Professionen besteht, geschieht es, dass Therapieziele additiv formuliert und nicht aufeinander abgestimmt werden oder sie sich im ungünstigsten Fall sogar widersprechen und gegenseitig behindern (Giel 2017).

**Um den Erfolg einer Versorgung mit Methoden der UK sicherzustellen, ist daher ein Austausch aller Beteiligten unumgänglich.**

Um diesen interdisziplinären Austausch möglichst effektiv realisieren zu können, wurde im Zentrum für Unterstützte Kommunikation (ZUK) in Moers **auf Grundlage systemisch-lösungsorientierter Grundprinzipien** das Konzept der MoRTI entwickelt, welches dort seit vielen Jahren erprobt und angewendet wird.

MoRTi sind immer zu verstehen als ein **Zusammentreffen von Eltern, Angehörigen, verschiedenen Fachpersonen und ggf. den Betroffenen** selbst mit der Absicht, sich in Bezug auf eine konkrete Fragestellung lösungsorientiert auszutauschen, um so **gemeinsam Therapie- und Förderziele zu entwickeln**. Diese **Ziele** sollen immer konkret, realistisch und zeitlich überschaubar sein **und auf Grundlage der ICF** (▶ Abschn. 1.1, ▶ Exkurs „Die ICF als maßgebender Bezugsrahmen") **und den SMART-Prinzipien** (▶ Abschn. 4.4.2) **formuliert werden**. MoRTi können an unterschiedlichen Orten, mit den unterschiedlichsten Professionen und zu vielfältigen Fragestellungen stattfinden. Auch wenn anfänglich die MoRTi durch den Gegenstand komplexe Beeinträchtigungen und UK geprägt wurden, sind die Inhalte der runden Tische austauschbar und so zu den unterschiedlichsten Themen und Fragestellungen durchführbar (Giel und Liehs 2016).

MoRTi sind zeitlich begrenzt (60–90 Minuten) und werden von einer **speziell geschulten Moderatorin** geleitet. Dabei kommen verschiedene strukturierte und lösungsorientierte Gesprächstechniken zum Einsatz. Der Ablauf eines runden Tisches folgt dabei folgenden spezifischen Teilschritten:

1. Begrüßung und Vorstellung aller Teilnehmenden
2. Klärung des Anlasses (Themen sammeln, priorisieren, auswählen)
3. Lösungsorientierte Themenbearbeitung
4. Zielformulierung und Erstellung eines Maßnahmenplans
5. Festlegung des Termins für den nächsten „Moderierten Runden Tisch"
6. Dokumentation und Evaluation

Die Basis für das Gelingen eines runden Tisches stellt **eine neutrale, wertschätzende und offene Grundhaltung aller Teilnehmenden** dar (Giel und Liehs 2016), wobei jedem eine spezifische Rolle zukommt.

#### Die Rolle der Eltern und Angehörigen

Das Konzept der MoRTi schließt im Gegensatz zu anderen Fallbesprechungen, in denen meist über die unterstützt kommunizierende Person berichtet und diskutiert wird, die Anwesenheit der Eltern oder Angehörigen mit ein. Dabei werden diese als Experten für z. B. ihr Kind oder ihren Ehepartner gesehen. Am runden Tisch geht es nicht darum, den Eltern oder Angehörigen einen bereits zuvor erarbeiteten Interventionsplan zu unterbreiten, dem sie nur noch zustimmen sollen. Vielmehr geht es darum, dass die Eltern und Angehörigen sich gleichberechtigt am runden Tisch beteiligen und ihre Expertensicht auf die Fokusperson deutlich machen. Ihre häufig über Jahre entwickelten eigenen Kommunikationsstrategien in der Familie müssen in der Planung von Interventionszielen berücksichtigt werden. Nur so kann sichergestellt werden, dass auch im häuslichen Kontext das Ergebnis des runden Tisches unterstützt wird (Giel 2017).

**▪ Die Rolle der Fokusperson**

Wenn immer es möglich ist, sollte die Person, für die am runden Tisch Therapie- und Förderziele festgelegt werden sollen, selbst am runden Tisch teilnehmen. Sie ist als **Experte in eigener Sache** zu verstehen und muss in den Entscheidungsprozess einbezogen werden (Giel 2017). Bei einigen Jugendlichen und Erwachsenen kann dieses ohne Weiteres erfolgen. Bei den meisten Fokuspersonen mit schweren Sprach-, Sprech- und Kommunikationsstörungen, die häufig mit kognitiven Beeinträchtigungen einhergehen, gestaltet sich dies allerdings schwierig. Giel (2017) fordert daher, dass dieser Aspekt in Zukunft vermehrt in den Fokus der Forschung gerückt werden sollte.

**▪ Die Rolle der Fachpersonen**

Als Fachpersonen nehmen unterschiedlichste Professionen an runden Tischen teil. Dies können Sprachtherapeutinnen, Ergotherapeutinnen, Physiotherapeutinnen , Lehrkräfte, Erzieherinnen oder Heilpädagoginnen sein. Jede Fachperson kann dabei durch ihre Expertise einen wichtigen Beitrag leisten, indem sie aus ihrer Perspektive auf Grundlage eines entwicklungsproximalen Ansatzes die nächsten Entwicklungsschritte und Interventionsmöglichkeiten aufzeigt. Sprachtherapeutinnen fungieren hier als Expertinnen für Sprache, Sprechen, Kommunikation und Nahrungsaufnahme und können im Kontext der UK aufzeigen, welche Methoden zur Erweiterung der kommunikativen Fähigkeiten der Fokusperson genutzt werden können (Giel 2017). Giel und Liehs (2016) betonen aber, dass die Entscheidung für oder gegen eine bestimmte Methode oder Intervention nie von der Sprachtherapeutin selbst getroffen wird. Denn die Anwendung einer Methode der UK erfolgt im Alltag im häuslichen Kontext oder in einer Institution (Schule, Kindertagesstätte, Werkstätte, Wohnheim), sodass **den Eltern bzw. Angehörigen** und weiteren wichtigen unterstützenden Personen die **Entscheidungsrolle** zukommt.

**▪ Die Rolle der Moderatorin**

Die Moderatorin des runden Tisches trägt in hohem Maße zum Gelingen des Zusammentreffens bei. Damit am Ende eines runden Tisches konkrete Lösungen und Ziele festgehalten und dokumentiert werden können, liegt einem runden Tisch ein **Ablaufzyklus** zu Grunde. Die Moderatorin führt durch diesen Zyklus hindurch und bedient sich dabei unterschiedlicher **Moderations- und Visualisierungstechniken** (Giel und Liehs 2016).

Zusammenfassend lässt sich das Konzept der MoRTi als **ein Werkzeug zur interdisziplinären Vernetzung** verstehen, das einen **Austausch auf Augenhöhe** ermöglicht, bei dem die fachlichen Perspektiven verschiedener Professionen genauso wertgeschätzt werden wie die Meinungen und Ideen der Betroffenen, Eltern und Angehörigen (Giel 2017).

**Tipp**

Damit Sprachtherapeutinnen das Wissen erwerben können, um das Konzept in die eigene Arbeit integrieren zu können, bietet das ZUK Moers eintägige Fortbildungen zur Moderation von runden Tischen an. Darüber hinaus können Anfragen zu Inhouse-Fortbildungen in Institutionen gestellt werden (▶ http://www.zentrum-fuer-uk.de).

### 2.6.4 Fokuswörter

Unabhängig davon, welche alternative Kommunikationsform mit einem Patienten erarbeitet wird, stehen Sprachtherapeutinnen, aber auch Eltern und andere Bezugspersonen meist vor der Frage, welches Vokabular genau, wann und in welcher Reihenfolge angeboten wird. Mit dem Wissen um Kern- und Randvokabular stehen Empfehlungen zur Vokabularauswahl bereit (▶ Abschn. 2.2). Doch häufig fällt es schwer, eine genaue Auswahl für eine unterstützt kommunizierende Person zu treffen und eine Idee zu entwickeln, wie dieses erarbeitet werden kann.

Gail van Tatenhove (2008, zit. nach Sachse und Willke 2011) schlägt dazu vor, einen **Zielwortschatz** festzulegen, der vorrangig aus Kernvokabular besteht und über mehrere Jahre hinweg, unabhängig von aktuellen Therapien, Bezugspersonen und fördernden Institutionen, mit der unterstützt kommunizierenden Person erarbeitet wird. Sachse und Willke (2011) nehmen diese Idee auf und unterbreiten mit ihrem Konzept der Fokuswörter einen Vorschlag zum konkreten Vorgehen in der Erarbeitung eines Zielwortschatzes.

Sie schlagen vor, zu Beginn einer UK-Intervention zunächst einen **Zielwortschatz von ca. 100 Wörtern** festzulegen, der **vorrangig** aus **Kernvokabular** besteht (ca. 70 Wörter) und mit Randvokabular ergänzt wird (ca. 30 Wörter). Das Randvokabular sollte das Alter, das Geschlecht, die Lebensbedingungen und die Interessen der unterstützt kommunizierenden Person berücksichtigen. Um dieses **Vokabular sukzessive zu erarbeiten**, werden nach und nach 5–6 Wörter in den Fokus gerückt. Diese Wörter werden über einen definierten Zeitraum besonders häufig von allen Kommunikationspartnerin modelliert (► Abschn. 4.4.2). Hat die unterstützt kommunizierende Person im festgelegten Zeitraum erlernt, wie die **Fokuswörter** in der Kommunikation genutzt werden können, werden die nächsten Wörter in den Fokus gesetzt. Kann noch nicht beobachtet werden, dass die unterstützt kommunizierende Person die Fokuswörter imitiert oder eigenständig nutzt, kann entschieden werden, dass dieselben Wörter für einen längeren Zeitraum im Fokus bleiben (Sachse und Willke 2011).

Für ein ganz konkretes Vorgehen haben Sachse und Willke (2011) eine **Fokuswörterliste** erstellt, die aus 16 Fokuswörterreihen besteht, welche jeweils 5–6 Wörter des Kernvokabulars umfassen. Zu jeder Fokuswörterreihe werden individuelle Ergänzungen für das Randvokabular empfohlen sowie Hinweise gegeben, welche Kommunikationsfunktionen mit der jeweiligen Fokuswörterreihe erarbeitet werden können. Die erste Fokuswörterreihe besteht beispielsweise aus den Wörtern „noch mal", „fertig", „nicht", „wollen" und „gucken". Diese Wörter sollen hochfrequent in Kombination mit anderen Wörtern modelliert werden.

**Beispiel**

**Mögliche Aussagen, die mit Hilfe der ersten Fokuswörterreihe modelliert werden können**

- „Ich will noch mal"
- „Willst du noch mal?"
- „Nein, ich will nicht."
- „Bist du fertig?"
- „Nicht fertig."
- „Sollen wir noch mal gucken?"
- „Willst du den Ball noch mal haben?"

Das Konzept der Fokuswörter lässt sich ganz **unabhängig von der gewählten Kommunikationsform** umsetzen. Es können sowohl Gebärden als auch Symbolkarten, Symbole auf einer Kommunikationstafel oder in einer elektronischen Kommunikationshilfe in den Fokus gerückt werden. Wichtig dabei ist, dass die aktuellen Fokuswörter für alle Bezugspersonen markiert oder sichtbar gemacht werden. Abbildungen von Gebärden können beispielsweise an einem bestimmten Ort aufgehängt oder in einem Ordner präsentiert werden. Symbole auf einer Kommunikationstafel können mit einem farbigen Klebepunkt in den Fokus gerückt werden. Oder es wäre denkbar, Zielstrukturen auf einer elektronischen Kommunikationshilfe mit einem besonders dicken Rahmen oder einer bestimmten Feldfarbe zu markieren.

Vorteile des Konzepts der Fokuswörter sind:

- Es wird sukzessive ein **Wortschatz aus Kern- und Randvokabular erarbeitet**, der eine **flexible Kommunikation** in verschiedenen Situationen und mit unterschiedlichen Personen ermöglicht und bei Kindern letztendlich die **Sprachentwicklung unterstützt**.
- Sprachtherapeutinnen, Angehörige, Erzieherinnen, Lehrkräfte, betreuende Personen, Pflegekräfte und andere Bezugspersonen arbeiten an einem **gemeinsamen**

2

**Ziel**. Es wird verhindert, dass jeder an unterschiedlichen Zielen arbeitet.
- Die UK-Intervention wird **konkret** und **machbar**.

Zusammenfassend lässt sich das Konzept der Fokuswörter als ein Vorschlag beschreiben, wie sukzessive ein Zielwortschatz erarbeitet werden kann, indem nach und nach Wörter in den Fokus gerückt werden (Sachse und Willke 2011).

### 2.6.5 PECS

Das Picture Exchange Communication System (PECS) wurde ursprünglich von Andrew Bondy und Lori Frost in den USA entwickelt (Bondy und Frost 1994). Konzipiert wurde das Programm für nicht oder kaum lautsprachlich kommunizierende Kinder mit Autismus-Spektrum-Störungen (ASS). Heute wird die Methode aber auch bei anderen Kindern, Jugendlichen und Erwachsenen angewandt, die eine funktionale Kommunikation erlernen sollen.

PECS ist eine Methode der UK, mit der Kinder (mit ASS) möglichst schnell erlernen sollen, unabhängig von der Lautsprache eigeninitiativ zu kommunizieren (Bondy und Frost 2001). Ziel ist es, den Kindern zu ermöglichen, Wünsche und Bedürfnisse zu äußern, ohne dass sie danach explizit gefragt werden. Das **Grundprinzip** dabei ist der **Austausch einer Bildkarte** mit dem Kommunikationspartner, **um ein gewünschtes Objekt zu erhalten oder eine Aktion zu erfahren**. Sobald die Bildkarte übergeben ist, wird die überbrachte Mitteilung für das Kind verbalisiert und der Wunsch des Kindes erfüllt.

Das Programm besteht insgesamt aus **sechs Phasen**. Zunächst erlernen die Kinder grundsätzlich, wie eine Kommunikation über den Austausch von Bildkarten funktionieren kann. Später sollen sie die Fähigkeit erwerben, zwischen verschiedenen Bildkarten zu differenzieren. In den weiteren Phasen wird dann vermittelt, wie durch die Kombination von Bildkarten kurze Sätze übermittelt werden können, bis letztendlich der Austausch der Bildkarten für verschiedene kommunikative Funktionen genutzt werden kann (Bondy und Frost 2001). Die **Motivation des Kindes** wird dabei stets hoch gehalten, da es als Konsequenz für das Überbringen der Bildkarte immer einen beliebten Gegenstand oder eine gewünschte Aktion erhält. Damit das Kind die nötigen Fähigkeiten in den einzelnen Phasen erlernt, bedient sich PECS diverser **Techniken der Verhaltensmodifikation**.

Im Folgenden sollen die sechs Phasen des PECS-Trainingsprogramms detailliert dargestellt und im Anschluss kritisch betrachtet werden.

**Tipp**

Damit Therapeutinnen das PECS-Training erfolgreich mit Patienten durchführen können, empfiehlt es sich, eine entsprechende Fortbildung zu besuchen, in der sowohl theoretische Grundlagen vermittelt werden als auch praktische Techniken der Verhaltensmodifikation unter Supervision erlernt werden können. Entsprechende Informationen dazu findet man auf der Homepage von PECS Germany unter ► http://www.pecs-germany.com/training.php (Stand Oktober 2017).

#### ■ Vorbereitung: Finden von Verstärkern

Ein PECS-Training beginnt damit, einem Kind beizubringen, spontan etwas zu fordern. Damit dieses gelingen kann, muss die Therapeutin im Vorfeld Gegenstände, Nahrungsmittel, Spiele oder Handlungen identifizieren, die dem Kind Freude bereiten oder die es permanent einfordert (Verstärker). Dazu eignen sich einfache Verhaltensbeobachtungen oder Befragungen der Eltern und weiterer Bezugspersonen. Im Hinblick auf die Phase IV ist es zusätzlich sinnvoll, auch unbeliebte Spielzeuge und Tätigkeiten herauszufinden. Sind die beliebten und unbeliebten Objekte identifiziert, werden entsprechend **laminierte Bildkarten von diesen Objekten** erstellt. Für die Phase IV werden zudem Bildkarten mit den Satzanfängen „Ich möchte", „Ich sehe", „Ich rieche" etc. benötigt. In der Vorbereitung sollte auch bereits die in den Phasen II–VI benötigte Kommunikationstafel bzw. Kommunikationsmappe erstellt werden.

- **Phase I: Geleiteter physischer Austausch**

In Phase I erlernt das Kind, eine Bildkarte eines beliebten Objektes aufzunehmen, dem Kommunikationspartner zu reichen und in die geöffnete Hand zu legen (Bondy und Frost 2001). Um dieses Verhalten des Kindes zu erreichen, sind **zwei Personen** nötig. Eine Person agiert als **natürlicher Kommunikationspartner**, eine weitere Person fungiert als **Schatten**, der dem Kind physische Unterstützung zum Greifen und Überreichen der Bildkarte gibt.

Die Trainingssequenz beginnt damit, dass. der Kommunikationspartner ein beliebtes Objekt in der Hand hält und dem Kind zeigt. Währenddessen liegt eine Bildkarte, auf der dieses Objekt dargestellt ist, vor dem Kind in dessen Reichweite. Da es sich um ein Objekt oder ein Nahrungsmittel handelt, welches das Kind höchstwahrscheinlich einfordern will, wird es versuchen danach zu greifen. Sobald ein erster Impuls erkennbar ist, greift der Schatten ein, führt die Hand des Kindes statt zum Objekt zur Bildkarte und hilft ihm, diese in die geöffnete Hand des Kommunikationspartners zu legen *(Shaping)*. Dieser reagiert umgehend, indem er das Objekt aushändigt und gleichzeitig benennt. Das Kind hat erfolgreich kommuniziert und darf daraufhin für eine Weile mit dem Objekt spielen oder eine kleine Portion des Nahrungsmittels konsumieren. Die Sequenz wird einige Male wiederholt, solange das Kind Interesse an dem Objekt hat. Während der Wiederholungen versucht der Schatten, seine physische Unterstützung nach dem Prinzip des *Backward Chainings* zu reduzieren. Er versucht zunächst, seine Hilfestellung während des Abgebens der Bildkarte, dann beim Überreichen und letztendlich beim Aufnehmen immer weiter zu verringern (Bach 2005). Die offene Hand des Kommunikationspartners bleibt weiterhin als Aufforderungshinweis *(Prompt)* bestehen, wird aber im Verlauf der Sequenz ebenfalls immer weiter ausgeblendet.

**Der Kommunikationspartner sollte darauf achten, dem Kind die geöffnete Hand nicht anzubieten, bevor es die Bildkarte aufgenommen hat. Das Kind soll lernen, aus eigenem Antrieb zu kommunizieren und nicht auf eine Aufforderung zu reagieren. Aus demselben Grund sollten auch verbale Aufforderungen wie „Nimm die Karte" oder „Gib mir die Karte" vermieden werden (Bondy und Frost 1994).**

Damit die gelernte Fähigkeit auf andere Objekte und weitere Situationen übertragen werden kann, wird die Übungssequenz mit verschiedenen Bezugspersonen, Objekten und zu verschiedenen Tageszeiten wiederholt. Häufig gelingt es Kindern innerhalb weniger Minuten, das Übergeben einer Bildkarte als kommunikativen Akt zu erlernen, sodass schnell zur Phase II übergegangen werden kann.

**Beispiel**

**Antonia mag Seifenblasen**

Antonia hat eine große Vorliebe für Seifenblasen. Sobald sie die Möglichkeit hat, diese zu bekommen, unterbricht sie alle Aktivitäten und ergreift die Seifenblasendose. Auf dem Tisch im Therapieraum befindet sich eine Bildkarte, auf der Seifenblasen abgebildet sind. Antonia sitzt davor. Ihr Vater befindet sich hinter ihr, da er im Verlauf der Trainingssequenz als Schatten fungieren soll. Die Therapeutin holt eine Dose Seifenblasen aus einer Schublade, legt sie in ihre Hand und zeigt sie Antonia. Diese greift wie erwartet sofort in Richtung der Dose. Der Vater reagiert blitzschnell und führt Antonias Hand zur Bildkarte, hilft ihr diese aufzunehmen und in die geöffnete Hand der Therapeutin zu legen. Diese übergibt der Patientin umgehend die Seifenblasendose und verbalisiert „Seifenblasen". Die Übungseinheit wird mehrere Male wiederholt. Der Vater blendet seine Hilfestellungen nach und nach aus, bis Antonia selbstständig zur Bildkarte greift und diese der Therapeutin übergibt, um die Seifenblasendose zu erhalten und gemeinsam Seifenblasen zu pusten.

- **Phase II: Ausdehnen der Spontaneität**

In Phase II lernt das Kind, kommunizieren zu können, wenn der Kommunikationspartner nicht in direkter Reichweite ist, kein Blickkontakt besteht oder dem Kind der Rücken zugewandt wird. Dazu soll das Kind zunächst eine Distanz zu den Bildkarten überwinden, diese dann aufnehmen, zum Kommunikationspartner gehen und die Bildkarte überreichen können.

Zu Beginn der Phase II wird ein **Kommunikationsordner** eingeführt, in dem alle (bisher erlernten) Bildkarten zu finden sind. Auf der äußeren Oberfläche des Kommunikationsordners wird mit Hilfe von Klettband die jeweils aktuell relevante Bildkarte befestigt.

**! Während des Trainings wird in Phase II nur eine Bildkarte auf der Außenseite des Kommunikationsordners befestigt. Alle weiteren (bereits erlernten) Karten werden im Inneren des Ordners verstaut. Denn an dieser Stelle geht es noch nicht darum, zwischen mehreren Bildkarten zu differenzieren.**

Die Trainingssequenz beginnt ähnlich wie in Phase I. Die Kommunikationsmappe befindet sich in unmittelbarer Reichweite des Kindes. Darauf befindet sich die Bildkarte eines beliebten Objektes, das der Kommunikationspartner in der Hand hält. Anders als in Phase I entfernt sich dann jedoch der Kommunikationspartner etwas vom Kind. Nimmt das Kind die Bildkarte noch nicht selbstständig auf, wird es vom Schatten dabei unterstützt. Für das Übergeben der Karte sollte keine Hilfestellung nötig sein, da dieses aus Phase I bekannt ist. Hat das Kind gelernt, die Bildkarte eigenständig aufzunehmen, wird der Abstand zwischen dem Kind und dem beliebten Objekt vergrößert. Das Kind soll lernen, die Distanz zum Kommunikationspartner zu überwinden. Zu Beginn wird es nach dem Aufnehmen der Karte vom Schatten geführt, bis es allein aufsteht, um die Bildkarte zu überreichen. Gelingt dies, wird auch der Abstand zwischen Kind und Kommunikationsmappe vergrößert. Letztendlich soll das Kind dazu in der Lage sein, sich aus eigenem Antrieb in Richtung des Kommunikationsordners zu bewegen, dort die Bildkarte aufzunehmen, anschließend zum Kommunikationspartner zu gehen und die Karte zu überreichen, um im Austausch das beliebte Objekt zu erhalten.

**Beispiel**

**Leon liebt Fächer**

Leon liebt es, sich mit einem Fächer Luft ins Gesicht zu wedeln. In seinem Kinderzimmer hat er eine Vielzahl verschiedener Fächer versteckt. Jede Woche bringt Leon einen seiner Fächer mit zur Sprachtherapie in die Praxis. Heute hat er den großen blauen ausgewählt. Leon sitzt am Tisch im Therapiezimmer. Vor ihm liegt der Kommunikationsordner, auf dem die passende Bildkarte befestigt ist. Seine Mutter sitzt neben ihm als Schatten. Die Therapeutin befindet sich gegenüber von Leon und hält den Fächer in der Hand. Mit wenig Unterstützung vom Schatten erkennt Leon schnell, dass er die Bildkarte vom Kommunikationsordner abziehen und der Therapeutin wie gewohnt übergeben muss, um den Fächer zu bekommen. Leon bekommt die Möglichkeit, sich einige Minuten mit dem Fächer zu beschäftigen. Dann nimmt die Therapeutin den Fächer wieder an sich und entfernt sich ein wenig von Leon. Dieser nimmt sofort die Bildkarte vom Kommunikationsordner, hält dann aber kurz inne. Der Schatten führt Leon zur Therapeutin, wo er die Bildkarte übergibt und erneut den Fächer bekommt, während die Therapeutin den Gegenstand benennt: „Fächer". Nach einigen Wiederholungen steht Leon alleine auf, um den Fächer im Austausch mit der Bildkarte zu bekommen. Nun kann auch der Abstand zwischen Leon und dem Ordner erweitert werden. Am Ende einiger Trainingssequenzen ist er in der Lage, zunächst die Distanz zum Kommunikationsordner zu überwinden, dort die Bildkarte aufzunehmen und dann den Weg zur Therapeutin zu bewältigen, um mit Hilfe der Bildkarte den Fächer einzufordern. Dieses gelingt zu einem späteren Zeitpunkt auch, wenn die Therapeutin mit dem beliebten Objekt in ein anderes Zimmer wechselt.

■ **Phase III: Unterscheidung der Bildkarten**

In Phase III soll das Kind die Fähigkeit erwerben, Bildkarten differenziert auszuwählen. Dazu befinden sich nun **ein beliebtes und ein unbeliebtes Objekt auf dem Tisch** vor dem Kind. Die entsprechenden **Bildkarten** kleben auf der Oberfläche des **Kommunikationsordners**, der in unmittelbarer Reichweite des Kindes positioniert ist. Zu Beginn der Phase wird am Tisch geübt. Später kann die Erweiterung des Abstandes wie in Phase II hinzugenommen werden (Kühn und Schneider 2009). Das Kind nimmt eine Bildkarte auf und übergibt sie an den Kommunikationspartner in der Erwartung, im Austausch das beliebte Objekt zu erhalten. Übergibt es die Karte, auf der tatsächlich das beliebte Objekt abgebildet ist, erhält es seinem Wunsch entsprechend das Objekt und ist dementsprechend zufrieden. Wählt es aber die irrelevante Karte mit dem unbeliebten Objekt aus, erhält es genau dieses im Austausch und reagiert entsprechend enttäuscht oder irritiert. Dem Kind wird so demonstriert, dass die Auswahl und Übergabe einer **bestimmten Bildkarte** auch eine **bestimmte Konsequenz** hat (Bondy und Frost 2001). So lernt es, dass die Bildkarten unterschiedliche Objekte abbilden und dadurch verschiedene Konsequenzen bei der Übergabe nach sich ziehen.

**!** **In dieser Phase ist kein Schatten notwendig, weil das Kind in den Phasen I und II den physischen Austausch der Bildkarten bereits erlernt hat und dieses allein bewältigen kann.**

Übergibt das Kind immer wieder die Karte für das unbeliebte Objekt, können Hilfestellungen gegeben werden, damit das Kind nicht die Motivation an der Kommunikationssituation verliert. Mögliche Hilfestellungen können sein:

- mit einer Zeigegeste auf die Karte mit dem beliebten Objekt zeigen,
- die relevante Karte auf dem Kommunikationsordner etwas näher zum Kind befestigen,
- die irrelevante Karte etwas verdecken,
- die relevante Karte größer oder farbig gestalten (Bach 2005).

Sobald die ausgewählte Bildkarte in 80 % der Fälle tatsächlich dem Wunsch des Kindes entspricht, gilt die Bildkarte als erlernt (Bach 2005). Um aber sicherzustellen, dass das Kind wirklich die Bildkarten den entsprechenden Objekten zuordnet und sich nicht nur an der Anordnung der Karten orientiert, ist es ratsam, hin und wieder die Position der Bildkarten zu verändern. Das Diskriminationstraining wird am Ende der Phase III erweitert, indem die **Anzahl der Bildkarten** auf dem Kommunikationsordner und auch die **Anzahl der Objekte**, zwischen denen ausgewählt werden muss, **erhöht** wird (Bondy und Frost 2001).

**!** **Es ist zu beachten, dass dem Kind keine Wünsche verwehrt werden, damit seine Motivation erhalten bleibt. Daher sollten dem Kind nur Bildkarten von Gegenständen, Nahrungsmitteln oder Aktionen angeboten werden, die es auch tatsächlich bekommen kann.**

**Beispiel**

**Rasseln sind toll, Legosteine aber gar nicht**

Mira liebt laute Geräusche und genießt es, Musik mit Instrumenten zu machen. Sie kann sich lange selbst mit Rasseln beschäftigen. Langweilig empfindet sie hingegen das Spielen mit Legosteinen. Diese üben keinen besonderen Reiz auf sie aus. Mira sitzt am Therapietisch vor dem Kommunikationsordner, auf dem eine Bildkarte für die Rassel und eine Bildkarte für die Legosteine angebracht sind. Die passenden Gegenstände liegen auf dem Tisch. Mira nimmt die Karte für die Legosteine und gibt sie in die offene Hand der Therapeutin. Sie greift zu der Rassel, bekommt aber die Legosteine und ist sichtlich irritiert. Schnell legt sie die Legosteine zurück. Die Therapeutin klettet die Karte erneut auf den Kommunikationsordner und zeigt mit einer Pointing-Geste auf die Bildkarte mit der Rassel. Mira nimmt nun diese Karte und übergibt sie an die Therapeutin. Diese benennt das Objekt „Rassel" und gibt sie Mira. Hierbei lobt sie Mira für das Übergeben der Bildkarte „Rassel". Nachdem Mira in vielen Wiederholungen die relevante Karte ausgesucht und übergeben hat, vertauscht die Therapeutin die Positionen der Bildkarten auf dem Kommunikationsordner, um zu verhindern, dass Mira sich nur die Position der Karten und nicht deren Bedeutung einprägt.

■ **Phase IV: Bilden von Satzstrukturen**

Das Ziel der Phase IV ist es, Kindern beizubringen, einen kurzen Satz aus zwei Bildkarten zusammenzusetzen und damit einen Wunsch auszudrücken. Als zusätzliches Material wird dazu eine weitere **Bildkarte mit dem Satzanfang „Ich möchte"** benötigt. Darüber hinaus wird dem Kommunikationsordner **ein Satzstreifen** hinzugefügt. Die Kinder erlernen einen Wunsch zu äußern, indem sie zunächst die „Ich möchte"-Bildkarte und anschließend die Bildkarte des beliebten Objekts auf dem Satzstreifen befestigen, den Satzstreifen abnehmen und dem Kommunikationspartner aushändigen (Bondy und Frost 2001). Beim Erlernen dieser Schritte kann wie gewohnt der Schatten als Hilfestellung eingreifen. Dieser nimmt im Verlauf der Phase seine physische Unterstützung im Sinne des *Backward Chainings* nach und nach zurück. Zu Beginn wird die „Ich möchte"-Bildkarte bereits auf dem Satzstreifen befestigt und das Kind erlernt mit Hilfe des Schattens, nicht nur eine Karte auszutauschen, sondern die Karte zuerst auf dem Satzstreifen zu befestigen und anschließend den ganzen Streifen auszutauschen. Hat es dieses erlernt, wird die „Ich möchte"-Bildkarte unabhängig vom Satzstreifen zusammen mit den beliebten und unbeliebten Objekten auf dem Kommunikationsordner angebracht. Nun wird es durch den Schatten angeregt, den Satz selbstständig zusammenzusetzen (Bach 2005). Erhält der Kommunikationspartner den Satzstreifen, verbalisiert er den übergebenen Wunsch, zeigt währenddessen auf die entsprechende Bildkarte und händigt das beliebte Objekt aus.

**Beispiel**

**Ich möchte – den Kreisel**

Deniz ist fasziniert von einem großen Kreisel, der bei Rotation beginnt zu blinken und Musik zu spielen. Immer und immer wieder zieht er den Kreisel auf, lauscht der Melodie und schaut den Lichtern auf dem Boden zu. Der Kreisel ist Eigentum der logopädischen Praxis und wird hin und wieder in der Therapie eingesetzt. Deniz hat bereits erlernt, der Therapeutin eine Bildkarte zu übergeben, um den Kreisel zu erhalten. Die Karte befindet sich neben anderen Bildkarten von beliebten und unbeliebten Objekten auf dem Kommunikationsordner. Zusätzlich hat die Therapeutin heute den Satzstreifen dort befestigt, auf dem bereits die „Ich möchte"-Bildkarte klebt. Deniz große Schwester begleitet ihn zur Therapiestunde und fungiert als Schatten. Als Deniz den Kreisel sieht, greift er zur Bildkarte und will sie der Therapeutin übergeben. In diesem Moment leitet der Schatten seine Hand zum Satzstreifen und hilft ihm, die Karte dort zu befestigen und den Satzstreifen zu übergeben. Die Therapeutin nimmt diesen entgegen, kommentiert „Ich möchte den Kreisel" und zeigt dabei auf die Bildkarten. Deniz erhält den Kreisel und darf eine Weile damit spielen, bis die Therapeutin den Kreisel wieder an sich nimmt. Nach einigen Wiederholungen ist Deniz eigenständig in der Lage, die Bildkarte auf dem Satzstreifen zu befestigen und diesen zu übergeben. Daher wird die Bildkarte „Ich möchte" bereits jetzt zu den anderen Bildkarten der Objekte geklettet. Der Satzstreifen bleibt leer. Als Deniz zur Bildkarte „Kreisel" greift, lenkt der Schatten seine Hand zur „Ich möchte"-Bildkarte und hilft ihm, diese auf den Satzstreifen zu legen. Anschließend greift Deniz zur Bildkarte „Kreisel", befestigt diese ebenfalls auf dem Satzstreifen und händigt der Therapeutin den Satzsteifen aus.

**Tipp Material**

**PECS V+:** Für PECS-Nutzer, die bereits die Stufen I–IV mit einem traditionellen Kommunikationsbuch durchlaufen haben, existiert eine weiterführende elektronische Version: die PECS V+ App. Diese ist erhältlich für iOS und kann dementsprechend auf iPads und iPad minis genutzt werden. Die Oberfläche der App ähnelt einem herkömmlichen PECS-Buch mit farbigen Seiten, digitalen Klettbändern für Bildkarten sowie einem Satzstreifen. Per drag and drop können genauso wie zuvor Bilder auf dem Satzstreifen zu Sätzen zusammengesetzt werden, die mittels einer synthetischen Sprachausgabe verbalisiert werden. Weitere Informationen erhält man auf der Homepage von PECS unter ► http://www.pecs.com/PECSIV/support.php (Stand Oktober 2017).

- **Phase V: Beantworten der Frage: „Was möchtest du?"**

In Phase V sollen Kinder erlernen, die Frage „Was möchtest du?" zu beantworten, unabhängig davon, ob das beliebte Objekt präsent ist oder nicht. Dazu befindet sich der **Kommunikationsordner mit dem Satzstreifen**, der **Bildkarte „Ich möchte"**, die **Bildkarte für das beliebte Objekt und die unbeliebten Objekte** in unmittelbarer Reichweite des Kindes. Der Kommunikationspartner fragt: „Was möchtest du?" und deutet simultan mit einer Zeigegeste auf die „Ich möchte"-Bildkarte. Das Kind hat in Phase IV bereits erlernt, den Satz selbstständig zusammenzusetzen, und wird dieses höchstwahrscheinlich tun. Der Kommunikationspartner vergrößert bei folgenden Wiederholungen den Abstand zwischen der Frage und der Zeigegeste auf die „Ich möchte"-Bildkarte *(delayed prompting)*. Ziel ist es, dass das Kind am Ende der Phase beginnt, die Frage zu beantworten, bevor die Zeigegeste eingesetzt wird (Bondy und Frost 2001).

**Beispiel**

**Marlon, was möchtest du?**

Die Therapeutin hat in einer Schublade im Therapiezimmer Salzstangen liegen. Marlon hat diese vor einigen Wochen zufällig entdeckt und fordert seitdem immer wieder Salzstangen ein. Die Therapeutin zeigt Marlon heute die Salzstangen zusammen mit anderen irrelevanten Objekten. Vor Marlon liegen der Kommunikationsordner mit Bildkarten für die Salzstangen und den anderen Objekten sowie die Bildkarte „Ich möchte" und ein leerer Satzstreifen. Die Therapeutin fragt Marlon „Was möchtest du?" und zeigt dabei auf die „Ich möchte"-Bildkarte. Marlon setzt, wie in Phase IV erlernt, den Satz selbstständig zusammen und tauscht diesen gegen die beliebten Salzstangen ein. Die Sprachtherapeutin befestigt die Bildkarten erneut auf dem Kommunikationsordner und die Sequenz wird wiederholt. Dieses Mal vergrößert sie allerdings den zeitlichen Abstand zwischen der Frage „Was möchtest du?" und der Zeigegeste, bis Marlon nach einigen Wiederholungen ohne die Zeigegeste nach der „Ich möchte"-Bildkarte greift und den Satz zusammensetzt.

- **Phase VI: Beantworten verschiedener Fragen**

Die Phase VI hebt sich in ihrer Zielsetzung ein wenig von den vorangegangenen Phasen ab. Während in den Phasen I–V die individuellen Wünsche der Kinder im Mittelpunkt stehen, sollen sie in Phase VI lernen, **Kommentare** zu Gegenständen oder Geschehnissen in ihrer Umgebung abzugeben. Das benötigte Material entspricht dem der Phase V. Zusätzlich wird in dieser Phase aber neben der „Ich möchte"-Bildkarte auch eine **Bildkarte für „Ich sehe"** auf dem Kommunikationsordner befestigt. Der Kommunikationspartner zeigt dem Kind ein eher unbeliebtes Objekt und fragt **„Was siehst du?"**, während sie oder er mit einer Zeigegeste auf die „Ich sehe"-Bildkarte zeigt. Da das Kind diese *Prompting*-Methode bereits aus der vorangegangenen Phase kennt, wird es wahrscheinlich beginnen, den Satz zusammenzusetzen und den Streifen zu überreichen. Die folgende Reaktion des Kommunikationspartners ist aber nun anders, als es das Kind gewohnt ist. Sie oder er reagiert ebenfalls mit einem Kommentar (wie z. B. „Ah, ich sehe den Apfel auch."), anstatt dem Kind das Objekt auszuhändigen. Die unterschiedliche Reaktion des Gegenübers ermöglicht dem Kind, zwischen Kommentieren und Wünschen zu differenzieren (Bondy und Frost 2001). Die Trainingssequenz wird solange wiederholt, bis das Kind eigenständig, ohne Schatten, in der Lage

2

ist, auf die Frage „Was siehst du?" zu antworten. In einem weiteren Schritt wird dann die Unterscheidung zwischen „Ich sehe" und „Ich möchte" trainiert. Nachdem eine Frage gestellt wird, kann der Kommunikationspartner als Hilfestellung auf den entsprechenden Satzanfang zeigen, um dem Kind einen Hinweis zu geben, wie es beginnen muss. Diese Hilfestellung wird wie in den vorangegangenen Phasen nach und nach ausgeblendet (Bach 2005). Hat das Kind auch die Unterscheidung zwischen „Ich sehe" und „Ich möchte" erlernt, können weitere Satzanfänge wie „Ich höre", „Ich habe" oder „Ich rieche" eingeführt werden.

**Beispiel**

**Was siehst du, Esra?**

Esra zeigt großes Interesse an Fahrzeugen. Busse, Autos und Feuerwehrwagen findet sie äußerst interessant. Die Therapeutin holt eine Kiste mit Spielzeugfahrzeugen aus dem Schrank und stellt sie auf den Boden. Die Therapeutin und das Kind sowie die Mutter sitzen auf dem Boden. Die Kommunikationsmappe ist vorbereitet. Auf der Oberfläche befinden sich Bildkarten von Fahrzeugen und anderen Objekten, der Satzstreifen und die Bildkarten für „Ich sehe" und „Ich möchte". Die Sprachtherapeutin zeigt Esra ein Polizeiauto und fragt sie „Was siehst du?" und zeigt dabei mit einer Zeigegeste auf die Bildkarte „Ich sehe". Esra schaut die Therapeutin irritiert an. Die Mutter greift als Schatten ein und führt Esras Hand zur Bildkarte „Ich sehe". Esra platziert die Karte auf dem Satzstreifen und macht dieses nach einigen Sekunden auch mit der Karte „Polizeiauto". Nachdem Esra der Therapeutin den Satzstreifen übergeben hat, verbalisiert sie den Satzstreifen, lobt Esra stark und kommentiert selbst „Ah, ich sehe auch das Polizeiauto." Das Auto wird Esra nicht ausgehändigt. Die Sequenz wird einige Male mit dem Bus, dem Feuerwehrauto, dem Flugzeug und anderen Fahrzeugen wiederholt, bis Esra in der Lage ist, ohne Hilfestellung die Frage „Was siehst du?" zu beantworten. In den folgenden Therapiestunden wird geübt, zwischen „Ich sehe" und „Ich möchte" zu unterscheiden.

### 2.6.6 Gestützte Kommunikation

Die Gestützte Kommunikation ist eine Methode der UK, mit der einer schwer kommunikationsbeeinträchtigten Person **durch eine physische, verbale und emotionale Stütze** die **Nutzung einer alternativen Kommunikationsform ermöglicht werden** soll. Sie wurde international bekannt durch die australische Sonderpädagogin Rosemary Crossley (1997), die in ihrer Arbeit mit schwer körperlich beeinträchtigten Kindern diese Methode entwickelte. Nachdem sie sich Ende der 1980er-Jahre vorangetrieben durch Douglas Biklen unter dem englischen Begriff **Facilitated Communication (FC)** in den USA verbreitete, wurde die Gestützte Kommunikation in den 1990er-Jahren auch in Deutschland bekannt.

Als Zielgruppe werden Personen genannt, die nicht ausreichend lautsprachlich kommunizieren können und gleichzeitig nicht in der Lage sind, ohne Unterstützung körpereigene oder externe alternative Kommunikationsformen zu nutzen. Eine Gestützte Kommunikation kann auf alle Methoden der UK abzielen.

Innerhalb einer gestützten Kommunikation sind **immer zwei Personen** beteiligt: **die gestützte Person** und die **stützende Person**. Die stützende Person (auch Facilitator genannt) hat die Aufgabe, die gestützte Person dazu zu befähigen, eine von der gestützten Person beabsichtige Auswahl auf einer Kommunikationshilfe zu treffen und ihr so die Möglichkeit zu einer effektiven Kommunikation zu ermöglichen, die ohne eine Stütze nicht bestünde (Biermann 1999).

Befürworter der Methode gehen als Grundannahme davon aus, dass durch die Stütztechnik unterschiedliche Beeinträchtigungen, die dazu führen, dass eine alternative Kommunikationsmethode nicht eigenständig genutzt werden kann, temporär gemildert und durch ein langfristiges Training verbessert werden können (Basler-Eggen 2005).

Crossley (1997) führt in ihrem Grundwerk einige Beeinträchtigungen auf, die durch eine Stütze reduziert werden können:

- schlechte Augen-Hand-Koordination,
- niedriger Muskeltonus,
- hoher Muskeltonus,
- Probleme bei der Isolation und Streckung des Zeigefingers,
- unwillkürliche Wiederholungen (Perseverationen),
- Tremor,
- Muskelinstabilität,
- Probleme beim Initiieren von Bewegungen,
- Impulsivität,
- proximale Instabilität,
- Probleme bei der kinästhetischen Wahrnehmung und
- Mangel an Selbstvertrauen.

Die Hilfestellung durch die stützende Person erfolgt in zweierlei Hinsicht und zwar
- als physische Stütze und
- als psychische Stütze.

Die Art und der Grad der Unterstützung soll auf die individuellen Beeinträchtigungen der gestützten Person angepasst werden. Es soll nur so viel Stützung gegeben werden, wie es für eine erfolgreiche Kommunikation notwendig ist. Als **physische Stütze** baut die stützende Person meist mit ihrer Hand Körperkontakt auf und versucht damit **Bewegungen der gestützten Person** zu **initiieren**, zu **unterstützen** oder zu **hemmen**. Mögliche physische Stützungstechniken könnten sein:
- Formung der Hand, um eine Isolierung des Zeigefingers zu erreichen
- Stützung unter Verwendung eines Hilfsmittels (z. B. ein Rohr)
- Stützung des Handgelenks
- Stützung am Ärmel
- Stützung am Ellenbogen
- Druck auf den Oberarm
- Druck auf die Schulter (Crossley 1997)

Die psychische Stütze besteht hingegen eher aus einer emotionalen Zuwendung, die Selbstvertrauen aufbauen und die Konzentrationsfähigkeit stärken soll; Fähigkeiten, ohne die eine erfolgreiche Kommunikation nicht gelingen würde (Biermann 1999).

Als langfristiges Ziel einer Gestützten Kommunikation wird die größtmögliche Unabhängigkeit der gestützten Person und nicht deren Abhängigkeit von stützenden Personen genannt. Daher soll möglichst früh eine Stützrücknahme angestrebt werden (Wegenke und Castañeda 2005).

Die Geschichte der Gestützten Kommunikation wurde von Anfang an von einer extrem kontroversen Diskussion um deren Validität begleitet, die bis heute anhält. Selbst Crossley weist in ihrem Grundwerk bereits auf die Problematik der Methode hin (Crossley 1997).

Die empirische Forschung zeigt mittlerweile sehr eindeutig, dass für die **Aussage**, die während einer Gestützten Kommunikation entsteht, die **stützende Person** und nicht die unterstützte Person mit Kommunikationsbeeinträchtigung **verantwortlich** ist (Schlosser et al. 2014). Demnach **liegt keine Validität** für diese Methode der UK vor und daher sollte auf diese auch verzichtet werden (Kap. ► 3). Aus diesem Grunde lehnen auch viele (inter-)nationale Fachgesellschaften die Gestützte Kommunikation ab; darunter auch die International Society for Augmentative and Alternative Communication (ISAAC 2014).

**Die Vermittlung der Methode der Gestützten Kommunikation wird nicht empfohlen, da sich diese eindeutig als nicht evidenzbasiert herausgestellt hat.**

**Fazit**
- Zu den existierenden Förder- und Therapiekonzepten aus dem Bereich der UK gehören insbesondere das Partizipationsmodell, das COCP-Programm, das Konzept der moderierten Runden Tische, das Konzept der Fokuswörter sowie das Programm PECS und die Idee der Gestützten Kommunikation.
- Alle genannten Konzepte, mit Ausnahme der Gestützten Kommunikation, können im Rahmen einer sprachtherapeutischen Intervention verfolgt werden, mit dem Ziel, die kommunikativen Kompetenzen von Personen mit stark eingeschränkten Ausdrucksmöglichkeiten zu erweitern.

2

- Das Programm PECS richtet sich vor allem an Kinder mit ASS und anderen Kommunikationsbeeinträchtigungen und soll sie dazu befähigen, eigeninitiativ Wünsche und Bedürfnisse auszudrücken. Dieses Konzept wurde bereits recht umfassend evaluiert und erwies sich als effektiv.
- Von der Verwendung der Methode der Gestützten Kommunikation ist deutlich abzuraten, da sie nicht valide ist und Menschen mit kommunikativen Einschränkungen nicht zu einer selbstbestimmten Kommunikation verhilft.

## Literatur


Adam H (2003) Gebärdensammlungen zur Unterstützen Kommunikation. In: von Loeper Literaturverlag, ISAAC – Gesellschaft für Unterstützte Kommunikation e.V. (Hrsg) Handbuch der Unterstützten Kommunikation. von Loeper, Karlsruhe, S 02.008.001–02.011.001

Adam M (2015) 10 Hinweise zum Umgang mit dem Talker. http://www.gesellschaft-uk.de/index.php/component/phocadownload/file/5-10-hinweise-zum-umgang-mit-dem-talker. Zugegriffen am 17.08.2018

Adamson L, Romski M, Deffenbach K, Sevcik R (1992) Symbol vocabulary and the focus of conversations: augmenting language development for youth with mentaal retardation. J Speech Hear Res 35:1333–1343

Andres P, Gülden M, Stahl M (2007) Der Elefant am Frühstückstisch. Oder: von der Kraft einfacher, flexibler Wörter in der Unterstützten Kommunikation. In: Sachse S, Birngruber C, Arendes S (Hrsg) Lernen und Lehren in der Unterstützten Kommunikation. Von Loeper, Karlsruhe, S 174–183

Andres P, Gülden M, Rieker K (2008) Minspeak: Ein Konzept für die Unterstützte Kommunikation. In: Jordan S, Braun U (Hrsg) Handbuch der Unterstützten Kommunikation. Von Loeper/Ariadne, Karlsruhe, S 04.048.01–04.052.01

Attainment Company: GoTalkNOW. https://www.attainmentcompany.com/gotalk-now. Zugegriffen am 14.03.2018

von Au F (2012) Wo Ja Nein bedeutet; Die verrücktesten Tabus, Missverständnisse & Fettnäpfchen aus aller Welt. Bassermann, München

Bach H (2005) Biete Bildkarte – Suche Gummibärchen; Die Anwendung des PECS. In: Jordan S, Braun U (Hrsg) Handbuch der Unterstützten Kommunikation. von Loeper/Ariadne, Karlsruhe, S 03.024.001–03.029.001

Baker B, Hill K, Devylder R (2000) Core vocabulary is the same across environments. California State University at Northridge (CSUN) Conference. http://www.csun.edu/~hfdss006/conf/2000/proceedings/0259Baker.htm. Zugegriffen am 04.03.2018

Balandin S, Iacono T (1998) A few well chosen words. Augment Alternat Commun 14:147–161

Basler-Eggen A (2005) Gestützte Kommunikation in Wissenschaft und Praxis. In: Jordan S, Braun U (Hrsg) Handbuch der Unterstützten Kommunikation. von Loeper/Ariadne, Karlsruhe, S 06.007.001–06.014.001

Bates E, Camaioni L, Volterra V (1975) The acquisition of performatives prior to speech. Merrill-Palmer Q 21:205–226

Bernard-Opitz V, Blesch G, Holz K (1992) Sprachlos muss keiner bleiben; Handzeichen und andere Kommunikationshilfen für autististisch und geistig Behinderte. Lambertus, Freiburg im Breisgau

Beukelman DR, Mirenda P (2013) Augmentative & alternative communication; Supporting children & adults with complex communication needs. Brookes, Baltimore

Beukelman D, McGinnis J, Morrow D (1991) Vocabulary selection in augmentative and alternative communication. Augment Alternat Commun 7:171–185

Biermann A (1999) Gestützte Kommunikation im Widerstreit; Empirische Aufarbeitung eines umstrittenen Ansatzes. Marhold, Berlin

Blickle E (1985) … wenn man mit Händen und Füßen reden muß. Eigenverlag, Wilhelmsdorf

Bliss CK (1965) Semantography (Blissymbolics); A logical Writing for an illogical World. Semantography (Blissymbolics) Publications, Sidney

Bober A (1994) Schau doch meine H/Bände an (1). ISAAC's Ztg 4:3–9

Bober A (1995) Schau doch meine H/Bände an (2). ISAAC's Ztg 5:12–24

Bober A (1996) Schau doch meine H/Bände an (3). Unterstützte Kommun ISAAC's Ztg 6:24–31

Bober A, Wachsmuth S (2013) Lexikon der Begriffe. In: Jordan S, Braun U (Hrsg) Handbuch der Unterstützten Kommunikation. Von Loeper/Ariadne, Karlsruhe, S L.001.001–L.020.001

Boenisch J (2009) Kinder ohne Lautsprache; Grundlagen, Entwicklungen und Forschungsergebnisse zur unterstützten Kommunikation. Von Loeper, Karlsruhe

Boenisch J, Sachse S (2007) Sprachförderung von Anfang an: Zum Einsatz von Kern- und Randvokabular in der frühen Förderung. Unterstützte Kommun 3:12–20

Boenisch J, Musketa B, Sachse S (2007) Die Bedeutung des Vokabulars für den Spracherwerb und Konsequenzen für die Gestaltung von Kommunikationsoberflächen. In: Sachse S, Birngruber C, Arendes S (Hrsg) Lernen und Lehren in der Unterstützten Kommunikation. Von Loeper, Karlsruhe, S 355–371

Bollmeyer H, Diekmann N, Seinhaus I (2008) Mit PODD und Cleverness zum kommunikativen Erfolg!? Zum

Einsatz von partnerbasierten Kommunikationsstrategien. In: Jordan S, Braun U (Hrsg) Handbuch der Unterstützten Kommunikation. Von Loeper/Ariadne, Karlsruhe, S 05.016.002–05.016.010

Bondy AS, Frost LA (1994) The picture exchange communication system. Focus Autistic Behav 9:1–19

Bondy F, Frost L (2001) The picture exchange communication system. Behav Modif 25:725–744

Braun U, Kristen U (2003) Körpereigene Kommunikationsformen. In: von Loeper Literaturverlag, ISAAC – Gesellschaft für Unterstützte Kommunikation e.V. (Hrsg) Handbuch der Unterstützten Kommunikation. von Loeper, Karlsruhe, S 02.003.001–02.007.001

Bruno J (2018) Gateway to language and learning. http://www.gatewaytolanguageandlearning.com/. Zugegriffen am 14.03.2018

Bundesverband evangelische Behindertenhilfe (2007) Schau doch meine Hände an; Gebärdensammlung zur Kommunikation mit nichtsprechenden Menschen. Diakonie, Reutlingen

Burkhardt LJ, Porter G (2006) Partner assisted communication strategies for children who face multiple challenges; pre-conference instructional course at ISAAC. http://lindaburkhart.com/wp-content/uploads/2016/07/Isaac_instructional_06.pdf. Zugegriffen am 17.08.2018

Castañeda C, Waigand M (2015) Flip Kommunikationsbuch – eine flexible interaktive Partnerstrategie. http://www.ukcouch.de/?page_id=1204. Zugegriffen am 17.09.2018

COCP. (Heim M, Veen M, Brinkman E, Jonker V). Communicatieve Ontwickkeling van nit of nauwelijks sprekenden kinderen of volwassenen en hun Communicatiepartners. http://www.cocp.nl. Zugegriffen am 20.05.2018

Colonnesi C, Stams GJJM, Koster I, Noom MJ (2010) The relation between pointing and language development: a meta-analysis. Dev Rev 30:352–366

Crick Software Inc. (2018) Symbolstix. http://www.cricksoft.com/us/symbol-sets/symbolstix. Zugegriffen am 11.03.2018

Crossley R (1997) Gestützte Kommunikation; Ein Trainingsprogramm. Beltz, Weinheim

Diekmann N, Im Sande K, Steinhaus I (2007) Partnerbasierte Kommunikationsstrategien für Menschen mit schweren Beeinträchtigungen; Ein Konzept von Linda Burkhart und Gayle Porter. In: Sachse S, Birngruber C, Arendes S (Hrsg) Lernen und Lehren in der Unterstützten Kommunikation. Von Loeper, Karlsruhe, S 38–47

Erdélyi A, Hennig B, Mischo S (Hrsg) (2016) UKAPO – Unterstützte Kommunikation in der Apotheke (Kommunikationstafel für Arzt und Apotheke). Methodenzentrum Unterstützte Kommunikation gemeinnützige UG Oldenburg, Oldenburg

Fenson L, Dale PS, Reznick JS, Bates E, Thal DJ, Pethick SJ (1994) Variability in early communicative development. Monogr Soc Res Child Dev 59(5):1–173

Giel B (2014) Interdisziplinäre Zusammenkünfte (IZ); Grundlage einer teilhabeorientierten Unterstützten Kommunikation. In: von Loeper Literaturverlag; ISAAC – Gesellschaft für Unterstützte Kommunikation e.V. (Hrsg) Handbuch der Unterstützten Kommunikation. von Loeper, Karlsruhe, S 01.056.001–01.061.001

Giel B (2017) MoRTi: Moderierte Runde Tische bei komplexen Sprach- und Kommunikationsstörungen. Sprachförderung Sprachtherapie 4:231–236

Giel B, Liehs A (2016) „Moderierte Runde Tische" (MoRTi) in der Inklusion. In: Wahl M, Lüdtke U, Licandro U, Maihack V (Hrsg) Sprachtherapie aktuell. Themenschwerpunkt: Sprachtherapie und Inklusion (e2016-04), http://www.sprachtherapie-aktuell.de/2016.html. Zugegriffen am 14.03.2018

Goodwyn SW, Acredolo LP, Brown CA (2000) Impact of symbolic gesturing on early language development. J Nonverbal Behav 24:81–103. https://doi.org/10.1023/A:1006653828895

Grosse J, Reker J, Bong-Kil Grosse F (2010) Versteh mich nicht falsch! Gesten weltweit. Das Handbuch. Bierke, München

Häußler A (2012) Der TEACCH-Ansatz zur Förderung von Menschen mit Autismus; Einführung in Theorie und Praxis. Borgmann, Dortmund

Heim M, Jonker V, Veen M (2005) COCP: Ein Interventionsprogramm für nicht sprechende Personen und ihre Kommunikationspartner. In: von Loeper Literaturverlag, ISAAC – Gesellschaft für Unterstützte Kommunikation e.V. (Hrsg) Handbuch der Unterstützten Kommunikation. von Loeper, Karlsruhe, S 01.026.007–01.026.015

Hüning-Meyer M, Bollmeyer H (2012) Nichtelektronische Kommunikationshilfen; theoretische Grundlagen und praktische Anwendung. In: Jordan S, Braun U (Hrsg) Handbuch der Unterstützten Kommunikation. von Loeper/Ariadne, Karlsruhe, S 03.003.002–03.017.001

ISAAC – International Society for Augmentative and Alternative Communication (2014) ISAAC position statement on facilitated communication. Augment Alternat Commun 30:357–358. https://doi.org/10.3109/07434618.2014.971492

Iverson JM, Goldin-Meadow S (2005) Gesture paves the way for language development. Psychol Sci 16:367–371. https://doi.org/10.1111/j.0956-7976.2005.01542.x

Jennische M, Lundälv M (2015) Blisssymbolics today. The basics, the unique potentials, current and evolving resources. In: Antener G, Blechschmidt A, Ling K (Hrsg) UK wird erwachsen. Initiativen in der Unterstützten Kommunikation. Von Loeper, Karlsruhe, S 309–321

Kestner K, Hollmann T (2017) Das große Wörterbuch der Deutschen Gebärdensprache. Kestner, Schauenburg

Kitzinger A (2018) METACOM8; Symbolsystem zur Unterstützten Kommunikation. http://www.metacom-symbole.de. Zugegriffen am 17.09.2018

2

Kitzinger A, Cidar Health Care LLC (2017) MetaTalkDE; Handbuch 2.1. http://www.metakidz.com/MetaTalkDE/de/MetaTalkDE.2.1.Handbuch.pdf. Zugegriffen am 14.03.2018

Kitzinger A, Lange S (2017) Zeig es, sag es! Bildwörterbuch mit 2600 Begriffen. Autismusverlag, St. Gallen

Kühn G, Schneider J (2009) Zwei Wege zur Kommunikation. Praxisleitfaden zu TEAACH und PECS. Verlag Hörgeschädigter Kinder, Hamburg

Leber I (2008) Fragestruktur Darleen. https://www.cluks-forum-bw.de/unterstuetzte-kommunikation/koerpereigene-kommunikation.html?tx_cforum_listpost%5Bfilename%5D=attachment_cb4ded102c3c18bfd77551061b8ff365.pdf&tx_cforum_listpost%5Baction%5D=downLoadPostFiles&tx_cforum_listpost%5Bcontroller%5D=Post&cHash=785f0578044c94d9c5ccd6b525465d20. Zugegriffen am 17.08.2018

Leber I (2011) Wege der Vokabularauswahl in der Unterstützten Kommunikation. In: Jordan S, Braun U (Hrsg) Handbuch der Unterstützten Kommunikation. von Loeper/Ariadne, Karlsruhe, S 01.038.001–01.044.001

Leisner S, Pfeiffer N (2016) ZAK-Kommunikationsbuch; Ziel- und anwendungsorientiert kommunizieren. Rehavista, Bremen

Liehs A (2003) Unterstützte Kommunikation bei zentral erworbenen Kommunikationsstörungen im Erwachsenenalter. Dissertation, Universität Köln

Lock A, Young A, Service V, Chandler P (1990) Some observations on the origins of the pointing gesture. In: Volterra V, Erting C (Hrsg) From gesture to language in hearing and deaf children. Springer, Berlin, S 42–55

Lüke C (2015) Gestische Kommunikation als Vorläufer von Sprache. Lang, Frankfurt am Main

Lüke C, Rohlfing KJ, Stenneken P (2011) Gebärden und kommunikative Mitteilung bei Kindern mit umschriebener Sprachentwicklungsstörung. Sprache Stimme Gehör 35:e149–e157

Lüke C, Ritterfeld U, Grimminger A, Liszkowski U, Rohlfing KJ (2017a) Development of pointing gestures in children with typical and delayed language acquisition. J Speech Language Hearing Res 60:3185–3197

Lüke C, Grimminger A, Rohlfing KJ, Liszkowski U, Ritterfeld U (2017b) In infants' hands: identification of preverbal infants at risk for primary language delay. Child Dev 88:484–492. https://doi.org/10.1111/cdev.12610

Maisch G, Wisch F-H (1994–2001) Gebärden-Lexikon. Verlag Hörgeschädigte Kinder, Hamburg

Marks D (2010) Ein Blick – Ein Radio – Eine Geste. Was hat das mit Sprachtherapie zu tun? Basale Kommunikationsanbahnung und -förderung als Handlungsfeld von SprachtherapeutInnen. Unterstützte Kommun 10(3): 24–32

McNeill D (1985) So you think gestures are nonverbal? Psychol Rev 92:350–371

McNeill D (1992) Hand and mind. University of Chicago Press, Chicago

Merle K (2017) Langenscheidt – mit Bildern sprechen. 700 Zeigebilder für Menschen mit Aphasie. Langenscheidt, München

Mesibov GB, Shea V, Schopler E (2004) The TEACCH approach to autism spectrum disorders. Springer, New York

Millar DC, Light JC, Schlosser RW (2006) The impact of augmentative and alternative communication intervention on the speech production of individuals with developmental disabilities: A research review. J Speech Lang Hear Res 49:248–264. https://doi.org/10.1044/1092-4388(2006/021

Müller A, Gülden M (2016) Linguistische Aspekte der visuellen Darstellung von Sprache in der Unterstützten Kommunikation. Unterstützte Kommun 4:17–32

Musselwhite C, Burkhart LJ (2001) Can we chat? Co-planned sequenced social scripts. https://www.crporegon.org/site/handlers/filedownload.ashx?moduleinstanceid=348&dataid=307&FileName=social_scripts.pdf. Zugegriffen am 17.08.2018

Niediek I (2016) Zeichen, Piktogramme & Co in der Unterstützten Kommunikation. Unterstützte Kommun 4:7–16

Nonn K (2011) Unterstützte Kommunikation in der Logopädie. Thieme, Stuttgart

Nürnberger-Behrends H, Borchers G (2010) Logicon; Kommunikation mit Bildern (Manual). ProLog, Köln

Porter G, Cafiero JM (2009) Pragmatic Organization Dynamic Display (PODD) communication books. A promising practice for individuals with autism spectrum disorders. Perspect Augment Altern Commun 18:121–129. https://doi.org/10.1044/aac18.4.121

Prentke Romich: RehaFoXX. https://www.prentke-romich.de/produkt/wortschatzprogramm-rehafoxx/. Zugegriffen am 14.09.2018

Rohlfing KJ (2013) Frühkindliche Semantik. Eine Einführung. Narr, Tübingen

Rothweiler M (2001) Wortschatz und Störungen des lexikalischen Erwerbs bei spezifisch sprachentwicklungsgestörten Kindern. Winter, Heidelberg

de Ruiter J (2000) The production of gesture and speech. In: McNeill D (Hrsg) Language and gesture. Cambridge University Press, Cambridge

Sachse S (2007) Randvokabular. Unterstützte Kommun 3:7–10

Sachse S, Boenisch J (2009) Kern- und Randvokabular in der Unterstützten Kommunikation: Grundlagen und Anwendung. In: Jordan S, Braun U (Hrsg) Handbuch der Unterstützten Kommunikation. Von Loeper/Ariadne, Karlsruhe, S 01.026.030–001.026.40

Sachse S, Willke M (2011) Fokuswörter in der Unterstützten Kommunikation. Ein Konzept zum sukzessiven Wortschatzaufbau. In: Bollmeyer H, Engel K, Hallbauer A, Hüning-Meier M (Hrsg) UK inklusive. Teilhabe durch Unterstützte Kommunikation. Von Loeper, Karlsruhe, S 375–394

Sachse S, Wagter J, Schmidt L (2013) Das Kölner Vokabular und die Übertragung auf eine elektronische Kommunikationshilfe. In: Hallbauer A, Hallbauer T, Hüning-Meier M (Hrsg) UK kreativ! Wege in der Unterstützten Kommunikation. Von Loeper, Karlsruhe, S 35–53

Schlosser RW, Balandin S, Hemsley B, Iacono T, Probst P, von Tetzchner S (2014) Facilitated communication and authorship. A systematic review. Augment Alternat Commun 30:359–368. https://doi.org/10.3109/07434618.2014.971490

Schulte K (1974) Phonembestimmtes Manualsystem (PMS); Forschungsergebnisse und Konsequenzen für die Artikulation hörgeschädigter Kinder. Neckar, Villingen-Schwenningen

Schulte-Mäter A (2010) Verbale Entwicklungsdyspraxie – Therapieansatz VEDiT. In: Frontzek G (Hrsg) Zur Sprache bringen – Disziplinen im Dialog. 29. Bundeskongress der Deutschen Gesellschaft für Sprachheilpädagogik. Wilke, Hamm, S 251–256

Smartbox Assistive Technology: Grid 3. https://thinksmartbox.com/product/grid-3/. Zugegriffen am 14.04.2018

Symbolstix LLC (2000–2018) Symbolstix. https://www.n2y.com/symbolstix-prime/. Zugegriffen am 13.08.2018

Szagun G, Stumper B, Schramm SA (2009) FRAKIS. Fragebogen zur frühkindlichen Sprachentwicklung. Pearson, Frankfurt am Main

Thümmel I (2011) Kommunikationsförderung durch Unterstützte Kommunikation (UK) bei kaum und nichtsprechenden Schülern im Förderschwerpunkt Geistige Entwicklung. Heilpädagog Forsch 37:160–172

TobiiDynavox (2000–2012) Picture communication symbols (PCS). TobiiDynavox, Pittsburgh

TobiiDynavox Communicator 5. http://www.tobiidynavox.de/communicator5/inhalte/. Zugegriffen am 14.03.2018

TobiiDynavox: Boardmaker Symbolsammlungen. http://www.tobiidynavox.de/boardmaker/. Zugegriffen am 11.03.2018

Tomasello M (2009) Die Ursprünge der menschlichen Kommunikation. Suhrkamp, Frankfurt am Main

Tomasello M, Carpenter M, Liszkowski U (2007) A new look at infant pointing. Child Dev 78:705–722

Wegenke M, Castañeda C (2005) 1×1 der Stützrücknahme – FC Training: Ausblenden von Anfang an. In: Jordan S, Braun U (Hrsg) Handbuch der Unterstützten Kommunikation. von Loeper/Ariadne, Karlsruhe, S 06.025.001–06.034.001

Weid-Goldschmidt B (2013) Zielgruppen Unterstützter Kommunikation; Fähigkeiten einschätzen – Unterstützung gestalten. von Loeper, Karlsruhe

Widgit Software (2002–2018) Widgit Symbols. https://www.widgit.com, https://www.widgit.com/symbols/widgit_symbols.htm. Zugegriffen am 11.03.2018

Wiese J, Rascher-Wolfring M (2010) Taktiles Gebärden. In: von Loeper Literaturverlag, ISAAC – Gesellschaft für Unterstützte Kommunikation e.V. (Hrsg) Handbuch der Unterstützten Kommunikation. Von Loeper, Karlsruhe

Wilken E (2002a) Präverbale sprachliche Förderung und Gebärden-unterstützte Kommunikation in der Frühförderung. In: Wilken E (Hrsg) Unterstützte Kommunikation. Eine Einführung in Theorie und Praxis. Kohlhammer, Stuttgart, S 29–46

Wilken E (2002b) Sprechen lernen mit GuK. Deutsches Down-Syndrom InfoCenter, Lauf a.d. Pegnitz

Wilken E (2014) Sprachförderung bei Kindern mit Down-Syndrom. Kohlhammer, Stuttgart

Yorkston K, Dowden P, Honsinger M, Marriner N, Smith K (1988) A comparison of standard and user vocabulary lists. Augment Alternat Commun 4:189–210

Yorkston KM, Honsinger MJ, Dowden PA, Marriner N (1989) Vocabulary selection. A case report. Augment Alternat Commun 5:101–108

# Empirische Evidenz für den Einsatz von Methoden der Unterstützten Kommunikation

*Carina Lüke*




C. Lüke, S. Vock, *Unterstützte Kommunikation bei Kindern und Erwachsenen*, Praxiswissen Logopädie,
https://doi.org/10.1007/978-3-662-58128-5_3

3

## 3.1 Evidenzbasierte Praxis (EBP)

Das Konzept der Evidenzbasierten Praxis (EBP) gründet sich auf dem Konzept der Evidenzbasierten Medizin (EBM), welches bereits auf eine sehr lange Tradition zurückblickt. Im Kern beider Konzepte steht die Forderung, nur wirkungsvolle Behandlungen anzuwenden. Die EBP setzt sich zusammen aus der externen, wissenschaftlichen Evidenz, der klinischen Expertise der Therapeutin sowie der Perspektive der Patienten. Durch das Zusammenführen dieser drei Komponenten soll für jeden Patienten die bestmögliche und effektivste Intervention ausgewählt und durchgeführt werden. Das Auffinden und Bewerten der besten externen, wissenschaftlichen Evidenz ist zuweilen keine einfache Aufgabe. Durch die Internetseiten *Cochrane Library* (▶ www.cochranelibrary.com) und *ASHA Evidence Maps* (▶ https://www.asha.org/Evidence-Maps/) wird dies jedoch Praktikerinnen erleichtert. Hier finden sich u. a. systematische Reviews zur Effektivität sprachtherapeutischer Interventionen sowie zu vielen dieser Reviews zusätzlich leicht verständliche Zusammenfassungen und Bewertungen.

### 3.1.1 Grundlagen und Ursprung des Konzepts der EBP

Das **Konzept der Evidenzbasierten Praxis (EBP)** hat in den vergangenen 20 Jahren viel Aufmerksamkeit in den deutschen Gesundheitsfachberufen erhalten. Es geht zurück auf das Konzept der **Evidenzbasierten Medizin (EBM)**, welches bereits eine sehr lange Tradition aufweist. Diese wurde maßgeblich von dem britischen Arzt und Epidemiologen Archibald Leman **Cochrane** vorangetrieben. In seinem Buch *Effectiveness and Efficiency* (1972) kritisierte er die fehlende **Evidenz** für viele medizinische Behandlungen, die zu dieser Zeit üblicherweise durchgeführt worden sind. Mit der EBM wird seither das Ziel verfolgt, medizinische Diagnostiken und Behandlungen auf Grundlage von **Wirksamkeitsstudien** auszuwählen (Sackett et al. 1996). Im Kern steht eine simple Frage: **„Hilft diese Behandlung?"**. Cochrane (1972) forderte, dass für jede Therapiemethode und jedes Medikament ein Wirksamkeitsnachweis zu erbringen sei. Hierfür sollten Wirksamkeitsstudien durchgeführt werden, die bestimmten Standards entsprechen. Im Fokus dieser Standards stehen seither randomisierte kontrollierte Studien (***randomized controlled trials*, RCTs**) (▶ Abschn. 3.1.2).

Die Ergebnisse dieser empirischen Untersuchungen sollten in **systematischen Überblicksarbeiten *(Reviews)*** (▶ Abschn. 3.1.2) zusammengefasst und frei zugänglich für alle Fachpersonen und Laien veröffentlicht werden (Cochrane 1972). Hierdurch sollte eine möglichst zeitnahe Übertragung der wissenschaftlichen Erkenntnisse in den klinischen Alltag erfolgen und somit möglichst unmittelbar zu einer erfolgreichen Behandlung der Patienten beitragen (Beushausen und Grötzbach 2011).

Die Bezeichnung EBP meint zum einen die praktische Umsetzung der EBM. Zum anderen wird dieser Begriff auch als Bezeichnung für die Anwendung dieses Konzeptes in den Gesundheitsfachberufen genutzt (Beushausen 2012), wie es auch hier der Fall ist.

**Tipp Literatur**

Beushausen und Grötzbach (2011) geben mit ihrem Buch „Evidenzbasierte Sprachtherapie" einen umfassenden Überblick über das Konzept der EBP und dessen Bedeutung für die Sprachtherapie.

Einen kurzen Einblick in die Grundidee des Konzeptes der EBP sowie praktische Tipps für die alltägliche Auseinandersetzung mit dem Konzept liefern Roddam und Mühlhaus (2017) in ihrem Praxisbeitrag „Schmeckt's? Evidenzbasierte Praxis in der Logopädie."

Das Konzept der EBP besteht neben der Berücksichtigung von Wirksamkeitsstudien, der sogenannten **externen, wissenschaftlichen Evidenz**, aus der **klinischen Expertise** sowie der **Perspektive der Patienten** und deren

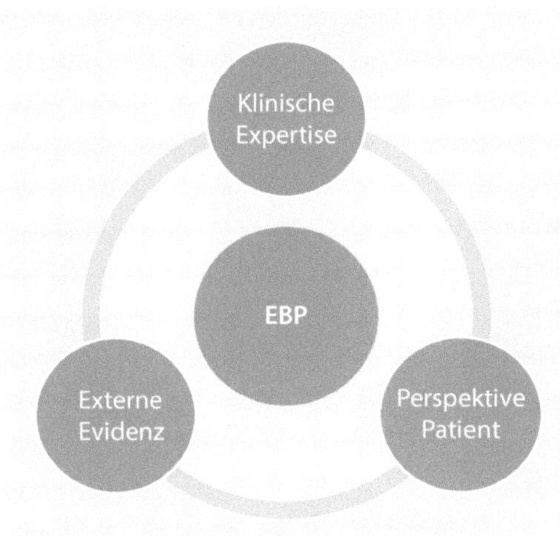


**Abb. 3.1** Komponenten der EBP

Angehörigen (ASHA 2004) (Abb. 3.1). Es ist Aufgabe der Sprachtherapeutinnen, die Ergebnisse der vorhandenen externen Evidenz mit den Interessen, Werten und Bedürfnissen jedes einzelnen Patienten zu integrieren und auf diese Weise die individuell beste Therapiemethode auszuwählen. Das Ziel der EBP ist somit die **optimale klinische Versorgung** von Patienten unter Berücksichtigung ihrer individuellen Lebenswelt (ASHA 2004).

### 3.1.2 Bewertung von externer Evidenz

Die Aussagekraft und Bedeutung einer wissenschaftlichen Untersuchung hängt stark von ihrem Forschungsdesign und der methodischen Güte ab. Durch die sogenannten *Levels of evidence*, welche ins Deutsche meist mit **Evidenzhierarchie** übersetzt werden, werden Studien ihrer Aussagekraft und Güte nach sortiert. Das *Oxford Centre for Evidence-Based Medicine* (OCEBM) liefert die wohl am weitesten verbreitete Aufstellung dieser Evidenzhierarchie (OCEBM Levels of Evidence Working Group 2011), welche Grundlage zahlreicher, vereinfachter Versionen darstellt. In Abb. 3.2 ist eine solche vereinfachte Version der *Levels of evidence* zu finden.

Die geringste externe Evidenz kommt demnach der **Meinung von Experten** sowie **Fallberichten** zu. Die Evidenz gründet sich hier auf individuelle Erfahrungen und Ansichten und ist daher sehr subjektiv, wodurch eine Übertragung dieser Aussagen auf verschiedene Patienten stark eingeschränkt ist. Äußerungen wie „Ich kenne jemanden, der sein Leben lang geraucht hat und trotzdem 90 Jahre alt geworden ist" werden beispielsweise immer wieder Daten zum früheren Sterbealter von Rauchern entgegengesetzt (vgl. Myers 2008). Wie dieses Beispiel zeigt, sind Fallberichte nicht dazu geeignet, um ein allgemeingültiges Ergebnis hervorzubringen.

Eine höher zu bewertende Aussagekraft kommen Einzelfallstudien und Korrelationsstudien zu. Mit **Korrelationsstudien** können Zusammenhänge zwischen mindestens zwei Variablen festgestellt werden. Hierzu können Personen beobachtet oder befragt werden. Eine Manipulation, also ein Eingreifen in den Untersuchungsgegenstand findet nicht statt (Gerrig et al. 2011). Korrelationsstudien werden häufig eingesetzt, um Fragen zu beantworten, die in experimentellen Studien nur schwer oder aus ethischen Gründen nicht untersucht werden könnten, wie beispielsweise die Frage nach dem Gesundheitszustand von übergewichtigen im Vergleich zu durchschnittlich gewichtigen Menschen. Korrelationsstudien geben einen **Aufschluss über Zusammenhänge** zwischen verschiedenen Variablen. Sie lassen jedoch **keine Aussagen zur Kausalität** zu. Das heißt, es bleibt unklar, welche der erfassten Faktoren (oder auch nicht berücksichtigen Faktoren) ursächlich für die anderen ist.

**Einzelfallstudien** haben im Vergleich zu Fallberichten einen **systematischen Charakter**. Ihr Ursprung entstammt zwar eher unsystematischen Studien über Einzelfälle, wie beispielsweise die Einzelfallstudien von Jean Piaget zur kognitiven Entwicklung (Piaget 1979), heutzutage können sie aber aufgrund ihrer streng kontrollierten Form als **quasi-experimentell** bezeichnet werden (Hussy et al. 2010). In Einzelfallstudien werden eine oder mehrere abhängige Variablen bei einer oder

3

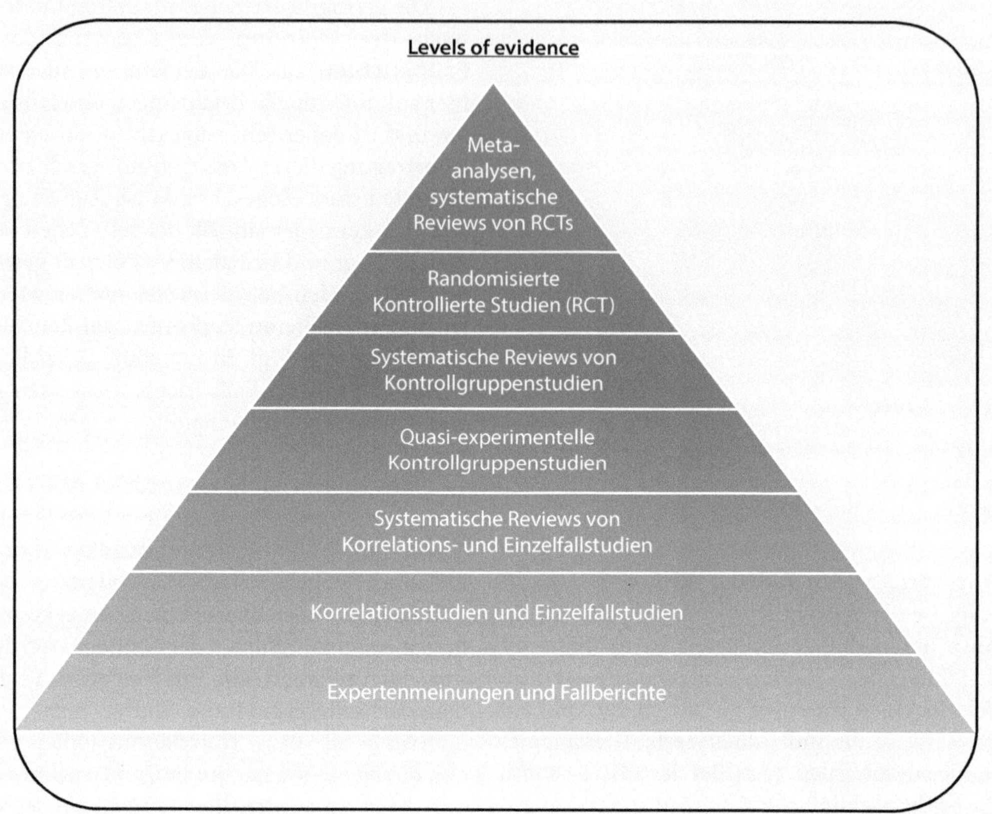


**Abb. 3.2** Levels of evidence

mehreren einzelnen Personen unter **möglichst kontrollierten Bedingungen** in einem Zeitverlauf **wiederholt gemessen**. Bei Einzelfallstudien wird, anders als bei Korrelationsstudien, gezielt eingegriffen, z. B. indem eine Intervention durchgeführt wird. Um die Wirkung der Intervention bestmöglich feststellen zu können, bedarf es einer Basisrate. Eine Basisrate dokumentiert die natürliche Fluktuation der abhängigen Variable(n) durch wiederholte Messung, bevor eine Intervention einsetzt. Anschließend folgt die Interventionsphase, in der erneut die abhängige(n) Variable(n) wiederholt erfasst werden (Hussy et al. 2010). Ein Vergleich der Messungen der Interventionsphase zur Basisrate gibt Aufschluss darüber, ob sich die Intervention (z. B. Sprachtherapie) auf die abhängige Variable (z. B. produktiver Wortschatz eines Kindes) ausgewirkt hat. Durch eine weitere Ausdifferenzierung des Studiendesigns, z. B. indem nach der Interventionsphase eine weitere Phase ohne Intervention stattfindet, kann die interne Validität und damit die Aussagekraft des Ergebnisses gestärkt werden. Auch durch das sogenannte ***Multiple-Baseline-Design***, bei dem bei mehreren Personen nach unterschiedlich lange andauernden Basisraten die Intervention begonnen wird oder mehrere Interventionen bei einer Person verglichen werden, wird die Aussagekraft von systematischen Einzelfallstudien erhöht (Jain und Spieß 2012).

**Quasi-experimentelle Kontrollgruppenstudien** untersuchen ähnlich zu RCTs die **Wirkung einer Intervention**, indem zwei Gruppen, eine Interventions- und eine Kontrollgruppe, in ihrer Entwicklung einer abhängigen Variable (z. B. Anzahl kommunikativer Beiträge) beobachtet werden. Die Teilnehmenden der Interventionsgruppe erhalten eine spezifische Intervention, während die Probanden der Kontrollgruppe keine Intervention erhalten. Anders jedoch als bei RCTs erfolgt die Zuteilung aller teilnehmenden Personen zu den beiden Gruppen **nicht randomisiert**, also nicht zufällig, sondern aufgrund anderer Faktoren. Dies ist beispielsweise häufig der Fall, wenn Interventionen in Kindertagesstätten oder Schulen durchgeführt werden und eine Gruppe der Kindertagesstätte bzw. Schulklasse die Interventionsgruppe und eine andere Gruppe bzw. Klasse die Kontrollgruppe darstellt. Bedeutsam ist, dass durch diese Art der Zuteilung zu den beiden Gruppen nicht gewährleistet ist, dass sich die Kinder in den beiden Gruppen nicht von Beginn an hinsichtlich verschiedener Aspekte (z. B. Geschlechterverteilung, Alter etc.) unterscheiden oder auch andere Faktoren, die sich im Verlauf der Studie ebenfalls auf die abhängige Variable auswirken können (z. B. Gruppen- bzw. Klassenklima, Helligkeit, Lautstärke und Temperatur im Raum etc.) vergleichbar sind. Bei quasi-experimentellen Studien empfiehlt es sich daher, zu Beginn die Kinder der beiden Gruppen hinsichtlich aller möglichen Aspekte, die einen Einfluss auf die abhängige Variable aufweisen könnten (z. B. Alter, Bildungsstand der Eltern etc.), und das Ausgangsniveau in der abhängigen Variable zu untersuchen. Weiterhin sollte versucht werden, alle weiteren Faktoren, die während der Studiendauer Einfluss auf den Untersuchungsgegenstand nehmen könnten (z. B. Raumtemperatur etc.), bestmöglich zu kontrollieren.

Als **Goldstandard** der klinischen Forschung gelten **RCTs**. Bei dieser Art der Studiendurchführung werden aus einer möglichst großen Gruppe an Personen mit einem klar definierten Störungsbild (z. B. *Late talker*, definiert als Kinder, die im Alter von 2 Jahren einen produktiven Wortschatz von weniger als 50 Wörtern haben) randomisiert Studienteilnehmer ausgewählt. Die auf diese Weise gewonnenen teilnehmenden Personen werden anschließend **randomisiert** einer **Interventions**- und einer **Kontrollgruppe** zugewiesen. Dies führt in der Regel dazu, dass sich die beiden Gruppen hinsichtlich verschiedener Merkmale (z. B. Geschlechterverhältnis, Bildungsstand der Eltern, etc.) nicht voneinander unterscheiden, also **vergleichbar** sind. Die Teilnehmenden der Interventionsgruppe erhalten eine Intervention (z. B. Sprachtherapie), während in der Kontrollgruppe keine Intervention erfolgt. Alle weiteren möglichen Untersuchungsbedingungen (z. B. Testsituation und Testverfahren zur Feststellung des produktiven Wortschatzes) werden streng vergleichbar gehalten. Durch dieses Studiendesign **kann die Wirkung der Intervention** auf eine oder mehrere abhängige Variable(n) (z. B. produktiver Wortschatz) **beurteilt werden**. Hierzu werden die Entwicklungen der abhängigen Variable(n) der beiden Gruppen im Zeitverlauf verglichen. In der pharmakologischen Forschung ist die Zuteilung zur Interventions- und Kontrollgruppe idealerweise weder für die teilnehmende Person selbst noch für die Studienleitung ersichtlich. Alle Patienten erhalten ein Medikament, entweder den zu testenden Wirkstoff oder ein Placebo. Durch dieses Vorgehen, welches als **Doppelblindstudie** bezeichnet wird, können mögliche Einflüsse durch Erwartungen oder Verhaltensweisen seitens der Patienten sowie der Forschenden ausgeschaltet werden (Cholewa 2010).

**Systematische Reviews** und **Metaanalysen** haben in den vergangenen 20 Jahren stark an Aufmerksamkeit gewonnen und werden immer häufiger publiziert. Mit Hilfe dieser **Überblicksarbeiten** werden die Ergebnisse verschiedener **Studien zu einer Fragestellung zusammengefasst und bewertet** (Uman 2011). Dies soll den Lesenden beim Auffinden und Einschätzen der Evidenz zu einer bestimmten Fragestellung helfen. Entscheidend ist, dass der Forschungsstand möglichst umfassend und mit Hilfe einer **systematischen Literaturrecherche** zusammengetragen wird. Dies ist der bedeutsame Unterschied zu sogenannten narrativen Reviews, bei denen die Autoren selbstselektiv in einer Art Erzählung die Ergebnisse verschie-

3

dener Studien berichten. Durch die systematische Literaturrecherche sollen alle veröffentlichten Studien, unabhängig davon, ob in der Studie ein positiver, ein negativer oder kein Effekt durch eine Intervention gefunden wurde, Berücksichtigung finden. Hierdurch kann die Gefahr, dass nur positive Effekte verbreitet werden, deutlich eingeschränkt werden (Cholewa 2010). Bei systematischen Reviews und Metaanalysen wird neben der detaillierten Beschreibung der durchgeführten Suche ebenfalls klar definiert, nach welchen Kriterien Studien in das Review aufgenommen oder ausgeschlossen werden. Diese **Kriterien** umfassen zumeist die Benennung einer Zielgruppe (z. B. Personen mit Aphasie nach einem Schlaganfall), der Interventionsformen (z. B. ausschließlich Therapien unter Einbezug von Methoden der UK) und des Studiendesigns (z. B. ausschließlich quasi-experimentelle Kontrollgruppenstudien und RCTs). Als weitere Kriterien werden immer auch die Sprachen genannt, in denen die Originalstudien publiziert worden sind, was sich häufig auf Englisch beschränkt. Zudem findet häufig eine Einschränkung der Publikationsjahre statt.

Die auf diese Weise aufgefundenen **Originalstudien werden anschließend hinsichtlich ihrer Güte bewertet**. Überprüft wird in dieser Bewertung, wie gut die publizierten Studien alle Kriterien, die an das ausgewählte Studiendesign gestellt werden, erfüllen und diese korrekt berichten. Zur Erleichterung der Bewertung von RCTs liegen verschiedene Checklisten vor (Jadad et al. 1996; Verhagen et al. 1998). Bei hinreichender Qualität der Studien können die **Ergebnisse mit spezifischen statistischen Verfahren in Form einer Metaanalyse zusammengefasst** werden. Ein mögliches Maß zur Wirkung einer Intervention kann dann über mehrere, unabhängige Stichproben und Studien hinweg berechnet und veröffentlich werden. Als ein solches Maß werden abhängig vom Studiendesign der eingeschlossenen Studien beispielsweise Effektstärken berichtet.

An der Spitze der Evidenzhierarchie stehen systematische Reviews und Metaanalysen, die ausschließlich RCTs berücksichtigen. Systematische Reviews können aber auch über Korrelations-, Einzelfall- und quasi-experimentelle Kontrollgruppenstudien erstellt werden. Auch dies ist sinnvoll und erhöht die Aussagekraft der einzelnen Studien, da durch die systematische Zusammenfassung mehrerer, unabhängiger Studien die Validität der Ergebnisse gestärkt wird.

Die Durchführung von RCTs ist im sprachtherapeutischen Kontext häufig nur sehr schwer oder gar nicht realisierbar (Cholewa 2010; Hanson et al. 2011). So kann in aller Regel keine randomisierte Auswahl von Teilnehmenden erfolgen, da die Anzahl an Personen, die das zu untersuchende Störungsbild aufweisen, zu gering ist. Es werden dann meist alle Personen in die Studie aufgenommen, die zur Verfügung stehen, um so eine möglichst große Stichprobe erzielen zu können. Eine Verblindung über die Zuteilung zur Interventions- und Kontrollgruppe ist zudem ebenfalls nicht möglich, da das Durchführen einer Therapie offensichtlich ist und kaum mit einer Art „Placebotherapie" verglichen werden kann. Weitere Hürden bei der Durchführung von RCTs zur Überprüfung der Wirksamkeit von Sprachtherapien liegen in der Heterogenität vieler Störungsbilder. So weisen beispielsweise Kinder mit einer umschriebenen Sprachentwicklungsstörung höchst unterschiedliche Schweregrade ihrer sprachlichen und kommunikativen Beeinträchtigungen auf, welche sich in unterschiedlichsten Symptomen äußern. Die *eine* Therapie für diese Kinder zu untersuchen ist kaum möglich und wenig sinnvoll (vgl. Cholewa 2010). Viele Störungsbilder treten auch so selten auf, dass die Durchführung einer Gruppenstudie grundsätzlich sehr schwer zu realisieren ist. Systematische Einzelfallfallstudien scheinen in diesen Fällen eine geeignetere Studienform darzustellen. Cholewa (2010) weist weiterhin auf die unterschiedlichen finanziellen und personellen Ressourcen hin, die zur Erforschung medizinischer und pharmakologischer Therapien im Vergleich zur Erforschung sprachtherapeutischer Ansätze zur Verfügung stehen.

In manchen Fällen allerdings, z. B. bei der Frage, ob es effektiv ist, eine Person, die aus einem Flugzeug springt, mit einem Fallschirm auszustatten (Smith und Pell 2003), erübrigt sich die Forderung nach einer empirischen Überprüfung, insbesondere in Form eines RCT. Nicht ganz so plakativ wie das Fallschirmbeispiel von Smith und Pell (2003), aber eigentlich ebenfalls überflüssig scheint doch die Frage zu sein, ob es nicht immer eine Verbesserung darstellt, einer Person, die nicht lautsprachlich kommunizieren kann, eine Möglichkeit zu geben, sich mitteilen zu können. Wie aus dem aktuellen Forschungsstand, der in ► Abschn. 3.2 dargestellt wird, hervorgeht, wurde dennoch genau diese Frage in vielen Studien untersucht. Interessanter und relevanter jedoch scheinen Fragen nach der förderlichsten Methode der UK für bestimmte Patienten sowie die Auswirkungen der Verwendung von UK-Methoden auf lautsprachliche und allgemein linguistische Kompetenzen zu sein. Auch diesen Fragen wurde bereits in einigen Studien nachgegangen (► Abschn. 3.2).

Um sich über den aktuellen Forschungsstand zu informieren und somit die externe Evidenz bei der Auswahl von Therapiemethoden für Patienten berücksichtigen zu können, wird meist auf eine Literatursuche mittels einschlägiger **Datenbanken**, wie beispielsweise PsycINFO (► http://www.apa.org/pubs/databases/psycinfo/index.aspx), ERIC (► https://eric.ed.gov) oder Medline (via PubMed: ► https://www.ncbi.nlm.nih.gov/pubmed/) hingewiesen. Diese und weitere Datenbanken umfassen mehrere Millionen Forschungsartikel aus den Fachdisziplinen der Psychologie, Medizin, (Sonder-)Pädagogik und Sprachtherapie. Eine Nutzung dieser Datenbanken in der alltäglichen Versorgung ist häufig jedoch durch einige Aspekte erschwert. Diese umfassen:

- Vielfach kostenpflichtige Zugänge zu den Datenbanken und/oder den aufgefundenen Studien, sodass kein unmittelbarer Zugriff auf die Volltexte der Studien möglich ist.
- Eine Einarbeitung in die Nutzung der Datenbanken und die Aneignung von Recherchestrategien zum effizienten Auffinden geeigneter Studien ist notwendig.
- Die Sichtung der einzelnen aufgefundenen Artikel kann insbesondere bei einer Vielzahl von aufgefundenen Studien sehr viel Zeit in Anspruch nehmen.
- Eine externe Einordnung der Studien in Bezug auf ihre Qualität und ihre inhaltliche Nähe zur klinischen Fragestellung findet sich dort nicht.

Empfehlenswerte Ergänzungen oder Alternativen stellen die Internetseiten *Cochrane Library* (► www.cochranelibrary.com) und *ASHA Evidence Maps* (► https://www.asha.org/Evidence-Maps/) dar.

**Tipp Material**

Der Grundidee von Archibald Leman Cochrane zur EBM folgend wurde 1993 die *Cochrane Collaboration* gegründet. In diesem Netzwerk arbeiten weltweit über 37.000 Fachpersonen aus der Forschung und der medizinisch-therapeutischen Versorgung sowie Patienten an der Erstellung zuverlässiger und unabhängiger Gesundheitsinformationen (The Cochrane Collaboration 2018). In der *Cochrane Library* (► http://www.cochranelibrary.com) sind alle qualitativ hochwertigen systematischen Reviews zu finden. Die Titel und Abstracts der Reviews können frei zugänglich durchgelesen werden. Ebenso besteht auf die Volltexte aller Reviews, die seit dem Jahr 2013 veröffentlich worden sind, 12 Monate nach ihrer Veröffentlichung kostenloser Zugriff. Unter *Cochrane Kompakt* (► http://www.cochrane.org/de/evidence) sind für einen Teil der systematischen Reviews Zusammenfassungen in leicht verständlichem Deutsch zu finden, welche auch von Laien und Patienten genutzt werden können.

Die *American Speech-Language-Hearing-Association* (ASHA), amerikanischer Verband der Audiologen, Sprachtherapeuten und Wissenschaftler, die sich mit Sprach-, Sprech- und Kommunikationsstörungen beschäftigen, sammelt auf ihren *ASHA Evidence Maps* (▶ https://www.asha.org/Evidence-Maps/) systematische Reviews und amerikanische Richtlinien zur Therapie aller Störungsbilder der Fachdisziplin. Diese werden nach den Störungsbildern sortiert präsentiert, durch die ASHA übersichtlich zusammengefasst und hinsichtlich der Güte bewertet. Die *ASHA Evidence Maps* (▶ https://www.asha.org/Evidence-Maps/) sind kostenfrei zugänglich.

**Fazit**

- Das Konzept der Evidenzbasierten Praxis (EBP) gründet sich auf dem Konzept der Evidenzbasierten Medizin (EBM), welches eine sehr lange Tradition hat.
- Im Kern beider Konzepte steht die Forderung, dass nur wirkungsvolle Behandlungen Anwendung finden sollten.
- Die EBP setzt sich zusammen aus der externen wissenschaftlichen Evidenz, der klinischen Expertise der Therapeutin sowie der Perspektive der Patienten. Durch das Zusammenführen dieser drei Komponenten soll für jeden Patienten die bestmögliche und effektivste Intervention ausgewählt und durchgeführt werden.
- Zur Beurteilung der externen, wissenschaftlichen Evidenz sind in der sogenannten Evidenzhierarchie (engl. *levels of evidence*) verschiedene Studienformen hierarchisch sortiert. Als Goldstandard in der klinischen Forschung gelten randomisierte Kontrollgruppenstudien (RCTs). Eine höhere Aussagekraft als RCTs kommt nur systematischen Reviews und Metaanalysen zu, die die Ergebnisse vieler einzelner Studien systematisch zusammenfassen
- Die Durchführung von RCTs in der Sprachtherapie ist oftmals nur sehr schwer oder nicht möglich. Quasi-experimentelle Kontrollgruppenstudien sowie systematische Einzelfallstudien können und sollten zur Beurteilung der Effektivität von sprachtherapeutischen Interventionen ebenfalls beachtetet werden.
- Auf den Internetseiten *Cochrane Library* (▶ http://www.cochranelibrary.com) und *ASHA Evidence Maps* (▶ https://www.asha.org/Evidence-Maps/) finden sich u. a. systematische Reviews zur Effektivität sprachtherapeutischer Interventionen. Zu vielen systematischen Reviews werden zusätzlich leicht verständliche Zusammenfassungen sowie Bewertungen des Reviews präsentiert.

## 3.2 Evidenzlage zum Einsatz von Methoden der UK

Der aktuelle Forschungsstand zur Effektivität des Einsatzes von Methoden der UK besteht bislang zu großen Teilen aus Studien mit einem niedrigen Evidenzniveau. Dieser sollte in den nächsten Jahren durch qualitativ hochwertige Studien (RCTS, qualitativ hochwertige quasi-experimentelle Kontrollgruppenstudien und Einzelfallstudien) erweitert werden. Aufgrund der bislang vorliegenden qualitativ hochwertigen Studien und der Zusammentragung von Studien mit geringerer Aussagekraft kann dennoch festgehalten werden, dass sich der Einsatz von körpereigenen und externen Methoden der UK in der Mehrheit positiv auf die kommunikativen Fähigkeiten von Kindern, Jugendlichen und Erwachsenen mit erheblichen Beeinträchtigungen in diesem Bereich auswirkt. Darüber hinaus führt der Einsatz von Methoden der UK nicht zu einer Abnahme lautsprachlicher Fähigkeiten, sondern wirkt sich im Gegenteil vielfach sogar positiv auf diese aus. Das *Modeling* (die modellhafte Mitbenutzung der UK-Methode) sowie das *Prompting* (die Aufforderung zur Nutzung der UK-Methode) innerhalb natürlicher Interaktionen haben sich als förderliche Vorgehensweisen bei der Vermittlung der Verwendung von Methoden der UK gezeigt. Eine Ausnahme von diesen positiven Effekten von Methoden der UK stellt die

Gestützte Kommunikation dar. Diese Methode wurde eindeutig als nicht valide erwiesen und sollte daher keine weitere Verwendung finden.

## 3.2.1 Förderliche Methoden der UK

### 3.2.1.1 Darstellung des aktuellen Forschungsstandes

Costantino und Bonati (2014) fassten in ihrem systematischen Review 14 RCTs zusammen, die die Verwendung von UK-Methoden bei Kindern und Jugendlichen unter 18 Jahren analysierten. Die eingeschlossenen Studien sind mit einer Ausnahme (Yoder und Layton 1988) alle zwischen 2004 und 2012 veröffentlicht worden. In lediglich der Hälfte der 14 Studien waren Kinder und Jugendliche mit Einschränkungen in ihrer kommunikativen und sprachlichen Entwicklung die Teilnehmer. In fünf Studien wurde die Lernfähigkeit von UK-Systemen an typisch entwickelten Kindern untersucht und in zwei weiteren Studien wurden die Einstellungen von typisch entwickelten Kindern gegenüber unterstützt kommunizierenden Kindern betrachtet.

Die sieben Studien, die die Effektivität des Einsatzes von Methoden der UK bei Kindern und Jugendlichen mit kommunikativen Einschränkungen untersuchten, stammen aus lediglich drei Arbeitsgruppen und drei der Studien beziehen sich auf Daten der gleichen Stichprobe (Yoder und Stone 2006a, b; Yoder und Lieberman 2010). Die sieben Studien zeigen einen deutlichen Zugewinn in den verschiedenen abhängigen Variablen (z. B. *joint attention* während einer Kommunikation, Austausch von Objekten, die Benutzung von Symbolen zur Kommunikation, Zielwortschatz und kommunikative Beteiligung) durch den Einsatz verschiedener UK-Methoden. So zeigen beispielsweise die Studien von Yoder und Kolleginnen (Yoder und Stone 2006a, b; Yoder und Lieberman 2010), dass **Kinder mit Autismus-Spektrum-Störung durch das PECS-Programm** (Bondy und Frost 1994; ▶ Abschn. 2.6.1) **in ihren kommunikativen Kompetenzen profitieren** und dies umfassender als durch ein anderes, in Deutschland wenig bekanntes Programm (*Response education and Prelinguistic Milieu Teaching* [RPMT]; Yoder und Warren 2002). Romski et al. (2010) untersuchten den Einsatz von elektronischen Kommunikationshilfen beim **Erlenen eines Zielwortschatzes bei Kleinkindern**, die zu Beginn der Studie einen Wortschatz von weniger als 10 Wörtern hatten. Die 62 teilnehmenden Kinder und ihre Eltern wurden zufällig einer von drei Interventionsgruppen zugewiesen. In zwei dieser Gruppen stand den Kindern jeweils eine **elektronische Kommunikationshilfe** (▶ Abschn. 2.4.2) zur Verfügung und die Eltern wurden darin angeleitet, ihr Kind mit Hilfe des Gerätes beim Erlernen eines Zielwortschatzes zu unterstützen. Die eine UK-Elterngruppe wurde darin geschult, *Modeling* (▶ Abschn. 4.4.2) einzusetzen, das heißt, sie verwendeten zusätzlich zur lautsprachlichen Benennung der Zielwörter auch die elektronische Kommunikationshilfe. Die zweite UK-Elterngruppe wurde darin geschult, die Kinder innerhalb gemeinsamer, natürlicher Aktivitäten durch visuelle, verbale oder körperliche *Prompts* zur Verwendung der Kommunikationshilfe aufzufordern. In der dritten Gruppe wurden die Eltern ebenfalls darin angeleitet, ihre Kinder beim Erlernen eines Zielwortschatzes zu unterstützen, jedoch rein lautsprachlich. Die **Kinder in den beiden UK-Gruppen verwendeten** nach 24 Einheiten, welche durchschnittlich in 15–16 Wochen stattgefunden hatten, **mehr Wörter** des Zielwortschatzes als die Kinder in der rein lautsprachlichen Gruppe. Dies zeigte sich vor allem durch die **Möglichkeit, sich in zwei Modalitäten** (Lautsprache und elektronische Kommunikationshilfe) **mitteilen zu können**. Die Kinder produzierten die Mehrheit der Wörter mittels der elektronischen Kommunikationshilfe. Die Anzahl der lautsprachlichen Produktionen der Zielwörter unterschied sich zwischen den drei Gruppen nicht signifikant voneinander, da in allen drei Gruppen nur sehr wenige Kinder einzelne Wörter lautsprachlich produzierten.

Dies war jedoch am häufigsten in der zweiten UK-Gruppe der Fall *(Prompting)* und am seltensten in der rein lautsprachlichen Gruppe.

> **Demnach fördert der Einsatz einer elektronischen Kommunikationshilfe deutlich die Mitteilungsmöglichkeiten von sehr jungen Kindern mit kommunikativen Beeinträchtigungen und hindert keineswegs die Entwicklung der lautsprachlichen Fähigkeiten.**

Ein Vergleich der beiden UK-Gruppen zeigt zudem, dass **die explizite Aufforderung** an die Kinder, die elektronische Kommunikationshilfe zur Mitteilung ihrer Äußerungen zu nutzen, einen noch förderlicheren Effekt auf das Erlernen des Zielwortschatzes hat, als *Modeling* (▶ Abschn. 4.4.2).

Costantino und Bonati (2014) kommen nach ihrem Review zu dem Schluss, dass die **ausschließliche Berücksichtigung von RCTs zur Feststellung der aktuellen Evidenz** für den Einsatz von Methoden der UK bei Kindern und Jugendlichen **nicht ausreichend** ist. Wie bereits Cholewa (2010) für das gesamte Klientel von sprachtherapeutischen Interventionen argumentierte, ist auch das Klientel der UK-Nutzer zu heterogen und das Vorgehen und die Materialauswahl zu individuell, um uneingeschränkt RCTs durchführen zu können. In vielen Fällen, beispielsweise bei Kindern und Jugendlichen mit sehr seltenen Grunderkrankungen, ist eine Durchführung eines RCT gar nicht möglich. Demnach ist es wichtig und ratsam, neben RCTs auch quasi-experimentelle Gruppenstudien und qualitativ hochwertige Einzelfallstudien zur Beurteilung der Effektivität des Einsatzes von Methoden der UK zu berücksichtigen.

Branson und Demchak (2009) betrachteten in ihrem systematischen Review die Studienlage zur Effektivität des Einsatzes von Methoden der UK bei **Kindern unter 3 Jahren**, die durch eine Entwicklungsstörung stark in ihren Kommunikationsmöglichkeiten eingeschränkt sind. Sie berücksichtigten Studien, die zwischen 1982 und 2007 veröffentlicht worden sind. Insgesamt fanden sie sieben Einzelfall- und fünf Gruppenstudien (zwei RCTs, zwei quasi-experimentelle Studien, ein Fallbeispiel) mit insgesamt 190 teilnehmenden Kindern. Diese waren aufgrund unterschiedlichster Ursachen, darunter Trisomie 21, Autismus-Spektrum-Störung und infantile Zerebralparese, in ihrer kommunikativ-sprachlichen Entwicklung eingeschränkt. In der Mehrheit der Studien (67 %) wurde der Einsatz von körpereigenen Kommunikationsformen untersucht, in knapp der Hälfte der Studien (47 %) wurde der Einsatz von externen Kommunikationsformen analysiert. Zu den untersuchten körpereigenen Methoden zählen vor allem Gesten und Gebärden (▶ Abschn. 2.3.2) und zu den externen Kommunikationsformen insbesondere die Kommunikation mittels Bildsymbolen auf nichtelektronischen Kommunikationshilfen (▶ Abschn. 2.4.1). Für **97 % aller teilnehmenden Kinder**, die in dem Review betrachtet wurden, wird eine **Verbesserung ihrer kommunikativen Kompetenzen** berichtet. Branson und Demchak (2009) weisen jedoch sehr differenziert darauf hin, dass fünf der zwölf eingeschlossenen Studien **methodische Mängel** aufweisen, wodurch ihre Aussagekraft nicht verlässlich ist.

Die **Bedeutung der Kommunikationspartner** für die sprachliche und kommunikative Entwicklung von Kindern mit Einschränkungen in ihren Mitteilungsmöglichkeiten haben Shire und Jones (2014) sowie Sennott et al. (2016) in ihren beiden systematischen Reviews zusammengefasst. Shire und Jones (2014) berücksichtigten alle datenbasierenden Studien, die einen quantitativen Vergleich der Leistungen der Kinder in einem Prä-Post-Gruppendesign oder Einzelfalldesign zuließen. Sie berichten die Ergebnisse von insgesamt zwölf Einzelfallstudien und dem bereits von Branson und Demchak (2009) sowie Costantino und Bonati (2014) berücksichtigten RCT von Romski et al. (2010). Die in dem Review getroffenen Aussagen beziehen sich damit auf insgesamt 105 Kinder (62 davon aus der Studie von Romski et al. 2010) sowie in zehn Studien zusätzlich auf die Eltern der Kinder und in drei Studien auf die pädagogischen Fachkräfte. Sennott et al. (2016) nahmen in ihr systematisches Review neun Einzelfallstudien und ebenfalls die Studie von Romski et al. (2010) auf. Fünf der Einzelfallstudien wurden in beiden systematischen Reviews berücksichtigt, bei den verbleibenden sieben bzw. vier Einzelfallstudien handelt es sich um unterschiedliche Arbeiten. Auch wenn Shire und Jones (2014) und Sennott et al. (2016) aufgrund ihrer Einschlusskriterien zur Aufnahme von Studien in ihr Review teilweise unterschiedlich vorgegangen sind, kommen sie zu sehr vergleichbaren Ergebnissen. Die Studien, welche durchschnittlich eine mittlere Qualität aufweisen, lassen den Schluss zu, dass Kinder mit umfassenden kommunikativen Einschränkungen durch ***Modeling*** (▶ Abschn. 4.4.2) von Methoden der UK durch Bezugspersonen in natürlichen Interaktionen deutlich in ihren Mitteilungsmöglichkeiten sowie ihrer kommunikativ-sprachlichen Entwicklung gefördert werden können.

**Durch das sogenannte *Modeling*, die vorbildhafte Nutzung von Methoden der UK (▶ Abschn. 4.4.2), können unterstützt kommunizierende Kinder effektiv in ihrer kommunikativen und sprachlichen Entwicklung gefördert werden.**

In dem narrativen Review von Romski et al. (2015) stehen ebenfalls Kinder im Fokus. Zusammenfassend dargestellt werden die Ergebnisse von 70 Studien mit insgesamt über 1000 **Kindern im Alter zwischen 0 und 6 Jahren**. Berücksichtigt wurden Studien, die zwischen 1985 und 2014 publiziert worden sind und die Verwendung von Methoden der UK bei kommunikationsbeeinträchtigten Kindern untersuchten. Aufgenommen wurden alle datenbasierten Studien, unabhängig von ihrem Studiendesign und dem Umfang der Stichprobengrößen. Demnach werden Ergebnisse von Einzelfallstudien mit einer oder wenigen Personen (u. a. Lüke 2014; Hyppa Martin et al. 2013) über Befragungsstudien mit bis zu 144 teilnehmenden Probanden (u. a. Binger und Light 2006) bis hin zu RCTs mit bis zu 62 untersuchten Kindern (u. a. Romski et al. 2010; Yoder und Stone 2006a) berichtet.

**Die Gesamtschau der Ergebnisse zeigt, dass Kinder mit eingeschränkten Kommunikationsmöglichkeiten in ihrer kommunikativen und sprachlichen Entwicklung durch den Einsatz von Methoden der UK stark profitieren.**

Die Mehrheit der Studien untersuchte den Effekt von Methoden der UK auf die Mitteilungsmöglichkeiten der Kinder. Hier sind sowohl durch **körpereigene** (▶ Abschn. 2.3) als auch durch **externe Kommunikationsformen** (▶ Abschn. 2.4) positive Auswirkungen festzustellen. In deutlich weniger Studien wurde der Einfluss von Methoden der UK auf die rezeptiven Fähigkeiten oder auf die lautsprachlichen Fähigkeiten der Kinder untersucht. Die vorhandenen Studien hierzu (Brady 2000; Drager et al. 2006) deuten jedoch darauf hin, dass sich der Einsatz von Methoden der UK auch positiv auf rezeptive Kompetenzen auswirken kann. Ebenso zeigen alle vorliegenden Studien, die als eine abhängige Variable die **lautsprachlichen Fähigkeiten** betrachteten, dass diese durch den Einsatz von Methoden der UK nicht zurückgehen, sondern im Gegenteil positiv beeinflusst werden können (u. a. Lüke 2014; Romski et al. 2010; Stahmer und Ingersoll 2004).

**Der Einsatz von Methoden der UK führt nicht zu einer Abnahme lautsprachlicher Kompetenzen, im Gegenteil, diese können durch die Vermittlung von Methoden der UK gefördert werden.**

Zu diesem Schluss kamen auch bereits Millar et al. (2006), die in ihrem systematischen Review gezielt die Auswirkungen des Einsatzes von Methoden der UK auf **lautsprachliche Fähigkeiten** bei **Kindern, Jugendlichen und Erwachsenen** mit kommunikativen Beeinträchtigungen im Alter von 2–60 Jahren untersuchten. Sie betrachteten 22 Einzelfallstudien und eine Gruppenstudie mit insgesamt 67 Probanden, welche zwischen 1975 und 2003 veröffentlicht worden waren. Die Teilnehmenden

3

waren insbesondere durch eine Entwicklungsstörung wie Trisomie 21 oder Autismus-Spektrum-Störung in ihren Mitteilungsmöglichkeiten eingeschränkt. Von den betrachteten 23 Studien entsprachen jedoch nach Ansicht der Autorinnen nur sechs Einzelfallstudien den methodischen Standards für die „beste verfügbare Evidenz". Diese sechs Studien berichten Ergebnisse von 27 Einzelfällen, bei denen körpereigene (▶ Abschn. 2.3) und externe, nichtelektronischen Kommunikationshilfen (▶ Abschn. 2.4.1) eingesetzt worden sind. In keinem der 27 Einzelfälle sind die lautsprachlichen Kompetenzen durch die UK-Intervention zurückgegangen; 11 % zeigten keine Veränderung in ihren lautsprachlichen Fähigkeiten und in der Mehrheit der Fälle (89 %) war eine **Verbesserung der Lautsprachproduktionen** durch die Intervention zu verzeichnen.

Ebenfalls bereits etwas ältere Studien zur Effektivität eines Einsatzes von Methoden der UK bei Kindern, Jugendlichen und jungen Erwachsenen mit Entwicklungsstörungen fassten Schlosser und Lee (2000) in ihrer Metaanalyse zusammen. Sie nahmen 50 Einzelfallstudien mit insgesamt 232 Teilnehmenden in ihre Analyse auf und berechneten die Effektivität der UK-Intervention hinsichtlich dreier Faktoren: **Verhaltensänderung** (z. B. Nutzung der kommunikativen Funktion des Erfragens), **Generalisierung** der Verhaltensänderung (Nutzung der kommunikativen Funktion im Studienverlauf) und **Dauerhaftigkeit** (Nutzung der kommunikativen Funktion nach Beendigung der Intervention). Hinsichtlich der Verhaltensänderung erwiesen sich rund 88 % der Interventionen als effektiv oder sehr effektiv, hinsichtlich der Generalisierung rund 85 % und hinsichtlich der Dauerhaftigkeit erwiesen sich rund 46 % der Studien als effektiv oder sehr effektiv.

Baxter et al. (2012) fassen in ihrem Review 65 Studien zur Effektivität des **Einsatzes von komplexen elektronischen Kommunikationshilfen** (▶ Abschn. 2.4.2, „Komplexe symbol- und schriftbasierte Kommunikationshilfen") bei **Kindern, Jugendlichen und Erwachsenen mit angeborenen und erworbenen Kommunikationsbeeinträchtigungen** zusammen. Sie berücksichtigten alle datenbasierten Studien unabhängig von ihrem Design oder der Studiengüte. Hierdurch ist die Gefahr, dass vor allem positiv verzerrte Ergebnisse berichtet werden, wie die Autorinnen selbst anmerken, besonders hoch. Die Probanden der 65 Studien erstreckten sich auf Erwachsene mit erworbenen, nicht progredienten Erkrankungen wie beispielsweise Aphasie und Locked-in-Syndrom (19 Studien), auf Erwachsene mit erworbenen, progredienten Erkrankungen wie beispielsweise amyothrophe Lateralsklerose (ALS) oder Demenz (10 Studien), Personen mit Autismus-Spektrum-Störung (13 Studien) oder infantiler Zerebralparese (12 Studien) und auf Kinder mit komplexen Entwicklungsstörungen (11 Studien). Durch die narrative Zusammenstellung der Studien kommen Baxter et al. (2012) zu dem Schluss, dass der Einsatz von komplexen elektronischen Kommunikationshilfen zur Unterstützung der Kommunikationsmöglichkeiten von Personen im unterschiedlichsten Alter und bei den unterschiedlichsten Erkrankungen von Vorteil sein kann. Die **Mehrheit der Studien berichten von positiven Effekten** durch den Einsatz der Kommunikationshilfe. Jedoch merken Baxter et al. (2012) wie nahezu alle bereits aufgeführten Autoren an, dass verlässliche Studien, die einem hohen Evidenzlevel entsprechen, nicht oder nur sehr vereinzelt vorliegen.

Russo et al. (2017) untersuchten in ihrem systematischen Review ebenfalls den Einsatz von **komplexen elektronischen Kommunikationshilfen** (▶ Abschn. 2.4.2, „Komplexe symbol- und schriftbasierte Kommunikationshilfen"), jedoch ausschließlich bei **Erwachsenen mit Aphasie** nach einem Schlaganfall. Sie berücksichtigten 30 datenbasierte Studien unabhängig vom Studiendesign. Insgesamt werden in dem Review Daten von 230 Patienten betrachtet, welche insbesondere an Einzelfallstudien oder Korrelationsstudien teilgenommen hatten. In allen 30 Studien wurde der kompensatorische Effekt von Kommunikationshilfen untersucht. In 53 % der Studien wurden für alle teilnehmenden Patienten ein **positiver Effekt** durch die Verwendung einer elektronischen Kommunikationshilfe berichtet. In 37 % der Studien wurden gemischte Effekte berichtet. Das heißt, dass ein Teil der Teilnehmenden und nicht alle Probanden vom Einsatz der elektronischen Kommunikationshilfe profitierten. In lediglich 10 % der Studien wurden keine Verbesserungen hinsichtlich einer Kompensation der Kommunikationsbeeinträchtigungen erzielt. Russo et al. (2017) weisen neben diesen positiven Ergebnissen auf einige Forschungsdesiderate hin. Zum einen sind mit den inkludierten Studien ausschließlich Studien berücksichtigt worden, die auf der Evidenzhierarchie sehr weit unten angesiedelt sind, was daran liegt, dass keine qualitativ höherwertigen Studien vorliegen. Wie bereits andere genannte Autoren weisen auch Russo et al. auf die besonderen Herausforderungen bei der Durchführung solcher Studien im Kontext von sprachtherapeutischen Interventionen unter Einbezug von Methoden der UK hin. Sie machen jedoch deutlich, dass auch kleinere Gruppenstudien und Einzelfallstudien, wenn diese methodisch einwandfrei durchgeführt worden sind, insbesondere in ihrer Summe Grundlage für Empfehlungen und die Auswahl von Therapievorgehen darstellen können. Des Weiteren weisen sie darauf hin, dass neben der Überprüfung der Effektivität hinsichtlich einer kompensatorischen Funktion von Methoden der UK die **Akzeptanz** von solchen Methoden stärker in den Fokus gerückt werden sollte. In den betrachteten 30 Studien hatten sich nur 5 mit dieser Frage beschäftigt. Die Ergebnisse dieser Studien zeigten jedoch, dass ein langfristiger Erfolg durch den Einsatz von Methoden der UK nur dann erreicht werden kann, wenn die Nutzer die neuen Kommunikationsformen vollumfänglich akzeptierten und demnach in ihrem Alltag einsetzen (Russo et al. 2017). Hierzu sei nach Russo et al. (2017) ein Modell notwendig, in dem das konkrete Vorgehen zur Vermittlung von Methoden der UK beschrieben wird (vgl. ► Abschn. 1.4 und ► Kap. 4).

**Ein dauerhafter Gewinn durch den Einsatz von Methoden der UK, insbesondere bei erwachsenen Personen mit erworbenen Kommunikationsbeeinträchtigungen, kann nur erreicht werden, wenn die Nutzung der neuen Kommunikationsform akzeptiert wird. Dies muss daher zwingend bei der Planung und Durchführung von sprachtherapeutischen Interventionen unter Einbezug von Methoden der UK mitbedacht und gefördert werden.**

Hanson et al. (2011) geben in ihrem systematischen Review einen Überblick über die Effektivität verschiedener Therapieformen zur Behandlung einer **Dysarthrie bei zugrunde liegender ALS**. Hierzu betrachten sie u. a. 44 Artikel, die den Einsatz von Methoden der UK bei ALS thematisierten. Diese umfassen vor allem Fallberichte, Interviews und Befragungen sowie einzelne Beobachtungsstudien. Die Frage, ob die Nutzung von Methoden der UK förderlich für Patienten mit ALS ist, stellt sich für Hanson et al. (2011) nicht, da dies so offensichtlich der Fall sei, wie die Nutzung eines Fallschirms bei einem Sprung aus dem Flugzeug (vgl. Smith und Pell 2003). Im Zuge einer ALS-Erkrankung erreichen fast alle Personen das Stadium, in dem sie sich nicht mehr lautsprachlich mitteilen können. Ihnen durch **Methoden der UK**, insbesondere durch komplexe elektronische Kommunikationshilfen, eine andere Möglichkeit zu geben sich mitteilen zu können, unterstützt sie in ihrer **Partizipation und Selbstbestimmung** und gehört daher zur **Standardversorgung** von Patienten mit ALS. Hanson et al. (2011) weisen daher, auf Grundlage der aufgefundenen Artikel, auf die Notwendigkeit hin, zwei andere Aspekte in den Mittelpunkt der klinischen Forschung in Bezug auf den Einsatz von Methoden der UK bei Personen mit ALS zu stellen. Dies ist zum einen die Frage nach dem richtigen Zeitpunkt für die Versorgung mit einer Methode der UK und zum anderen die Frage nach der oder den besten Methode(n) für den einzelnen Patienten. Hanson et al. (2011) geben basierend auf ihrer zusammenfassenden Darstellung der Artikel die Empfehlung, von Beginn an die Sprechrate (Anzahl an Wörtern pro Minute) der Patienten zu erheben und **bei einer Abnahme der Sprechrate proaktiv über Methoden der UK aufzuklären**. Eine frühzeitige und individuell abgestimmte Informationsgabe seien förderlich für die **Akzeptanz** und den Erfolg der Intervention. Bei der Auswahl der Methoden habe sich bislang gezeigt, dass zunächst häufig **schriftbasierte nichtelektronische und elektronische Kommunikationshilfen** (▶ Abschn. 2.4.1, „Schriftbasierte Kommunikationsmaterialien" und ▶ Abschn. 2.4.2, „Schriftbasierte Kommunikationshilfen") zum Einsatz kommen, welche mit Fortschreiten der Erkrankung durch **komplexe elektronische Kommunikationshilfen** (▶ Abschn. 2.4.2, „Komplexe symbol- und schriftbasierte Kommunikationshilfen") ergänzt bzw. ersetzt werden.

#### 3.2.1.2 Schlussfolgerungen aus dem aktuellen Forschungsstand

Bislang liegen nur wenige RCTs zur Effektivität des Einsatzes von Methoden der UK vor (z. B. Romski et al. 2010). Diese sowie vor allem qualitativ hochwertige Einzelfallstudien zeigen jedoch, dass sich der **Einsatz von Methoden der UK** in der großen Mehrheit **positiv** auf die kommunikativen Fähigkeiten der Nutzer auswirkt. Dieser Befund wird durch eine Vielzahl an weiteren Studien (Korrelationsstudien, Einzelfall- und Gruppenstudien von geringerer Qualität) bestätigt. Insbesondere für Kinder, Jugendliche und Erwachsene mit **Trisomie 21 und Autismus-Spektrum-Störung** wurde der Einsatz von verschiedenen Methoden der UK bereits gut überprüft (neben den bereits aufgeführten Reviews weiterhin u. a. Barbosa et al. 2018; Logan et al. 2017; Hong et al. 2017) und kann als sehr **förderlich** beurteilt werden. Eine vergleichbare Aussage lässt sich über den Einsatz elektronischer Kommunikationshilfen bei **Erwachsenen mit ALS** treffen (Hanson et al. 2011).

Für andere potenzielle Nutzer von Methoden der UK liegen deutlich weniger Befunde vor. Für Personen mit **Aphasie** verwundert dies, da eine Aphasie vergleichsweise häufig auftritt und auch in vielen Fällen zu erheblichen Einschränkungen der Kommunikationsmöglichkeiten führt. Die hierzu vorliegenden Studien sowie Reviews (Baxter et al. 2012; Russo et al. 2017) deuten jedoch darauf hin, dass der Einsatz von Methoden der UK hier insbesondere von der **Akzeptanz** gegenüber den jeweiligen Methoden abhängt. Dies sollte daher sowohl in der weiteren klinischen Forschung als auch in der individuellen Patientenversorgung stets besondere Beachtung finden.

Für weitere Personengruppen wie beispielsweise Kinder mit schwerer kindlicher Sprechapraxie oder Angelman-Syndrom muss aufgrund der **geringen Prävalenzraten** auf systematische **Einzelfallstudien** (z. B. Lüke 2014; Hyppa Martin et al. 2013) zurückgegriffen werden.

**Fazit**

Zusammenfassend lässt sich jedoch über alle Studien, Altersgruppen und Ursachen für die kommunikativen Beeinträchtigungen hinweg festhalten, dass der Einsatz von Methoden der UK meist zu einer deutlichen Verbesserung der kommunikativen Möglichkeiten führt und nicht zu einer Reduktion lautsprachlicher Kompetenzen. Die Verbesserung der Mitteilungsmöglichkeiten ist von großer Bedeutung und unterstützt Personen mit Einschränkungen in diesem Bereich in ihrer gesellschaftlichen Partizipation und Selbstbestimmung (vgl. WHO 2005; ▶ Kap. 1).

### 3.2.2 Nicht förderliche Methoden der UK

#### 3.2.2.1 Darstellung des aktuellen Forschungsstandes

Die Methode der **Gestützten Kommunikation** (engl. *Facilitated Communication*, FC; ▶ Abschn. 2.6.2) ist die wohl **am besten untersuchte Methode der UK**. Zu dieser Methode liegen bereits zehn systematische Reviews vor, welche insgesamt 27 unabhängige Studien betrachten (Schlosser et al. 2014). Das aktuellste Review stammt von Schlosser et al. (2014) und fasst die vorherigen Reviews sowie vier bis dahin noch nicht berücksichtigte Studien mit einem experimentellen Design zusammen. In allen 27 Studien zur FC wird die Frage untersucht, **wer verantwortlich für die durch FC getätigten Aussagen ist**: die gestützte Person selbst oder die stützende Person? Um dies herauszufinden, werden den gestützten Personen in allen Studien Aufgaben in mindestens zwei experimentellen Bedingungen gestellt:

1. Die stützende Person kennt die gestellte Aufgabe und demnach die korrekte Antwort (z. B. Benennung eines Objektes).
2. Die stützende Person kennt die gestellte Aufgabe nicht und demnach auch nicht die korrekte Antwort.

In allen Studien zeigt sich, dass in der ersten Versuchsbedingung ein sehr hoher Anteil an Aufgaben korrekt beantwortet wird. In der zweiten Bedingung jedoch, in der die stützende Person bezüglich der Aufgabe verblindet wird, werden hingegen nur sehr wenige Aufgaben korrekt beantwortet.

> **Für die Aussagen, die durch die Verwendung der Gestützten Kommunikation (► Abschn. 2.6.2) getätigt werden, ist nicht die gestützte, sondern die stützende Person verantwortlich. Damit stellt die Gestützte Kommunikation keine förderliche Methode zur Verbesserung der Kommunikationsmöglichkeiten von Personen dar.**

### 3.2.2.2 Schlussfolgerungen aus dem aktuellen Forschungsstand

Die vorliegende Evidenz, resultierend aus 27 qualitativ hochwertigen Studien, zusammengefasst und bewertet in zehn systematischen Reviews, zeigt eindeutig, dass die Methode der **Gestützten Kommunikation keine valide Methode der UK ist** und sie, anders als Befürworter der Methode behaupten, keine Hilfe für die gestützten Personen, sondern eine Gefahr für sie darstellt (Schlosser et al. 2014). Die Vermittlung von FC ist nicht gerechtfertigt und unethisch. Hierdurch werden Personen, die in ihren kommunikativen Möglichkeiten eingeschränkt sind, möglicherweise Zugänge zu wirkungsvollen Methoden zur Kommunikationserweiterung verwehrt und es werden ihnen Äußerungen „in den Mund gelegt", für die sie nicht verantwortlich sind (vgl. Schlosser et al. 2014; Probst 2005).

Persönliche Fallberichte, die eine positive Veränderung der Kommunikation durch die Nutzung der Gestützten Kommunikation beinhalten, können aufgrund ihrer Subjektivität und ihrer geringen Aussagekraft die vorhandene wissenschaftliche Evidenz nicht widerlegen. Sie stehen auf der untersten Stufe der Evidenzhierarchie und können und sollten nur dann eine Orientierung bieten, wenn höherwertige Studien zur Effektivität einer Therapiemethode nicht vorliegen. Dies ist in Bezug auf die Gestützte Kommunikation allerdings nicht der Fall, sodass sich Therapeutinnen bei der Auswahl einer Therapiemethode durch solche Fallberichte nicht verunsichern lassen sollten.

> **Die Gestützte Kommunikation sollte nicht an Patienten vermittelt werden.**

**Fazit**

- Der aktuelle Forschungsstand zur Effektivität des Einsatzes von Methoden der UK sollte in den nächsten Jahren durch qualitativ höherwertige Studien (RCTS, qualitativ hochwertige quasi-experimentelle Kontrollgruppenstudien und Einzelfallstudien) erweitert werden.
- Dennoch kann aus den bislang vorliegenden Befunden festgehalten werden, dass sich der Einsatz von körpereigenen und externen Methoden der UK meist positiv auf die kommunikativen Fähigkeiten von Kindern, Jugendlichen und Erwachsenen mit erheblichen Beeinträchtigungen in diesem Bereich auswirkt.
- Darüber hinaus führt der Einsatz von Methoden der UK nicht zu einer Abnahme lautsprachlicher Fähigkeiten, sondern wirkt sich im Gegenteil vielfach sogar positiv auf diese aus.
- Das *Modeling* (die modellhafte Mitbenutzung der UK-Methode) sowie das *Prompting* (die Aufforderung zur Nutzung

der UK-Methode) innerhalb natürlicher Interaktionen haben sich als förderliche Vorgehensweisen bei der Vermittlung der Verwendung von Methoden der UK gezeigt.

- Eine Ausnahme von diesen positiven Effekten von Methoden der UK stellt die Gestützte Kommunikation dar. Diese Methode hat sich eindeutig als nicht valide erwiesen und sollte daher keine weitere Verwendung finden.

## Literatur


ASHA – American Speech-Language-Hearing Association (2004) Report of the joint coordinating committee on evidence-based practice. http://www.asha.org/uploadedFiles/members/ebp/JCCEBPReport04.pdf. Zugegriffen am 20.08.2018

Barbosa RTA, de Oliveira ASB, de Lima Antão JYF, Crocetta TB, Guarnieri R, Antunes TPC, Arab C, Massetti T, Bezerra IMP, de Mello Monteiro CB, de Abreu LC (2018) Augmentative and alternative communication in children with Down's syndrome. A systematic review. BMC Pediatr 18:160. https://doi.org/10.1186/s12887-018-1144-5

Baxter S, Enderby P, Evans P, Judge S (2012) Interventions using high-technology communication devices. A state of the art review. Folia Phoniatr Logop 64:137–144. https://doi.org/10.1159/000338250

Beushausen U (2012) Logik der Evidenz-basierten Sprachtherapie. VHN 81:99–111. https://doi.org/10.2378/vhn2012.art05d

Beushausen U, Grötzbach H (2011) Evidenzbasierte Sprachtherapie. Grundlagen und Praxis. Elsevier, Urban & Fischer, München

Binger C, Light J (2006) Demographics of preschoolers who require AAC. Lang Speech Hear Serv Sch 37:200–208. https://doi.org/10.1044/0161-1461(2006/0220)

Bondy AS, Frost LA (1994) The picture exchange communication system. Focus Autistic Behav 9:1–19. https://doi.org/10.1177/108835769400900301

Brady N (2000) Improved comprehension of object names following voice output communication aid use. Two case studies. Augment Altern Commun 16:197–204. https://doi.org/10.1080/07434610012331279054

Branson D, Demchak M (2009) The use of augmentative and alternative communication methods with infants and toddlers with disabilities: a research review. Augment Altern Commun 25:274–286. https://doi.org/10.3109/07434610903384529

Cholewa J (2010) Empirische Sprachheilpädagogik. Strategien der Sprachtherapieforschungs bei Störungen der Sprachentwicklung. Empir Sonderpäd 2:48–68

Cochrane AL (1972) Effectiveness and efficiency. Random reflections of health services. Nuffield Provincial Hospitals Trust, London

Costantino MA, Bonati M (2014) A scoping review of interventions to supplement spoken communication for children with limited speech or language skills. PLoS One 9:e90744. https://doi.org/10.1371/journal.pone.0090744

Drager KDR, Postal VJ, Carrolus L, Castellano M, Gagliano C, Glynn J (2006) The effect of aided language modeling on symbol comprehension and production in 2 preschoolers with autism. Am J Speech-Lang Pathol 15:112–125. https://doi.org/10.1044/1058-0360(2006/012)

Gerrig RJ, Zimbardo PG, Graf R (2011) Psychologie. Pearson, München

Hanson EK, Yorkston KM, Britton D (2011) Dysarthria in amyotrophic lateral sclerosis: a systematic review of characteristics, speech treatment and augmentative and alternative communication options. J Med Speech-Lang Pathol 19:12–30

Hong ER, Gong L-Y, Ninci J, Morin K, Davis JL, Kawaminami S, Shi Y-Q, Noro F (2017) A meta-analysis of single-case research on the use of tablet-mediated interventions for persons with ASD. Res Dev Disabil 70:198–214. https://doi.org/10.1016/j.ridd.2017.09.013

Hussy W, Schreier M, Echterhoff G (2010) Forschungsmethoden in Psychologie und Sozialwissenschaften für Bachelor. Springer, Berlin

Hyppa Martin J, Reichle J, Dimian A, Chen M (2013) Communication modality sampling for a toddler with Angelman syndrome. Lang Speech Hear Serv Sch 44:327–336. https://doi.org/10.1044/0161-1461(2013/12-0108)

Jadad AR, Moore RA, Carroll D, Jenkinson C, Reynolds DJM, Gavaghan DJ, McQuay HJ (1996) Assessing the quality of reports of randomized clinical trials; Is blinding necessary? Control Clin Trials 17:1–12. https://doi.org/10.1016/0197-2456(95)00134-4

Jain A, Spieß R (2012) Versuchspläne der experimentellen Einzelfallforschung. Empir Sonderpäd 4:211–245

Logan K, Iacono T, Trembath D (2017) A systematic review of research into aided AAC to increase social-communication functions in children with autism spectrum disorder. Augment Altern Commun 33:51–64. https://doi.org/10.1080/07434618.2016.1267795

Lüke C (2014) Impact of speech-generating devices on the language development of a child with childhood apraxia of speech: a case study. Disabil rehabil Assist Technol:1–9. https://doi.org/10.3109/17483107.2014.913715

Millar DC, Light JC, Schlosser RW (2006) The impact of augmentative and alternative communication intervention on the speech production of individuals with developmental disabilities: a research review. J Speech Lang Hear Res 49:248–264. https://doi.org/10.1044/1092-4388(2006/021)

Myers DG (2008) Psychologie. Springer, Heidelberg

OCEBM – Oxford Centre for Evidence-Based Medicine; Levels of Evidence Working Group (2011) The Oxford 2011 levels of evidence. http://www.cebm.net/index.aspx?o=5653. Zugegriffen am 20.08.2018

Piaget J (1979) Sprechen und Denken des Kindes. Schwann, Düsseldorf

Probst P (2005) „Communication unbound – or unfound"? Ein integratives Literatur-Review zur Wirksamkeit der „Gestützten Kommunikation" („Facilitated Communication/FC") bei nichtsprechenden autistischen und intelligenzgeminderten Personen. Z Klin Psychol Psychiatr Psychother 53:93–128

Roddam H, Mühlhaus J (2017) Schmeckt's? Evidenzbasierte Praxis in der Logopädie. Forum Logopädie 31:30–33

Romski M, Sevcik RA, Adamson LB, Cheslock M, Smith A, Barker RM, Bakeman R (2010) Randomized comparison of augmented and nonaugmented language interventions for toddlers with developmental delays and their parents. J Speech Lang Hear Res 53:350–364. https://doi.org/10.1044/1092-4388(2009/08-0156)

Romski M, Sevcik RA, Barton-Hulsey A, Whitmore AS (2015) Early intervention and AAC. What a difference 30 years makes. Augment Alternative Communication 31:181–202. https://doi.org/10.3109/07434618.2015.1064163

Russo MJ, Prodan V, Meda NN, Carcavallo L, Muracioli A, Sabe L, Bonamico L, Allegri RF, Olmos L (2017) High-technology augmentative communication for adults with post-stroke aphasia. A systematic review. Expert Rev Medical Devices 14:355–370. https://doi.org/10.1080/17434440.2017.1324291

Sackett DL, Rosenberg WM, Gray JA, Haynes RB, Richardson WS (1996) Evidence based medicine. What it is and what it isn't. BMJ (Clinical Research ed) 312:71–72

Schlosser R, Lee D (2000) Promoting generalization and maintenance in augmentative and alternative communication: a meta-analysis of 20 years of effectiveness research. Augment Altern Commun 16:208–226. https://doi.org/10.1080/07434610012331279074

Schlosser RW, Balandin S, Hemsley B, Iacono T, Probst P, von Tetzchner S (2014) Facilitated communication and authorship. A systematic review. Augment Altern Commun 30:359–368. https://doi.org/10.3109/07434618.2014.971490

Sennott SC, Light JC, McNaughton D (2016) AAC modeling intervention research review. Res Practice Persons Severe Disabil 41:101–115. https://doi.org/10.1177/1540796916638822

Shire SY, Jones N (2014) Communication partners supporting children with complex communication needs who use AAC. Commun Disord Q 37:3–15. https://doi.org/10.1177/1525740114558254

Smith GCS, Pell JP (2003) Parachute use to prevent death and major trauma related to gravitational challenge; Systematic review of randomised controlled trials. BMJ 327:1459–1461. https://doi.org/10.1136/bmj.327.7429.1459

Stahmer AC, Ingersoll B (2004) Inclusive programming for toddlers with autism spectrum disorders. Outcomes from the children's toddler school. J Posit Behav Interv 6:67–82. https://doi.org/10.1177/10983007040060020201

The Cochrane Collaboration (2018) Über uns. http://www.cochrane.de/de/ueber-uns. Zugegriffen am 30.04.2018

Uman LS (2011) Systematic reviews and meta-analyses. J Can Acad Child Adolesc Psychiatry 20:57–59

Verhagen AP, de Vet HC, de Bie RA, Kessels AG, Boers M, Bouter LM, Knipschild PG (1998) The Delphi list: a criteria list for quality assessment of randomized clinical trials for conducting systematic reviews developed by Delphi consensus. J Clin Epidemiol 51:1235–1241

WHO – Weltgesundheitsorganisation (2005) ICF – International Classification of Functioning, Disability and Health. http://www.dimdi.de/dynamic/de/klassi/downloadcenter/icf/endfassung/icf_endfassung-2005-10-01.pdf. Zugegriffen am 27.07.2010

Yoder PJ, Layton TL (1988) Speech following sign language training in autistic children with minimal verbal language. J Autism Dev Disord 18:217–229

Yoder PJ, Lieberman RG (2010) Brief report. Randomized test of the efficacy of picture exchange communication system on highly generalized picture exchanges in children with ASD. J Autism Dev Disord 40:629–632. https://doi.org/10.1007/s10803-009-0897-y

Yoder P, Stone WL (2006a) A randomized comparison of the effect of two prelinguistic communication interventions on the acquisition of spoken communication in preschoolers with ASD. J Speech Lang Hear Res 49:698–711. https://doi.org/10.1044/1092-4388(2006/051)

Yoder P, Stone WL (2006b) Randomized comparison of two communication interventions for preschoolers with autism spectrum disorders. J Consult Clin Psychol 74:426–435. https://doi.org/10.1037/0022-006X.74.3.426

Yoder PJ, Warren SF (2002) Effects of prelinguistic milieu teaching and parent responsivity education on dyads involving children with intellectual disabilities. J Speech Lang Hear Res 45:1158–1174. https://doi.org/10.1044/1092-4388(2002/094)

# Konzeptioneller Einbezug von Methoden der Unterstützten Kommunikation in die Sprachtherapie

*Carina Lüke und Sarah Vock*




C. Lüke, S. Vock, *Unterstützte Kommunikation bei Kindern und Erwachsenen*, Praxiswissen Logopädie,
https://doi.org/10.1007/978-3-662-58128-5_4

Die Bereitstellung von Methoden der UK und die Vermittlung eines (kompetenten) Umgangs mit diesen Methoden fallen in das **Aufgabengebiet verschiedener pädagogisch-therapeutischer Professionen** (vgl. Beukelman und Mirenda 2013; Kristen 2005) (◘ Abb. 4.1). Besonders förderlich und empfehlenswert ist es, wenn alle jeweils beteiligten Personen dieser verschiedenen Professionen (◘ Abb. 4.1) gemeinsam die Förderung kommunikativer Kompetenzen von Kindern, Jugendlichen und Erwachsenen mit nicht ausreichenden lautsprachlichen Kommunikationsmöglichkeiten voranbringen. Hierzu ist eine Abstimmung über die Zielsetzungen und Vorgehensweisen notwendig, in der neben den genannten Professionen und den betreuten Personen selbst auch die nächsten Bezugspersonen (Eltern, Partner, Kinder, Freunde) einbezogen werden sollten (Giel und Liehs 2016; Giel 2014).

Zur möglichst erfolgreichen **Zusammenarbeit der verschiedenen Fachdisziplinen** empfiehlt es sich, eine Person als verantwortliche **Koordinationsinstanz** festzulegen (Kristen 2005). Diese ist dann die erste Ansprechperson für die unterstützt kommunizierende Person und ihr privates Bezugssystem hinsichtlich der

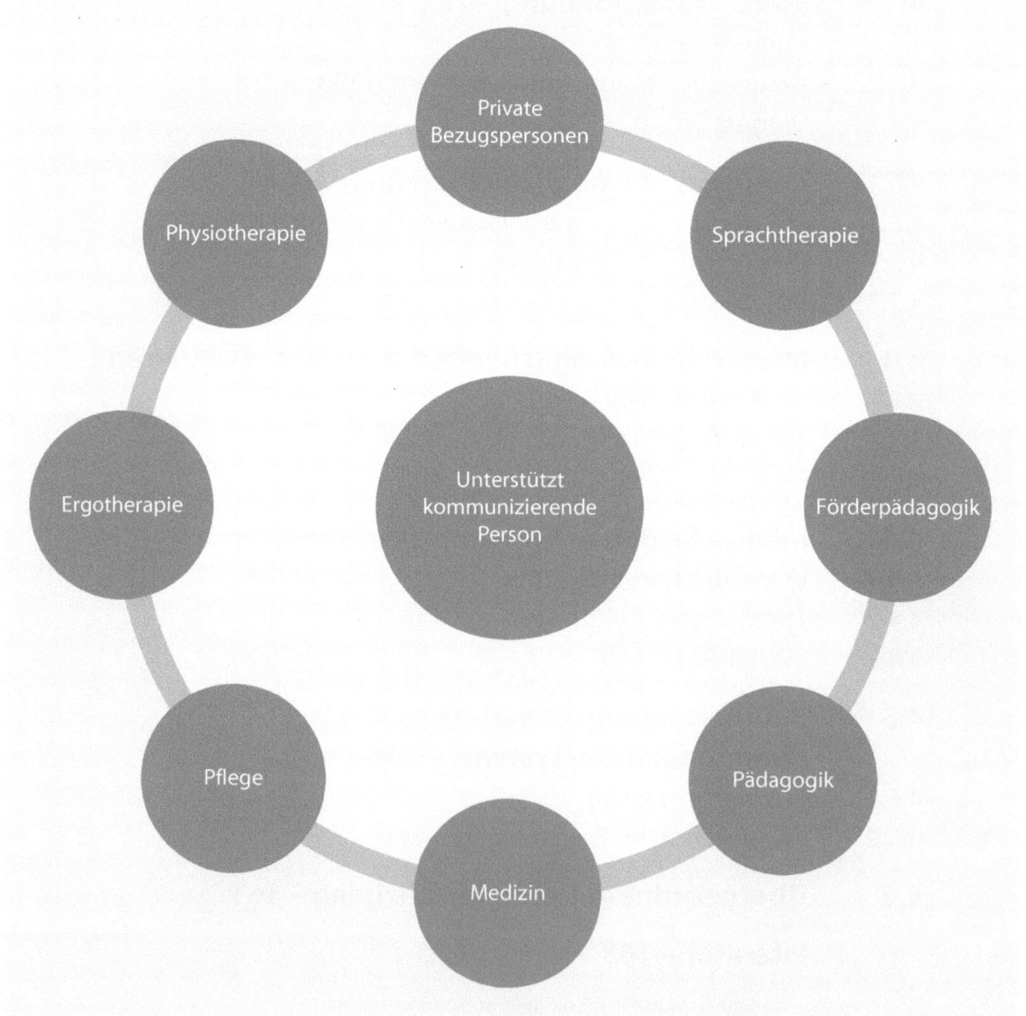


◘ **Abb. 4.1** Zusammenarbeit der an einer UK-Intervention möglicherweise beteiligten Professionen

◻ **Tab. 4.1** Konzepte und Instrumente zur Strukturierung einer UK-Intervention

| Titel Konzept/Instrument | Literaturangabe |
|---|---|
| Partizipationsmodell | Beukelman und Mirenda 2013 |
| COCP: Interventionsprogramm für nicht sprechende Personen und ihre Kommunikationspartner | Heim et al. 2005; s. auch Weid-Goldschmidt 2013 |
| PECS | Bondy und Frost 1994 |
| Fokuswörter | Sachse und Willke 2011 |
| MoRTi: Moderierte Runde Tische/IZ: Interdisziplinäre Zusammenkünfte | Giel und Liehs 2016; Giel 2014 |
| Handreichung UK-Diagnostik | Boenisch und Sachse 2013 |
| Soziale Netzwerke | Blackstone und Hunt Berg 2006; Wachsmuth 2006 |
| Diagnosebogen zur Abklärung kommunikativer Fähigkeiten | Kristen 2003 |
| Kommunikationsprofil. Ein Beratungs- und Diagnosebogen | Kristen 2004 |

Verwendung von Methoden der UK. In dieser Konstellation (pädagogisch-therapeutische Fachperson, unterstützt kommunizierende Person und Bezugspersonen) wird die Auswahl, Bereitstellung und Vermittlung von Methoden der UK grundlegend und in Abstimmung mit den anderen, im Einzelfall relevanten Professionen erarbeitet. Für diese Auswahl und Vermittlung von Methoden der UK liegen mittlerweile einige **Konzepte und Instrumente** vor, die sich an unterschiedliche Professionen richten. In ◻ Tab. 4.1 sind einige dieser Konzepte und Instrumente aufgeführt, wobei kein Anspruch auf Vollständigkeit erhoben wird. Zudem finden sich in ► Abschn. 2.6 kurze Beschreibungen zu einigen dieser Konzepte.

Wir schlagen ein mögliches Vorgehen zur Auswahl und Vermittlung von Methoden der UK im Kontext der Sprachtherapie vor. Dieser konzeptionelle Einbezug wird im Folgenden der besseren Lesbarkeit halber unter dem Akronym KEMUKS zusammengefasst. Erste rudimentäre Ausführungen zu KEMUKS finden sich in der unveröffentlichten Bachelorarbeit von Carina Lüke (Cramer 2008). Dieses Vorgehen versteht sich nicht als Widerspruch zu anderen, bereits existierenden Konzepten, sondern ist als spezifische Strukturierungshilfe für Sprachtherapeutinnen gedacht, die die Koordinationsinstanz innerhalb einer interdisziplinären UK-Intervention innehaben. Auf die anderen, sehr geschätzten Konzepte und Instrumente, welche auch für Sprachtherapeutinnen wertvoll sein können, sei an dieser Stelle hingewiesen (◻ Tab. 4.1).

## 4.1 Standortbestimmung

Die Standortbestimmung stellt den ersten Schritt des strukturierten Interventionsvorgehens (◻ Abb. 4.2) dar. Sie umfasst die Anamnese, die Erfassung der aktuellen Kommunikationsformen und die Diagnostik sprachstruktureller und kommunikativer Fähigkeiten.

### 4.1.1 Anamnese

Ziel einer Anamnese ist es, möglichst viele für den Behandlungsprozess **relevante Informationen** über den Patienten zu erhalten. Hierzu zählen in Abhängigkeit vom Alter des Patienten neben den personenbezogenen Daten wie etwa dem Geschlecht auch Angaben zur zu-

4

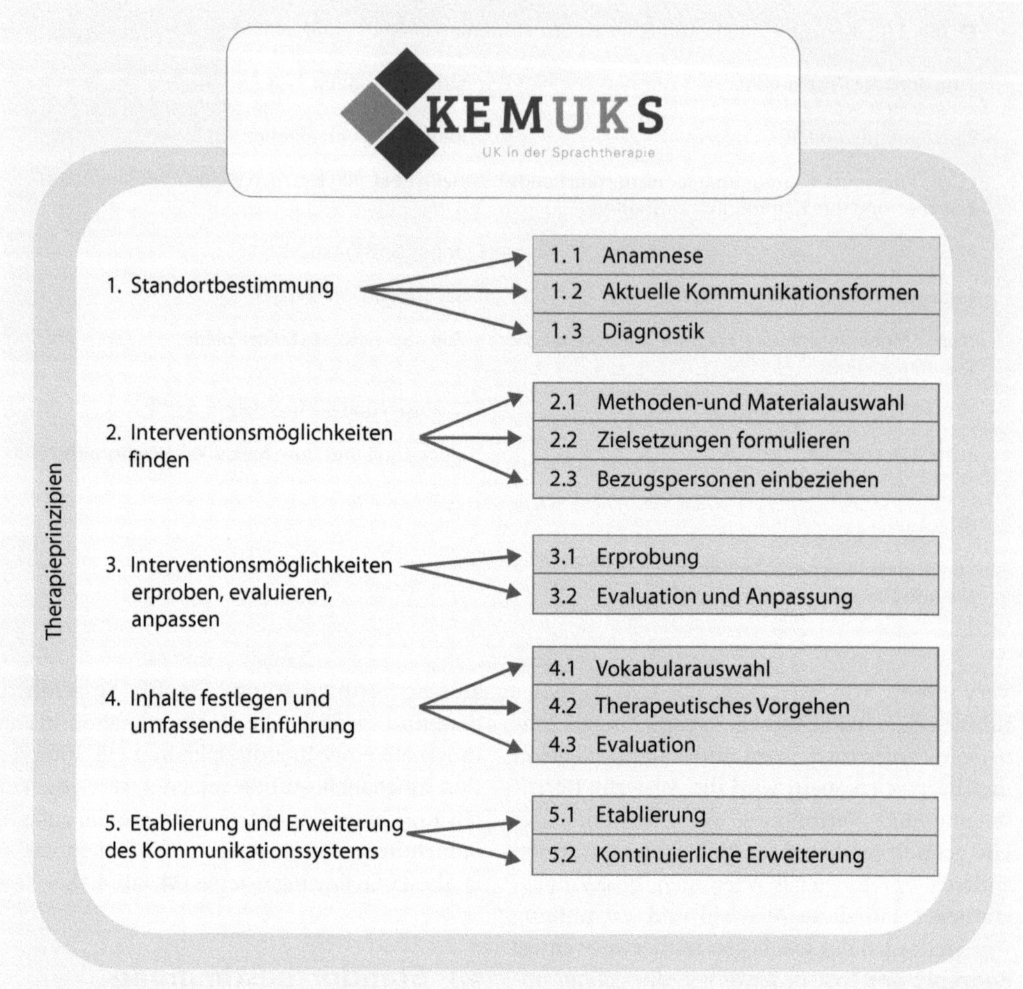


**Abb. 4.2** Konzeptioneller Einbezug von Methoden der Unterstützten Kommunikation in die Sprachtherapie (KEMUKS)

rückliegenden und gegenwärtigen familiären Situation, der beruflichen Tätigkeit, den Interessen und Freizeitaktivitäten sowie Angaben über aktuelle Besonderheiten und Unterstützungssysteme. Unabhängig davon, ob ein Kind oder eine erwachsene Person auf eine sprachtherapeutische Intervention angewiesen ist, dient die Anamnese dazu, sich ein möglichst **umfassendes Bild** über diese Person und ihre Bezugspersonen zu verschaffen, um zum einen dem Patienten in seiner Individualität gerecht werden zu können und um zum anderen einen **Einblick in das soziale System** zu erhalten, welches bedeutsam für eine erfolgreiche Implementierung von Methoden der UK in die tägliche Kommunikation ist.

Ebenfalls zur Anamnese gehört die Sammlung aller bereits vorliegenden ärztlichen, sprachtherapeutischen oder anderen für die kommunikativen Fähigkeiten der Person relevanten **Befunde**. Für den Interventionsprozess und die Auswahl geeigneter Methoden der UK ist es von besonderer Bedeutung, ob die Ursache für die kommunikativen Einschränkungen **angeboren oder erworben** ist und wie lange diese Einschränkungen bereits bestehen. Für Kinder im Alter von 3 Jahren mit einer Trisomie 21 beispielsweise eignen sich ganz andere Methoden der UK als für erwachsene Personen mit einer Sprechapraxie nach einem Schlaganfall. Um alle anamnestisch relevanten Informationen zu Beginn einer Intervention zu erhalten, finden sich in ► Kap. 8 (bzw. in den Online-Materialien unter ► http://extras.springer.com) **zwei Anamnesebögen** für den Einsatz bei Kindern, Jugendlichen und Erwachsenen.

### 4.1.2 Aktuelle Kommunikationsformen

Besonders relevant für eine sprachtherapeutische Intervention unter Einbezug von Methoden der UK ist es, zu Beginn der gemeinsamen Arbeit mit dem Patienten und seinen Bezugspersonen die **Kommunikationsformen, die aktuell genutzt werden,** möglichst detailliert zu erfassen (vgl. Beukelman und Mirenda 2013). Dies erfolgt zum einen durch eine **Befragung** der genannten Personen und zum anderen durch direkte **Beobachtungen alltäglicher Kommunikationssituationen.**

Die Befragung des Patienten und der Bezugspersonen erfolgt im Vorfeld der Beobachtungen und kann unmittelbar an die Inhalte des unter ► Abschn. 4.1.1 beschriebenen Anamnesegesprächs angeschlossen werden. Folgende Fragen sollten hierbei gestellt und beantwortet werden:

- Welche Kommunikationsformen werden insgesamt genutzt und welche davon findet vorwiegend Verwendung?
- Welche Kommunikationsformen eignen sich für welche Kommunikationssituation?
- Welche Hilfsmittel hat sich das Kind oder die erwachsene Person möglicherweise bereits selbst gesucht oder entwickelt?
- Welche Kommunikationswege führen zum Erfolg, bei welchen gibt es eher Verständnisschwierigkeiten?

Die Erfassung der Kommunikationsformen und deren Bewertung sollte sowohl die Perspektive des Patienten als auch die der direkten Bezugspersonen einschließen. Kommunikationsformen, die beispielsweise aus der Sicht eines erwachsenen Patienten mit Aphasie gut im Alltag funktionieren, mögen aus Sicht seiner Ehefrau weniger verständlich sein und umgekehrt. Da Kommunikation immer im Austausch zwischen Menschen stattfindet, ist die Betrachtung mindestens zweier Personen auf die Kommunikationssituation notwendig und für den therapeutischen Prozess hilfreich. In ► Kap. 8 bzw. in den Online-Materialien unter ► http://extras.springer.com sind Fragebögen zur Erfassung der aktuellen Kommunikationsformen bei Kindern, Jugendlichen und Erwachsenen zu finden.

Zusätzlich zur Einschätzung der aktuellen Kommunikationssituation unter Angabe der genutzten Kommunikationsformen durch den Patienten und den Angehörigen, sollte, wenn möglich, der Patient in einer oder mehreren alltäglichen Kommunikationssituationen beobachtet werden. Auch hier sind die Möglichkeiten für eine solche Beobachtung abhängig vom Alter und den Lebensumständen der Person sowie vom Arbeitskontext, in dem man sich begegnet. Eine sprachtherapeutische Betreuung eines Kindes innerhalb einer Kindertageseinrichtung oder Schule eröffnet sehr viel leichter die Möglichkeit, das Kind in Interaktion mit anderen beobachten zu können, als es beispielsweise bei einer erwachsenen Person im häuslichen Kontext der Fall ist. Dennoch sollte auch hier nach Möglichkeiten gesucht werden, wie die Beobachtung in Interaktion mit anderen durchgeführt werden kann, da hierdurch Kommunikationsmittel und deren konkrete Nutzung nachvollzogen werden können. Durch diese Beobachtungen können zudem Hürden in Kommunikationssituationen, welche für die Person selbst nicht bewusst sind, aufgedeckt werden. Auch Bedingungen, unter denen die Kommunikation trotz der vorhandenen Einschränkungen erfolgreich sind, können wichtige Anhaltspunkte für das therapeutische Vorgehen liefern und vorhandene Ressourcen der Person und des Umfeldes aufdecken. In ► Kap. 8 (bzw. in den Online-Materialien unter ► http://extras.springer.com) sind Beobachtungsbögen zur Erfassung der aktuellen Kommunikationsformen differenziert für unterschiedliche Personenkreise zu finden. Alternative Frage- und Beobachtungsbögen liefern unter anderem Kristen (2003) sowie Boenisch und Sachse (2013).

Mit dem „Triple C" (Bloomberg et al. 2009; Iacono et al. 2009) liegt zudem ein umfangreicher Beobachtungs- und Diagnosebogen vor, welcher eine differenzierte Einschätzung der kommunikativen Möglichkeiten von Jugendlichen und Erwachsenen mit sehr schweren Behinderungen ermöglicht (► Exkurs „Triple C").

**Exkurs**

**Der Triple C – Beobachtungs- und Diagnosebogen zur Einschätzung kommunikativer Möglichkeiten**

Der „Triple C" (Bloomberg et al. 2009; Iacono et al. 2009) stellt ein Beobachtungsverfahren dar, welches gezielt zur Einschätzung der kommunikativen Kompetenzen von Jugendlichen und Erwachsenen mit schweren Behinderungen konzipiert worden ist. Es werden frühe kognitive und kommunikative Kompetenzen erfragt, jedoch in einer der Lebenswelt von Erwachsenen angemessenen Weise. Mit Hilfe des „Triple C" kann jede Person mit kognitiven Einschränkungen, die keine oder kaum lautsprachliche Kompetenzen besitzt, in eine von fünf Kommunikationsphasen eingestuft werden. Diese umfassen zwei Phasen der Präintentionalität und drei Phasen von (beginnender) Intentionalität.

Die Anwendung des „Triple C" erfolgt im Alltag durch zwei nahe Bezugspersonen. Für einzelne Aspekte, die innerhalb des Beobachtungsverfahrens erfasst werden, kann es hilfreich sein, eine bestimmte Aktivität oder Situation herzustellen. Generell erfolgen aber alle Beobachtungen in natürlichen Kommunikationssituationen. Das Vorgehen wird mit Hilfe von verschiedenen Videos erläutert. Zusätzlich zum „Triple C" haben die gleichen Autorinnen (Bloomberg et al. 2004) ein Manual veröffentlicht, in dem eine Vielzahl an praktischen Interventionsideen zu finden ist. Bislang liegen der „Triple C" und das Manual lediglich als englischsprachige Originalversionen vor. Bei guten Englischkompetenzen ist das Verfahren allerdings sehr gut zu verstehen und eine Übersetzung der Beobachtungsitems gut möglich. Die englischsprachigen Originale sind über die Internetseiten der Scope Organisation (► http://www.scopeaust.org.au/shop/triple-c-kit/) erhältlich. Kristen (2007) beschreibt in einem Buchkapitel jedoch detailliert die Vorgängerversion der „Triple C" auf Deutsch. Zudem haben Ursula Braun und Ursi Kristen mit Genehmigung der Scope-Organisation diese Vorgängerversion ins Deutsche übersetzt. Dies kann kostenfrei im Internet heruntergeladen werden (► https://www.sonderpaedagogik.uni-wuerzburg.de/fileadmin/06040400/downloads/uk2007/soaped2_ws0607_tagung_uk_braun_triple_c_checkliste.pdf).

### 4.1.3 Diagnostik

Die **sprachtherapeutische Diagnostik ist zentral** für jede Sprachtherapie und so auch bei Patienten, die von der Implementierung einer oder mehrerer Methoden der UK profitieren können. Unabhängig vom Alter der Person und von der zugrunde liegenden Ursache für die vorhandene Kommunikationseinschränkung ist es entscheidend, das **Sprachverständnis**, wenn möglich mittels **standardisierter Testverfahren**, einzuschätzen. Dies ist besonders wichtig, wenn man bedenkt, dass Kinder, Jugendliche und Erwachsene mit erheblichen Einschränkungen in ihren sprachproduktiven Leistungen häufig hinsichtlich ihrer Sprachverständnisleistung und ihren allgemein kognitiven Fähigkeiten unterschätzt werden (Ptok 2009; Nobis-Bosch et al. 2013). Das Sprachverständnis ist ein maßgeblicher Faktor für die Auswahl geeigneter Methoden der UK sowie für den gesamten therapeutischen Prozess.

Daher ist es wichtig, diesen Aspekt an den Anfang der sprachtherapeutischen Diagnostik zu stellen. Anschließend erfolgt die differenzierte Prüfung weiterer Sprachleistungen.

Das konkrete diagnostische Vorgehen wird im Folgenden getrennt für Kinder und Erwachsene beschrieben, um auf existierende Testverfahren und die unterschiedlichen Leistungsbereiche, welche geprüft werden sollten, detailliert eingehen zu können. Die Ausführungen zur Diagnostik bei Kindern berücksichtigen vor allem **angeborene Beeinträchtigungen**, die – unabhängig von ihrer Genese – zu einer **umfassenden Sprachentwicklungsstörung** führen. Die sprachtherapeutische Diagnostik bei **Erwachsenen** fokussiert erwachsene Patienten mit **erworbenen Sprachstörungen** (z. B. Aphasie, kognitiven Dysphasien). Für andere potenzielle Nutzer von Methoden der UK, wie beispielsweise Kinder mit selektivem Mutismus oder Erwachsene mit Sprechapraxie oder amyothropher Lateralsklerose, wären an einigen Stellen andere diagnostischen Schritte relevant.

#### 4.1.3.1 Diagnostik bei Kindern

Zentral für den Einbezug von Methoden der UK in eine Sprachtherapie von Kindern ist die Beurteilung des Sprachverständnisses. Hierzu liegen für unterschiedliche Altersbereiche verschiedene standardisierte Testverfahren vor. In ◘ Tab. 4.2 sind einige Verfahren mit großer Verbreitung in logopädischen Praxen aufgeführt. Für eine deutlich umfassendere Zusammenstellung sollten die **Interdisziplinären S2k-Leitlinien zur Diagnostik von Sprachentwicklungsstörungen** (de Langen-Müller et al. 2011) herangezogen werden.

**Tipp Material**

Die Interdisziplinären S2k-Leitlinien zur Diagnostik von Sprachentwicklungsstörungen (de Langen-Müller et al. 2011) inklusive einer umfassenden Auflistung von Testverfahren zur Überprüfung des Sprachverständnisses und der Sprachproduktion von Kindern können kostenfrei unter ► http://www.awmf.org/leitlinien/detail/ll/049-006.html heruntergeladen werden. Aktuell wird an einer Neuauflage gearbeitet.

Die in ◘ Tab. 4.2 aufgezählten Testverfahren können entweder in ihrer **Originalversion** und für die angegebene Altersklasse **oder adaptiert** und/oder bei älteren Kindern und Jugendlichen eingesetzt werden. Für die Beurteilung des Sprachverständnisses ist es nicht entscheidend, den Kindern einen Standardwert (häufig T-Wert) zuzuweisen und damit eine Beurteilung hinsichtlich einer Altersdurchschnittlichkeit vornehmen zu können. Vielmehr geht es darum, den **Entwicklungsstand** eines Kindes abzubilden, um auf diesem Stand die Intervention

◘ **Tab. 4.2** Beispiele für standardisierte Testverfahren für Kinder und Jugendliche zur Überprüfung des Sprachverständnisses auf Wort- und Satzebene

| Ebene | Testverfahren | Altersbereich |
|---|---|---|
| Wort | ELFRA 1 – Elternfragebögen für die Früherkennung von Risikokindern (Grimm und Doil 2006) | 1 Jahr |
| Wort und Satz | SETK-2 – Sprachentwicklungstest für zweijährige Kinder (Grimm 2016) | 2;0–2;11 Jahre |
| Satz | PDSS – Patholinguistische Diagnostik bei Sprachentwicklungsstörungen (Kauschke und Siegmüller 2010) | 2;0–6;11 Jahre |
| Satz | SETK 3–5 – Sprachentwicklungstest für drei- bis fünfjährige Kinder (Grimm 2015) | 3;0–5;11 Jahre |
| Satz | TROG-D – Test zur Überprüfung des Grammatikverständnisses (Fox 2013) | 3;0–10;11 Jahre |

aufbauen zu können (vgl. Beukelman und Mirenda 2013; Liehs und Marks 2014). Diesen Ansatz verfolgen auch Leber und Vollert (Leber et al. 2016) mit der App „Tipp mal" (▶ Exkurs „Tipp mal – Sprachverständnisprüfung mittels App").

**Die Verwendung von standardisierten und informellen Diagnostikverfahren dient der Einschätzung des aktuellen Entwicklungsstandes hinsichtlich der betrachteten linguistischen Kompetenz.**



**Exkurs**

**Tipp mal – Sprachverständnisüberprüfung mittels App**

Die von Irene Leber und Anja Vollert entwickelte App „Tipp mal" (Leber et al. 2016) ermöglicht eine qualitative Überprüfung des Sprachverständnisses. Innerhalb von sieben Bereichen werden insgesamt 67 Aufgaben präsentiert. Die sieben Aufgabenbereiche umfassen: *Wörter verstehen, Wörter situationsunabhängig verstehen, Plural und Präpositionen, Sequenzen und Fragen, Grammatik 1* und *2* und *satzübergreifendes Verständnis*. Durch diese sieben Aufgabenbereiche, welche in ihrer Komplexität systematisch ansteigen, ist eine Einschätzung des Sprachverständnisses auf verschiedenen Komplexitätsstufen möglich.

Die App ist speziell für Menschen, die von Methoden der UK profitieren können, entwickelt worden. Im Fokus stehen hierbei Kinder, wobei eine Verwendung auch bei Jugendlichen und Erwachsenen mit Behinderungen möglich ist.

In der App werden alle Aufgaben als Bildauswahlfragen präsentiert. Hierzu werden jeweils vier verschiedene Bilder aus der Symbolsammlung METACOM (Kitzinger 2018) dargeboten. Per Druck auf die dargebotenen Bilder auf dem Touchscreen erfolgt die Angabe der Antworten. Diese werden stets durch die App als richtige oder falsche Beantwortung zurückgemeldet. Als Ergebnis der Überprüfung kann zwischen vier verschiedenen, automatisch generierten Protokollen ausgewählt werden. Die Ergebnisse werden in drei verschiedenen Versionen bereitgestellt: Es gibt eine kurze und eine ausführliche Version der Ergebnisdarstellung sowie eine ausführliche Version, in der zusätzlich konkrete Hinweise zum kommunikativen Umgang mit der getesteten Person und der Auswahl an externen Methoden der UK zu finden sind. Darüber hinaus kann ein Sprachverständnisprofil angezeigt werden, welches als Übersicht über die Ergebnisse in den verschiedenen Sprachverständnisbereichen Auskunft gibt.

Die App ist leicht in ihrer Anwendung und ermöglicht eine schnelle und qualitativ hilfreiche Einschätzung des Sprachverständnisses. Durch die Verwendung der METACOM-Symbole und der Präsentation auf einem Tablet ist diese Art der Überprüfung besonders für Kinder ansprechend. Eine spezifische Version für Erwachsene, in der die Sie-Form anstatt der hier verwendeten Du-Form zum Einsatz kommen soll, sowie Versionen mit anderen Testsprachen sind in Planung.

**Beispiel**

Tim ist mit seiner Familie umgezogen und kommt im Alter von 5;6 Jahren zur sprachtherapeutischen Diagnostik. Als Folge einer bestehenden infantilen Zerebralparese liegen umfangreiche sprachliche Beeinträchtigungen bei ihm vor. Um den Entwicklungsstand seines Sprachverständnisses festzustellen, wurde folgendes Vorgehen gewählt:

- Zur Diagnostik wurde der TROG-D (Fox 2013) adaptiert. Durch das Anamnesegespräch, welches mit den Eltern geführt wurde, ist bereits bekannt, dass Tim große motorische Einschränkungen hat und nicht mit den Händen gezielt auf Dinge wie Objekte oder Abbildungen zeigen kann. Durch Blicke kann er allerdings eine gezielte Auswahl treffen. Die Abbildungen des TROG-D wurden daher kopiert, auseinandergeschnitten und auf einer DIN A3-großen schwarzen Pappe in den äußeren Ecken angeordnet. Durch die Vergrößerung des Abstandes zwischen den Abbildungen ist eine sichere Auswahl dieser durch Tims Blicke möglich.
- Bei der Auswertung von Tims Ergebnissen werden ein qualitatives Vorgehen sowie ein von Aktaş (2012) vorgeschlagenes Vorgehen gewählt: Tim hat im TROG-D jeweils alle vier Items zur Überprüfung des Wortverständnisses von Nomen und Verben korrekt gelöst. Bei den vier Items zur Überprüfung des Verständnisses von Adjektiven

gab er drei korrekte Antworten. Die folgenden vier Aufgaben zum Verständnis einfacher Sätze, bestehend aus Subjekt und Prädikat, löste er ebenfalls korrekt genauso wie die vier Aufgaben zum Verständnis von Sätzen mit der Struktur Subjekt – Prädikat – Objekt (z. B.: „Der Mann isst den Apfel"). Hieraus ergibt sich ein Rohpunktwert von 4. Dem Vorschlag von Aktaş (2012) folgend wird nun geschaut, in welchem Alter dies einem durchschnittlichen Ergebnis entspricht. Man beginnt die Betrachtung bei der dem chronologischen Alter entsprechenden Vergleichsgruppe, in diesem Fall den Normwerten für die 5;0- bis 5;11-Jährigen. In dieser Altersgruppe entspricht der Rohwertpunkt von 4 einem T-Wert von 29. Im Vergleich zur nächst jüngeren Gruppe (4;0–4;11 Jahre) entspricht das Ergebnis einem T-Wert von 38 und im Vergleich zu den 3;0- bis 3;11-Jährigen einem T-Wert von 50. Demnach befindet sich Tims Sprachverständnis auf dem Stand 3-jähriger Kinder. Qualitativ kann hinzugefügt werden, dass er Nomen, Verben und mit etwas Unsicherheit auch Adjektive versteht. Zudem kann er Sätze bis zu einer Komplexität von drei Elementen (Subjekt – Prädikat – Objekt) sicher verarbeiten. Verneinungen, Präpositionen und das Perfekt versteht Tim situationsunabhängig bislang noch nicht.

Die Einschränkungen in den kommunikativen Ausdrucksmöglichkeiten von Kindern wirken sich immer auch negativ auf die Entwicklung ihrer sprachproduktiven Fähigkeiten innerhalb der einzelnen linguistischen Ebenen aus. Ein Kind, das beispielsweise nicht in der Lage ist, mehr als drei verschiedene Wörter lautsprachlich erkennbar zu äußern, hat keine Möglichkeit, grammatische Strukturen sprachproduktiv zu erproben, und somit auch keine Möglichkeit, produktive Kompetenzen in der Flexionsmorphologie aufzubauen. Eine Überprüfung dieser Kompetenzen ist in solchen Fällen selbstverständlich nicht notwendig bzw. nicht gewinnbringend. Neben der Überprüfung des Sprachverständnisses auf Wort- und Satzebene stehen daher in der Regel die Erfassung der Kategorisierungsfähigkeiten sowie aller beobachtbaren produktiven Kompetenzen im Fokus der weiteren sprachtherapeutischen Diagnostik.

Zur Überprüfung der Kategorisierungsfähigkeiten eignen sich beispielsweise der Untertest *Kategorisieren* aus der *Patholinguistischen Diagnostik bei Sprachentwicklungsstörungen* (PDSS, Kauschke und Siegmüller 2010) oder der Untertest *Kategorienverständnis* aus der deutschsprachigen Version des *Test of Aided-Communication Symbol Performance* (TASP, Bruno 2009) (► Exkurs „TASP – Test of Aided-Communication Symbol Performance"). In beiden Testverfahren wird überprüft, wie sicher das Kind dazu in der Lage ist, Objekte einer bestimmten Kategorie zuzuordnen (z. B. Esel, Maus, Kuh und weitere zur Kategorie Tiere). Im Untertest *Kategorisieren* aus der PDSS (Kauschke und Siegmüller 2010) wird zusätzlich geschaut, wie sicher Objekte als nicht zugehörig zu einer Gruppe klassifiziert werden können (z. B. Teddy gehört nicht zur Kategorie Tiere).

**Exkurs**

**TASP – Test of Aided-Communication Symbol Performance**

Der TASP (Bruno 2009) wurde von der US-amerikanischen Sprachtherapeutin und Entwicklerin der Vokabularstrategie *Gateway* (► Abschn. 2.4.2) Joan Bruno entwickelt und von Franca Hansen ins Deutsche übersetzt und überarbeitet. Als Bestandteil einer prozessualen Diagnostik sollen mit Hilfe des TASP das Symbolverständnis, die maximale Anzahl und Größe der gleichzeitig verarbeitbaren Symbole sowie das Sprachverständnis erfasst werden können. Der TASP erhebt damit nicht den Anspruch, die sprachlichen Kompetenzen auf allen linguistischen Ebenen differenziert und normorientiert zu erfassen, sondern versucht vielmehr bei Menschen, die auf Methoden der UK angewiesen sind, konkrete Informationen über das

4

Symbolverständnis und die Kompetenzen im Umgang mit Symbolen zu erhalten, um hierdurch individuelle Empfehlungen bezüglich der grafischen und inhaltlichen Gestaltung von externen Kommunikationshilfen treffen zu können. Der TASP umfasst vier Untertests: 1. *Symbolgröße und Anzahl*, 2. *Wortarten*, 3. *Kategorienverständnis* und 4. *Syntaxverständnis/Anwendung von Satzbau*.

Ziel des ersten Untertests ist es herauszuarbeiten, wie viele Symbole in welcher Größe gleichzeitig verarbeitet werden können. Hierzu werden sieben Symbolseiten mit ansteigender Symbolanzahl bei Verringerung der Symbolgröße bereitgestellt und mit Hilfe von 35 Testaufgaben untersucht. Um eine Konfundierung mit Einschränkungen im Wortschatz möglichst gering zu halten, werden in diesem Untertest ausschließlich sehr früh erworbene Substantive verwendet.

Im Untertest *Wortarten* werden auf sechs Symbolseiten mit jeweils acht Symbolen und 41 Testaufgaben das rezeptive Wortverständnis für Verben, Adjektive, Orte, Präpositionen, Pronomen und Artikel grob überprüft.

Im Untertest *Kategorienverständnis* wird mit ansteigender Schwierigkeit das semantische Wissen von Hyperonymen und Hyponymen erfasst. Mit Hilfe einer thematisch sortierten Symbolseite, bestehend aus den Kategorien *Fahrzeuge*, *Essen*, *Kleidung* und *Tiere*, und einer grammatisch sortierten Symbolseite mit den Kategorien *Personen*, *Verben*, *Dinge* und *Orte* wird überprüft, welche Sortierung für die jeweilige Person besser geeignet ist und ob sie grundsätzlich Hyponyme den genannten Kategorien zuordnen kann.

Der vierte und letzte Untertest untersucht anhand von 37 Aufgaben das Satzverständnis sowie die Satzproduktion durch Zeigen auf Symbole. Abgeprüft wird das Satzverständnis für 2- bis 4-Wort-Sätze sowie für komplexere Anweisungen. Bei diesen Aufgaben werden unterschiedliche Zeitformen sowie die Kompetenz zur Verbflexion durch das Zeigen der entsprechenden Symbole berücksichtigt.

Anhand der Ergebnisse aus den vier Untertests wird final eine Übersicht erstellt, aus der hervorgeht, mit wie vielen Symbolen eine Kommunikationsseite gestaltet werden könnte, welche Wortarten dort dargestellt sein sollten und welche Struktur sinnvoll wäre, um bestimmte grammatische Kompetenzen bestmöglich nutzen zu können.

Abhängig vom Ausmaß der Kommunikationseinschränkung und von möglicherweise bereits vorhandenen Methoden der UK können ggf. weitere standardisierte oder informelle Testverfahren zur Beurteilung sprachproduktiver Kompetenzen im Bereich Morphologie und Syntax durchgeführt werden. Speziell für die Testung solcher produktiven Sprachkompetenzen bei Kindern, Jugendlichen und Erwachsenen, die bereits Methoden der UK nutzen bzw. zukünftig nutzen könnten, wurde der TASP (Bruno 2009) entwickelt.

Aber auch andere Testverfahren, z. B. SETK-2 (Grimm 2016), SETK 3–5 (Grimm 2015), P-ITPA (Esser und Wyschkon 2010), können in adaptierter Weise, insbesondere bei der Testung von Kindern, die bereits eine Methode der UK zur Kommunikation verwenden, sinnvoll eingesetzt werden (vgl. Beukelman und Mirenda 2013). So könnten beispielsweise neben den beiden Untertests zum Wort- und Satzverständnis des SETK-2 (Grimm 2016), bei denen das Bildauswahlverfahren genutzt wird, auch die beiden Untertests zur Wort- und Satzproduktion bei einem 2;8 Jahre alten Kind durchgeführt werden, welches zwar lautsprachlich betrachtet nur einen produktiven Wortschatz von 4 Wörtern hat, aber bereits mit Hilfe einiger Gebärden kommuniziert. In diesem Falle würden neben lautsprachlich produzierten Antworten auf die einzelnen Items auch alle gestisch mitgeteilten Äußerungen erfasst und semantisch passende Gesten als korrekte Reaktionen beurteilt werden (Aktaş 2012; Siegmüller 2008).

In vielen Fällen, insbesondere bei Kindern mit starken Beeinträchtigungen ihrer Mitteilungsmöglichkeiten, welche bislang ohne eine ergänzende oder alternative Kommunikationsform zur Lautsprache aufgewachsen sind, endet die sprachtherapeutische Diagnostik nach der Erfassung des Sprachverständnisses, ggf. den rezeptiven semantischen Fähigkeiten und der detaillierten Zusammenstellung der aktuell genutzten Kommunikationsformen.

### 4.1.3.2 Diagnostik bei Erwachsenen

Die sprachtherapeutische Diagnostik bei Erwachsenen, die potenziell von einem Einsatz von Methoden der UK profitieren können, verfolgt das gleiche Ziel wie jede sprachtherapeutische Diagnostik, nämlich die **sprachlichen und kommunikativen Fähigkeiten** bestmöglich **einschätzen** zu können, um darauf aufbauend eine evidenzbasierte Intervention durchführen zu können und hierdurch die gesellschaftliche Partizipation zu erhalten bzw. zu erhöhen.

Bei erwachsenen Patienten, die von Methoden der UK profitieren können, ist es wichtig, in der Diagnostik zu differenzieren, ob die Ursache für die Kommunikationsbeeinträchtigung eine angeborene oder eine erworbene Krankheit oder Behinderung ist. Handelt es sich um eine angeborene Kommunikationsbeeinträchtigung, so wurden vermutlich bereits in der Kindheit und Jugend Diagnostiken zur Einschätzung der kommunikativen und sprachlichen Kompetenzen durchgeführt, auf deren Ergebnisse zurückgegriffen und individuell aufgebaut werden kann. In den meisten Fällen, in denen eine sprachtherapeutische Intervention unter erstmaligem Einbezug von Methoden der UK bei erwachsenen Personen ansteht, ist eine erworbene Erkrankung oder Behinderung ursächlich. Daher wird im Folgenden lediglich die sprachtherapeutische Diagnostik bei **Erwachsenen mit erworbenen Kommunikationsbeeinträchtigungen** fokussiert.

Ebenso wie bei der sprachtherapeutischen Diagnostik von Kindern und Jugendlichen, die von verschiedenen Methoden der UK profitieren können, steht auch bei der Diagnostik von erwachsenen Personen die **Erfassung des Sprachverständnisses** im Vordergrund. Dies dient als Grundlage zur konkreten Auswahl der Methoden der UK und der Planung der sprachtherapeutischen Intervention. In ► Übersicht 4.1 sind Beispiele für standardisierte Testverfahren, insbesondere aus dem Bereich der Aphasiediagnostik aufgeführt, die unter anderem die Sprachverständnisleistungen von erwachsenen Personen nach erworbenen Sprachstörungen untersuchen.

**Übersicht 4.1**
**Beispiele für standardisierte Testverfahren für Erwachsene zur Überprüfung des Sprachverständnisses auf Wort- und Satzebene**

- AAT – Aachener Aphasietest (Huber et al. 1983)
- ACL – Aphasie-Check-Liste (Kalbe et al. 2005)
- BIAS A&R – Bielefelder Aphasie Screening Akut und Reha (Richter und Hielscher-Fastabend 2018)
- LEMO 2.0 – Lexikon modellorientiert (Stadie et al. 2013)
- TROG-D – Test zur Überprüfung des Grammatikverständnisses (Fox 2013) (Anm.: Wie ◘ Tab. 4.2 zu entnehmen, ist der TROG-D für Kinder bis zum Ende des 11. Lebensjahres konzipiert. Aufgrund der Komplexität der Items ist der Einsatz als informelles Verfahren allerdings auch bei Erwachsenen sinnvoll und gewinnbringend).

Das sprachliche und kommunikative Profil von Kindern und Jugendlichen, die vom Einsatz verschiedener Methoden der UK profitieren können, ist sehr heterogen. Diese Heterogenität ist bei erwachsenen Patienten mit erworbenen Beeinträchtigungen nicht minder gering. Schlaganfälle, Schädel-Hirn-Traumata, diverse progrediente Erkrankungen sowie andere Ursachen von Sprach-, Sprech- und Kommunikationsbeeinträchtigungen führen zu sehr unterschiedlichen Einschränkungen sprachrezeptiver und sprachproduktiver Fähigkeiten (► Abschn. 1.2). So ist für die Planung einer sprachtherapeutischen Intervention unter Einbezug von Methoden der UK zunächst zu klären, ob es sich um eine reine **Sprechstörung** oder eine umfassendere **Sprachstörung** handelt und ob die Ursache ein einmalig eingetretenes Ereignis wie ein Schlaganfall oder eine Hirnblutung ist oder ob eine progrediente Erkrankung vorliegt. Bei reinen Sprechstörungen kann i. d. R. von unbeeinträchtigten Sprachverständnisleistungen ausgegangen werden, sodass die Überprüfung dieser Kompetenzen in den Hintergrund rückt. Auf der anderen Seite gewinnt die systematische **Erfassung der sprachproduktiven Leistungen** an Bedeutung, da auch hier trotz erheblicher Einschränkungen in den kommunikativen Mitteilungsmöglichkeiten meist bedeutsame Kompetenzen vorliegen.

In Abhängigkeit von der erworbenen Sprach-, Sprech- oder Kommunikationsstörung empfiehlt sich daher meist die **Durchführung eines standardisierten oder informellen Testverfahrens**, welches für diese Art der Beeinträchtigung konzipiert worden ist. So kann beispielsweise eines der in ► Übersicht 4.1 aufgeführten Testverfahren zur Beurteilung der sprachlichen Fähigkeiten bei Personen mit Aphasie durchgeführt und für die weitere Therapieplanung sinnvoll genutzt werden. Entscheidend ist, die lautsprachlichen Fähigkeiten sowie das Sprachverständnis bestmöglich einschätzen zu können, um darauf aufbauend die Methoden und Materialien für die Intervention auszuwählen.

**Fazit**

- Zu Beginn einer sprachtherapeutischen Intervention nach KEMUKS ist eine Standortbestimmung durchzuführen. Diese umfasst eine ausführliche Anamnese, die Erfassung der aktuellen Kommunikationsformen und die sprachtherapeutische Diagnostik.
- Durch die Anamnese und die Erfassung der aktuellen Kommunikationsformen soll die aktuelle und zurückliegende (kommunikative) Situation des Patienten differenziert erfasst werden.
- Bei der Anamnese und der Erfassung der aktuellen Kommunikationsformen sind die nächsten Bezugspersonen des Patienten einzubeziehen.
- Ziel der sprachtherapeutischen Diagnostik ist es, die sprachlichen kommunikativen Fähigkeiten des Patienten möglichst differenziert und umfänglich zu beurteilen.
- Besonders bedeutsam im Rahmen der sprachtherapeutischen Diagnostik ist die Überprüfung der Sprachverständnisleistungen.
- Zur sprachtherapeutischen Diagnostik können sowohl standardisierte als auch informelle Testverfahren und Beobachtungen in ihrer Originalversion oder in adaptierter Weise eingesetzt werden.

## 4.2 Interventionsmöglichkeiten finden

Der zweite Schritt im strukturierten Interventionsvorgehen stellt die analytische Arbeit der Sprachtherapeutin dar. Auf Grundlage der zuvor gesammelten Informationen muss die Sprachtherapeutin zunächst die möglichen Ansatzpunkte für die folgende Therapie unter Einbezug von Methoden der UK herausfiltern und zusammentragen. Die Fähigkeiten und Ressourcen des Patienten bilden hierfür die Basis. Von diesen ausgehend können dann unterstützende und/oder alternative Mittel zur Lautsprache ausgewählt werden. Die Methoden- und Materialauswahl wird durch eine oder mehrere klar formulierbare Zielsetzungen begründet, anhand derer die Sinnhaftigkeit des therapeutischen Vorgehens dem Patienten erläutert und der Erfolg der Intervention gemessen werden kann. Besonders wichtig innerhalb dieses Prozesses ist es, die Bezugspersonen des Patienten einzubeziehen.

### 4.2.1 Methoden- und Materialauswahl

Für die Auswahl an geeigneten Methoden der UK und den konkret zu verwendenden Materialien sind die vorhandenen **Fähigkeiten und Ressourcen** des Patienten **ausschlaggebend**. Zunächst überprüft die Sprachtherapeutin, ob eine oder mehrere von der Person bereits genutzten Kommunikationsformen das Potenzial haben, umfassend und systematisch erweitert zu werden. Möglicherweise haben bereits UK-Interventionen stattgefunden, auf denen aufgebaut werden kann, oder aber das Kind oder die erwachsene Person hat sich eigene Kommunikationswege erarbeitet, die zumindest teilweise die alltägliche Kommunikation verbessern. Diese sollten bei der folgenden Auswahl an unterstützenden oder alternativen Hilfen zur Lautsprache mitberücksichtigt werden (◘ Abb. 4.3). Darüber hinaus liefern die Ergebnisse der sprachtherapeutischen Diagnostik, insbesondere hinsichtlich des Sprachverständnisses, sowie die anamnestischen Angaben alle notwendigen Informationen, um für diese Person zwischen eher geeigneten und weniger geeigneten Methoden der UK differenzieren zu können und einen **Vorschlag für ein therapeutisches Vorgehen mit den besten Erfolgsaussichten** erarbeiten zu können. Die in Betracht kommenden **Methoden und Materialien sollten möglichst spezifisch ausgewählt werden** (z. B. „Kölner Kommunikationsordner" mit Kern- und Randvokabular [Boenisch et al. 2007] und METACOM-Symbolen [Kitzinger 2018], Gebärden aus dem Gebärdenlexikon [Kestner und Hollmann 2017] oder die komplexe elektronische Kommunikationshilfe „Tobii Dynavox I-1-10" mit Gateway, ► Kap. 2), um sie dem Kind oder der erwachsenen Person und deren Bezugssystemen konkret vorstellen und erläutern zu können.

**Tipp**

Sollte die Methoden- und Materialauswahl, aufgrund bislang weniger Erfahrungen in diesem Bereich, noch zu Unsicherheit führen, kann es hilfreich sein, eine der in Deutschland vorhandenen UK-Beratungsstellen zu kontaktieren und sie bei der Auswahl geeigneter Methoden und Materialien einzubeziehen. Auch der Austausch mit einer erfahrenen Kollegin könnte hierfür hilfreich sein. Im Anhang A2 ist eine Liste der UK-Beratungsstellen zu finden. Eine vergleichbare Auflistung findet sich auch auf der Internetseite der Gesellschaft für UK (► http://www.gesellschaft-uk.de).

Darüber hinaus bieten verschiedene Hilfsmittelfirmen Beratungen zur Verwendung elektronische Kommunikationshilfen an (Anhang A3).

An dieser Stelle sei darauf hingewiesen, dass Patienten **keinerlei Voraussetzungen** oder Kriterien erfüllen müssen, damit eine Sprachtherapie unter Einbezug von Methoden der UK stattfinden kann. Es gibt Vor- und Nachteile, die für oder gegen die Anwendung einer bestimmten Methode sprechen, aber es gibt keine Ausschlusskriterien. Gerade bei Kindern, Jugendlichen und Erwachsenen mit besonders umfassenden Beeinträchtigungen, die eventuell keinerlei lautsprachliche Äußerungen (mehr) tätigen können, ist es Aufgabe und Pflicht der Sprachtherapeutin, die richtigen Methoden und Materialien zur Verbesserung der Ausdrucksmöglichkeiten zu finden.

**Jedes Kind und jede erwachsene Person, insbesondere auch mit schweren Beeinträchtigungen, kann nach dem Konzept von KEMUKS sprachtherapeutisch behandelt werden. Gerade für Personen, die keine lautsprachlichen Äußerungen (mehr) tätigen können, ist eine Erweiterung ihrer Ausdrucksmöglichkeiten dringend notwendig und Aufgabe einer Sprachtherapeutin.**

### 4.2.2 Zielsetzungen formulieren

Mit der Anwendung ausgewählter Methoden und Materialien der UK werden spezifische Ziele verfolgt. Diese sollten als übergeordnete Ziele für den gesamten Therapieprozess und als konkrete Ziele für einen zeitlich klar definierten Rahmen formuliert werden. Hierbei können Verbesserungen von Fähigkeiten der Person selbst, kommunikativen Situationen insgesamt oder auch Verhaltensweisen von Be-

1. Entscheidung über die Auswahl und/oder Kombination von Methoden der UK

- Körpereigene Kommunikationsformen
  - Basale Strategien
  - Gebärden
  - Vokabularauswahl
- Externe, nichtelektronische Kommunikationsformen
  - Gegenständliche Zeichen
  - Fotos
    - Karten
    - Tafel
    - Ordner
  - Bildsymbole
    - Karten
    - Tafel
    - Ordner
  - Schrift
  - Vokabularauswahl
- Externe, elektronische Kommunikationsformen
  - Kommunikationsanbahnung
  - statisch
    - Schrift-basiert
    - Symbol-basiert
    - Symbol- & Schrift-basiert
    - Vokabularauswahl
  - dynamisch
    - Schrift-basiert
    - Symbol-basiert
    - Symbol- & Schrift-basiert
    - Auswahl Vokabularstrategie
  - Entscheidung Ansteuerungsmethode

2. Entscheidung über therapeutisches Vorgehen

- Konkrete Therapiebausteine planen
- Materialien zusammentragen

3. Berücksichtigung besonderer Aspekte

- Mehrsprachigkeit

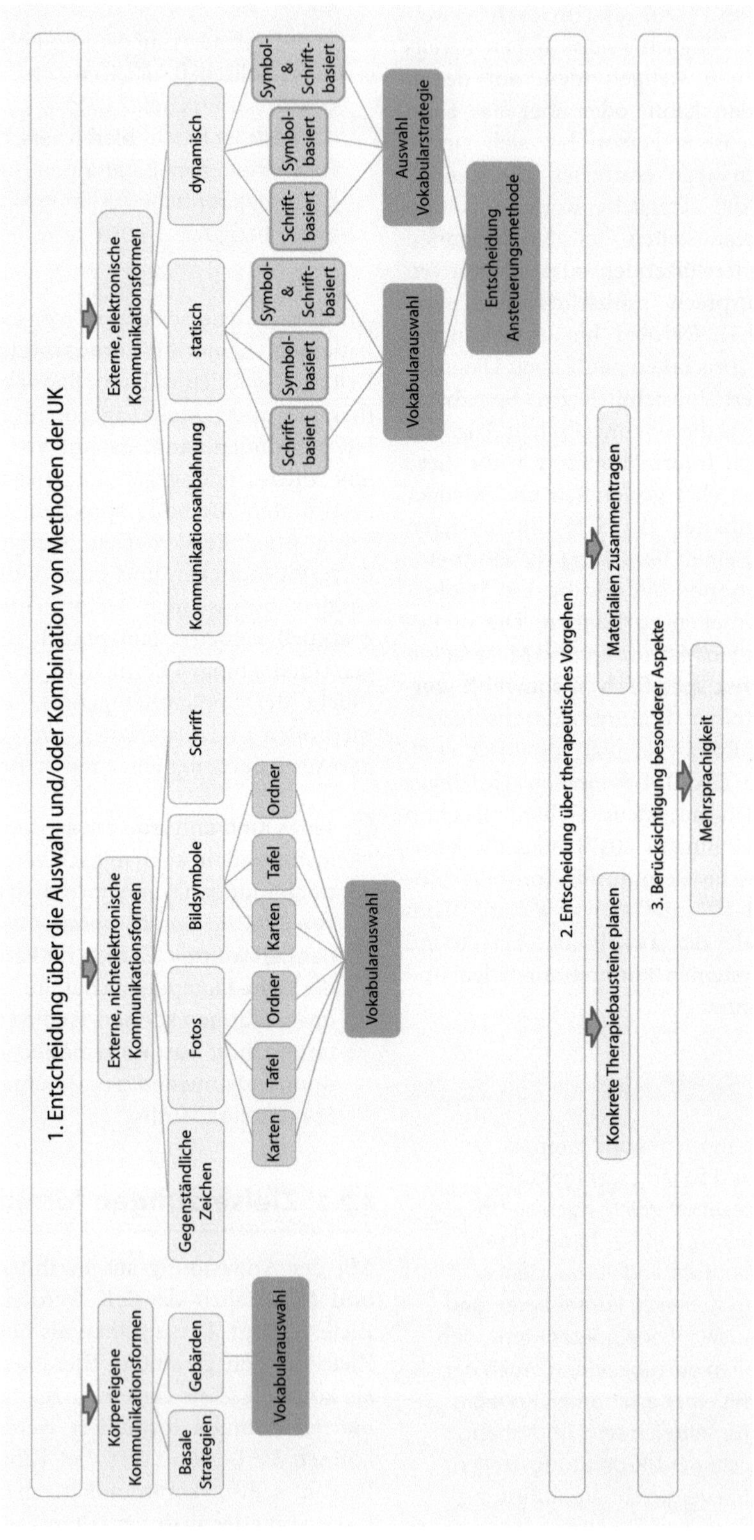

**Abb. 4.3** Auswahl der Methoden der UK

zugspersonen in den Blick genommen werden. Eine Zielformulierung anhand der **SMART**-Regeln (z. B. Wade 2009) kann eine sinnvolle Hilfe darstellen. Demnach sollten alle formulierten Therapieziele folgende, SMARTe Eigenschaften erfüllen:

- **s**pecific/spezifisch: Welche Fähigkeit oder kommunikative Situation soll verbessert werden?
- **m**easureable/messbar: In welchem Ausmaß soll sich diese Fähigkeit oder kommunikative Situation verbessern?
- **a**chievable/erreichbar: Ist das definierte Ziel realistisch zu erreichen?
- **r**elevant/bedeutsam: Ist das definierte Ziel für die Person von wirklicher Bedeutung?
- **t**imed/zeitlich festgelegt: In welchem Zeitraum soll das Ziel erreicht werden?

Die Sprachtherapeutin sollte sich daher bereits bei der Auswahl der Methoden und Materialien der UK überlegen, welche konkreten Ziele hiermit verfolgt werden könnten. Ihre Überlegungen zur Zielvereinbarung teilt sie dann im Gespräch mit der unterstützt kommunizierenden Person und ihrem Umfeld mit und geht die einzelnen Aspekte durch. Wichtig ist, dass es durch dieses Gespräch zu einer oder mehreren gemeinsamen **Zielvereinbarungen** kommt, die die genannten SMART-Kriterien erfüllen (vgl. Giel und Liehs 2016).

**Beispiele für mögliche Zielvereinbarungen**

Beispiel Michelle, 5 Jahre

- Erweiterung des Gebärdenwortschatzes: Innerhalb der kommenden 4 Wochen soll Michelles Gebärdenwortschatz um 10 Gebärden erweitert werden.
- Zwei-Elemente-Äußerungen tätigen: Mit den bereits erlernten Gebärden sowie den lautsprachlichen Äußerungen, die Michelle tätigt, soll der Einstieg in die Syntaxentwicklung erreicht werden. Michelle soll in 4 Wochen Kombinationen aus mindestens zwei Elementen (Wörtern und/oder Gebärden) produzieren.

Beispiel Frau Arslan, 43 Jahre

- Verwendung der Kommunikationshilfe im Kontakt mit Fremden: Frau Arslan soll in den kommenden 2 Wochen mindestens 4-mal die Kommunikationshilfe im Gespräch mit fremden Personen einsetzen, um alltägliche Erledigungen erfolgreich meistern zu können. Hierbei möchte Frau Arslan insbesondere die Bestellungen auf dem Wochenmarkt eigenständig vornehmen können.

### 4.2.3 Bezugspersonen einbeziehen

In vielen sprachtherapeutischen Interventionen ist es von Bedeutung, die Bezugspersonen der Kinder, Jugendlichen und Erwachsenen, die die Therapie erhalten, einzubeziehen. Dies gilt in besonderem Maße für Sprachtherapien, in denen Methoden der UK zum Einsatz kommen. Die Verwendung ergänzender oder alternativer Kommunikationsformen zur Lautsprache ist für die meisten Menschen, und dies gilt sowohl für die unterstützt kommunizierenden Personen selbst als auch für ihre Angehörigen, eine ungewohnte und neue Situation. Dabei ist die **Rolle der Bezugspersonen besonders wichtig** (vgl. u. a. Giel und Liehs 2016; Blackstone und Hunt Berg 2006; Weid-Goldschmidt 2013). Sie sollten wie zuvor bereits ausgeführt von Beginn der Therapie an aktiv in den Interventionsprozess einbezogen werden. Kommunikation findet immer zwischen Menschen statt. Der Erfolg jeder Intervention zur Verbesserung der Kommunikationssituation von Menschen mit eingeschränkten Mitteilungsmöglichkeiten ist daher nicht zuletzt auch von den Angehörigen dieser Personen abhängig.

> **Bezugspersonen von Menschen mit eingeschränkten Mitteilungsmöglichkeiten haben einen entscheidenden Einfluss auf die Verbesserung der kommunikativen Situation!**

Die nahen Angehörigen und außerfamiliären Bezugspersonen des Patienten sind die **wichtigsten Kommunikationspartner**. Sie erleben die Person, die im Zentrum der Intervention steht, täglich und können daher ihre Verhaltensweisen und Intentionen oftmals deutlich besser deuten und verstehen, als es Therapeutinnen oder andere Fachpersonen können. Aus diesem Grunde wurde bereits in ► Abschn. 4.1 immer wieder erwähnt, dass die Bezugspersonen bei der Anamnese und der Feststellung der aktuellen Kommunikationsformen befragt werden müssen. Neben dieser **informativen Funktion** spielen sie darüber hinaus eine wichtige Rolle im gesamten Interventionsprozess. Die Verwendung einer Methode der UK führt in nahezu allen Fällen zu einer Verlangsamung der Gespräche im Vergleich zu Gesprächen, die zwischen zwei unbeeinträchtigten Personen mittels der Lautsprache geführt werden. Dies ist der erste Punkt, an dem Angehörige, Freunde und andere Bezugspersonen **entscheidend zum kommunikativen Erfolg beitragen** können. Hierzu ist es besonders wichtig, dass sie sich **geduldig und gesprächsoffen** zeigen. In einer angespannten Situation, in der ein Kommunikationspartner ungeduldig wirkt, weil er die neue Kommunikationssituation, welche längere Pausen und oftmals auch Anstrengungen auf Seiten der unterstützt kommunizierenden Person beinhaltet, nicht gut aushalten kann, ist der kommunikative Erfolg nur schwer zu erreichen. Eine entspannte Gesprächshaltung, bei der die unbeeinträchtigte Person signalisiert, dass sie **ausreichend Zeit und großes Interesse** an dem Gesprächsbeitrag des Gegenübers hat, hilft der unterstützt kommunizierenden Person dabei, ihren Kommunikationsversuch auch bei Hürden nicht abzubrechen, sondern möglichst wie geplant fortzuführen. Diese entspannte Grundhaltung ist essenziell für den kommunikativen Erfolg und das Wohlbefinden der unterstützt kommunizierenden Person. Daher ist es ebenso wichtig, Angehörige von Beginn an einzubeziehen. Neben dieser wichtigen und unterstützenden Haltung können Bezugspersonen von unterstützt kommunizierenden Menschen, wie in ► Abschn. 2.4.1 ausgeführt, eine Reihe von hilfreichen Verhaltensweisen in Gesprächen umsetzen. In ► Kap. 8 (in den Online-Materialien unter ► http://extras.springer.com) findet sich zudem eine **Kopiervorlage mit Hinweisen zum Umgang mit unterstützt kommunizierenden Personen**, die an Bezugspersonen weitergegeben werden kann.

Besonders entscheidend ist, vor allem in der Sprachtherapie unter Einbezug von Methoden der UK bei Kindern, dass nicht nur die Sprachtherapeutin, sondern auch die Angehörigen die ergänzende oder alternative Kommunikationsform verwenden und somit ein Modell für diese Verwendung geben (► Abschn. 4.4.2).

**Kinder, die natürlich mit der Lautsprache aufwachsen, hören Wörter und Sätze viele tausende Mal, bevor sie diese selbst produzieren. Kinder, die Sprache mittels eines anderen Mediums (z. B. Gebärden, Bildsymbole) erwerben, müssen auch in diesem Medium Wörter und Sätze hochfrequent dargeboten bekommen, um deren kommunikative Funktion nachvollziehen und anschließend eigenständig verwenden zu können. Aus diesem Grund sollten möglichst viele verschiedene Bezugspersonen die Kommunikationsform(en) des Kindes so häufig wie möglich modellieren.**

**Fazit**

- Der zweite Schritt des strukturierten Interventionsvorgehens umfasst die analytische Arbeit der Sprachtherapeutin.
- Auf Grundlage der im ersten Schritt erfassten Informationen über die Fähigkeiten und Ressourcen des Patienten und den aktuell verwendeten Kommunikationsformen wählt die Sprachtherapeutin systematisch eine oder mehrere Methoden der UK aus.
- Die Auswahl dieser Methoden begründet sie durch die Formulierung spezifischer und messbarer Ziele.
- Auf diese Weise kann die vorgeschlagene Methodenauswahl dem Patienten und dessen Bezugssystem erläutert und später der Erfolg der Intervention gemessen werden.

- Die Bezugspersonen sind zu jedem Zeitpunkt der Therapie bestmöglich einzubeziehen, da sie entscheidenden Einfluss auf den Erfolg der Intervention haben.

## 4.3 Interventionsmöglichkeiten erproben, evaluieren und anpassen

Nachdem eine oder mehrere Methoden der UK ausgewählt und die Zielsetzungen des Einsatzes dieser Methoden gemeinsam mit dem Patienten und seinem Bezugssystem festgelegt worden sind, erfolgt eine praktische Erprobung der ausgewählten Methoden und Materialien sowie eine sich daran anschließende Evaluation. Durch eine praktische Erprobung soll festgestellt werden, ob die angestrebten Ziele durch die gewählte(n) Methode(n) erreicht werden können oder ob ggf. andere Methoden herangezogen oder aber die formulierten Ziele angepasst werden müssen.

### 4.3.1 Erprobung

Die Erprobung einer oder mehrerer ausgewählter Methoden und Materialien der UK kann **von einer bis ca. fünf Therapiesitzungen andauern**. Die Dauer der Erprobung ist zum einen abhängig von der gewählten Methode, zum anderen aber auch von den Fähigkeiten und Ressourcen des Nutzers, dem nahen Umfeld und dem Zeitpunkt innerhalb des Interventionsprozesses. Eine Methode sollte so lange von einem Nutzer erprobt werden, bis diese Person selbst, ebenso wie die Angehörigen und die Sprachtherapeutin eine Einschätzung über den Erfolg dieses Vorgehens treffen können. Hierzu ist es notwendig, die Gebärden, nichtelektronischen oder elektronischen **Kommunikationshilfen in relevanten Kommunikationssituationen auszuprobieren** und sich diese nicht nur anzuschauen. Wie in der später folgenden umfassenden Einführung sollten hierzu kommunikativ relevante Situationen von der Sprachtherapeutin vorbereitet und mit dem Kind, der jugendlichen oder erwachsenen Person durchgeführt werden (► Abschn. 4.4.2).

### 4.3.2 Evaluation und Anpassung

Nachdem die neue Kommunikationsmethode in realen Kommunikationssituationen erprobt worden ist, sollte die Sprachtherapeutin eine explizite Reflexion und Bewertung des vorgeschlagenen Therapieweges mit dem Patienten und seinen Angehörigen initiieren. Mögliche Fragen, die diesen Evaluationsprozess in Gang setzen können, lauten:

- Wie beurteilen Sie die gewählte(n) Methode(n)?
- Wie fühlen Sie sich, wenn Sie mit der/n Methode(n) und den Materialien arbeiten?
- Glauben Sie, dass wir mit diesem Vorgehen die gesetzten Ziele erreichen können?
- Haben Sie Einwände gegen bestimmte Aspekte unseres Vorgehens?

Auf latent oder direkt geäußerte Probleme mit Hinblick auf die Materialien oder die Therapiegestaltung sollte die Sprachtherapeutin besonders achten und eine genaue Problemanalyse mit allen relevanten Personen anstreben. Auf Grundlage dieser Analyse kann und sollte es zu einer Anpassung der Methoden, Materialien und/oder Vorgehensweise kommen. Insbesondere bei erwachsenen Nutzern sollte konkret erfragt werden, ob der Patient willens ist und Lust hat, in einer längeren Einführungszeit intensiv mit diesen Methoden weiterzuarbeiten. Dies sichert zum einen die Motivation des Patienten und ist zum anderen notwendige Grundlage für den Erfolg der gesamten Intervention.

**Fazit**

- Bevor eine umfassende Einführung in die Nutzung einer oder mehrerer ergänzender oder alternativer Kommunikationsformen stattfindet, sollten diese Methoden zunächst in kommunikationsrelevanten Situationen erprobt werden.
- Auf dieser Grundlage soll gemeinsam mit dem Patienten und den Bezugspersonen beurteilt werden, ob die erprobte(n) Methode(n) geeignet scheinen, um die

zuvor gemeinsam festgelegten Ziele zu erreichen. Sollte dies nicht der Fall sein, sind entsprechende Anpassungen vorzunehmen.
- Auf diese Weise wird erst dann mit der umfassenden therapeutischen Arbeit begonnen, wenn der Patient und die Bezugspersonen eine explizite Zustimmung zum therapeutischen Vorgehen gegeben haben.

## 4.4 Inhalte festlegen und umfassende Einführung

Im vierten Schritt des strukturierten Interventionsvorgehens stehen die Auswahl des Vokabulars und die umfassende Einführung des Patienten in den Umgang mit dem neuen Kommunikationsmedium. Dieser vierte Schritt ist der zentrale Aspekt der Intervention und umfasst den deutlich größten zeitlichen Umfang.

### 4.4.1 Vokabularauswahl

Ist ein neues Kommunikationsmedium (z. B. Gebärden, Bildsymbole in einem Kommunikationsordner, elektronische Kommunikationshilfe) ausgewählt, stellt sich als Nächstes die Frage nach dem Inhalt, der über diese Art und Weise der Kommunikation vermittelt bzw. präsentiert werden soll. Wie in ▶ Abschn. 2.2 dargestellt, gilt es bei der Vokabularauswahl darauf zu achten, dass vor allem Wörter des **Kernvokabulars** sowie einige individuell bedeutsame Begriffe des **Randvokabulars** zur Verfügung gestellt werden (vgl. Boenisch et al. 2007). Abgesehen von Personen, die vorwiegend Unterstützung durch eine rein schriftbasierte Kommunikationshilfe erhalten (▶ Abschn. 2.4.2), sollten zu Beginn der Intervention zunächst die wichtigsten Begriffe des Kernvokabulars erarbeitet werden, da diese in vielen verschiedenen Kommunikationssituationen eingesetzt werden können. Hierdurch kann sichergestellt werden, dass der Patient unmittelbar nach dem Beginn der Intervention das neue Kommunikationsmedium verwenden kann. Zudem sollten auch zu Beginn einzelne, individuell ausgewählte Begriffe des Randvokabulars vermittelt werden, da hierdurch persönlich bedeutsame Inhalte thematisiert werden können. Fortwährend werden dann weitere Begriffe hinzugefügt und somit der Wortschatz kontinuierlich erweitert. Wichtig ist auch hierbei, die Wünsche der unterstützt kommunizierenden Personen einzubeziehen und ihren expliziten oder auch impliziten Wünschen nach spezifischen Begriffen nachzukommen.

### 4.4.2 Therapeutisches Vorgehen

Das therapeutische Vorgehen ist immer an den Patienten **individuell** anzupassen (vgl. Eicher 2009). So sind beispielsweise das **Alter**, der **Lebenshintergrund**, das **soziale Netzwerk**, der **Arbeitskontext**, in dem man sich begegnet, sowie die vorhandenen kommunikativen und sprachlichen **Ressourcen** und **Einschränkungen** einer Person bedeutsam für die Gestaltung der sprachtherapeutischen Sitzungen. Die im Folgenden aufgeführten Beschreibungen zum therapeutischen Vorgehen sind daher als **richtungsweisende Empfehlungen** zu verstehen, innerhalb derer nicht auf die Individualität der oben genannten Faktoren eingegangen werden kann. Dennoch sollten sich die Empfehlungen zum grundsätzlichen therapeutischen Vorgehen auf die Mehrheit aller Patienten, die von einem Einsatz von Methoden der UK profitieren, übertragen lassen. Die Ausführungen zum therapeutischen Vorgehen bei Kindern fokussieren insbesondere **Kinder und Jugendliche mit angeborenen Beeinträchtigungen**, die, unabhängig von ihrer Genese, zu einer **umfassenden Sprachentwicklungsstörung** führen. Die Ausführungen zum therapeutischen Vorgehen bei **Erwachsenen** nehmen insbesondere erwachsene Patienten mit **erworbenen Sprachstörungen** (z. B. Aphasie, kognitiven Dysphasien) in den Blick. Für andere potenzielle Nutzer von Methoden der UK, wie beispielsweise Kinder mit selektivem Mutismus oder kindlicher Sprechapraxie oder Erwachsene mit Sprechapraxie oder amyothropher Lateralsklerose, wären an einigen Stellen andere Empfehlungen bzw. eine Verschiebung der Bedeutung einzelner Aspekte (z. B. Verwendung von direkten und indirekten Therapiemethoden) vorzunehmen. Da wie bereits ausgeführt nicht auf alle diese verschiedenen Personengruppen und Kontextfaktoren im Einzelnen eingegangen werden kann, sind die genannten Empfehlungen stets an die jeweilige Person anzupassen. Durch verschiedene Fallbeispiele in ► Kap. 7 wird aufgezeigt, wie eine solche Anpassung erfolgen könnte.

#### 4.4.2.1 Grundsätzliches therapeutisches Vorgehen bei Kindern, Jugendlichen und Erwachsenen

Die umfassende Einführung in den Umgang mit einer neuen Kommunikationsform sollte sowohl bei Kindern und Jugendlichen mit angeborenen Kommunikationsbeeinträchtigungen als auch bei Erwachsenen mit erworbenen Beeinträchtigungen vom Umfang her **mindestens eine Therapiestunde pro Woche** umfassen. Stehen darüber hinaus weitere Sitzungen zur Verfügung, sollte auch in diesen die **neue Kommunikationsform ständig präsent sein** und in das therapeutische Geschehen einbezogen werden. Darüber hinaus ist es entscheidend, die **Nutzung der neuen Kommunikationsform auch im privaten Umfeld von Beginn an** zu forcieren.

Für die Gestaltung der Sprachtherapiesitzungen ist es wichtig, dass der Umgang mit dem neuen Kommunikationsmedium innerhalb **kommunikativ bedeutsamer Situationen** stattfindet und nicht als isolierte Erklärungen im Sinne von „Jetzt machen wir einen Therapiebaustein Gebärden" (► Exkurs „*Modeling* und *Prompting* statt Abfragen"). Als kommunikativ bedeutsame Situationen eignen sich bei **Kindern interaktive Spielgeschehen**. Bei **Erwachsenen** können insbesondere **Rollenspiele und Gespräche** über Inhalte, die für die Person relevant sind (z. B. die Familie, Hobbys, Nachrichten etc.) geeignete Kommunikationsanlässe bieten.

> **Wichtig ist, den Umgang mit dem neuen Kommunikationsmedium innerhalb kommunikativ relevanter Situationen durch eine eigene Nutzung zu demonstrieren und nicht losgelöst als explizite Unterweisung vorzunehmen.**

Das wichtigste Prinzip des therapeutischen Vorgehens bei Kindern, Jugendlichen und Erwachsenen stellt das sogenannte ***Modeling*** dar (vgl. Sachse und Boenisch 2009; Sennott et al. 2016). Dies meint, dass die Therapeutin die neue Kommunikationsform **vorbildhaft** und **sprachbegleitend** einsetzt. So gestaltet die Sprachtherapeutin in der Therapie kommunikativ relevante Situationen, in denen zunächst sie, und nicht zwingend der Patient, die gewählte Methode der UK begleitend zu ihren lautsprachlichen Äußerungen verwendet. Hierdurch gibt sie dem Patienten und möglicherweise auch den Angehörigen ein Vorbild zur Nutzung der gewählten UK-Methode. Durch diese vorbildhafte Nutzung des neuen Kommunikationsmediums sollte zum einen die kommunikativ sinnvolle Art und Weise, die UK-Methode zu verwenden, deutlich werden und zum anderen eine möglicherweise vorhandene Scheu, diese Methode selbst zu nutzen, abgebaut werden. Die Sprachtherapeutin vermittelt somit nicht nur die Nutzung des Kommunikationsmediums, sondern auch eine Selbstverständlichkeit, auf diese neue Art und Weise zu kommunizieren. Hierdurch soll der Patient dazu ermuntert werden, die neue Kommunikationsmethode selbst zur Kommunikation zu verwenden.

> **Besonders wichtig beim *Modeling* von Methoden der UK ist die sprachbegleitende Nutzung. Jede Gebärde, jedes Zeigen auf ein Bildsymbol und jeder Druck auf eine elektronische Kommunikationshilfe durch die Sprachtherapeutin wird in eine längere lautsprachliche Äußerung eingebettet. Hierdurch wird der kommunikative Zweck demonstriert.**

Zu Beginn werden zumeist nur wenige (ca. 1–5), ausgewählte Wörter in der neuen Kommunikationsform parallel zur sprachlichen

Äußerung modelliert. Im Detail bedeutet dies, dass ein ausgewähltes Wort innerhalb einer normalen Äußerung immer lautsprachlich erfolgt und zusätzlich entweder **zeitgleich** (z. B. bei Gebärden) oder **unmittelbar vor der lautsprachlichen Äußerung** (z. B. bei einer elektronischen Kommunikationshilfe) ebenfalls durch das neue Kommunikationsmedium produziert wird. Demnach werden diese Wörter den Kindern, Jugendlichen und Erwachsenen doppelt dargeboten (Pivit und Hüning-Meier 2011).

Neben dem *Modeling* stellt das *Prompting* eine wichtige und effektive Methode zur Vermittlung der Nutzung von ergänzenden und alternativen Kommunikationsformen dar (Romski et al. 2010). Hierbei werden die Kinder, Jugendlichen oder Erwachsenen in kommunikativ sinnvollen Situationen ermuntert, die neue Kommunikationsform für eigene Mitteilungen zu verwenden. Die Ermunterung kann visuell, verbal oder physisch erfolgen (Romski et al. 2010; ► Exkurs „*Modeling* und *Prompting* statt Abfragen“). *Modeling* und *Prompting* können parallel genutzt werden.

**Exkurs**

***Modeling* und *Prompting* statt Abfragen**

Das *Modeling* bezeichnet die vorbildhafte und sprachbegleitende Nutzung der Methode der UK durch die Therapeutin. Hiermit soll dem Patienten ein Vorbild zur kommunikativ relevanten Verwendung der neuen Kommunikationsform gegeben werden. Durch das *Prompting* wird der Patient dazu ermuntert, die Kommunikationsform für eigene Gesprächsbeiträge zu verwenden. Sowohl das *Modeling* der Methoden der UK als auch das *Prompting* finden in natürlichen Kommunikationssituationen statt und können kombiniert werden. Abfragesituationen oder losgelöstes Einüben von Gebärden oder Bildsymbolen sind zu vermeiden.

- **So geht's: Beispielhaftes *Modeling***
  - „Ich FAHREN fahre gerne mit dem Zug“: Zeitgleiche Produktion der Gebärde FAHREN und der lautsprachlichen Äußerung
  - „Ich hätte gerne einen APFEL Apfel“: Zeitgleiches Zeigen auf das Bildsymbol APFEL in einem Kommunikationsordner und der lautsprachlichen Äußerung
  - „Der HUND Hund rennt durch den Wald“: Auslösung des Wortes „Hund“ auf einer elektronischen Kommunikationshilfe gefolgt von der lautsprachlichen Benennung
- **So geht's: Beispielhaftes *Prompting***
  - Verbales *Prompting*: „Ich fahre mit dem Zug. Und womit fährst du? Du kannst es mit deinem Ordner sagen.“
  - Visuelles *Prompting*: „Möchtest du einen Apfel haben?“ [Zeigt auf das Bildsymbol APFEL.]
  - Physisches *Prompting*: „Oh schau mal, die Katze hat Angst. Warum hat sie denn Angst? Ich glaube, es jagt sie jemand.“ [Führt die Hand der unterstützt kommunizierenden Person auf das Bildsymbol HUND auf der elektronischen Kommunikationshilfe.] „Ja, genau, der Hund jagt die Katze.“
- **Kombiniertes *Modeling* und *Prompting***
  - „Ich hätte gerne einen APFEL Apfel. Möchtest du auch etwas zu essen haben? Einen APFEL Apfel oder eine BANANE Banane? Du kannst es mit einer Gebärde sagen.“
- **So geht's nicht: Abfragen und Auswendiglernen**
  - „Wie geht die Gebärde für fahren?“
  - „Wo ist der Apfel in deinem Ordner?“
  - „Such mal das Wort Hund.“

Die Anzahl der Wörter und auch der grammatischen Strukturen, welche im *Modeling* fokussiert werden, nehmen im Laufe der Therapie und dem damit einhergehenden Anstieg der Fähigkeiten des Patienten stetig zu. Grundsätzlich ist es empfehlenswert, von Beginn an mehrere Wörter in Kombination zu modellieren, um durch das *Modeling* aufzuzeigen, wie Wörter kombiniert und wie auch über die Einwortebene hinaus mit der gewählten UK-Methode kommuniziert werden kann. Zudem sollte auch dann ein *Modeling* erfolgen, wenn in der neuen Kommunikationsform keine Möglichkeit besteht,

Flexionen vorzunehmen (z. B. bei Gebärden, Bildsymbolen oder einer statischen, elektronischen Kommunikationshilfe). In diesen Fällen sollten die fokussierten Wörter dennoch modelliert werden und in eine lautsprachliche Äußerung eingebettet sein, aus der die grammatisch korrekte Form hervorgeht.

Im Fokus der Therapie unter Verwendung von Methoden der UK steht damit die modellhafte Nutzung der Kommunikationshilfe, die es den Kindern, Jugendlichen und Erwachsenen ermöglichen soll, wie in der natürlichen Sprachentwicklung auch, kommunikative Fähigkeiten innerhalb realer Interaktionen zu erlernen. Das *Modeling* ist demnach von besonderer Bedeutung für die Sprachentwicklung von unterstützt kommunizierenden Kindern (► Exkurs „Die Bedeutung des *Modelings* für den Spracherwerb", ■ Abb. 4.4).

**Exkurs**

**Die Bedeutung des *Modelings* für den Spracherwerb**

Die modellhafte Nutzung von Methoden der UK durch kompetente Erwachsene, der Sprachtherapeutin, den Eltern und anderen betreuenden Personen ist insbesondere für Kinder von großer Bedeutung. Während bei Erwachsenen mit erworbenen Kommunikationsbeeinträchtigungen zumeist auf noch vorhandene Kommunikationsfähigkeiten und insbesondere auf Wissen über pragmatische und syntaktische Regeln und Strukturen (z. B. *Turn-taking*, Verständnis für die Kombination von Wörtern und dem Aufbau von Sätzen) zurückgegriffen werden kann, muss dies Kindern, die erhebliche Verzögerungen in ihrer sprachlichen und kommunikativen Entwicklung haben, ebenfalls durch die Therapie vermittelt werden. **Damit ein Kind unterstützt kommunizieren lernen kann, ist es wichtig, in der Modalität des Kindes den Input zu liefern** (Sachse und Boenisch 2009; Gülden und Müller 2016; Sennott et al. 2016). Ein lautsprachlich kommunizierendes Kind benötigt hierzu lautsprachlichen Input. Ein gehörloses Kind, das die Deutsche Gebärdensprache erlernt, benötigt gebärdensprachlichen Input. Und ein unterstützt kommunizierendes Kind benötigt einen **lautsprachlichen Input**, welcher **konsequent durch die unterstützende Methode begleitet** wird (■ Abb. 4.4). Das *Modeling* von Methoden der UK kann somit auch als „unterstützte Sprachentwicklung" bezeichnet werden (Pivit und Hüning-Meier 2011).

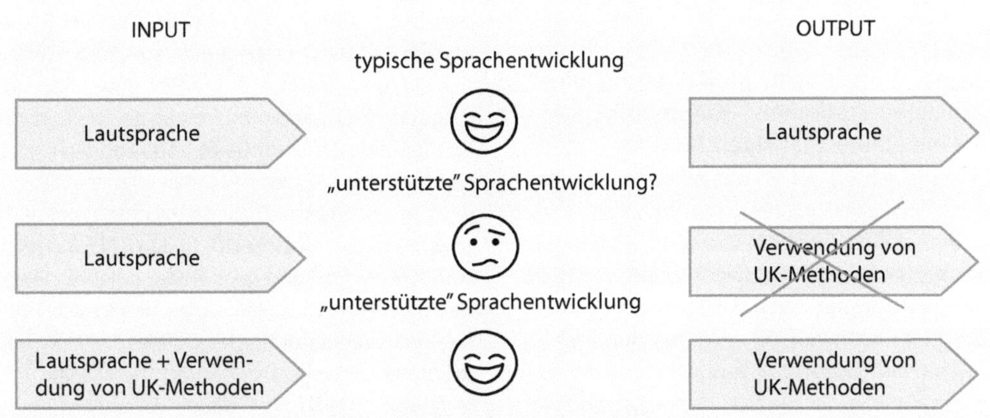


■ **Abb. 4.4** Bedeutung des *Modelings* für den Spracherwerb in Anlehnung an Burkhart und Porter 2006

Selbstverständlich unterscheiden sich die Ausgangssituationen und Lebenswelten von Kindern und Jugendlichen mit angeborenen Kommunikationsbeeinträchtigungen immens von denen erwachsener Personen mit erworbenen Beeinträchtigungen. Das therapeutische Vorgehen muss stets an jeden Patienten individuell angepasst werden und dabei selbstverständlich auch altersadäquate Inhalte und Umgangsformen umfassen (vgl. ► Abschn. 4.6). Dennoch gilt für alle potenziellen Nutzer von Methoden der UK, dass sie **Vorbilder** benötigen, um eine **kompetente Verwendung der ergänzenden bzw. alternativen Kommunikationsform** erlernen zu können (Castañeda et al. 2017).

Das Beispiel einer ersten Modellierung einer einfachen, statischen Kommunikationshilfe mit einem 3-jährigen Jungen sowie die in ► Kap. 5 aufgeführten Umsetzungsideen verdeutlichen das therapeutische Vorgehen.

**Tipp Literatur**

Castañeda et al. (Castañeda et al. 2017) haben ein Buch veröffentlicht, das sich ausschließlich mit dem Thema *Modeling* beschäftigt. Unter dem Titel „Modelling in der Unterstützten Kommunikation. Ein Praxisbuch für Eltern, pädagogische Fachkräfte, Therapeuten und Interessierte" ist es auf der Homepage ► http://www.ukcouch.de bestellbar.

### Beispiel einer ersten Modellierung einer einfachen statischen Kommunikationshilfe mit einem 3-jährigen Jungen

Zur Verbesserung der kommunikativen Kompetenzen von Felix (3;4 Jahre), welcher aufgrund einer Trisomie 21 erhebliche Verzögerungen in seiner Sprachentwicklung aufweist, wurde zunächst eine Unterstützung durch die Verwendung einer statischen Kommunikationshilfe mit maximal 25 Bildsymbolen (GoTalk 20+) ausgewählt. In der ersten Situation, in der die Sprachtherapeutin Felix das Gerät und den Umgang damit demonstrieren möchte, ist die Mutter von Felix anwesend und beobachtet das Vorgehen. Die Sprachtherapeutin hat mit Hilfe des „Boardmakers" eine Tafel für eine konkrete Spielsituation erstellt. Auf dieser ersten Tafel befinden sich lediglich 9 Bildsymbole. Dargestellt sind folgende Begriffe: „ja", „nein", „ich", „du", „noch mal", „fertig", „Ball", „schießen" und „werfen".

Da Felix sehr gerne mit dem Ball spielt, hat die Therapeutin für den Beginn der Arbeit mit der neuen Kommunikationshilfe die folgende Situation gestaltet: Die Therapeutin stellt sich in kurzem Abstand zu Felix hin. Zwischen sich und Felix, in deutlicher Nähe zu Felix, hat die Therapeutin einen kleinen Kinderstuhl gestellt, auf dem sich der GoTalk 20+ mit der vorgefertigten Tafel befindet. Die Sprachtherapeutin nimmt einen Ball aus einem Schrank, geht zum GoTalk20+ und sagt: „Jetzt spielen wir mit dem BALL Ball. Schau, hier habe ICH ich den BALL Ball. Mhm, ICH ich kann den BALL Ball WERFEN werfen oder SCHIEßEN schießen. ICH ich werde den BALL Ball als erstes WERFEN werfen. Los geht's." Dann geht sie an ihren Platz zurück und wirft den Ball. Anschließend ist Felix an der Reihe. Die Sprachtherapeutin geht erneut zum GoTalk20+ und sagt: „So, nun bist DU du dran. Möchtest DU du den BALL Ball auch WERFEN werfen?" und gibt Felix etwas Zeit zu reagieren. Dieser nickt sofort. Dies greift die Sprachtherapeutin auf und sagt: „Ah, super, DU du möchtest den BALL Ball auch WERFEN werfen. Gut, dann los!" und geht wieder auf ihren Platz. Auf diese Art und Weise fragt sich die Sprachtherapeutin immer wieder selbst und Felix, ob der Ball geworfen oder geschossen werden soll. Nach ein paar Durchläufen rennt Felix, als er an der Reihe ist, den Ball zur Therapeutin zu spielen, zum GoTalk20+ und drückt auf WERFEN. Anschließend, schaut er die Therapeutin freudig an. Die Sprachtherapeutin geht zum Gerät und sagt: „Ach, jetzt möchtest DU du den BALL Ball wieder WERFEN werfen? Das ist ja toll. Hast du toll gesagt mit dem *Talker*. Gut, dann kannst DU du den BALL Ball jetzt WERFEN werfen" und geht erneut auf ihren Platz. Nach weiteren Durchläufen, an denen sich Felix durch die Verwendung des GoTalks20+ aktiv beteiligt hat, erweitert die Sprachtherapeutin die Nutzungsmöglichkeiten der elektronischen Kommunikationshilfe auf die Begriffe „noch mal" und „fertig". So fragt sie nach jedem Ballaustausch, ob sie nun „FERTIG fertig sind" oder ob Felix „NOCHMAL nochmal mit dem Ball spielen möchte". Felix reagiert auch auf diese Erweiterung sehr aktiv und verwendet begeistert den GoTalk20+, um mitzuteilen, dass er NOCHMAL möchte.

Parallel zum *Modeling* und *Prompting* kommen weitere therapeutische Handlungsstrategien zum Einsatz, welche sich jedoch abhängig vom Alter der Patienten voneinander unterscheiden. Daher werden diese im Folgenden getrennt für Kinder und Erwachsene vorgestellt.

#### 4.4.2.2 Therapeutisches Vorgehen bei Kindern

Neben dem *Modeling* als wichtigstem Prinzip der sprachtherapeutischen Intervention unter Einbezug von Methoden der UK und dem *Prompting* werden weitere therapeutische Handlungsstrategien verwendet, die mittlerweile als fester Bestandteil des sprachtherapeutischen Handlungsrepertoires bezeichnet werden können. Diese umfassen bei Kindern zunächst ausschließlich indirekte Methoden. Im Verlauf der Sprachtherapie kann das therapeutische Vorgehen durch direkte Therapiemethoden erweitert werden. Dies ist dann empfehlenswert, wenn das Kind bereits einige Kompetenzen in der eigenständigen und spontanen Nutzung der neuen Kommunikationsform erworben hat und darauf aufbauend gezielt am Erwerb produktiver Kompetenzen auf den einzelnen linguistischen Ebenen gearbeitet werden kann.

Zu den indirekten Methoden zählen insbesondere **Modellierungstechniken**, die als natürliche Bestandteile der **kindgerichteten Sprache** (KGS) (Szagun 2010) und aus der **entwicklungsproximalen Sprachtherapie** (Dannenbauer 2002) bekannt sind. Aber auch Aspekte aus dem **Patholinguistischen Ansatz** (PLAN) nach Siegmüller und Kauschke (2013) sowie weitere sprachtherapeutische Ansätze können Bestandteile von Sprachtherapien, die nach KEMUKS aufgebaut sind, sein. Entscheidend ist, dass durch alle eingesetzten Handlungsstrategien die modellhafte Nutzung der ergänzenden oder alternativen Kommunikationsform unterstützt wird (► Exkurs „*Modeling* vs. Modellieren?").

**Exkurs**

***Modeling* vs. Modellieren?!**
Sowohl in der Fachdisziplin der UK als auch in der Sprachtherapie sind Modellierungsstrategien von großer Bedeutung und weit verbreitet. Modellieren, aus dem Italienischen *modellare* meint das **Herstellen eines Vorbildes,** Musters oder Entwurfs. Das Modelllernen als eine Lerntheorie geht zurück auf die Arbeiten von Bandura (1976).

- Im Kontext der UK wird von ***Modeling*** bzw. Modellierung gesprochen, wenn ein **Vorbild für die Nutzung einer UK-Methode** gegeben wird, mit dem Ziel, einer (noch nicht) unterstützt kommunizierenden Person zu vermitteln, wie mithilfe dieses Mediums kommuniziert werden kann (Pivit und Hüning-Meier 2011).
- Im Kontext sprachtherapeutischer Ansätze wird von **Modellierung** gesprochen, wenn in der Regel erwachsene Personen Kindern ein **lautsprachliches Vorbild** für verschiedene Aspekte der Kommunikation und des Spracherwerbs liefern (Dannenbauer 2002; Siegmüller und Kauschke 2013). Aber auch in der Sprachtherapie mit Erwachsenen kommen Modellierungstechniken zum Einsatz (vgl. Silvast 1991; Schütz 2013; Huber et al. 2006).

Da sich in den vergangenen Jahren innerhalb der UK-Literatur auch in Deutschland die Verwendung der englischsprachigen Bezeichnung für das Modellieren – *Modeling* – durchgesetzt hat, verwenden auch wir dies im Zusammenhang mit dem Modellieren von Methoden der UK und sprechen von Modellierungstechniken, wenn es um lautsprachliches Modellieren im Sinne klassischer Sprachtherapieansätze geht.

Im Folgenden werden daher nur die therapeutischen Handlungsstrategien kurz vorgestellt, die besonders geeignet sind, um in einer Sprachtherapie nach KEMUKS parallel zum *Modeling* eingesetzt zu werden. Für detailliertere Ausführungen zu diesen und weiteren sprachtherapeutischen Ansätzen, welche im Verlauf der Therapie gut in Kombination mit dem *Modeling* von UK-Methoden eingesetzt werden können, ist auf die

4

Originalliteratur oder umfassende Überblickswerke zurückzugreifen.

**Tipp Literatur**

**Originalliteratur zu Therapieansätzen bei Kindern**
- Entwicklungsproximale Sprachtherapie (Dannenbauer 2002)
- Heidelberger Elterntraining (Buschmann 2011)
- Kontextoptimierung (Motsch 2017)
- Late-Talker-Therapiekonzept (Schlesiger 2007, 2009)
- Patholinguistischer Ansatz (PLAN) (Siegmüller und Kauschke 2013)

**Überblickswerke zu Therapieansätzen bei Kindern**
- Sprachentwicklungsstörungen (Kannengieser 2009)
- Grammatische Störungen (Motsch und Riehemann 2017)
- Semantisch-lexikalische Störungen bei Kindern (Rupp 2013)
- Handbücher Spracherwerb und Sprachentwicklungsstörungen – Kleinkindphase und Kindergartenphase (Sachse 2015; Fox-Boyer 2014)

#### Kindgerichtete Sprache (KGS)

Der Ausdruck der „an das Kind gerichteten Sprache" (KGS), welcher auf der englischsprachigen Bezeichnung ***child-directed speech*** beruht, beschreibt den Sprachstil, den Erwachsene im Kontakt mit kleinen Kindern anwenden (Fernald et al. 1989; Ko 2012; Szagun 2010). Vormals wurde dieser spezifische Sprachstil als *motherese* bzw. Ammensprache bezeichnet. Da dieser Sprachstil jedoch in europäischen und nordamerikanischen Kulturen nicht nur von Müttern oder Ammen verwendet wird, sondern grundsätzlich von Erwachsenen im Kontakt mit kleinen Kindern, wurde stattdessen der Begriff der KGS eingeführt (Szagun 2010). Die KGS ist, in Abgrenzung zur Sprache zwischen Erwachsenen, gekennzeichnet durch folgende Eigenschaften (Fernald et al. 1989; Ritterfeld 2000; Szagun 2010):

- langsamere Sprechgeschwindigkeit
- stärkere Betonung wichtiger Wörter
- höhere Sprechstimmlage
- viele Benennungen von Objekten
- Wiederholungen
- kurze und grammatisch einfache Sätze
- viele Fragen
- viele Aufforderungen
- Erweiterungen kindlicher Äußerungen
- korrektives Feedback
- Bestätigungen der kindlichen Äußerungen

Die Verwendung sprachlicher Merkmale, die der KGS stark ähneln, finden sich nicht nur in der Anrede von Erwachsenen an Kinder, sondern auch in Interaktionen von Erwachsenen mit ausländischen Personen, die die jeweilige Umgebungssprache nicht beherrschen sowie mit alten und kranken Menschen (Szagun 2010).

#### Entwicklungsproximaler Therapieansatz

Durch die Anwendung des entwicklungsproximalen Therapieansatzes nach Dannenbauer (2002) soll die jeweilige **Zielstruktur** (z. B. Wörter oder eine grammatische Form) **optimiert präsentiert** werden. Dies wird erreicht, indem dem Kind durch eine responsive Person innerhalb **natürlicher Interaktionen** die jeweilige Zielstruktur möglichst **prägnant** und in einer **erhöhten Frequenz** angeboten wird (Dannenbauer 2002). Den Rahmen bilden motivierende Aktivitäten, die den **Interessen des Kindes** entsprechen und eine natürliche Kommunikationssituation darstellen. Die Modellierung lautsprachlicher Äußerungen stellt in diesem Therapieansatz den zentralen Aspekt des therapeutischen Vorgehens dar. Unterschieden werden kann zwischen Modellierungstechniken, die kindlichen Äußerungen vorausgehen oder nachfolgen. Zu den vorausgehenden Modellierungstechniken gehören unter anderem die hochfrequente Einführung einer Zielstruktur (Präsentation) und das Parallelsprechen. Zu den Modellierungstechniken, die auf kindliche Äußerungen folgen, gehören unter anderem das korrektive Feedback und die Umformung kindlicher Äußerungen (▪ Tab. 4.3) (Dannenbauer 2002).

**Tab. 4.3** Sprachtherapeutische Handlungsstrategien

| Handlungsstrategie | Beschreibung | Beispiel |
|---|---|---|
| *Joint attention* (Szagun 2010; Buschmann 2011) | Sprechen über Dinge, die sich im gemeinsamen Fokus befinden | Kind guckt auf ein Bild an der Wand. Therapeutin: „Da hängt ein Bild. Was ist denn alles auf dem Bild zu sehen? Komm wir schauen mal zusammen, was auf dem Bild ist." |
| Wiederholungen (Szagun 2010)/Präsentation (Dannenbauer 2002) | Häufige und wiederholte Präsentation der Zielstruktur | Therapeutin: „Schau, hier habe ich einen **Ball**. Sollen wir mit dem **Ball** spielen? Schieß du denn **Ball** zuerst." |
| Versprachlichung eigener Handlungen *(self talk)* (Paul et al. 2017) | Versprachlichung der eigenen Handlungen | Therapeutin: „Ich koche eine Möhre. Die Möhre kommt in den Topf und dann mach ich den Herd an. So, jetzt muss ich die Möhre mal umrühren." |
| Parallelsprechen *(parallel talk)* (Dannenbauer 2002; Paul et al. 2017) | Versprachlichung der kindlichen Intention oder Handlung | Therapeutin: „Mhm, ich glaube du möchtest jetzt mal **fahren**. Willst du mit dem Auto oder dem Zug fahren? Ah, du willst wohl mit dem Zug **fahren**." |
| Inputspezifizierung (Siegmüller und Kauschke 2013) | Spezifisch aufbereiteter Input, der die Zielstruktur hochfrequent und prägnant präsentiert | Beispiel einer ersten Modellierung einer einfachen statischen Kommunikationshilfe mit einem 3-jährigen Jungen |
| Korrektives Feedback (Dannenbauer 2002; Siegmüller und Kauschke 2013; Szagun 2010) | Wiederholung der kindlichen Äußerung mit korrigierter Zielstruktur | Kind: „Hast du auch seht?" Therapeutin: „Ja, das habe ich auch **gesehen**." |
| Umformung (Siegmüller und Kauschke 2013) | Aufgreifen der kindlichen Äußerung und Veränderung der syntaktischen Struktur | Kind: „Hund schläft." Therapeutin: „Schläft der Hund? Ja, er schläft." |
| Expansion (Dannenbauer 2002; Paul et al. 2017) | Vervollständigung der kindlichen Äußerung | Kind: „Auto fahrt." Therapeutin: „Ja, da fährt ein Auto." |
| Extension (Dannenbauer 2002; Paul et al. 2017) | Erweiterung der kindlichen Äußerung | Kind: „Miau." Therapeutin: „Die Katze macht miau. Die Katze hatte Hunger und möchte etwas zu Essen haben." |
| Alternativfragen (Dannenbauer 2002; Siegmüller und Kauschke 2013) | Auswahl zwischen zwei Antwortalternativen, die beide die Zielstruktur enthalten | Therapeutin: „Was möchtest du nehmen? **Den** Bären oder **den** Hund?" |
| Offene Fragen (Ritterfeld 2000; Buschmann 2011) | Fragen, die elaborierte Äußerungen evozieren | Therapeutin: „Was passiert denn da?" |
| Widerspruchsprovokationen (Ritterfeld 2000) | Absichtliche Fehlbenennungen | Therapeutin: „Schau mal, da ist ein Auto." Kind: „Nein! Zug!" |

4

▪ **Patholinguistischer Ansatz (PLAN)**

Der Patholinguistische Ansatz (PLAN) nach Siegmüller und Kauschke (2013) ist als **Baukastensystem** aufgebaut. Hierdurch ist eine flexible und notwendige Anpassung an die Bedürfnisse und den Entwicklungsstand eines Kindes möglich. Der PLAN umfasst fünf Methoden:

- Inputspezifizierung
- Modellierung
- Übungen
- Kontrastierung
- Metasprache

Für die Arbeit mit unterstützt kommunizierenden Kindern eigenen sich zu Beginn einer sprachtherapeutischen Intervention insbesondere indirekte Vorgehensweisen, worunter die Inputspezifizierung und die bereits erläuterten Modellierungstechniken (vgl. Dannenbauer 2002) fallen.

Die **Inputspezifizierung** bezeichnet die „Präsentation eines speziell aufbereiteten Inputs in der Therapiesituation vor der ersten Anwendung der Zielstruktur durch das Kind" (Siegmüller und Kauschke 2013, S. 29). Die spezielle Aufbereitung des Inputs erfolgt anhand von sieben Kriterien:

- Natürliche Präsentation: Die Sprechweise der Therapeutin findet in natürlicher Weise und in Anpassung an die Situation statt.
- Frequente Präsentation: Die Zielstruktur wird möglichst häufig präsentiert.
- Prägnante Präsentation: Durch die Berücksichtigung der Interessen des Kindes und des aktuellen Entwicklungsniveaus sollte die Zielstruktur in den Aufmerksamkeitsfokus des Kindes gerückt werden können.
- Variable Präsentation: Die Zielstruktur wird mit einem variantenreichen Wortschatz präsentiert. Stehen Wörter im Fokus der Therapie, rückt dieses Kriterium in den Hintergrund.
- Flexible Präsentation: Es werden unterschiedliche Satzstrukturen im Input präsentiert.
- Kontrastreiche Präsentation: Die Zielstruktur wird in einem hervorstehenden Kontrast zu anderen Strukturen präsentiert.
- Funktionale Einbettung: Die Zielstruktur wird immer innerhalb kommunikativ sinnvoller Situationen präsentiert.

Die Inputspezifizierung kann in Form einer Inputsequenz oder einer **interaktiven Inputspezifizierung** erfolgen. Bei der Inputsequenz wird vorab eine Geschichte oder Bilderbuchuntermalung vorbereitet, welche dem Kind möglichst natürlich vorgetragen wird. Bei der interaktiven Inputspezifizierung findet die hochfrequente und prägnante Präsentation der Zielstruktur innerhalb gemeinsamer Spielhandlungen statt. Diese Variante ist besonders geeignet, um sie parallel zum *Modeling* von Methoden der UK einzusetzen (siehe oben Beispiel einer ersten Modellierung einer einfachen statischen Kommunikationshilfe mit einem 3-jährigen Jungen).

▪ **Zusammenfassung therapeutischer Handlungsstrategien bei Kindern**

Im Kern von Sprachtherapien, die im Sinne von KEMUKS durchgeführt werden, steht das *Modeling* der ergänzenden oder alternativen Kommunikationsform. Parallel hierzu werden weitere Handlungsstrategien eingesetzt, welche aus „klassischen" Sprachtherapieansätzen bekannt sind. Diese sind in ◘ Tab. 4.3 zusammengefasst.

#### 4.4.2.3 Therapeutisches Vorgehen bei Erwachsenen

Das *Modeling* der UK-Methode(n) stellt auch in der Sprachtherapie mit Erwachsenen die wichtigste Handlungsstrategie dar (► Abschn. 4.4.2), da auch für erwachsene Patienten ein Vorbild zur kommunikativ sinnvollen Nutzung des neuen Kommunikationsmediums notwendig ist. Ebenso sind Ermunterung zur eigenständigen Nutzung der neuen Kommunikationsformen *(Prompting)* für erwachsene Patienten hilfreich. Beides, *Modeling* und *Prompting*, finden in realen Kommunikationssituationen statt. Hierfür eigenen sich in der Therapie mit Erwachsenen Rollenspiele und Gespräche über Themen, die für den jeweiligen Patienten interessant sind. Anders als bei Kindern werden bei Erwachsenen von Beginn an auch direkte Therapiemethoden eingesetzt. Grundsätzlich können spezifische Vorgehensweisen aus Therapieansätzen für Patienten mit Aphasie in die Therapie nach KEMUKS integriert werden. Im Folgenden werden einige pragmatisch-kommunikative Therapieansätze kurz vorgestellt, deren Handlungsstrategien parallel zum *Modeling* der UK-Methode(n) eingesetzt werden können. Weitere pragmatisch-kommunikative Ansätze sowie detailliertere Ausführungen zu den beschriebenen Ansätzen finden sich in umfassenderen Überblicksarbeiten oder in den entsprechenden Originalpublikationen.

**Für jeden Patienten muss individuell entschieden werden, ob zunächst eine Fokussierung auf das pragmatisch-kommunikative Vorgehen nach KEMUKS stattfindet oder im Sinne einer integrativen Therapie das pragmatisch-kommunikative Vorgehen mit neurolinguistischen Methoden kombiniert wird (vgl. Schütz 2013; Schneider et al. 2014).**

**Tipp Literatur**

**Originalliteratur zu Therapieansätzen bei Erwachsenen mit erworbenen Sprachstörungen**
- Dialogtherapie (Silvast 1991)
- PACE und PACE-Adaptionen (Davis und Wilcox 1985; Davis 2005; Steiner 1993)
- Rollenspiele (von Hinckeldey 1983)
- Alltagsorientierte Therapie (Götze und Höfer 1999)
- Kommunikationstherapie mit Aphasikern und Angehörigen (Bongartz 1998)

**Überblicksarbeiten zu Therapieansätzen bei Erwachsenen mit erworbenen Sprachstörungen**
- Aphasie (Schneider et al. 2014)
- Kommunikationsorientierte Therapie bei Aphasie (Schütz 2013)
- Klinik und Rehabilitation der Aphasie (Huber et al. 2006)

### Dialogtherapie

Beim Dialogtraining (Silvast 1991) (auch modellierter Dialog, Dialogverhalten oder Konversationstraining genannt, vgl. Schütz 2013; Schneider et al. 2014; Huber et al. 2006) steht die **natürliche Interaktion** im Fokus. Im **Gespräch über individuelle Interessen** des Patienten (z. B. ein Hobby) sowie über **aktuelle oder allgemeine Themen** (z. B. Nachrichten, die Familie, den Beruf etc.) **modelliert** die Therapeutin die Äußerungen des Patienten. So vervollständigt oder korrigiert die Therapeutin beispielsweise eine unvollständige oder fehlerhafte Äußerung, fragt gezielt nach einzelnen Informationen oder bietet *Cueing*-Strategien (semantische oder phonologische Abrufhilfen) zur Wortfindung an (Silvast 1991; Schütz 2013; Huber et al. 2006). Anders als bei der Anwendung von Modellierungstechniken bei Kindern kann bei der Modellierung sprachlicher Äußerungen bei Erwachsenen von Anfang an durch gezielte Fragen und die Nutzung von metasprachlichen Erläuterungen auf die Zielsetzung des Vorgehens hingewiesen werden (Beispiel eines Dialogtrainings im Rahmen von KEMUKS). Das Dialogtraining bietet auch die Möglichkeit, das pragmatisch-kommunikative Vorgehen mit sprachsystematischen Übungen zu verbinden (vgl. Huber et al. 2006; Schneider et al. 2014).

**Beispiel eines Dialogtrainings im Rahmen von KEMUKS**

Frau Belzer liebt es, über ihre Familie zu reden. Die Therapeutin beginnt daher die Therapiestunde mit einer Nachfrage zu den beiden Enkelkindern der Patientin. Sie modelliert dabei gezielt die Kommunikationsbeiträge von Frau Belzer und nutzt parallel das *Modeling* auf der seit wenigen Therapiestunden zur Verfügung stehenden, elektronischen Kommunikationshilfe.

**Therapeutin:** - „Und Frau Belzer, haben Sie diese Woche Ihre ENKEL Enkel gesehen?"

**Frau Belzer:** - [Nickt und lächelt.] „Ja." [Greift zur Kommunikationshilfe und schaut hilfesuchend zur Therapeutin.]

**Therapeutin:** - „Möchten Sie mir etwas über Ihre ENKEL Enkel erzählen?"

**Frau Belzer:** - [Nickt und lächelt.] „Ja." [Schaut erneut hilfesuchend zwischen der Kommunikationshilfe und der Therapeutin hin und her.]

**Therapeutin:** - „Super. Ok, jetzt soll ich Ihnen zeigen, wo Sie noch mal Ihre ENKEL Enkel finden können?"

**Frau Belzer:** - „Ja." [Nickt begeistert.]

**Therapeutin:** - „Hier finden Sie alle Personen. Hier ist Ihre ENKELIN Enkelin VANESSA Vanessa und hier Ihr ENKEL Enkel TORBEN Torben."

**Frau Belzer:** - „TORBEN ja. TORBEN FUßBALL."

**Therapeutin:** - „Ah, TORBEN Torben hat FUßBALL Fußball gespielt."



**Frau Belzer:** - „Ja."

**Therapeutin:** - „Und davon hat Ihnen TORBEN Torben erzählt?"

**Frau Belzer**: - [Schüttelt den Kopf.] „ICH." [Zeigt auf ihre Augen.] „FUßBALL."

**Therapeutin:** - „Sie haben TORBEN Torben FUßBALL Fußball spielen GESEHEN gesehen? Ach toll!"

**Frau Belzer**: - „Ja. ICH…" [Blickt die Therapeutin hilfesuchend an.]

Therapeutin und Frau Belzer produzieren gemeinsam mit Hilfe der elektronischen Kommunikationshilfe den vollständigen Satz, da Frau Belzer dies gerne möchte. Die Therapeutin verbalisiert den Satz dazu: „ICH ich HABE habe TORBEN Torben FUßBALL Fußball SPIELEN spielen GESEHEN gesehen."

#### ▪ PACE und PACE-Adaptionen

Davis und Wilcox (1985) veröffentlichten mit „Promoting Aphasics Effectiveness" (PACE) die mittlerweile bekannteste kommunikativ-pragmatische Therapiemethode für Personen mit Aphasie. Im PACE-Setting sitzen sich die Person mit Aphasie und die Sprachtherapeutin gegenüber. Abwechselnd wird eine Karte (z. B. von einem Gegenstand) von einem Stapel gezogen. Der Inhalt der Karte soll dann an den Kommunikationspartner übermittelt werden.

Der PACE-Ansatz ist aufgebaut auf vier Prinzipien:

1. **Gleichberechtigte Teilnahme**: Die Therapeutin und die Person mit Aphasie beteiligen sich gleichberechtigt am Gespräch und haben dementsprechend gleichberechtigt viele *Turns* in dem Gespräch.
2. **Neue Information**: Die Information auf einer Karte wird von dem Sender so gehalten, dass der Empfänger diese nicht sehen kann, sodass die zu übermittelnde Information neu ist.
3. **Freie Wahl der Modalität**: Der Sender kann frei wählen, mit welcher Modalität die Information übermittelt wird. Jede zur Verfügung stehende Modalität (z. B. Lautsprache, Mimik, Gesten, etc.) kann verwendet werden.
4. **Natürliches Feedback**: Die Rückmeldungen des Empfängers dienen dem Ziel, herauszufinden, welche Information übermittelt werden soll.

Im Vordergrund von PACE steht damit die Kommunikation. Linguistische Fehler und unpräzise Äußerungen werden nicht korrigiert, da der Fokus auf der Verständigung liegt. Als zentrales Therapievorgehen wird die **Modellierung** eingesetzt. In dem Ansatz wird davon ausgegangen, dass die Therapeutin die für den jeweiligen Patienten geeignetsten Kommunikationsformen verwendet, welche sich die Person mit Aphasie dann abschaut und in ihr eigenes kommunikatives Handeln übernimmt.

Seit der ersten Veröffentlichung von PACE (Davis und Wilcox 1985) sind eine Vielzahl an Veröffentlichungen erschienen, die sich mit dem PACE-Ansatz beschäftigen, die Effektivität des Vorgehens überprüfen oder das Vorgehen kritisieren und adaptierte Versionen vorschlagen (u. a. Bongartz 1998; Glindemann et al. 1991; Howard und Hatfield 1987; Pulvermüller und Roth 2007; Steiner 1991). Davis (2005) gibt einen Überblick über die internationalen Veröffentlichungen zur Auseinandersetzung mit PACE. In den adaptierten Versionen von PACE wird u. a. vorgeschlagen, dass nur die Person mit Aphasie eine Information übermitteln soll, um den Redebeitrag zu erhöhen, dass eine Verknüpfung mit sprachsystematischen Übungen stattfindet oder dass eine Einschränkung auf eine spezifische Modalität vorgenommen wird, um gezielt eine Kommunikationsstrategie zu erarbeiten (vgl. Schütz 2013). Weitere Varianten übertragen die PACE-Übungen in ein Setting mit mehr als zwei Personen: Im **PACE-Trialog** (Steiner 1993) beispielsweise wird die nächste **Bezugsperson** des Patienten mit Aphasie hinzugezogen und in Gruppentherapien werden PACE-Übungen zwischen zwei Personen mit

Aphasie unter Begleitung einer Therapeutin durchgeführt (vgl. Huber et al. 2006; Schütz 2013).

Glindemann et al. (1991) zeigten an einer kleinen Stichprobe von 12 Personen mit Aphasie, dass die Modellierung allein nur in einzelnen Fällen effektiv war. Die Mehrheit der untersuchten Patienten konnte nur gering oder nicht von der Modellierung im PACE-Setting profitieren. Es wird daher empfohlen, die Modellierung mit direkten Methoden zu erweitern, indem die PACE-Übungen mit sprachsystematischen Übungen kombiniert werden (Schütz 2013) oder durch die Hinzunahme einer Reflexion der PACE-Übungen ein Bewusstsein für die Handlungsstrategien geschaffen wird (Bongartz 1998).

Als Therapiemethode eignen sich **PACE-Übungen parallel zum *Modeling* von Methoden der UK** insbesondere als grober Rahmen. Mit spielerischem Charakter kann das Übermitteln von Informationen, welche durch Stimuli vorgegeben werden, besonders gut zwischen der unterstützt kommunizierenden Person und ihrer nächsten Bezugsperson durchgeführt werden. Die Therapeutin steht dabei als Hilfestellung für die unterstützt kommunizierende Person zur Verfügung, reflektiert und kommentiert die Kommunikation. Hierbei lobt sie explizit gelungene Informationsmitteilungen und gibt Tipps zur weiteren Verwendung der im Fokus stehenden Methode der UK. Bei diesen sprachlichen Äußerungen der Therapeutin nutzt sie stets das *Modeling* dieser UK-Methode (Beispiel einer PACE-Übung im Rahmen von KEMUKS). In ► Kap. 5 sind weitere Beispiele für PACE-Übungen in Kombination mit dem *Modeling* von Methoden der UK aufgeführt.

### Beispiel einer PACE-Übung im Rahmen von KEMUKS

Die Therapeutin sitzt gemeinsam mit Herrn Skorra, der seit wenigen Wochen Gebärden innerhalb der Sprachtherapie zur Kommunikation nutzt, an einem Tisch. Die Ehefrau von Herrn Skorra sitzt gegenüber. Herr Skorra zieht von einem Stapel eine Karte, auf der das einwertige Verb „schlafen" bildlich repräsentiert ist. Diese Information soll er nun auf irgendeine Weise an seine Frau übermitteln. Hierzu kann er frei wählen, welche der zur Verfügung stehenden Modalität (z. B. Lautsprache, ikonische Geste, deiktische Geste, Gebärde etc.) er nutzt. Es entsteht folgender Ablauf:

**Herr Skorra:** - [Zeigt auf ein Kissen auf dem Sofa und schließt die Augen.]

**Frau Skorra:** - „Ein Kissen."

**Herr Skorra:** - [Nickt. Schließt erneut die Augen.]

**Frau Skorra:** - „Schlafen? Man kann sich auf das Kissen legen und schlafen."

**Herr Skorra:** - [Nickt erfreut.]

**Therapeutin:** - „Sehr gut. Sie haben Ihrer Frau gut vermittelt, was auf der Karte war, nämlich SCHLAFEN schlafen."

**Herr Skorra:** - [Sieht die Gebärde SCHLAFEN und lacht.] „Ja, besser. SCHLAFEN."

**Therapeutin:** - „Ach, Sie meinen so: SCHLAFEN schlafen, wäre es noch besser gewesen?"

**Herr Skorra:** - „Ja."

**Therapeutin:** - „Ihre Frau hat Sie ja aber verstanden. Das war doch gut. Sehr gut sogar. Wenn Sie mögen, können Sie ja bei der nächsten Karte überlegen, ob Sie bereits eine Gebärde dafür kennen."

Herr Skorra zieht erneut eine Karte. Darauf abgebildet ist „trinken".

**Herr Skorra:** - [Lächelt und gebärdet] „TRINKEN".

**Frau Skorra:** - „Trinken. Ja gut. Was denn TRINKEN trinken?"

**Herr Skorra:** - [Zuckt mit den Schultern.]

**Therapeutin:** - „Gut haben Sie das mit dem TRINKEN trinken gemacht Herr Skorra. Ihre Frau hat Sie sofort verstanden. Frau Skorra, toll, dass Sie die Gebärde auch noch mal gemacht haben. Herr Skorra, jetzt würde Ihre Frau gerne noch wissen, was Sie TRINKEN trinken möchten. Ihre Frau ist ja immer besorgt, dass Sie zu wenig TRINKEN trinken." [Lächelt].

**Herr und Frau Skorra:** - [Lachen zustimmend.]

**Therapeutin:** - „Was möchten Sie denn TRINKEN trinken? Vielleicht TEE Tee oder KAFFEE Kaffee oder WASSER Wasser?"

**Herr Skorra:** - [Ist erfreut über die Auswahlmöglichkeiten.] „TEE" [Versucht dies auch sprachlich auszudrücken.]

**Frau Skorra:** - „Gut, dann geh ich mal schnell TEE Tee kochen." [Freut sich über den gelungenen Austausch.]

**Therapeutin:** - „Sehr gut Herr Skorra. Wenn Sie mal wieder einen TEE Tee TRINKEN trinken möchten, können Sie Ihrer Frau sagen „ICH ich möchte TEE Tee TRINKEN trinken.""

4

#### Rollenspiele und alltagsorientierte Therapie

In Rollenspielen sollen **Alltagssituationen** erprobt werden, um dann kontinuierlich kommunikative Kompetenzen (wieder) zu erlernen, die im Alltag genutzt werden können (vgl. Huber et al. 2006). So eignen sich als Themen alle Situationen, die ein Patient in seinem Alltag (potenziell) vorfindet, wobei besonders solche **Themen** ausgewählt werden sollten, die für die jeweilige Person aktuell tatsächlich **relevant** sind. Dies können beispielsweise das Einkaufen im Supermarkt oder auf dem Wochenmarkt, der Besuch eines Restaurants, das Treffen mit einer Freundin oder auch ein Besuch bei der Hausärztin sein. Nach Hinckeldey (1983) gliedert sich die Durchführung von Rollenspielen innerhalb der Sprachtherapie in fünf Phasen:

1. Motivationsphase: Festlegung der zu spielenden Situation und Rollenverteilung
2. Aktionsphase: Durchführung des Rollenspiels
3. Reflexionsphase: Gemeinsame Reflexion über die kommunikativen Beiträge des Patienten
4. Modifikationsphase: Gemeinsame Erarbeitung von Veränderungen in den kommunikativen Handlungen
5. Transfer: Erprobung der erarbeiteten Kommunikationsstrategien im Alltag mit anschließender Reflexion

Die Gliederung in diese fünf Phasen ist von Hinckeldey (1983) für den Kontext der Gruppentherapie aufgestellt worden. Bei der Durchführung eines Rollenspiels, bei dem lediglich der Patient und die Sprachtherapeutin teilnehmen, kann bereits während der Aktionsphase durch Modellierung auf potenzielle Veränderungen der kommunikativen Handlungen implizit hingewiesen werden. Wichtig ist, dass anders als in der Dialogtherapie (siehe oben) während der Aktionsphase ausschließlich indirekte Modellierungen vorgenommen werden und in der Regel noch nicht durch metasprachliche Kommentare explizit auf Alternativen hingewiesen wird. Dies sollte dann tatsächlich in den anschließenden Reflexions- und Modifikationsphasen erfolgen.

Rollenspiele sind darüber hinaus gut geeignet, um gemeinsam mit der nächsten Bezugsperson des Patienten durchgeführt zu werden. In dieser Konstellation kann die Therapeutin zu Beginn der Therapie viel Unterstützung während der Aktionsphase anbieten, welche im Laufe der Therapie immer weiter reduziert wird (vgl. Beispiel einer PACE-Übung im Rahmen von KEMUKS). Auf diese Weise kann der Patient schrittweise an den Transfer in reale Kommunikationssituationen herangeführt werden. In **In-vivo-Übungen** können dann gemeinsam mit dem Patienten die erarbeiteten Kommunikationsstrategien im Alltag umgesetzt und anschließend im geschützten Therapieraum nachbesprochen werden.

**Tipp Literatur**

Die Alltagsorientierte Therapie (AOT) nach Götze und Höfer (1999) fokussiert den Einsatz erarbeiteter Kommunikationsstrategien. Die Ausführungen liefern hilfreiche Hinweise zur Vorbereitung, Durchführung und Reflexion von In-vivo-Übungen.

#### Kommunikationstherapie mit Aphasikern und Angehörigen

Bongartz (1998) stellt ein dialogisch ausgerichtetes Behandlungskonzept vor, welches darauf abzielt, die **Kommunikation zwischen Menschen mit Aphasie und ihren nächsten Bezugspersonen** zu verbessern. Es ist aufgebaut in vier Stufen:

1. Selbst- und Fremdwahrnehmungsübungen für Angehörige
2. Verständigungsübungen im modifizierten PACE-Setting für Personen mit Aphasie und ihre Angehörigen
3. *Conversational-Coaching*-Übungen für Personen mit Aphasie und ihre Angehörigen
4. Dialogische Übungen zu ausgewählten Themen für Personen mit Aphasie und ihre Angehörigen

Auf der ersten Stufe wird ausschließlich mit der Bezugsperson gearbeitet. Sie soll durch spezifische Übungen erkennen können, welche Bedeutung in einem Gespräch dem unbeeinträchtigten Kommunikationspartner zukommt. Weiterhin soll sie selbst erproben können, wie eine Kommunikation ausschließlich mit nonverbalen Mitteln erfolgen kann und welche Verhaltensweisen in der Kommunikation durch ein Gegenüber hinderlich oder förderlich für die Verständigung sein können.

Auf der zweiten Stufe werden angelehnt an den PACE-Trialog (Steiner 1993) (siehe oben, Abschn. „PACE und PACE-Adaptionen") Verständigungsübungen mit der Person mit Aphasie und ihrer nächsten Bezugsperson durchgeführt. Anders als im PACE-Trialog nach Steiner (1993) werden jedoch spezifische Kommunikationsstrategien und Verhaltensweisen fokussiert. Diese sind vorab anhand des individuellen Profils der Person mit Aphasie herausgearbeitet und zusammengetragen worden.

Die dritte Stufe umfasst sogenannte *Conversational-Coaching*-Übungen, welche auf der Grundlage von Holland (1991) beruhen. Durch diese Übungen soll der Transfer der zuvor erarbeiteten Kommunikationsstrategien in den Alltag lanciert werden. Für die Durchführung dieser Übungen bereitet die Therapeutin ein kurzes Skript mit 6–8 Wörtern für die Person mit Aphasie vor. Dieses Skript liegt etwas oberhalb der Fähigkeiten des Patienten, sodass eine Anwendung der Strategien notwendig wird. Den Inhalt des Skriptes soll die Person mit Aphasie dann ihrer nächsten Bezugsperson übermitteln, wobei der Grad der vorab geteilten Informationen schrittweise reduziert wird.

Auf der abschließenden vierten Stufe sollen die Person mit Aphasie und ihre nächste Bezugsperson die bis hierhin erarbeiteten und geübten Kommunikationsstrategien in quasinatürlichen Dialogsituationen anwenden. Hierzu findet die Kommunikation nun über persönlich relevante Inhalte statt.

Für eine Sprachtherapie unter Einbezug von Methoden der UK können vor allem die **wichtigen Hinweise zum Einbezug der Bezugsperson** sowie einzelne konkrete Übungen aus der Kommunikationstherapie mit Aphasikern und Angehörigen genutzt werden (Bongartz 1998). Hierdurch können mit den erwachsenen Patienten und deren Angehörigen die **Bedeutung von Kommunikationspartnern** gezielt herausgearbeitet und gemeinsam effektive **Kommunikationsstrategien** trainiert werden.

### 4.4.3 Evaluation

Innerhalb des therapeutischen Prozesses sollte immer wieder überprüft werden, ob das gewählte Vorgehen den Fähigkeiten, Einschränkungen und Wünschen des Patienten gerecht wird und die zum Ende der zweiten Phase (▶ Abschn. 4.2.2) formulierten, SMARTen Zielsetzungen hierdurch erreicht werden konnten bzw. innerhalb des festgelegten zeitlichen Rahmens erreicht werden können. Beim Erreichen einzelner Zwischenziele ist dies gemeinsam mit dem Patienten und den Angehörigen zu thematisieren. Auch kleine **Zwischenerfolge sollten als solche bewusst zur Kenntnis genommen und gefeiert werden**. Darauf aufbauend sind dann gemeinsam **neue Ziele** zu **formulieren**. So könnte beispielsweise zunächst das Ziel der sprachtherapeutischen Intervention unter Einbezug von Methoden der UK in der spontanen Verwendung einer neuen elektronischen Kommunikationshilfe innerhalb der Therapiesitzungen auf Einwortebene erreicht worden sein, sodass als nächster Schritt die Kombination von Symbolen zur Produktion von Zweiwortsätzen angestrebt wird. Auch könnte ein Ziel in dem Erlernen und Anwenden von 20 verschiedenen Gebärden innerhalb der Therapiesitzungen und im Kontakt mit den engsten Bezugspersonen gesetzt worden sein, welches nach seinem Erreichen um 10 neue Gebärden und zwei weitere Bezugspersonen erweitert wird.

Entscheidend ist, immer wieder zu überprüfen, ob der eingeschlagene therapeutische Weg insgesamt dem übergeordneten Ziel, nämlich der Verbesserung der kommunikativen Mitteilungsmöglichkeiten, gerecht wird und einzelne Teilziele erreicht werden können.

**Fazit**

- Der vierte Schritt im konzeptionellen Interventionsvorgehen stellt den wichtigsten und zeitaufwendigsten Punkt dar.
- Das zu vermittelnde Vokabular wird festgelegt.
- Es erfolgt eine umfassende Einführung in die neue Kommunikationsform.
- Als wichtigste Methode zur Vermittlung der effektiven Nutzung der neuen Kommunikationsform wird das *Modeling* konsequent genutzt.



## 4.5 Etablierung und Erweiterung des Kommunikationssystems

Nachdem in der vierten Phase des strukturierten Therapievorgehens der Umgang mit dem neuen Kommunikationsmedium sicher erworben worden ist, fokussiert die fünfte und letzte Phase von KEMUKS die dauerhafte Etablierung der Nutzung dieses Kommunikationsmediums sowie die kontinuierliche und notwendige Erweiterung des aufgebauten Kommunikationssystems.

### 4.5.1 Etablierung

In der letzten der fünf Phasen des strukturierten Interventionsvorgehens liegt der Fokus auf der **Festigung** der bis dahin erworbenen Fähigkeiten in der Nutzung des neuen Kommunikationsmediums. Die Sprachtherapeutin verwendet zunehmend seltener die gewählte Methode der UK, das heißt, sie liefert deutlich seltener eine modellhafte Nutzung dieser, da dies nun eigenständig vom Kind, der jugendlichen oder erwachsenen Person übernommen wird. **Die Methode der UK ist fester Bestandteil der Ausdrucksmöglichkeiten** des Patienten geworden und wird spontan und selbstverständlich zur Kommunikation eingesetzt. Auch andere Themen und Inhalte erhalten zunehmend Raum und Bedeutung innerhalb der Sprachtherapie. Die Methode der UK wird hierbei fortwährend als selbstverständliches Kommunikationsmedium von dem Patienten verwendet. Die Sprachtherapeutin kann somit den natürlichen Umgang mit dem Kommunikationsmedium beobachten und nun vorwiegend explizit eingreifen und Hilfestellungen liefern, wenn Schwierigkeiten in der Verwendung des Kommunikationsmediums auftreten. So wird schnell deutlich, wenn beispielsweise das Vokabular erweitert werden muss oder Funktionen zur Bildung grammatischer Flexionen auf einer elektronischen Kommunikationshilfe demonstriert werden müssen. Auch Schwierigkeiten aus dem Alltag, die der Patient bzw. seine Angehörigen berichten, sollten thematisiert und möglichst gelöst werden. So kann in dieser abschließenden Therapiephase nun ein fester Therapiebaustein die **explizite Thematisierung** der Nutzung der ergänzenden bzw. alternativen Kommunikationsform sein, innerhalb derer Probleme und Wünsche zur Verbesserung der Nutzungsmöglichkeiten behandelt werden können.

### 4.5.2 Kontinuierliche Erweiterung

Vor **Abschluss der Sprachtherapie** sollte unbedingt mit den Patienten und deren **Umfeld** besprochen werden, wie zukünftig das gewählte Kommunikationsmedium kontinuierlich erweitert werden kann. Welche Person ist in der Lage und auch zeitnah verfügbar, um beispielsweise neue Kommunikationstafeln zu erstellen oder die elektronische Kommunikationshilfe um neue Wörter und Abbildungen zu erweitern? Hat der Patient alle notwendigen Ressourcen zur Verfügung, um **Erweiterungen des Kommunikationsmediums** vorzunehmen (z. B. steht ein sehr umfassendes Gebärdenlexikon zur Verfügung?)? Diese Fragen sollten explizit besprochen und Regelungen mit dritten Personen schriftlich festgehalten werden.

**Fazit**

- Die fünfte und letzte Therapiephase dient der Etablierung der bereits erworbenen Fähigkeiten im Umgang mit der ergänzenden bzw. alternativen Kommunikationsform.

- Die Methode der UK kann eigenständig vom Kind, Jugendlichen oder Erwachsenen zur Kommunikation eingesetzt werden, sodass schwerpunktmäßig diese eigenständige Nutzung gefestigt wird und noch vorhandene Schwierigkeiten aufgegriffen und aufgelöst werden können.
- Innerhalb dieser alltäglichen Nutzung wird das Kommunikationsmedium entsprechend vorhandener Notwendigkeiten erweitert (insbesondere hinsichtlich des Wortschatzes).
- Die letzte Therapiephase des strukturierten Interventionsvorgehens bereitet den Patienten auf den Therapieabschluss vor, indem Regelungen zur weiteren Unterstützung bei vorhandenen Schwierigkeiten und zur Sicherstellung von Erweiterungen getroffen werden.

## 4.6 Übergeordnete Therapieprinzipien

Neben den fünf differenziert aufgeführten Schritten innerhalb des strukturierten Interventionsvorgehens sind neun Therapieprinzipien zentral für ein sprachtherapeutisches Handeln. Diese Therapieprinzipien spiegeln die therapeutische Grundhaltung wider und ermöglichen eine vorurteilsfreie und wertschätzende Zuwendung zu allen Kindern, Jugendlichen und Erwachsenen, mit denen zusammengearbeitet wird. Sie sollten während des gesamten therapeutischen Prozesses berücksichtigt werden.

- **Prinzip 1: Zeigen Sie Verständnis und Interesse an Ihrem Gegenüber**

Voraussetzung für das Gelingen jeder Therapie ist neben den eingesetzten Methoden und der Vorgehensweise vor allem auch das Verhältnis zwischen dem Patienten und der Sprachtherapeutin. Es kann nur dann zu einem offenen und vertrauensvollen Zusammenarbeiten kommen, wenn die Therapeutin ehrliches Interesse an ihrem Gegenüber und seiner Geschichte zeigt. Verständnis für die aktuelle Situation und eine eventuell damit verbundene Mutlosigkeit des Patienten beugen Konfliktsituationen und hemmenden Prozessen innerhalb der therapeutischen Arbeit vor.

- **Prinzip 2: Respektieren Sie Ihr Gegenüber und sein Bezugssystem, so wie sie sind**

Ebenfalls entscheidend für den Therapieverlauf und den Erfolg der Intervention ist, dass die Sprachtherapeutin kein Urteil über die Kinder, Jugendlichen oder Erwachsenen und ihre Bezugspersonen sowie deren Lebensführung fällt. Unabhängig davon, ob sie andere Ansichten vertritt oder die Lebensform des Patienten nicht nachvollziehen kann, ist es wichtig, dass sie dieses System respektiert. Nur urteilsfrei kann eine offene und ehrliche Beziehung zwischen dem Patienten und seinem Bezugsystem auf der einen Seite und der Therapeutin auf der anderen Seite entstehen.

- **Prinzip 3: Stellen Sie das Konzept nicht über die Bedürfnisse und die Persönlichkeit Ihres Gegenübers**

Bei jeder Anwendung eines Konzeptes, so auch bei KEMUKS, ist es wichtig, die Patienten als oberstes Kriterium für die Therapie anzusehen und nicht die Durchführung des Konzeptes. Aktuelle Bedürfnisse und Gegebenheiten der Kinder, Jugendlichen und Erwachsenen müssen zu jeder Zeit Vorrang haben, auch wenn dies bedeutet, eine (vielleicht lang vorbereitete) Therapiestunde anders als geplant durchführen oder verschieben zu müssen. Hierzu gehört ebenfalls, die bereits eigens entwickelten und genutzten Alternativen zur Lautsprache zu akzeptieren und zu fördern, auch wenn andere Formen möglicherweise gewinnbringender wären. Eine Ablehnung oder Unterdrückung bereits etablierter Kommunikationswege zum Ausdruck bestimmter Äußerungen könnte zu einer Frustration führen, welche es zu vermeiden gilt. Im Gegensatz sollte die Eigeninitiative und der Kommunikationswille positiv hervorgehoben werden.

### ▪ Prinzip 4: Gestalten Sie die Therapie kommunikationsrelevant und altersgerecht

Die Gestaltung der Therapie sollte zu jedem Zeitpunkt dem Alter und der Lebenswelt des Patienten angemessen sein. Es sollten demnach keine Themen behandelt werden, von denen die Therapeutin weiß, dass sie den Patienten nicht interessieren, nur weil geeignetes Material zur Verfügung steht. Jede Therapiestunde sollte sorgfältig durchdacht werden, mit dem Ziel, Therapieinhalte zu finden, die die Relevanz von Kommunikation natürlich hervorbringen. Das reine „Abfragen" von erlernten Gebärden oder das kontextunabhängige Suchen von Wörtern auf einer elektronischen Kommunikationshilfe stellen keine natürlichen Kommunikationssituationen dar, sind also keine kommunikationsrelevanten Kompetenzen, und sollten daher vermieden werden.

### ▪ Prinzip 5: Verwenden Sie effektive Methoden

Die aktuelle empirische Forschung zeigt, dass der Einsatz von Methoden der UK nicht zu einer Verringerung lautsprachlicher Äußerungen führt (Romski et al. 2015). Durch den Einsatz von Methoden der UK können nachweislich die kommunikativen Kompetenzen von Kindern, Jugendlichen und Erwachsenen mit eingeschränkter Mitteilungsfähigkeit verbessert werden (Sennott et al. 2016; Romski et al. 2015; Wong et al. 2015; Baxter et al. 2012). Darüber hinaus kann sich der Einsatz von Methoden der UK auch positiv auf die lautsprachlichen Kompetenzen auswirken (Romski et al. 2015) (▶ Kap. 3).

### ▪ Prinzip 6: Setzen Sie eine Methode nur dann ein, wenn Sie persönlich von deren Erfolg überzeugt sind

Jede therapeutische Methode oder Vorgehensweise kann noch so gut und auch nachweislich effektiv sein, aber nichts bewirken, wenn die Therapeutin, welche diese Methode oder Vorgehensweise in der Sprachtherapie vermittelt, persönlich nicht von ihrer Wirksamkeit überzeugt ist. Ihre (negative) Einstellung einer bestimmten Methode gegenüber wirkt sich dann unbewusst oder auch bewusst auf die Einstellung des Patienten aus und verringert den Erfolg dieser Methode.

Eine Auseinandersetzung mit der aktuellen Evidenzlage ist äußerst hilfreich, um sich durch empirische Befunde von einer Methode tatsächlich überzeugen zu lassen, aber auch, um anzuerkennen, dass beispielsweise eine bestimmte Methode oder Vorgehensweise keinen positiven Einfluss auf die Kommunikationsfähigkeit von Menschen hat und daher nicht in das eigene therapeutische Repertoire aufgenommen werden sollte (▶ Kap. 3).

Eine gut begründete Überzeugung von der Wirksamkeit einer Methode hingegen wirkt sich positiv auf den Therapieerfolg aus und kann zur Motivationssteigerung auf Seiten der Patienten und deren Bezugspersonen führen.

### ▪ Prinzip 7: Motivieren Sie Ihr Gegenüber

Für Kinder, Jugendliche und Erwachsene, die sich nicht ausreichend gut lautsprachlich verständigen können, kann die eigene Situation häufig als sehr belastend und deprimierend erlebt werden. Insbesondere Patienten mit erworbenen Sprach- und Sprechstörungen haben häufig mit Depressionen oder anderen Beeinträchtigungen ihres Gemütszustandes zu kämpfen (Bauer et al. 2009). Sie müssen auch psychisch mit dieser neuen (oder schon lang andauernden) Situation zurechtkommen. Damit eine sprachtherapeutische Intervention unter Einbezug von Methoden der UK Erfolg hat, ist es wichtig, den Patienten in allen zielführenden Bemühungen immer wieder zu stärken und auf die Entwicklungsmöglichkeiten, welche durch die Therapie realistisch erreicht werden können, hinzuweisen.

### ▪ Prinzip 8: Seien Sie geduldig – warten Sie ab

Für jede Sprachtherapie gilt, dass die Sprachtherapeutin gegenüber Patienten mit Sprach-, Sprech-, Rede-, Stimm- oder Kommunikationsstörungen Geduld zeigt und ihnen ausreichend Zeit lässt, um auf Ansprachen und Fragen zu reagieren, und sprachliche Äußerungen nicht vorwegnimmt. Dieses Prinzip gilt für die

Arbeit mit Personen, die unterstützt kommunizieren, in besonderer Weise, da durch die unterstützenden oder alternativen Hilfsmittel die Kommunikationsgeschwindigkeit im Vergleich zur natürlichen Lautsprache erheblich herabgesetzt ist. Es ist wichtig, auch lange Phasen von Stille im Raum zulassen zu können und diese als selbstverständlich zu erleben. Hierdurch wird der Patient nicht unter kommunikativen Druck gesetzt, welcher sich hinderlich auf die Kommunikationsabsicht auswirken könnte.

■ **Prinzip 9: Reflektieren Sie Ihr Vorgehen**

Auch wenn die Therapeutin von den gewählten Methoden und ihrer Vorgehensweise grundsätzlich überzeugt ist, muss sie ihr konkretes Handeln immer wieder reflektieren und damit auch, ob das vereinbarte Ziel auf diesem Weg erreicht werden kann. Durch diese Reflexion der eigenen Arbeit sind zum einen die Einhaltung der aufgeführten Therapieprinzipien gewährleistet und zum anderen auch die systematische und zielorientierte Vermittlung der eingesetzten Methoden sichergestellt. Dies zeichnet insgesamt die Qualität der Therapie aus.

### Fazit

- Neun Therapieprinzipien wurden zur erfolgreichen sprachtherapeutischen Intervention nach KEMUKS formuliert.
- Sie spiegeln die therapeutische Grundhaltung wider und ermöglichen eine vorurteilsfreie und wertschätzende Zuwendung zu allen Personen mit nicht ausreichend guten Kommunikationsmöglichkeiten und ihren Angehörigen.
- Die Einhaltung der Therapieprinzipien sichert die Qualität der therapeutischen Arbeit.

## Literatur

Aktaş M (2012) Entwicklungsorientierte Sprachdiagnostik und -förderung bei Kindern mit geistiger Behinderung: Theorie und Praxis. Urban & Fischer, München

Bandura A (1976) Lernen am Modell; Ansätze zu einer sozial-kognitiven Lerntheorie. Klett, Stuttgart

Bauer A, Auer P, Lucius-Hoene G (2009) Aphasie im Alltag. Thieme, Stuttgart

Baxter S, Enderby P, Evans P, Judge S (2012) Interventions using high-technology communication devices. A state of the art review. Folia Phoniatr Logop 64:137–144. https://doi.org/10.1159/000338250

Beukelman DR, Mirenda P (2013) Augmentative and alternative communication. Supporting children and adults with complex communication needs. Brookes, Baltimore

Blackstone SW, Hunt Berg M (2006) Manual Soziale Netzwerke. Von Loeper, Karlsruhe

Bloomberg K, West D, Johnson H (2004) InterAACtion: strategies for intentional and unintentional communicators. In: Communication resource centre. Scope, Melbourne

Bloomberg K, West D, Johnson H, Iacono T (2009) The Triple C: checklist of communication competencies. In: Communication resource centre. Scope, Melbourne

Boenisch J, Sachse S (2013) Diagnostik und Beratung in der Unterstützten Kommunikation. Von Loeper, Karlsruhe

Boenisch J, Musketa B, Sachse S (2007) Die Bedeutung des Vokabulars für den Spracherwerb und Konsequenzen für die Gestaltung von Kommunikationsoberflächen. In: Sachse S, Birngruber C, Arendes S (Hrsg) Lernen und Lehren in der Unterstützten Kommunikation. Von Loeper, Karlsruhe, S 355–371

Bondy AS, Frost LA (1994) The picture exchange communication system. Focus Autistic Behav 9:1–19. https://doi.org/10.1177/108835769400900301

Bongartz R (1998) Kommunikationstherapie mit Aphasikern und Angehörigen. Thieme, Stuttgart

Bruno J (2009) Diagnostiktest TASP. In: Zur Abklärung des Symbol- und Sprachverständnisses in der Unterstützten Kommunikation. Rehavista GmbH, Berlin

Burkhart L, Porter G (2006) Aided language stimulation for the prospective auditory scanner. http://www.lburkhart.com/hand_ALS_for_Aud_Scanners.pdf. Zugegriffen am 19.09.2018

Buschmann A (2011) Heidelberger Elterntraining zur frühen Sprachförderung; Trainermanual. Urban & Fischer in Elsevier, München

Castañeda C, Fröhlich N, Waigand M (2017) Modelling in der Unterstützten Kommunikation. Ein Praxisbuch für Eltern, pädagogische Fachkräfte, Therapeuten und Interessierte. http://www.ukcouch.de. Zugegriffen am 22.08.2018

Cramer C (2008) Zum Einsatz von Gebärden und nichtelektronischen Kommunikationshilfen in der Sprachtherapie für Menschen mit einer Aphasie und/oder Sprechapraxie. Unveröffentlichte Bachelorarbeit, Technische Universität Dortmund

Dannenbauer FM (2002) Grammatik. In: Baumgartner S, Füssenich I (Hrsg) Sprachtherapie mit Kindern. Reinhardt, München, S 105–161

Davis GA (2005) PACE revisited. Aphasiology 19:21–38. https://doi.org/10.1080/02687030444000598

Davis GA, Wilcox MJ (1985) Adult aphasia rehabilitation. Applied pragmatics, NFER-Nelson, Windsor, Berks

Eicher I (2009) Sprachtherapie planen, durchführen, evaluieren. Reinhardt, München

Esser G, Wyschkon A (2010) P-ITPA; Potsdam-Illionois Test für Psycholinguistische Fähigkeiten. Hogrefe, Göttingen

Fernald A, Taeschner T, Dunn J, Papousek M, de Boysson-Bardies B, Fukui I (1989) A cross-language study of prosodic modifications in mothers' and fathers' speech to preverbal infants. J Child Lang 16:477. https://doi.org/10.1017/S0305000900010679

Fox AV (2013) Test zur Überprüfung des Grammatikverständnisses (TROG-D). Schulz-Kirchner, Idstein

Fox-Boyer A (Hrsg) (2014) Handbuch Spracherwerb und Sprachentwicklungsstörungen; Kindergartenphase. Elsevier Urban & Fischer, München

Giel B (2014) Interdisziplinäre Zusammenkünfte (IZ); Grundlage einer teilhabeorientierten Unterstützten Kommunikation. In: Von Loeper Literaturverlag, ISAAC Gesellschaft für Unterstützte Kommunikation e.V (Hrsg) Handbuch der Unterstützten Kommunikation. Von Loeper, Karlsruhe, S 01.056.001–01.061.001

Giel B, Liehs A (2016) „Moderierte Runde Tische" (MoRTi) in der Inklusion. In: Wahl M, Lüdtke U, Licandro U, Maihack V (Hrsg) Sprachtherapie aktuell. Themenschwerpunkt: Sprachtherapie und Inklusion e2016-04. http://www.sprachtherapie-aktuell.de/files/e2016-04_Giel_Liehs.pdf. Zugegriffen am 19.09.2018

Glindemann R, Willmes K, Huber W, Springer L (1991) The efficacy of modelling in pace-therapy. Aphasiology 5:425–429. https://doi.org/10.1080/02687039108248545

Götze R, Höfer B (1999) AOT – alltagsorientierte Therapie bei Patienten mit erworbener Hirnschädigung. Thieme, Stuttgart

Grimm H (2015) SETK 3–5. Sprachentwicklungstest für drei- bis fünfjährige Kinder, 3. Aufl. Hogrefe, Göttingen

Grimm H (2016) SETK-2. Sprachentwicklungstest für zweijährige Kinder, 2. Aufl. Hogrefe, Göttingen

Grimm H, Doil H (2006) ELFRA. Elternfragebögen für die Früherkennung von Risikokindern. Hogrefe, Göttingen

Gülden M, Müller A (2016) Die an das Kind gerichtete Alternative (KGA). Unterstützte Kommunikation 1:6–11

Heim M, Jonker V, Veen M (2005) COCP: Ein Interventionsprogramm für nicht sprechende Personen und ihre Kommunikationspartner. In: Von Loeper Literaturverlag, ISAAC Gesellschaft für Unterstützte Kommunikation e.V (Hrsg) Handbuch der Unterstützten Kommunikation. Von Loeper, Karlsruhe, S 01.026.007–01.026.015

von Hinckeldey S (1983) Kommunikationstraining und Rollenspiel in einer Gruppentherapie für Aphasiker. Sprache Stimme Gehör 7:101–105

Holland AL (1991) Pragmatic aspects of intervention in aphasia. J Neurolinguistics 6:197–211. https://doi.org/10.1016/0911-6044(91)90007-6

Howard D, Hatfield F (1987) Aphasia therapy: Historical and contemporary issues. Erlbaum, Hove, East Sussex

Huber W, Poeck K, Weniger D, Wilmes K (1983) Aachener Aphasie-Test (AAT). Hogrefe, Göttingen

Huber W, Poeck K, Springer L (2006) Klinik und Rehabilitation der Aphasie. Thieme, Stuttgart

Iacono T, West D, Bloomberg K, Johnson H (2009) Reliability and validity of the revised Triple C: checklist of communicative competencies for adults with severe and multiple disabilities. J Intellect Disabil Res 53:44–53. https://doi.org/10.1111/j.1365-2788.2008.01121.x

Kalbe E, Reinhold N, Ender U, Kessler J (2005) Aphasie-Check-Liste (ACL). ProLog, Köln

Kannengieser S (2009) Sprachentwicklungsstörungen. Grundlagen, Diagnostik und Therapie. Elsevier Urban & Fischer, München

Kauschke C, Siegmüller J (2010) Patholinguistische Diagnostik bei Sprachentwicklungsstörungen (PDSS). Urban & Fischer, München

Kestner K, Hollmann T (2017) Das große Wörterbuch der Deutschen Gebärdensprache. Kestner, Schauenburg

Kitzinger A (2018) METACOM8; Symbolsystem zur Unterstützten Kommunikation. http://www.metacom-symbole.de. Zugegriffen am 19.09.2018

Ko E-S (2012) Nonlinear development of speaking rate in child-directed speech. Lingua 122:841–857. https://doi.org/10.1016/j.lingua.2012.02.005

Kristen U (2003) Diagnosebogen zur Abklärung kommunikativer Fähigkeiten. Handbuch der Unterstützten Kommunikation 1:14.023.001–14.030.001

Kristen U (2004) Das Kommunikationsprofil – Ein Beratungs- und Diagnosebogen. In: Von Loeper Literaturverlag, ISAAC Gesellschaft für Unterstützte Kommunikation e.V (Hrsg) Handbuch der Unterstützten Kommunikation. Von Loeper, Karlsruhe, S 12.017.001–12.038.001

Kristen U (2005) Praxis Unterstützte Kommunikation. Eine Einführung. Verlag Selbstbestimmtes Leben, Düsseldorf

Kristen U (2007) Diagnostik mit der Triple C-Checkliste; Eine Checkliste für die Erfassung von nicht-intentionaler bzw. intentionaler Kommunikation. In: Sachse S, Birngruber C, Arendes S (Hrsg) Lernen und Lehren in der Unterstützten Kommunikation. 9. Tagungsband ISAAC. Von Loeper, Karlsruhe, S 303–310

de Langen-Müller U, Kauschke C, Kiesel-Himmel C, Neumann K, Noterdaeme M (2011) Diagnostik von Sprachentwicklungsstörungen (SES), unter Berücksichtigung umschriebener Sprachentwicklungsstörungen (USES); Interdisziplinäre S2k-Leitlinie.

https://www.awmf.org/uploads/tx_szleitlinien/049-006l_S2k_Sprachentwicklungsstoerungen_Diagnostik_2013-06-abgelaufen_01.pdf. Zugegriffen am 19.09.2018

Leber I, Vollert A, Lauther B (2016) Tipp mal. App zur qualitativen Überprüfung des Sprachverständnisses. https://tippmal.com/. Zugegriffen am 19.09.2018

Liehs A, Marks D-K (2014) (Sprach-) Spezifische Diagnostik bei UK-Nutzern – Gewusst wie? ! Logos 22:208–215

Motsch H-J (2017) Kontextoptimierung. Reinhardt, München

Motsch H-J, Riehemann S (2017) Grammatische Störungen. In: Mayer AF, Ulrich T (Hrsg) Sprachtherapie mit Kindern. Reinhardt, München, S 151–226

Nobis-Bosch R, Rubi-Fessen I, Biniek R, Springer L (2013) Diagnostik und Therapie der akuten Aphasie. Thieme, Stuttgart

Paul R, Norbury C, Gosse C (2017) Language disorders from infancy through adolescence. Listening, speaking, reading, writing, and communicating. Elsevier, St.Louis

Pivit C, Hüning-Meier M (2011) Wie lernt ein Kind unterstützt zu kommunizieren? – Allgemeine Prinzipien der Förderung und Prinzipien des Modelings. In: Von Loeper Literaturverlag, ISAAC – Gesellschaft für Unterstützte Kommunikation e.V (Hrsg) Handbuch der unterstützten Kommunikation. Von Loeper, Karlsruhe, S 01.032.001–01.037.008

Ptok M (2009) Sprachentwicklungsstörungen bei Kindern. In: Bitzer EM, Walter U, Lingner H, Schwartz F-W (Hrsg) Kindergesundheit stärken. Vorschläge zur Optimierung von Prävention und Versorgung. Springer, Berlin/Heidelberg, S 100–107

Pulvermüller F, Roth VM (2007) Communicative aphasia treatment as a further development of pace therapy. Aphasiology 5:39–50. https://doi.org/10.1080/02687039108248518

Richter K, Hielscher-Fastabend M (2018) BIAS A&R. Bielefelder Aphasie Screening Akut und Reha. NAT, Hofheim am Taunus

Ritterfeld U (2000) Welchen und wieviel Input braucht das Kind? In: Grimm H (Hrsg) Enzyklopädie der Psychologie. Hogrefe, Göttingen, S 403–432

Romski M, Sevcik RA, Adamson LB, Cheslock M, Smith A, Barker RM, Bakeman R (2010) Randomized comparison of augmented and nonaugmented language interventions for toddlers with developmental delays and their parents. J Speech Lang Hear Res 53:350–364. https://doi.org/10.1044/1092-4388 (2009/08-0156

Romski M, Sevcik RA, Barton-Hulsey A, Whitmore AS (2015) Early intervention and AAC. What a difference 30 years Makes. Augment Altern Commun 31:181–202. https://doi.org/10.3109/07434618.2015.1064163

Rupp S (2013) Semantisch-lexikalische Störungen bei Kindern. Springer, Berlin

Sachse S (2015) Handbuch Spracherwerb und Sprachentwicklungsstörungen. Kleinkindphase. Elsevier Urban & Fischer, München

Sachse S, Boenisch J (2009) Kern- und Randvokabular in der Unterstützten Kommunikation: Grundlagen und Anwendung. In: von Loeper Literaturverlag, ISAAC Gesellschaft für Unterstützte Kommunikation e.V (Hrsg) Handbuch der Unterstützten Kommunikation. von Loeper, Karlsruhe, S 01.026.030–01.026.040

Sachse S, Willke M (2011) Fokuswörter in der Unterstützten Kommunikation. Ein Konzept zum sukzessiven Wortschatzaufbau. In: Bollmeyer H, Engel K, Hallbauer A, Hüning-Meier M (Hrsg) UK inklusive – Teilhabe durch Unterstützte Kommunikation. von Loeper, Karlsruhe, S 375–394

Schlesiger C (2007) Das Late-Talker-Therapiekonzept. LOGOS Interdisziplinär 15:119–128

Schlesiger C (2009) Sprachtherapeutische Frühintervention für late talkers. Eine randomisierte und kontrollierte Studie zur Effektivität eines direkten und kindzentrierten Konzeptes. Schulz-Kirchner, Idstein

Schneider B, Wehmeyer M, Grötzbach H (2014) Aphasie. Wege aus dem Sprachdschungel. Springer, Heidelberg

Schütz S (2013) Kommunikationsorientierte Therapie bei Aphasie. Reinhardt, München

Sennott SC, Light JC, McNaughton D (2016) AAC modeling intervention research review. Res Pract Persons Severe Disabil 41:101–115. https://doi.org/10.1177/1540796916638822

Siegmüller J (2008) Spezifische Möglichkeiten und Grenzen in der Sprachdiagnostik bei Kindern mit Mehrfachbehinderungen. In: Giel B, Maihack V (Hrsg) Sprachtherapie und „Mehrfachbehinderung". ProLog, Köln, S 123–146

Siegmüller J, Kauschke C (2013) Patholinguistische Therapie bei Sprachentwicklungsstörungen. Urban & Fischer, München

Silvast M (1991) Aphasia therapy dialogues. Aphasiology 5:383–390. https://doi.org/10.1080/02687039108248540

Stadie N, Cholewa J, de Bleser R (2013) LEMO 2.0 – Lexikon modellorientiert. Diagnostik für Aphasie, Dyslexie und Dysgraphie. NAT, Hofheim

Steiner J (1991) Argumente pro PACE. Neurolinguistik 5:131–134

Steiner J (1993) Grundzüge einer ganzheitlichen Aphasiebehandlung und -forschung. In: Grohnfeldt M (Hrsg) Zentrale Sprach- und Sprechstörungen. Marhold, Berlin, S 300–326

Szagun G (2010) Sprachentwicklung beim Kind. Beltz, Weinheim

Wachsmuth S (2006) Soziale Netzwerke – Erfassung der Kommunikation unterstützt kommunizierender Menschen unter besonderer Berücksichtigung ihrer Kommunikationspartnerinnen und -partner. In: von Loeper Literaturverlag, ISAAC Gesellschaft für

Unterstützte Kommunikation e.V (Hrsg) Handbuch der Unterstützten Kommunikation. Von Loeper, Karlsruhe, S 14.031.001–14.037.001
Wade DT (2009) Goal setting in rehabilitation: an overview of what, why and how. Clin Rehabil 23:291–295. https://doi.org/10.1177/0269215509103551
Weid-Goldschmidt B (2013) Zielgruppen Unterstützter Kommunikation. Fähigkeiten einschätzen – Unterstützung gestalten. Von Loeper, Karlsruhe
Wong C, Odom SL, Hume KA, Cox AW, Fettig A, Kucharczyk S, Brock ME, Plavnick JB, Fleury VP, Schultz TR (2015) Evidence-based practices for children, youth, and young adults with autism spectrum disorder. A comprehensive review. J Autism Dev Disord 45:1951–1966. https://doi.org/10.1007/s10803-014-2351-z

# Konkrete Umsetzungsideen zum therapeutischen Vorgehen

*Carina Lüke und Sarah Vock*




C. Lüke, S. Vock, *Unterstützte Kommunikation bei Kindern und Erwachsenen*, Praxiswissen Logopädie,
https://doi.org/10.1007/978-3-662-58128-5_5

## 5.1 Therapeutisches Vorgehen bei Kindern und Jugendlichen

Im Folgenden sind konkrete Vorgehensweisen für die Vermittlung von Methoden der UK in der Sprachtherapie mit Kindern und Jugendlichen mit angeborenen Kommunikationsbeeinträchtigungen aufgeführt. Diese umfassen Beispiele zur Verdeutlichung des Ursache-Wirkungs-Prinzips, zum Auswählen zwischen zwei oder mehreren Alternativen, zur Nutzung erster Gebärden, Bildsymbole und elektronischer Kommunikationshilfen, zur Bildung von Zwei- und Mehrwortsätzen sowie zu komplexen Kommunikationssituationen und *Social scripts*. Ziel dieser Beispiele ist, das generelle therapeutische Vorgehen zu verdeutlichen und Anregungen für die praktische Arbeit zu geben. Viele aufgeführte Settings können für mehrere der genannten Ziele verwendet und entsprechend angepasst durchgeführt werden. Abgesehen von den Beispielen zur Verdeutlichung des Ursache-Wirkungs-Prinzips, bei dem zumeist spezifische UK-Materialien eingesetzt werden, können alle weiteren Beispiele mit der jeweiligen Kommunikationsform (z. B. Gebärden, Kommunikationsordner oder elektronische Kommunikationshilfe) des Kindes durchgeführt werden.

### 5.1.1 Ursache-Wirkungs-Prinzip erfahren

- **Pustebilder malen:**

**Material** Ein Fön, ein „Power Link" (▶ Abschn. 2.4.2), ein beliebiger Taster, Papier, ein Pinsel, Wasser und Wasserfarbkasten.

**Vorbereitung** Der Power Link wird an eine Steckdose angeschlossen und eingeschaltet. Ein beliebiger Taster (z. B. „Jelly Bean" oder „Big Red") wird in die dafür vorgesehene Buchse an der Seite des Gerätes eingesteckt. Ein Fön wird mit dem Netzstecker mit dem Power Link verbunden. Damit dieser bei Betätigung des Tasters beginnt Luft zu pusten, muss er zuvor eingeschaltet sein. Zudem muss darauf geachtet werden, dass der Taster und der Fön auf derselben Seite des Power Link eingesteckt sind. Mit Hilfe der Mode-Taste auf dem Power Link kann die Therapeutin darüber hinaus festlegen, was bei Betätigung des Tasters passiert. Für die Erstellung von Pustebildern eignen sich die Betriebsarten *Direkt* (der Fön pustet nur, solange der Taster gedrückt gehalten wird) oder *Timer Sekunden* (der Fön pustet bei einmaliger Betätigung für eine zuvor eingestellte Sekundenanzahl).

Der Fön wird auf den Tisch gelegt. Davor positioniert die Therapeutin ein weißes Blatt Papier. Dieses sollte beispielsweise mit einem Klemmbrett gut befestigt werden, damit es nicht weggepustet werden kann. Der Pinsel und das Wasser sowie der Wasserfarbkasten befinden sich ebenfalls auf dem Tisch.

**Vorgehen** Die Therapeutin erklärt dem Kind, dass sie heute zusammen ein buntes Wasserfarbenbild malen. Sie positioniert den Taster so, dass das Kind diesen mit Hilfe eines Körperteils gut auslösen kann. Sie nimmt mit dem Pinsel und viel Wasser Farbe aus dem Wasserfarbkasten auf und gibt diese auf das Blatt Papier. Anschließend betätigt sie den Taster und der Fön beginnt, die Farbe auf das Blatt Papier zu pusten. Die Therapeutin wählt eine andere Farbe aus und gibt diese auf das Blatt Papier. „Kannst du das auch?". Drückt das Kind die Taste noch nicht eigeninitiativ, kann die Therapeutin die Bewegung des Kindes zur Auslösung der Taste führen. Der Fön beginnt erneut zu pusten und verteilt die Farbe auf dem Papier. Als Ergebnis entsteht ein buntes Bild, das das Kind, das vielleicht sonst aufgrund motorischer Beeinträchtigungen nicht mit Hilfe eines Stifts malen kann, selbst kreiert hat. Ziel ist es, dem Kind zu verdeutlichen, dass der Fön nur pustet, wenn es den Taster betätigt. Es soll die Betätigung des Tasters als Ursache für das Pusten des Föns (die Wirkung) erleben.

- **Smoothies mixen:**

**Material** Frisches Obst, zwei Gläser, ein Standmixer, ein „Power Link" (▶ Abschn. 2.4.2), ein Taster.

**Vorbereitung** Der Power Link wird an eine Steckdose angeschlossen und eingeschaltet. Ein beliebiger Taster wird in die dafür vorgesehene Buchse an der Seite des Gerätes eingesteckt. Ein handelsüblicher Standmixer wird mit dem Netzstecker mit dem Power Link verbunden. Der Standmixer muss eingeschaltet sein. Zudem sollte darauf geachtet werden, dass der Taster und der Standmixer auf derselben Seite des Power Link eingesteckt sind. Als Bedienungsarten für das Mixen von Smoothies eignen sich besonders *Direkt* (der Mixer ist nur solange in Betrieb, wie der Taster gedrückt wird) oder *Timer Sekunden* (der Mixer ist für eine zuvor festgelegte Sekundenanzahl in Betrieb). Die Betriebsarten *Timer Minuten* (der Mixer ist für eine zuvor festgelegte Minutenanzahl in Betrieb) und *Latch* (ein Druck auf den Taster startet das Mixen, ein weiterer Druck stoppt den Mixer) eignen sich an dieser Stelle weniger, da ein Kind den Taster nur einmal betätigen muss, um den Smoothie zu mixen. Das Obst kann je nach Fähigkeiten des Kindes gemeinsam mit dem Kind vorbereitet werden, eventuell auch mit einem adaptierten Obst- und Gemüseschäler. Andernfalls übernimmt die Therapeutin die Vorbereitung im Vorfeld.

**Vorgehen** Die Therapeutin unterbreitet dem Kind die Idee, heute gemeinsam mit ihm einen Smoothie zuzubereiten. Sie erklärt und demonstriert dem Kind, dass der Mixer nur dann beginnt zu mixen, wenn der Taster betätigt wird. Das Obst wird in den Mixer gegeben und der Taster so positioniert, dass das Kind diesen gut erreichen und auslösen kann. Zunächst drückt die Therapeutin den Taster und der Mixer beginnt zu arbeiten. Nun ist das Kind an der Reihe. „Kannst du das auch?". Drückt das Kind die Taste noch nicht eigeninitiativ, kann die Therapeutin die Bewegung des Kindes zur Auslösung der Taste führen. Der Mixer beginnt erneut zu arbeiten. Die Aktion wird viele Male wiederholt, bis der Smoothie fertig gemixt ist und er getrunken werden kann. Das Kind soll so die Betätigung des Tasters als Ursache für den Start des Mixers (die Wirkung) erfahren.

**Alternativen** Anstelle eines Standmixers können auch andere Haushaltsgeräte genutzt werden (z. B. ein Handmixer, um z. B. Waffel- oder Kuchenteig zuzubereiten, oder ein Staubsauger, um Konfetti aufzusaugen).

- **„Auf die Plätze – fertig – los!":**

**Material** Ein „Step-By-Step" (► Abschn. 2.4.2).

**Vorbereitung** Die Therapeutin bespricht den „Step-by-Step" mit den Worten „Auf die Plätze – fertig – los!". Dabei kann die Aussage auf einer Ebene aufgesprochen werden oder auf drei Ebenen verteilt werden.

**Vorgehen** Die Therapeutin schafft eine Situation, in der ein Startsignal nötig ist.

Beispiele:

- ein Spiel mit aufziehbaren Autos, die ein Wettrennen fahren sollen
- ein Startsignal für das Rollen der Murmel auf der Murmelbahn
- das Loslassen eines aufgeblasenen Luftballons

Das Kind soll das Startsignal für die ausgewählte Situation geben. Die Therapeutin demonstriert, wenn nötig mehrfach, wie das Startsignal ausgelöst wird. Das Kind drückt auf den Taster. Es ertönt: AUF DIE PLÄTZE „Auf die Plätze". Es entsteht eine Pause. Das Kind betätigt den Taster erneut: FERTIG „fertig". Die Therapeutin ermutigt das Kind, den Taster erneut zu betätigen. Es ertönt: LOS „Los!", woraufhin die zuvor ausgewählte Aktion beginnt. (Ist die Aussage auf einer Ebene hinterlegt, reicht die einmalige Betätigung des Tasters). So soll das Kind erleben, dass es mit der Betätigung des Tasters als Ursache für die folgende Aktion (die Wirkung) verantwortlich ist.

**Alternativen** Alternativ kann das Startsignal auch auf einem großen Feld einer elektronischen Kommunikationshilfe angeboten werden (z. B. im „GoTalk NOW"). Das Kind könnte dann auf dem Touchscreen die Aussage auslösen. Auch für Augensteuerungsnutzer ist diese Aktion denkbar.

- **Kitzel mich:**

**Material** Ein „BigMack“ oder „Big-Point“ (► Abschn. 2.4.2).

**Vorgehen** Die Therapeutin bespricht den „BigMack“ oder den „Big-Point“ mit der Aussage: „Kitzel mich!“. Voraussetzung ist, dass das Kind es mag, gekitzelt zu werden, und es wahrscheinlich ist, dass es ein erneutes Kitzeln einfordern würde. Ist dies nicht der Fall, könnten alternative Aufforderungen auf die sprechende Taste aufgenommen werden (z. B. „Klatsch in die Hände!“, „Sing für mich!“, „Heb mich hoch!“ etc.). Die Therapeutin bietet dem Kind die sprechende Taste so an, dass es diese gut auslösen kann. Der „BigMack“ oder „Big-Point“ wird von vielen Kindern mit der Hand gedrückt. Je nach motorischen Fähigkeiten kann die Auslösung aber auch mit anderen Körperteilen wie z. B. dem Ellenbogen, dem Kopf oder dem Fuß erfolgen. Die Therapeutin betätigt den Taster und es ertönt KITZEL MICH „Kitzel mich!“. Umgehend beginnt die Therapeutin, das Kind zu kitzeln. Nach einer kurzen Zeit unterbricht sie ihre Handlung und wartet auf eine Reaktion des Kindes. „Und jetzt?“ Drückt das Kind die Taste noch nicht eigeninitiativ, kann die Therapeutin die Bewegung des Kindes zur Auslösung der Taste führen. Es ertönt erneut: KITZEL MICH „Kitzel mich!“. Die Therapeutin beginnt erneut, das Kind zu kitzeln. Die Aktion wird viele Male wiederholt. Ziel ist es, dem Kind zu verdeutlichen, dass es nur gekitzelt wird, wenn es dieses mit Hilfe der Taste einfordert. Es soll die Betätigung der Taste als Ursache für das Gekitzeltwerden (die Wirkung) erleben.

- **Käfermassage:**

**Material** Ein Batterieunterbrecher, ein beliebiger Taster, ein Massagekäfer.

**Vorbereitung** Der Massagekäfer muss so adaptiert werden, dass er mittels eines Tasters eingeschaltet werden kann. Dazu öffnet man das Batteriefach des Käfers und positioniert den Batterieunterbrecher zwischen dem Pol einer Batterie und der Feder. Falls das Batteriefach so nicht wieder geschlossen werden kann, ist es ratsam, eine kleine Aussparung für das Kabel zu bohren. Das Verbindungskabel eines beliebigen Tasters wird anschließend in die Eingangsbuchse des Batterieunterbrechers gesteckt. Damit der Käfer bei Betätigung des Tasters beginnt zu vibrieren, muss dieser eingeschaltet sein.

**Vorgehen** Die Therapeutin positioniert den Taster so, dass das Kind diesen gut auslösen kann. Sie setzt den Käfer auf einen Körperteil des Kindes und demonstriert (wenn nötig, viele Male), dass der Käfer zu vibrieren beginnt, wenn der Taster ausgelöst wird. Das Kind soll angeregt werden, den Taster selbst auszulösen und so zu bestimmen, wann und wie lange es massiert werden will. Die Aktion kann auf verschiedenen Körperteilen wiederholt werden. Ziel ist es, dem Kind zu verdeutlichen, dass es selbst mit der Auslösung des Tasters die Ursache dafür ist, dass der Käfer beginnt zu vibrieren (die Wirkung).

**Alternativen** Anstelle eines Massagekäfers können andere batteriebetriebene Geräte adaptiert und mit Hilfe von Batterieunterbrechern und Tastern genutzt werden. (z. B. elektrische Zahnbürsten, singende und tanzende Weihnachtsbäume, Handventilatoren).

**Tipp**

Hilfreiche Hinweise zur Adaption von batteriebetriebenen Spielzeugen und Geräten findet man auf der Homepage von Ariadne unter ► http://www.ariadne.de/media/pdf/Adaptierte-Produkte.pdf. (Zugegriffen im Okt. 2017).

- **Tortenwerfen im „Look to Learn“ (Augensteuerung):**

**Material** Kommunikationshilfe mit Augensteuerung, Halterung für die Kommunikationshilfe, Software „Look To Learn“.

**Vorbereitung** Die eingeschaltete Kommunikationshilfe mit Augensteuerung muss korrekt positioniert werden und wenn möglich kalibriert sein. Starten Sie die für das Modell entsprechend vorhandene Software, die einen Mauspfeil simuliert. Bei einer Augensteuerung von „TobiiDynavox" wäre das beispielsweise die Software „Windows Control". Öffnen Sie die Software „Look To Learn", begeben Sie sich in den gelben Bereich „Look To Learn Classic". In diesem Bereich finden Sie fünf Spielepakete. Öffnen Sie das erste, basalste Paket „Sinnliche Wahrnehmung".

**Vorgehen** Die Sprachtherapeutin erklärt dem Kind, dass sie ein lustiges Spiel spielen möchte, in dem es darum geht, Personen eine Torte ins Gesicht zu werfen. Sie startet das Spiel und es erscheint ein Foto einer Person an einer bestimmten Stelle des Bildschirms. Die Therapeutin fungiert als Modell und tippt das Foto mit ihrem Finger an. Es erscheint eine Animation, die das Werfen einer Torte simuliert. Dabei ist ein entsprechendes Geräusch zu hören. Die Therapeutin erklärt dem Kind anschließend, dass es dasselbe mit seinen Augen tun kann, indem es auf die Fotos schaut. Die Therapeutin fragt das Kind, ob es das einmal probieren möchte und deaktiviert, falls zuvor eingeschaltet, den Pausenmodus der Augensteuerung. Sobald das Kind nun auf das Foto auf dem Bildschirm schaut, wird, genauso wie beim Tippen durch die Therapeutin zuvor, die Torte geworfen. Das Kind soll so erleben, dass sein Blick die Ursache für das „Tortenwerfen" (die Wirkung) ist.

**Alternativen** Zur Anbahnung von Ursache-Wirkungs-Zusammenhängen bei Kindern, die eine Augensteuerung nutzen lernen sollen, gibt es viele weitere Softwarepakete. Diese sind recht teuer, bieten aber meist eine (zeitlich) limitierte Testversion an, z. B.: „Sensory Eye FX", „Eyefeel", „Beamz", „Maximeyes" oder „Timocco".

**Tipp Material**

Die **Elecok Spielebroschüre** widmet sich dem Thema Spielen bei Kindern und Jugendlichen mit körperlichen und motorischen Beeinträchtigungen. Unter anderem finden sich hier viele Ideen zu adaptierten Hilfen, damit Kinder trotz ihrer Behinderung beispielsweise würfeln, Ball spielen, Karten halten oder Spielsteine setzen können. Zudem wird eine Sammlung von Spielen dargestellt, die mit unterstützt kommunizierenden Kindern und Jugendlichen erprobt wurde. Sie gliedern sich in Spielideen zu den Themenbereichen:
- Ursache-Wirkungs-Spiele
- Adaptierte Spielzeuge
- Interaktionsspiele
- Gesellschaftsspiele
- Bewegungs- und Sportspiele
- Musikspiele und
- Lernspiele am Computer

Die Broschüre kann kostenlos heruntergeladen werden unter ► http://www.elecok.de/download/161011_Elecok_SpieleBroschuere.pdf.

### 5.1.2 Entscheidungen treffen: zwischen zwei oder mehr Alternativen wählen

- **Schokolade oder Stift?:**

**Material** Schokoladenstückchen, ein Stift, individuelle Kommunikationsform (z. B. Gebärden bzw. Gebärdensammlung, nichtelektronische oder elektronische Kommunikationshilfe).

**Konkretes Vorgehen** Die Therapeutin bringt beide Gegenstände mit in die Therapie und zeigt sie dem Kind. „Schau mal! Ich habe heute SCHOKOLADE Schokolade hier. Ich weiß ja, dass du gerne SCHOKOLADE magst. Deswegen habe ich heute SCHOKOLADE Schokolade mitgebracht. Und manchmal malen wir ja auch zusammen. Daher habe ich einen STIFT Stift hier. Einen blauen STIFT Stift. Was möchtest du machen? Möchtest du ein Stück SCHOKOLADE Schokolade haben oder mit dem STIFT

Stift etwas malen?" Die Therapeutin ist sich darüber bewusst, dass das Kind eigentlich nicht gerne malt und der Stift eine eher unattraktive Alternative ist. Sie wartet die Reaktion des Kindes ab. Dieses greift zur Schokolade. Die Therapeutin kommentiert: „Ah, du möchtest also SCHOKOLADE Schokolade. Das dachte ich auch. Hier hast du ein Stück SCHOKOLADE Schokolade." Das Kind isst die Schokolade und wird danach nochmals gefragt, was nun passieren soll. „Und jetzt? Möchtest du noch ein Stück SCHOKOLADE Schokolade essen? Oder malen wir jetzt etwas mit dem STIFT Stift? Die Fragen werden mehrfach wiederholt. Jedes Mal wird die Reaktion des Kindes gedeutet, sprachlich kommentiert, entsprechend modelliert und der Wunsch des Kindes erfüllt. Das Kind wird ermutigt, ebenfalls die unterstützte Kommunikationsform zu nutzen. Wählt es dabei versehentlich den Stift aus, bekommt es diesen und lernt somit, dass eine Auswahl eine spezifische Konsequenz hat.

**Alternativen** Die Schokolade stellt in diesem Beispiel ein attraktives Objekt, der Stift ein neutrales bzw. unattraktives Objekt dar. Die beiden Gegenstände können beliebig ausgetauscht werden, je nachdem, wo die Interessen und Vorlieben der unterstützt kommunizierenden Person liegen.

- **Murmel-Boccia:**

**Material** Eine große und mehrere kleine Murmeln, individuelle Kommunikationsform (z. B. Gebärden bzw. Gebärdensammlung, nichtelektronische oder elektronische Kommunikationshilfe).

**Modellierte Wörter** du, ich.

**Konkretes Vorgehen** Die Therapeutin und das Kind sitzen auf dem Boden. In einem bestimmten Abstand zu den beiden befindet sich eine große Murmel auf dem Boden des Therapieraumes. Die Therapeutin und das Kind haben jeweils gleichviele kleine Murmeln, die sich farblich unterscheiden. Sie sitzen vor einer Startlinie, die mit einem Seil markiert ist und nicht überquert werden darf. Ziel ist es, die kleinen Murmeln durch Rollen möglichst nah neben die große Murmel zu platzieren. Wenn alle Murmeln gespielt sind, gewinnt derjenige, dessen Murmel sich am nächsten an der großen Murmel befindet. Die Therapeutin hat dem Kind die Spielidee bereits erklärt. „Was meinst du? Wer darf heute anfangen? DU du oder ICH ich? Ich glaube, sonst fängst DU du immer an. Darf ICH ich heute mal anfangen?" Das Kind nickt und die Therapeutin rollt die erste Kugel. „So, wer ist jetzt dran?" Das Kind zeigt auf sich selbst. „Ah, du willst sagen: ICH ich bin dran. OK. Los geht's!" Das Kind rollt seine erste Murmel und kommt der großen Kugel sehr nahe. „Gut gemacht. Sollen wir mal gucken, wer näher an der großen Kugel gelandet ist? Oh, ich glaube, ICH ich bin näher dran. Was meinst DU du?". Das stimmt offensichtlich nicht. Das Kind schaut die Therapeutin mit großen Augen an und kommuniziert in der unterstützten Kommunikationsform „ICH". „Ich glaube, DU du hast Recht. Dann schauen wir mal, was bei den nächsten Murmeln passiert. Wer fängt jetzt an? Du du oder Ich ich?". Das Spiel kann so weitergeführt werden, bis alle Murmeln gerollt sind.

**Alternativen** Die Entscheidung zwischen „ich" und „du" kann auch mit ähnlichen Spielen geübt werden. Zum Beispiel kann bei einem Dosenwerfen bestimmt werden, wer werfen darf und wer die Dosen wieder aufbauen muss. Gleiches funktioniert auch beim Kegeln oder beim Turm umwerfen.

- **Krach machen:**

**Material** eine große Trommel, individuelle Kommunikationsform (z. B. Gebärden bzw. Gebärdensammlung, nichtelektronische oder elektronische Kommunikationshilfe)

**Modellierte Wörter** stopp, noch mal.

**Vorgehen** Die Therapeutin bittet heute die Mutter (optional eine andere dritte Person), mit in den Therapieraum zu kommen. Sie stellt ihr eine Trommel zur Verfügung, mit der sie viel Krach machen kann. Die Therapeutin weiß, dass das Kind Spaß daran hat, Krach zu machen und andere zu stören. Sie erklärt dem Kind, dass die Mama heute da ist, um Krach zu machen, und bittet sie, das einmal zu demonstrieren. Die Mama beginnt ganz laut zu trommeln. „Oh nein. STOPP stopp! Das ist zu laut. Die Mama soll STOPP stoppen." Die Mutter hört auf zu trommeln. Das Kind findet diese Situation lustig, lacht laut und zeigt auf die Trommel. „Ach, ich verstehe. Du willst, dass die Mama NOCHMAL noch mal trommelt". Der Krach ertönt erneut. „Nein. Nicht schon wieder. STOPP stopp! Die Mama soll STOPP stoppen." Das Kind lacht und wartet ab. „Was möchtest du? Soll die Mama NOCHMAL noch mal Krach machen? Oder soll sie wirklich ganz STOPP stoppen?". Das Kind zögert und kommuniziert dann in der unterstützten Kommunikationsform NOCHMAL. Die Mutter beginnt erneut, feste auf die Trommel zu schlagen. Das Spielgeschehen kann so weitergeführt und die Entscheidung zwischen „stopp" und „noch mal" fortwährend modelliert werden.

Auch wenn dem Kind zu Beginn der Therapie oder der Therapieeinheit vielleicht noch nicht klar ist, welche Bedeutung beispielsweise die Aussage auf der Kommunikationshilfe oder die Gebärde hat, erfährt es durch die Reaktion der Mutter die Bedeutung der getroffenen Aussage.

**Alternativen** Optional können natürlich auch andere Musikinstrumente eingesetzt werden. Entscheidungsspiele zu den Wörtern „stopp" und „noch mal" können ganz vielfältig sein. Beispielsweise könnte eine ähnliche Situation beim gemeinsamen Anschauen von Musikvideos kreiert werden. Oder es wäre möglich, andere Aktionen zu stoppen oder noch mal einzufordern z. B. kitzeln, eine Massage, eine fahrende Eisenbahn usw.

- **Wünsch dir was...:**

**Material** Seifenblasen, individuelle Kommunikationsform (z. B. Gebärden bzw. Gebärdensammlung, nichtelektronische oder elektronische Kommunikationshilfe).

**Modellierte Wörter** klatschen, kitzeln, singen, Seifenblasen.

**Vorgehen** Die Therapeutin bezieht in der anstehenden Therapiesequenz die Mutter aktiv ein und erklärt dem Kind, welches Spiel sie geplant hat. „Heute spielen wir das Spiel „Wünsch dir was". Wir beide können heute bestimmen, was die Mama macht. Wir können uns wünschen, dass sie KLATSCHEN klatscht". Die Mutter klatscht laut in die Hände. „Oder wir können ihr sagen, dass sie SINGEN singen soll". Die Mutter beginnt das Lieblingslied des Kindes zu singen. „Die Mama könnte aber auch SEIFENBLASEN Seifenblasen pusten". Auch das tut die Mutter einmal beispielhaft. „Oder sie könnte dich KITZELN kitzeln." Die Mutter kitzelt kurz ihr Kind. „Ich möchte als Erstes, dass die Mama einmal SINGEN singt". Die Mutter beginnt laut zu singen und stoppt nach einer kurzen Weile. Die Sprachtherapeutin fragt nun das Kind: „Was möchtest du? Soll die Mama KLATSCHEN klatschen, SINGEN singen oder dich KITZELN kitzeln?". Reagiert das Kind noch nicht eigenständig, modelliert die Sprachtherapeutin weiter, was sie gerne möchte. Reagiert das Kind in einer anderen Kommunikationsform als der unterstützten, greift sie die Reaktion auf, versprachlicht sie und modelliert in der unterstützten Kommunikationsform. Je nach Phase der Therapie wird das Kind dazu ermutigt, die unterstützte Kommunikationsform selbst zu nutzen. Es lernt so, dass die Auswahl einer Alternative eine bestimmte Reaktion nach sich zieht.

### 5.1.3 Nutzung erster Gebärden, Bildsymbole und elektronischer Kommunikationshilfen – Wortschatzaufbau

Die folgenden Spielideen zur Nutzung erster Gebärden, Bildsymbole und elektronischer Kommunikationshilfen sowie die Ideen zum Aufbau von Zweiwortkombinationen (▶ Abschn. 5.1.4) und zur Arbeit an der Syntaxerweiterung (▶ Abschn. 5.1.5) sind beliebig austauschbar und ebenfalls auf den anderen beiden Ebenen umsetzbar. Die Übergänge von einzelnen Wörtern über Zweiwortkombinationen zu Mehrwortäußerungen sind fließend, sodass stets an dem aktuellen Entwicklungsstand angemessen die Anzahl der Wörter und die Komplexität der Wortkombinationen, welche im *Modeling* fokussiert werden, ausgewählt werden müssen.

- **Türme umwerfen:**

**Material** Mehrere Bausteine (möglichst groß und aus Schaumstoff, damit sie leicht umgeworfen werden können), mehrere Bälle oder Sandsäckchen, ein Seil, individuelle Kommunikationsform (z. B. Gebärden bzw. Gebärdensammlung, nichtelektronische oder elektronische Kommunikationshilfe).

**Modellierte Wörter** ich, du, noch mal, fertig, bauen, werfen, Turm.

**Vorgehen** Die Therapeutin zeigt dem Kind die großen Bausteine und erzählt, was man damit machen kann: „Schau mal. Ich habe heute Bausteine zum Spielen. Damit können wir einen TURM Turm BAUEN bauen. Hast du Lust dazu? Sollen wir einen TURM Turm BAUEN bauen?" Die Therapeutin wartet eine Reaktion ab. Ist diese positiv, kann das eigentliche Spielgeschehen beginnen. „Ok, dann BAUEN bauen wir jetzt einen TURM Turm. Los geht's." Die Therapeutin baut mit dem Kind gemeinsam einen Turm. „Super, jetzt ist der TURM Turm FERTIG fertig. Und weißt du, was mir besonders viel Spaß macht? Den TURM Turm umzuwerfen! Sollen wir den TURM Turm WERFEN umwerfen?" Die Therapeutin wartet erneut die Reaktion des Kindes ab, welche vermutlich erneut positiv ausfällt. „Ok, super. Dann WERFEN werfen wir den TURM Turm jetzt um. Wir gehen hier hinter das Seil und können dann mit den Säckchen den TURM Turm WERFEN umwerfen." Abhängig von den Kompetenzen des Kindes kann die Therapeutin direkt fragen, wer anfangen soll – das Kind selbst oder die Therapeutin. Sollte der erste Einstieg über diese Auswahl zu schwierig für das Kind sein, kann die Therapeutin das Umwerfen auch zunächst einmal demonstrieren und dann das Kind fragen, wer an der Reihe ist. „Wer soll denn jetzt WERFEN werfen? DU du oder ICH ich?" Der Antwort des Kindes, welche möglicherweise unter Verwendung der gleichen oder auch einer anderen Kommunikationsmodalität erfolgt, wird Folge geleistet und entsprechend sprachlich begleitet: „Hui, toll! DU du hast den TURM Turm getroffen! Super! Sollen wir den TURM Turm NOCHMAL noch mal BAUEN aufbauen?" Entsprechend der Reaktion des Kindes wird der Turm so oft wie gewünscht aufgebaut und umgeworfen. Dabei wird jedes Aufbauen, die Entscheidung über den Werfer und das Umwerfen wie bereits beschrieben natürlich modelliert. Abhängig vom Zeitpunkt dieses Spielgeschehens innerhalb des Therapieverlaufs und den Kompetenzen des Kindes kann das Kind auch explizit zur eigenen Verwendung der Gebärden, Bildsymbole bzw. der eingesetzten Kommunikationshilfe ermutigt werden.

**Erweiterungsoptionen** Ist das Spielgeschehen bekannt und sind die Kompetenzen des Kindes entsprechend, können statt eines Turmes mehrere Türme aufgebaut werden. Diese können mit Hilfe unterschiedlich farbiger Bausteine gebaut werden. Auch die Bälle oder Sandsäckchen können in unterschiedlichen Farben benutzt werden, sodass neben den bereits aufgeführten Wörtern auch die eingesetzten Farben modelliert werden können. Durch die Verwendung von mehreren Türmen und Bällen bzw. Sandsäckchen kann zudem an der Pluralbildung gearbeitet werden.

- **Ball rollen, werfen, schießen:**

**Material** Ein Ball, individuelle Kommunikationsform (z. B. Gebärden bzw. Gebärdensammlung, nichtelektronische oder elektronische Kommunikationshilfe).

**Modellierte Wörter** Ball, werfen, schießen, fertig, noch mal.

**Konkretes Vorgehen** Die Therapeutin nimmt einen Ball aus einem Schrank und zeigt ihn dem Kind. „Schau mal, ich habe Lust, mit dem BALL

Ball zu spielen. Hast du auch Lust, mit dem BALL Ball zu spielen?“ Die Reaktion des Kindes wird abgewartet. Sollte das Kind ebenfalls Lust haben, mit dem Ball zu spielen, beginnt das eigentliche Geschehen.

„Mhm, was kann ich denn mit dem BALL Ball machen? Ah, ich weiß. Ich kann den BALL Ball SCHIEßEN schießen oder WERFEN werfen. Ich werde den BALL Ball als Erstes WERFEN werfen. Los geht‘s.“ Die Therapeutin stellt sich mit etwas Abstand zum Kind auf und wirft den Ball zum Kind. Anschließend ist das Kind an der Reihe. Die Sprachtherapeutin sagt: „So, nun bist du dran. Möchtest du den BALL Ball auch WERFEN werfen?“ und gibt dem Kind Zeit zu reagieren. Sollte die Reaktion positiv sein, greift die Sprachtherapeutin dies auf und sagt: „Ah, super, du möchtest den BALL Ball auch WERFEN werfen. Gut, dann los!“ Auf diese Art und Weise fragt sich die Sprachtherapeutin immer wieder selbst und das Kind, ob der Ball geworfen oder geschossen werden soll. Hierbei kann die Therapeutin, abhängig von den Kompetenzen des Kindes, das Kind auch zur eigenständigen Nutzung der Kommunikationsmodalität ermuntern. Ist dieses Spielgeschehen etabliert und hat das Kind möglicherweise bereits aktiv ausgedrückt, ob der Ball geworfen oder geschossen werden soll, kann die Spielhandlung erweitert werden. Die Therapeutin fragt nach einem erneuten Ballaustausch, ob sie nun „FERTIG fertig sind“ oder ob das Kind „NOCHMAL noch mal mit dem BALL Ball spielen möchte“. Sollte das Kind weiterspielen wollen, wird auch dies von der Therapeutin sprachlich begleitet und die neu zu erlernende Kommunikationsform modelliert: „Ok, du möchtest also NOCHMAL noch mal den BALL Ball SCHIEßEN schießen. Super!“

Auf ähnliche Weise kann das Spielgeschehen natürlich fortgesetzt und die neue Kommunikationsform durch die Therapeutin modelliert werden.

**Erweiterungsoptionen** Innerhalb dieser Spielsituation kann auch die Verwendung der Begriffe „ich“ und „du“ leicht eingebaut und modelliert werden. So kann immer wieder gefragt werden, wer an der Reihe ist: „Und wer ist jetzt dran? DU du oder ICH ich?“ Darüber hinaus gibt es die Möglichkeit, direkt mit drei Dingen anzufangen und neben dem „Werfen“ und „Schießen“ des Balles auch die Alternative, den Ball zu „rollen“, anzubieten und in gleicher Weise zu modellieren.

**Alternatives Vorgehen** Die Spielsituation kann auch anders herum erfolgen. Zunächst werfen die Therapeutin und das Kind den Ball hin und her, sodass nicht zwischen der Aktivität (werfen, schießen oder ggf. auch rollen) gewählt werden muss, sondern ob das Spiel beendet ist oder fortgesetzt werden soll. So wird nach wenigen Ballwechseln gefragt, ob sie „FERTIG fertig sind oder NOCHMAL noch mal spielen sollen. Erst wenn dieses Spielgeschehen etabliert ist, kann dann hinzugefügt werden, was gemacht werden soll – „SCHIEßEN schießen, WERFEN werfen oder ROLLEN rollen“.

- **Kochen:**

**Material** Zwei kleine Schüsseln, ein Topf, ein Spielzeugherd oder einfach zwei runde Papierkreise als Kochplatten, zwei Löffel, mehrfach zwei bis drei verschiedene Gemüsesorten als Spielzeug (z. B. drei Tomaten und drei kleine Möhren aus Holz) , individuelle Kommunikationsform (z. B. Gebärden bzw. Gebärdensammlung, nichtelektronische oder elektronische Kommunikationshilfe).

**Modellierte Wörter** Tomate, Möhre, kochen, essen, mehr, fertig.

**Vorgehen** Die Therapeutin und das Kind räumen die vorbereiteten Materialien gemeinsam aus einer Kiste oder einer großen Tasche aus. Hierbei benennt die Therapeutin die Objekte und beginnt mit der Modellierung der Zielwörter: „Heute wollen wir KOCHEN kochen. Was können wir denn da KOCHEN kochen? Ah, hier ist eine TOMATE Tomate. Und noch eine TOMATE Tomate. Und noch eine TOMATE Tomate. Das ist ja klasse. Sollen wir die TOMATE Tomaten in den Topf legen und KOCHEN kochen?“ Die Therapeutin bindet das Kind in eine natürliche Spiel-

und Interaktionssituation ein, in der sie die Zielwörter immer wieder modelliert benennt: „Sind die TOMATE Tomaten jetzt FERTIG fertig? Oder müssen sie noch KOCHEN kochen?“, „Ah ok, sie sind FERTIG fertig. Dann können wir sie ESSEN essen. Eine TOMATE Tomate in deine Schüssel. Eine TOMATE Tomate in meine Schüssel. Jetzt ESSEN esse ich die TOMATE Tomate.“, „Mhm, die schmeckt gut, die TOMATE. Schmeckt deine TOMATE Tomate auch gut?“, „Möchtest du noch MEHR mehr ESSEN essen? Oder bist du FERTIG fertig?“, „Ich glaube, ich möchte noch MEHR mehr ESSEN essen.“, „Oh, ich guck mal, ob wir noch was zum KOCHEN kochen in der Tasche haben. Ja, da sind noch MÖHRE Möhren drin. Hier ist eine MÖHRE Möhre. Und noch eine MÖHRE Möhre. Und noch eine dritte MÖHRE Möhre.“, „KOCHEN kochst du eine MÖHRE Möhre für mich?“…

5

**Erweiterungsoptionen** Durch das Hinzufügen von weiteren Lebensmitteln und/oder Handpuppen und Stofftieren kann das Spielgeschehen ausgebaut und sukzessiv weitere Wörter modelliert werden. Sollte ein Spielzeugherd mit Backofen vorhanden sein, kann auch die Handlung des Backens hinzugefügt werden. Hierbei können ebenfalls die Begriffe „fertig“ und „mehr“ gut modelliert werden.

**Tipp Material**

**PRD-Ideen des Monats:** Der Hilfsmittelanbieter Prentke Romich Deutschland (PRD) veröffentlicht seit vielen Jahren monatlich konkrete kreative Vorschläge zum Einsatz verschiedener Kommunikationshilfen. Die Aktivitäten können auf einfachen Kommunikationshilfen oder mit Hilfe der Minspeak-Anwendungsprogramme umgesetzt werden. Es ist möglich, den PRD-Ideen-Newsletter kostenlos zu abonnieren oder einige Ideen auf der Homepage von PRD herunterzuladen (► http://www.prentke-romich.de). Zusätzlich wurden die besten Ideen der vergangenen Jahre gesammelt, aufbereitet und in einem Buch zusammengefasst. Das Buch „Best of PRD-Ideen des Monats“ kann ebenfalls auf der Homepage der Firma bestellt werden.

### 5.1.4 Bildung von Zweiwortkombinationen

- **Der Zug muss warten:**

**Material** Eisenbahnschienen, Zug, Schranke, Ampel.

**Modellierte Wörter** Zug, fahren, warten, stopp, individuelle Kommunikationsform (z. B. Gebärden bzw. Gebärdensammlung, nichtelektronische oder elektronische Kommunikationshilfe).

**Vorgehen** Die Therapeutin baut mit dem Kind gemeinsam die Schienen auf: „Komm, wir bauen die Schienen auf. Dann kann der ZUG Zug FAHREN fahren.“ „So, jetzt sind die Schienen FERTIG fertig aufgebaut. Jetzt kann der ZUG Zug FAHREN fahren.“ Die Therapeutin und das Kind lassen den Zug einige Runden fahren und die Therapeutin beschreibt gelegentlich, was passiert, nämlich, dass der ZUG Zug FAHREN fährt. Dann bringt die Therapeutin die Ampel in das Spielgeschehen ein: „Schau mal, die Ampel ist rot. Das heißt STOPP stopp, der ZUG Zug muss WARTEN warten. Wenn die Ampel wieder grün ist, darf der ZUG Zug wieder FAHREN fahren. Ah, die Ampel ist grün. Der ZUG Zug darf FAHREN fahren.“ Dann fährt der Zug wieder eine oder mehrere Runden. Je nach Kompetenzen des Kindes kann die Therapeutin bereits jetzt die Entscheidung über das Fahren-Dürfen oder Warten-Müssen an das Kind abgeben oder erst noch ein oder mehrere Male als Modell fungieren und selbst entscheiden. Weiterer sprachlicher Austausch könnte wie folgt ablaufen: „Was meinst du? Muss der ZUG Zug WARTEN warten?“ „Oh, ich glaube, die Ampel ist wieder rot. Also STOPP stopp, der ZUG Zug muss WARTEN warten.“ „Und, darf der ZUG Zug jetzt wieder FAHREN fahren? Sagst du mir Bescheid?“ „Soll der ZUG Zug WARTEN warten oder FAHREN fahren?“

**Erweiterungsoptionen** Zusätzlich kann ein Spielzeugauto in das Geschehen eingebaut werden. An der Stelle, an der die Ampel steht, kann ein Übergang für Autos eingebaut werden. Dort können dann abwechselnd der Zug und das Auto warten bzw. fahren. Weitere Begriffe, die hierbei ebenfalls gut modelliert werden können, sind: Auto, auf, zu (die Schranke ist AUF oder ZU).

- **Einkaufen:**

**Material** Holzobst oder -gemüse, z. B. mehrere Äpfel, Erdbeeren und Bananen, eine Kasse, Spielgeld, eine Einkaufstasche, individuelle Kommunikationsform (z. B. Gebärden bzw. Gebärdensammlung, nichtelektronische oder elektronische Kommunikationshilfe).

**Modellierte Wörter** ich, du, kaufen, fertig, noch mal, Apfel, Erdbeere, Banane.

**Vorgehen** Die Therapeutin hat durch große Bausteine, Decken, Seile oder ähnliches einen Bereich markiert, in dem das Obst als Verkaufsware ausliegt. Daneben befindet sich eine Spielzeugkasse, eine Einkaufstasche und Spielgeld. Die Therapeutin benennt die Spielaktivität: „Heute spielen wir einkaufen. Schau mal, da liegen APFEL Äpfel, ERDBEERE Erdbeeren und BANANE Bananen. Wer soll etwas KAUFEN kaufen? DU du oder ICH ich?“ Abhängig von der Antwort des Kindes wird das Einkaufsspiel begonnen. In diesem Beispiel kauft zunächst die Therapeutin ein: „Hallo!“ [Zeit geben für Reaktion]. „ICH ich möchte gerne etwas KAUFEN kaufen. Ich KAUFEN kaufe einen APFEL Apfel. Dann KAUFEN kaufe ICH ich eine BANANE Banane. Und ICH ich KAUFEN kaufe vier ERDBEERE Erdbeeren. Das ist alles. ICH ich bin FERTIG fertig. Was kostet das? Wie viel muss ICH ich bezahlen?“ Nachdem der Geldaustausch stattgefunden hat und alle Einkäufe in der Tasche verstaut sind, verabschiedet sich die Therapeutin und fragt, ob nun das Kind etwas einkaufen möchte. Das Spielgeschehen wird mit neu verteilten Rollen erneut gespielt.

Die Therapeutin begrüßt das Kind: „Hallo!“ [Zeit geben für Reaktion]. „Was möchtest DU du KAUFEN kaufen?“ Abhängig von der Reaktion (z. B. eigene Nutzung der UK-Methode, Greifen nach oder Zeigen auf eine der Obstsorten) modelliert die Therapeutin die Intention des Kindes. Dies könnte beispielsweise wie folgt erfolgen: Das Kind greift nach den Erdbeeren. Therapeutin: „Ah, DU du KAUFEN kaufst ERDBEERE Erdbeeren ein. Gut. Wie viele ERDBEERE Erdbeeren KAUFEN kaufst DU du denn?“ [Zeit geben für Reaktion]. „Hier ist schon mal eine ERDBEERE Erdbeere. Möchtest DU du noch eine ERDBEERE Erdbeere KAUFEN kaufen?“ [Zeit geben für Reaktion]. „Ok, dann noch eine ERDBEERE Erdbeere. Und möchtest DU du noch eine ERDBEERE Erdbeere?“ [Zeit geben für Reaktion]. „Ok und dann noch eine ERDBEERE Erdbeere für dich. Bitteschön. Und möchtest DU du noch eine ERDBEERE Erdbeere KAUFEN kaufen? Ok, dann auch noch die letzte ERDBEERE Erdbeere für dich. Super, jetzt hast DU du alle vier ERDBEERE Erdbeeren KAUFEN gekauft. Möchtest DU du noch was KAUFEN kaufen?“

Auf diese Art und Weise kann das Spielgeschehen noch eine ganze Zeit fortgesetzt und durch die Kombination der genannten Begriffe systematisch an der Etablierung von Zweiwortsätzen gearbeitet werden.

**Erweiterungsoptionen** Bei elektronischen Kommunikationshilfen mit dynamischem Display können bei entsprechender Vokabularstrategie auch korrekte Flexionen ausgedrückt werden, welche ebenfalls gezielt modelliert werden sollten.

**Tipp Material**

**kleine wörter – GROSSE WIRKUNG**
Die Spielesammlung von Ana Holenstein-Wyrsch bietet viele kreative Ideen zum spielerischen Entdecken und Üben von Kernvokabular. Die Spiele sind nach Kommunikationsfunktionen geordnet und ausgerichtet auf die Anwendung auf der „Kölner Kommunikationstafel“ (Boenisch et al. 2007). Adaptionen auf andere Formen der UK sind aber schnell möglich.

„Der Elefant" (Teil 1) besteht aus 25 Spielen, die auf DinA5-Karten dargestellt werden. Jede Karte enthält den Titel des Spiels, das benötigte Material, die Zielwörter, die in diesem Spiel entdeckt werden sollen, sowie eine Beschreibung des Spiels. Die Zielwörter sind zusätzlich als METACOM-Symbole (Kitzinger 2018) abgebildet.

5

„Das Krokodil" (Teil 2) besteht aus 7 Karten- und Würfelspielen. Die Spielebox enthält 4 Grundkarten und 160 Spielkarten, die mit METACOM-Symbolen und dem zugehörigen Schriftbild bestückt sind. Sie bilden 40 Wörter aus der großen „Kölner Kommunikationstafel" ab und existieren jeweils vier Mal in unterschiedlichen Farben. Hinzu kommen leere Spielkarten, die mit individuellen Wörtern aus dem Zielwortschatz bestückt werden können. Für einige Spiele werden Würfel benötigt, die ebenfalls METACOM-Symbole abbilden (Holenstein-Wyrsch und Brandenberger 2014).

Zu beziehen sind die Spielesammlungen beispielsweise auf der Homepage des Forschungs- und Beratungszentrums (fbz) der Universität zu Köln. Mehr Informationen sind zu finden unter ► http://www.kleinewoerter.ch.

### 5.1.5 Arbeit an der Syntaxerweiterung

Die Arbeit an der Syntaxerweiterung hat zunächst zum Ziel, dem Kind zu vermitteln, wie mehr als zwei Begriffe miteinander kombiniert werden können, um so kontinuierlich längere und vollständige Sätze bilden zu können.

- **Häuser bauen:**

**Material** Verschiedene Stofftiere oder Schleichtiere (z. B. Hund, Affe, Bär), Bausteine in entsprechend passender Größe zu den Tieren, individuelle Kommunikationsform (z. B. Gebärden bzw. Gebärdensammlung, nicht-elektronische oder elektronische Kommunikationshilfe).

**Modellierte Wörter** mehr, fertig, Stein, Haus, Hund, Affe, Bär.

**Vorgehen** Die Therapeutin setzt die drei Tiere, den Hund, den Affen und den Bären in den Raum und stellt die Tiere dem Kind vor: „Schau mal, wir haben heute Besuch von drei Tieren. Hier sind ein HUND Hund, ein AFFE Affe und ein BÄR Bär." Die Therapeutin gibt dem Kind Zeit und die Möglichkeit, mit den drei Tieren zunächst kurz zu spielen. Anschließend erklärt sie, dass die drei kein Zuhause haben: „Weißt du was, der HUND Hund, der AFFE Affe und der BÄR Bär haben kein Zuhause. Sollen wir dem HUND Hund, dem AFFE Affen und dem BÄR Bären mit den STEIN Steinen ein HAUS Haus bauen?" Die Therapeutin wartet die Reaktion des Kindes ab. Sollte diese positiv sein, wird das Spielgeschehen unter fortlaufender Modellierung fortgesetzt. „Super, dann bauen wir jetzt ein HAUS Haus. Wer bekommt denn das erste HAUS Haus? Der HUND Hund, der AFFE Affe oder der BÄR Bär?" Der Auswahl des Kindes entsprechend wird für das erste Tier ein Haus gebaut und die Handlung sprachlich begleitet und dabei die neue Kommunikationsform modelliert. „Ok, dann bauen wir jetzt ein HAUS Haus für den HUND Hund. Dann brauchen wir einen STEIN Stein. Komm, wir holen zusammen den ersten STEIN Stein." Die Therapeutin und das Kind beginnen gemeinsam mit dem Hausbau. „Toll, jetzt haben wir den ersten STEIN Stein für das HAUS Haus. Und ist das HAUS jetzt FERTIG fertig oder brauchen wir MEHR noch mehr STEIN Steine? Was meinst du? Ist das HAUS Haus FERTIG fertig?" Das Kind wird vermutlich anzeigen, dass das Haus mit einem Stein noch nicht fertig ist. Dies kann die Therapeutin nutzen, um anzuzeigen, wie man äußert, dass man noch mehr Steine benötigt: „Ja, ich finde auch, wir sind noch nicht FERTIG fertig. Wir brauchen noch MEHR mehr STEIN Steine. Komm wir holen noch MEHR mehr STEIN Steine und bauen das HAUS Haus für den HUND Hund."

Auf diese Art und Weise kann das Spielgeschehen noch eine ganze Zeit fortgesetzt und durch die Kombination der genannten Begriffe systematisch an der Syntaxerweiterung gearbeitet werden.

**Erweiterungsoptionen** Bei elektronischen Kommunikationshilfen mit dynamischem Display können bei entsprechender Vokabularstrategie auch korrekte Flexionen ausgedrückt werden, welche ebenfalls gezielt modelliert werden sollten.

- **Wettrennen:**

**Material** Mehrere unterschiedliche Autos in unterschiedlichen Größen.

**Modellierte Wörter** Ein Startsignal wie z. B. „1, 2, 3 und los!", warten, fahren, ich, du, weit, weiter, am weitesten, gewonnen, Auto, individuelle Kommunikationsform (z. B. Gebärden bzw. Gebärdensammlung, nichtelektronische oder elektronische Kommunikationshilfe).

**Vorgehen** Die Therapeutin erläutert das Spielgeschehen der heutigen Therapiesitzung und zeigt die vorhandenen Materialien: „Heute spielen wir mit den AUTOS Autos. Die AUTOS Autos machen Wettrennen. DU du suchst ein AUTO Auto aus und ICH ich such mir ein AUTO Auto aus. Dann gucken wir, welches AUTO Auto GEWINNT gewinnt. Welches AUTO Auto möchtest DU du?" Therapeutin lässt das Kind ein Auto aussuchen und greift möglicherweise geäußerte Begriffe auf und modelliert diese. Sollte das Kind nicht im ersten Versuch ein Auto auswählen, wählt zunächst die Therapeutin ein Auto aus. „Ok, ICH ich nehme dieses AUTO Auto. Und welches AUTO Auto nimmst DU du? Möchtest du vielleicht dieses AUTO Auto oder dieses AUTO Auto?" Nachdem das Kind auch ein Auto ausgewählt hat, ermuntert die Therapeutin das Kind, zunächst gemeinsam das Startsignal zu geben. „Ok, jetzt brauchen wir noch ein Startsignal. Das geht so: 1, 2, 3, UND LOS! Willst DU du auch mal das Startsignal geben?" Die Therapeutin unterstützt das Kind dabei, das Startsignal zu geben. Danach fahren die beiden Autos ein Wettrennen und es wird besprochen, welches Auto gewonnen hat. „Und, welches AUTO Auto hat GEWONNEN gewonnen?" Die Therapeutin gibt dem Kind Zeit zu reagieren. „Ja genau. Dieses AUTO Auto hat GEWONNEN gewonnen. Das AUTO Auto ist WEITER weiter GEFAHREN gefahren als das andere AUTO Auto."

Auf diese Weise können viele Wettrennen bestritten werden und gezielt an der Kombination mehrerer Begriffe gearbeitet werden.

**Erweiterungsoptionen** Neben den bereits aufgeführten Begriffen können zusätzlich Eigenschaften der Autos (z. B. groß, klein, blau, rot, alt, neu) modelliert werden, wodurch die Syntax um ein weiteres Element ausgebaut werden kann.

### 5.1.6 Komplexe Kommunikationssituationen und In-vivo-Übungen

Grundsätzlich eignen sich komplexe Kommunikationssituationen und In-Vivo-Übungen für Kinder und Jugendliche, die schon recht gut und spontan ihre ergänzende oder alternative Kommunikationshilfe einsetzen können. Bevor eine In-Vivo-Übung durchgeführt wird, sollte, insbesondere wenn dies eine der ersten In-Vivo-Übungen darstellt, die kommunikative Situation zunächst als Rollenspiel im Rahmen der Sprachtherapie erprobt werden. Hierdurch kann das Kind im geschützten Rahmen ausprobieren, welche Wörter in welcher Kombination produziert werden müssen, welche Fragen durch Kommunikationspartner möglicherweise gestellt werden, die es zu beantworten gilt, und wo sich die notwendigen Begriffe auf der Kommunikationshilfe befinden. In diesem geschützten Rahmen kann die Sprachtherapeutin leicht Hilfen geben und das Kind für die In-Vivo-Übung vorbereiten.

- **Eis kaufen:**

**Material** Externe Kommunikationshilfe (z. B. Tafel oder Ordner mit Bildsymbolen, einfache oder komplexe elektronische Kommunikationshilfe), auf der mindestens folgende Begriffe zur Verfügung stehen: hallo, ich, möchten, kaufen, Eis, eins, zwei, drei, vier, Kugeln, Becher, Hörnchen, Sahne, Schokolade, Erdbeere, Vanille, weitere individuell beliebte Eissorten, bitte, danke

**Vorbereitung** Als Vorbereitung auf die In-Vivo-Übung sollte die kommunikative Situation vorab als Rollenspiel im geschützten Therapieraum durchgeführt werden und mögliche Hürden besprochen und aufgelöst werden.



**Vorgehen** In der In-Vivo-Übung selbst kann je nach Kompetenzen des Kindes entweder ausschließlich das Kind mittels der vorliegenden Kommunikationshilfe seine Bestellung aufgeben oder aber auch im Sinne des *Modeling* sowohl die Therapeutin als auch das Kind. Dies empfiehlt sich insbesondere in den ersten In-Vivo-Übungen, da das Kind hierdurch beobachten kann, wie fremde Personen auf die für sie ungewohnte Kommunikationsform reagieren. Hierdurch kann die Therapeutin sowohl der fremden Person gegenüber, aber auch erneut dem Kind gegenüber zeigen, dass auch mit diesem Medium selbstbewusst kommuniziert werden kann. Anschließend ist das Kind mit seiner Bestellung an der Reihe, bei welcher die Therapeutin falls notwendig unterstützend eingreifen kann.

**Erweiterungsoptionen** Als weitere In-Vivo-Übungen eignen sich beispielsweise ein Einkauf beim Bäcker, nach einem Weg fragen oder ein Telefonanruf.

- **Ein Rätsel lösen:**

**Material** Externe Kommunikationshilfe (z. B. Tafel oder Ordner mit Bildsymbolen, einfache oder komplexe elektronische Kommunikationshilfe), auf der folgende Begriffe zur Verfügung stehen sollten: hallo, super, danke, ich, du, für, mich, ein, einen, haben, machen, fragen, lösen, geben, helfen, Rätsel, Hinweis.

**Vorbereitung** Als Vorbereitung muss die Therapeutin ein Rätsel erstellen. Hierzu fertigt sie mehrere Hinweise auf kleinen Papierzetteln an, die sie an Kolleginnen in den Nachbarräumen oder an andere Personen im Wartezimmer verteilt. Diese Personen werden vorab durch die Therapeutin darüber informiert, dass in der folgenden Therapiestunde ein Kind kommt, das übt, mit seiner neuen Kommunikationsform fremde Personen anzusprechen. Diese sollten dann auf Nachfrage durch das Kind die Hinweise geben. Auf diese Weise kann das Kind eine vorher bestimmte Anzahl an fremden Personen ansprechen und am Ende ein Rätsel lösen. Diese In-Vivo-Übung sollte im Vorfeld mit dem Kind besprochen und erläutert werden.

**Vorgehen** In der In-Vivo-Übung selbst wird das Kind darin unterstützt, die fremden Personen anzusprechen und ggf. durch *Modeling* der UK-Methode ein Vorbild zum Erfragen der Hinweise zu geben. Dies könnte wie folgt ablaufen:

**Beispiel**

**Therapeutin:** - „Schau mal, hier könntest DU du fragen."

**Kind:** - „HALLO."

**Fremde** Person: - „Hallo."

**Kind:** - [Wartet ab und schaut die Therapeutin an.]

**Therapeutin:** - „Soll ICH ich erst mal FRAGEN fragen?"

**Kind:** - [Nickt.]

**Therapeutin:** - „HALLO Hallo. ICH ich MACHE mache ein RÄTSEL Rätsel. HAST hast DU du einen HINWEIS Hinweis FÜR für MICH mich?"

**Fremde** Person: - „Oh ja! Der HINWEIS Hinweis lautet: Geh zur Tür mit dem Elefanten."

**Kind:** - [Dreht sich zur Tür mit dem Elefanten um und lächelt.]

**Therapeutin:** - „DANKE danke."

**Kind:** - „DANKE."

**Therapeutin:** - „Ok, sollen wir da mal klopfen? Willst DU du dann FRAGEN fragen? Oder soll ICH ich FRAGEN fragen?"

**Kind:** - „ICH."

**Therapeutin:** - „Super!"

**Kind:** - „HALLO."

**Fremde** Person: - „Hallo."

**Kind:** - „ICH MACHE EIN RÄTSEL. HAST DU EINEN HINWEIS FÜR MICH?"

**Fremde Person:** - „Ja! Hier steht: Geh' mal zur Frau mit der roten Tasche."

**Kind:** - [Lacht und nickt.] „DANKE."

**Therapeutin:** - „DANKE danke."...

Auf diese Weise kann die Suche nach der Lösung mit unterschiedlich vielen Schritten fortgesetzt werden. Am Ende bespricht die Therapeutin die Übung mit dem Kind nach und lobt es für alle erfolgreichen Kommunikationsbeiträge und alle Versuche hierzu.

### 5.1.7 Social scripts

Die folgenden Beispiele sollen einen Eindruck vermitteln, wie *Social scripts* aufgebaut werden können und welche Inhalte sich hierfür gut eignen. Selbstverständlich können darüber hinaus weitere Themen umgesetzt werden.

Die konkreten Aufnahmen eines jeden *Social scripts* auf den elektronischen Kommunikationshilfen müssen stets in Absprache mit dem unterstützt kommunizierenden Kind erstellt werden und die realen Erlebnisse, Ansichten und Wünsche des Kindes widerspiegeln. Weitere Informationen zu *Social scripts* sind in ▶ Abschn. 2.5.3 zu finden.

- **Über das Wochenende berichten**

1. Aufnahme: GUTEN MORGEN.
2. Aufnahme: ICH SOLL EUCH VON MEINEM WOCHENENDE ERZÄHLEN? SEHR GERNE! ICH HABE WAS ERLEBT, DAS ERRATET IHR NIE!
3. Aufnahme: ICH WAR IN EINEM FERNSEHSTUDIO! COOL, ODER?
4. Aufnahme: DAS WAR VON DER SENDUNG MIT DER MAUS! UND WISST IHR, WAS DA ALLES LOS WAR?
5. Aufnahme: ICH HABE DIE MAUS UND DEN ELEFANTEN GETROFFEN!
6. Aufnahme: UND WISST IHR, WAS NOCH PASSIERT IST?
7. Aufnahme: ICH DURFTE EINE VIDEOAUFNAHME MIT EINER RIIIIIESIGEN KAMERA MACHEN!
8. Aufnahme: JA, DAS WAR WIRKLICH TOLL!
9. Aufnahme: WER IST JETZT DRAN?

- **Über Fußball reden**

1. Aufnahme: HALLLO.
2. Aufnahme: HAST DU AUCH DAS FUẞBALLSPIEL GESTERN GESEHEN?
3. Aufnahme: DAS WAR JA VIELLEICHT SPANNEND! FANDEST DU NICHT AUCH?
4. Aufnahme: ICH HABE MICH SO GEÄRGERT, ALS REUS DEN ELFMETER VERSCHOSSEN HAT! ODER?!
5. Aufnahme: IMMER GEWINNEN DIE BAYERN!
6. Aufnahme: ICH MUSS JETZT LOS. BIS SAMSTAG.

- **Einen Witz erzählen**

Dieser Witz sollte einer Person erzählt werden, die das andere Geschlecht als die unterstützt kommunizierende Person hat.

1. Aufnahme: HI!
2. Aufnahme: WEIẞT DU, DASS JUNGEN (alternativ MÄDCHEN; jeweils das andere Geschlecht des unterstützt kommunizierenden Kindes) DÜMMER SIND ALS MÄDCHEN (alternativ JUNGEN)?
3. Aufnahme: SIEHSTE?!
4. Aufnahme: KENNST DU AUCH EINEN WITZ?

- **Leute befragen**

1. Aufnahme: HALLO.
2. Aufnahme: ICH MÖCHTE FÜR MEINE GEBURTSTAGSPARTY EIS MACHEN. TOLL ODER?
3. Aufnahme: JETZT WÜRDE ICH GERNE WISSEN, WELCHE EISSORTE AM BELIEBTESTEN IST?
4. Aufnahme: OH, DIE MAG ICH AUCH.
5. Aufnahme: SCHREIBST DU MIR DEINE LIEBLINGSSORTE BITTE NOCH HIER AUF MEINEN BLOCK AUF?
6. Aufnahme: DANKE.

7. Aufnahme: WEIßT DU, WEN ICH NOCH FRAGEN KÖNNTE?
8. Aufnahme: SUPER, DANKE. DANN BEFRAG ICH JETZT DEN NÄCHSTEN. MACH'S GUT!

## 5.2 Therapeutisches Vorgehen bei Erwachsenen

5

Im Folgenden sind konkrete Vorgehensweisen für die Vermittlung von Methoden der UK in der Sprachtherapie mit Erwachsenen mit erworbenen Kommunikationsbeeinträchtigungen aufgeführt. Diese umfassen Beispiele zum *Modeling* der Methoden der UK innerhalb des PACE-Trialogs, in Rollenspielen sowie in Alltagsgesprächen. Zudem wird die Nutzung einer systematischen Fragestrategie bei vorhandenem Ja-Nein-Konzept beispielhaft dargestellt.

### 5.2.1 Modeling in PACE-Übungen

Die folgenden Beispiele sind angelehnt an Übungen aus dem PACE-Ansatz (Davis und Wilcox 1985; Steiner 1993), welche in ► Abschn. 4.4.2 beschrieben werden. Aus den Beispielen wird die besondere Bedeutung von nahen Bezugspersonen innerhalb der Therapie deutlich.

- **Gegenstände beschreiben:**

**Material** Kartenstapel mit Objekten des Alltags, individuelle Kommunikationsform (z. B. Gebärden bzw. Gebärdensammlung, nichtelektronische oder elektronische Kommunikationshilfe).

**Modellierte Wörter** Zeitung, Brille, Fernseher, Computer, Telefon

**Vorgehen** Die Therapeutin sitzt gemeinsam mit dem Patienten und der nächsten Bezugsperson an einem Tisch zusammen. Auf dem Tisch liegt ein Stapel mit Fotos von Objekten des Alltags. Der Patient zieht jeweils eine Karte von dem Stapel und soll den darauf abgebildeten Gegenstand der Bezugsperson mitteilen. Hierzu kann er frei wählen, welche der zur Verfügung stehenden Modalitäten (z. B. Lautsprache, ikonische Geste, deiktische Geste, Gebärde, etc.) verwendet werden. Die Therapeutin unterstützt den Patienten ggf. und kommentiert die Interaktion wie im folgenden Beispiel:

**Beispiel**

**Patient:** - [Zieht das Objekt „Brille". Zeigt auf die eigene] „BRILLE" [im Gesicht].

**Bezugsperson:** - „Eine Brille. Das war einfach." [Lacht.]

**Therapeutin:** - „Ist doch gut. Es darf ja auch leicht sein. Und wenn die BRILLE [zeigt ebenfalls auf die eigene Brille] mitten im Gesicht ist, kann man das ja gut nutzen."

**Patient:** - [Zieht das Objekt „Zeitung". Blickt suchend im Zimmer umher. Eine Zeitung ist nicht in Sicht. Gebärdet] „LESEN."

**Bezugsperson:** - „Du liest etwas?"

**Patient:** - „Ja."

**Bezugsperson:** - „Ok, was denn?"

**Patient:** - [Blättert im individuell angelegten Kommunikationsorder und zeigt auf die] „ZEITUNG."

**Bezugsperson:** - „Ah, du liest Zeitung."

**Therapeutin:** - „Wunderbar. Das klappt doch super. Toll machen Sie beide das. Ich glaube, das ist viel zu einfach."

**Erweiterungsoptionen** Abhängig von der jeweiligen Methode der UK kann gezielt am Auffinden bestimmter Begriffe, die für die individuelle Person bedeutsam sind, gearbeitet werden. Solche spielerischen Situationen sind eine gute Möglichkeit, die Arbeit mit dem Patienten und den nächsten Angehörigen zu beginnen. Es können eine Vielzahl an Begriffen auf diese Weise erprobt werden. Jedoch sollte der Inhalt sehr zügig auf kurze Geschichten und andere konkreten Umsetzungsideen erweitert werden, da die Übertragung einzelner Begriffe nur eine sehr geringe kommunikative Relevanz im Alltag besitzt.

- **Kurze Geschichten berichten:**

**Material** Kurze Bildergeschichte, z. B. vom kleinen Herrn Jakob „Pingpong im Frühling" (Press 2011), eine Sichtblende, individuelle

Kommunikationsform (z. B. Gebärden bzw. Gebärdensammlung, nichtelektronische oder elektronische Kommunikationshilfe).

**Modellierte Wörter** Mann, spielen, Ball, weg, suchen, Vogel

**Vorgehen** Die Therapeutin sitzt gemeinsam mit dem Patienten und der nächsten Bezugsperson an einem Tisch. Auf der Mitte des Tisches befindet sich eine Sichtblende, hinter die die Karten einer Bildergeschichte gelegt werden, sodass sie nur von der Therapeutin und dem Patienten, nicht aber von der nächsten Bezugsperson gesehen werden können. Der Patient soll den Inhalt der Geschichte der Bezugsperson berichten. Hierzu kann er frei wählen, welche der zur Verfügung stehenden Modalitäten (z. B. Lautsprache, ikonische Geste, deiktische Geste, Gebärde etc.) verwendet werden. Die Therapeutin unterstützt den Patienten ggf. und kommentiert die Interaktion wie im folgenden Beispiel:

**Beispiel**

**Patient:** - [Betrachtet die Bildergeschichte in Ruhe.] „SPIELEN."

**Bezugsperson:** - „SPIELEN spielen. Kinder SPIELEN spielen?"

**Patient:** - [Schüttelt den Kopf.] „Nein. MANN."

**Bezugsperson:** - „Ein Mann spielt."

**Patient:** - [Zeigt mit den Fingern] „ZWEI."

**Therapeutin:** - „Genau, sehr gut ZWEI zwei MANN Männer SPIELEN spielen. Was SPIELEN sie denn?"

**Patient:** - „Ball."

**Bezugsperson:** - „Ok, ZWEI zwei MANN Männer SPIELEN spielen Ball. Fußball?"

**Patient:** - [Schüttelt den Kopf.] „Nein." [Blickt hilfesuchend zur Therapeutin.]

**Therapeutin:** - „Nein, die MANN Männer SPIELEN spielen TISCHTENNIS Tischtennis."

**Patient:** - „Ja, TISCHTENNIS."

**Therapeutin:** - „Super, das war schon sehr gut soweit. Was passiert dann?"

**Patient:** - „MANN" [Schaut erneut hilfesuchend zur Therapeutin und macht eine Geste für] „SCHLAGEN."

**Therapeutin:** - „Mhm, ja, der MANN Mann SCHLAGEN schlägt den Ball."

**Patient:** - „Ball WEG."

**Bezugsperson:** - „Der Mann hat den Ball geschlagen und jetzt ist er WEG weg?"

**Patient:** - [Nickt.] „MANN SUCHEN."

**Bezugsperson:** - „Ok, die MANN Männer SUCHEN suchen den Ball?!"

**Patient:** - [Nickt.] „Ja. Ball WEG."

**Bezugsperson:** - „Sie finden den Ball nicht?!"

**Patient:** - „VOGEL BAUM Ball WERFEN."

**Therapeutin:** - „Genau, sehr gut. Das ist schwierig. Das haben Sie toll gesagt. Ein VOGEL Vogel in einem BAUM Baum WERFEN wirft den Ball zurück."

**Bezugsperson:** - „Ah, dann ist der Ball in den BAUM Baum geflogen und deshalb haben die MANN Männer ihn nicht gefunden?! Der VOGEL Vogel hatte den Ball." [Lacht.]

### 5.2.2 Modeling in Rollenspielen

Die Nutzung von Methoden der UK zu modellieren, ist besonders gut in Rollenspielen möglich. Hierzu eigenen sich verschiedene Themen wie beispielsweise auf dem Wochenmarkt einkaufen, eine Reise im Reisebüro buchen, einen Termin beim Friseur vereinbaren, ein Telefonat führen oder einen Arztbesuch wahrnehmen. Wichtig ist, dass das Rollenspiel der Lebenswelt des Patienten entspricht, sodass es ggf. im Anschluss als In-Vivo-Übung durchgeführt werden kann. Für eine In-Vivo-Übung sollte vorab mit dem Patienten abgesprochen werden, ob nur er selbst die Kommunikationshilfe verwendet, oder ob auch außerhalb des Therapieraums ein *Modeling* der Kommunikationshilfe gewünscht ist. Das *Modeling* der UK-Methoden wird exemplarisch bei einem **Einkauf auf dem Wochenmarkt** vorgestellt.

**Material** Individuelle Kommunikationsform (z. B. Gebärden bzw. Gebärdensammlung, nichtelektronische oder elektronische Kommunikationshilfe), in der mindestens folgende Begriffe zur Verfügung stehen: ja, nein, hallo, tschüss, ich, bitte, danke, möchten, kaufen, ein, eine, das ist alles, Erdbeere, Apfel, Banane, Kartoffeln, Blumenkohl, eins, zwei, drei, vier, halbes, Kilo.

**Vorgehen** Auch Rollenspiele können sehr gewinnbringend gemeinsam mit der nächsten Bezugsperson des Patienten durchgeführt werden.

Hierdurch erhält die Therapeutin die Möglichkeit, die Nutzung der Kommunikationshilfe zu modellieren, wenn dies notwendig ist, und den Patienten aktiv zu unterstützen. Durch die Hinzunahme einer dritten Person ist die Therapeutin dann nicht gezwungen, gleichzeitig als Therapeutin zu fungieren und eine Rolle, z. B. als Verkäuferin, spielen zu müssen.



**Beispiel**

**Bezugsperson** (Verkaufsrolle): - „Guten Tag."

**Patient** (Einkaufsrolle): - „HALLO."

**Bezugsperson:** - „Was darf es sein?"

**Patient:** - „ICH MÖCHTE [blickt hilfesuchend zur Therapeutin]."

**Therapeutin:** - „Gut. Sie können zum Beispiel sagen: ICH ich MÖCHTE möchte DREI drei BANANEN Bananen KAUFEN kaufen."

**Patient:** - „ICH MÖCHTE DREI BANANEN KAUFEN."

**Therapeutin:** - „Gut, ja."

**Bezugsperson:** - „Gut, bitte, hier sind Ihre Bananen. Sonst noch etwas?"

**Patient:** - [Blickt fragend zur Therapeutin.]

**Therapeutin:** - „Was MÖCHTEN möchten Sie denn noch KAUFEN kaufen? Machen Sie ganz in Ruhe, hier ist gerade niemand sonst, der etwas KAUFEN kaufen MÖCHTE möchte. Sie haben genug Zeit."

**Patient:** - [Sehr zögerlich und stockend.] „ICH MÖCHTE EIN HALBES KILO ERDBEEREN."

**Therapeutin:** - „Sehr gut! EIN ein HALBES halbes KILO Kilo ERDBEEREN Erdbeeren."

**Bezugsperson:** - „Hier bitteschön. Sonst noch etwas?"

**Patient:** - [Immer noch langsam und zögernd.] „ZWEI KILO KARTOFFELN BITTE."

**Bezugsperson:** - „Sehr gerne. Bitteschön. Sonst noch was für Sie?"

**Patient:** - „Nein DANKE. DAS IST ALLES."

**Bezugsperson:** - „Das macht 6,78 €."

**Patient:** - „BITTE."

**Bezugsperson:** - „Danke. Ihr Wechselgeld. Tschüss."

**Patient:** - „TSCHÜSS."

Die Therapeutin bespricht das Rollenspiel mit dem Patienten und der nächsten Angehörigen nach und lobt dabei den gelungenen Ablauf: „Wunderbar. Das hat ja ganz toll geklappt. Wie war das für Sie beide? Hätten Sie gerne noch etwas anderes gesagt? Fehlten Ihnen Wörter? …"

### 5.2.3 Modeling in Alltagsgesprächen

- **Sich vorstellen**

Eine Vorstellung der eigenen Person zu Beginn jeder Therapiesitzung könnte als ein ritualisierter Start gewählt werden. In dieser wiederkehrenden und echten Interaktionssituation könnten im Laufe der Therapie immer mehr Aspekte und Informationen über sich selbst mitgeteilt werden.

**Material** Individuelle Kommunikationsform (z. B. Gebärden bzw. Gebärdensammlung, nichtelektronische oder elektronische Kommunikationshilfe), in der wichtige Begriffe über die eigenen Person, z. B. Name, (ehemaliger) Beruf, zur Verfügung stehen.

**Vorgehen** Die Situation wird von der Therapeutin so gestaltet, dass sich beide in vielen einzelnen Schritten vorstellen, wobei die Therapeutin immer beginnt. In ihrer Vorstellung modelliert sie die gewählte UK-Methode und gibt hierdurch dem Patienten ein Vorbild für die konkreten Äußerungen, die getätigt werden können und wie diese ausgedrückt werden. Anschließend ist der Patient an der Reihe. Zusätzlich bietet sie direkte Hilfestellungen an, wenn dies notwendig ist und ermuntert den Patienten in seinem Tun. Hierzu ein kurzes Beispiel:

**Beispiel**

**Therapeutin:** - „HALLO hallo."

**Patient:** - „HALLO hallo."

**Therapeutin:** - „MEIN mein NAME Name ist Susanne Meier und ich bin SPRACHTHERAPEUTIN Sprachtherapeutin. Wie ist IHR Ihr NAME Name?"

**Patient:** - „MEIN NAME Müller."

**Therapeutin:** - „Sehr GUT gut, IHR Ihr NAME Name ist Müller. Und was ist IHR Ihr BERUF Beruf?"

**Patient:** - [Versucht etwas mitzuteilen. Bricht den Versuch allerdings ab.]

**Therapeutin:** - „Das ist auch wirklich schwierig. Seien SIE Sie nicht entmutigt, dafür bin ich ja da. Sonst bräuchten SIE Sie mich ja nicht. SIE Sie können das so sagen: ICH ich bin INGENIEUR Ingenieur. Probieren SIE Sie mal."

**Patient:** - „ICH INGENIEUR."

**Therapeutin:** - „Sehr GUT gut. ICH ich habe ZWEI zwei KIND Kinder. Haben SIE Sie KIND Kinder?"

...

- **Über die Familie sprechen**

Über die eigene Familie, vor allem über die eigenen Kinder oder Enkelkinder zu sprechen, ist für viele erwachsene Patienten mit erworbenen Kommunikationsbeeinträchtigungen ein wichtiges Thema und kann daher oftmals gut in der Sprachtherapie aufgegriffen werden.

**Material** Individuelle Kommunikationsform (z. B. Gebärden bzw. Gebärdensammlung, nichtelektronische oder elektronische Kommunikationshilfe), in der alle relevanten Personen z. B. durch Fotos zur Verfügung stehen. Darüber hinaus sollten Verwandtschaftsgrade ausgedrückt werden können. Modellierte Begriffe könnten sein: Kind, Tochter, Sohn, Ehefrau, Ehemann, Enkelsohn, Enkeltochter, Enkel, Baby, mein, unser, jung, alt.

**Vorgehen** Die Therapeutin sollte beim Gespräch über die Familie des Patienten die Personen in längere Äußerungen einbauen und hier gezielt Begriffe oder grammatische Strukturen modellieren. Hierzu ein kurzes Beispiel:

**Beispiel**

**Therapeutin:** - „Haben Sie Ihre KINDER Kinder am Wochenende gesehen?"

**Patient:** - „Ja." [Lächelt.]

**Therapeutin:** - „Letztes Mal haben Sie mir erzählt, dass Ihr SOHN Sohn und seine FRAU Frau ein BABY Baby bekommen haben. Wie geht es Ihrem SOHN Sohn, seiner FRAU Frau und dem BABY Baby?"

**Patient:** - „Ja, ja. GUT."

**Therapeutin:** - „GUT gut?! Wie schön! Ist das BABY Baby ein JUNGE Junge oder ein MÄDCHEN Mädchen? Entschuldigen Sie, dass ich das vergessen habe."

**Patient:** - „Ein JUNGE." [Lächelt.]

...

- **Über ein Hobby berichten**

Hobbys stellen beliebte Aktivitäten Patienten dar, über welche in der Regel gerne kommuniziert wird. Sie eignen sich daher als gute Themen und zur Verknüpfung von Kern- und Randvokabluar in einem Gespräch.

**Material** Individuelle Kommunikationsform (z. B. Gebärden bzw. Gebärdensammlung, nichtelektronische oder elektronische Kommunikationshilfe), in der das notwendige Randvokabular zum Austausch über das jeweilige Hobby zur Verfügung steht.

**Vorgehen** Ein Patient liebt Fußball. Hierzu hat die Therapeutin neben dem vorhandenen umfassenden Kernvokabular spezifisches Randvokabular zum Thema Fußball herausgesucht und in der UK-Methode vorbereitet.

**Beispiel**

**Therapeutin:** - „Haben Sie am Wochenende auch das HEIMSPIEL Heimspiel von BORUSSIA Borussia DORTMUND Dortmund gesehen?"

**Patient:** - [Nickt begeistert.] „Ja."

**Therapeutin:** - „Wie hat Ihnen das SPIEL Spiel gefallen?"

**Patient:** - „SEHR GUT. BORUSSIA GUT GESPIELT. 3 TORE!"

**Therapeutin:** - „Ja, das finde ich auch. BORUSSIA Borusssia DORTMUND Dortmund hat SEHR sehr GUT gut GESPIELT gespielt. Haben Sie früher auch FUßBALL Fußball GESPIELT gespielt?"

**Patient:** - „Ja! ABWEHR."

**Therapeutin:** - „Ah, Sie haben in der ABWEHR Abwehr GESPIELT gespielt. SEHR sehr GUT gut, diese SPIELER Spieler sind SEHR sehr wichtig."

...

Auf diese Weise kann das Gespräch noch einige Zeit fortgesetzt und gezielt Begriffe des Kern- und Randvokabulars sowie die Kombination von mehreren Begriffen modelliert werden.

- **Über aktuelle Geschehnisse sprechen**

Über aktuelle politische und gesellschaftliche Themen zu sprechen, stellt einen Bereich gesellschaftlicher Partizipation dar. Dies ist vor allem für Patienten geeignet, die sich bereits recht gut mit Hilfe ihres multimodalen Kommunikationskonzeptes verständigen können. Für eine Sitzung am Beginn der Therapie eignen sich diese Themen weniger gut, da nicht so gezielt ein bestimmter Wortschatz modelliert werden kann.

Diese Themen sollten demnach dazu genutzt werden, bereits vorhandene Kompetenzen im Umgang mit den angeeigneten Methoden der UK zu festigen und in einer realen Kommunikationssituation noch vorhandene Hürden aufdecken und gemeinsam auflösen zu können.



### 5.2.4 Nutzung der Fragestrategie bei vorhandenem Ja-Nein-Konzept

Sind Personen dazu in der Lage, Fragen sicher mit „ja" und „nein" zu beantworten, kann es sehr hilfreich sein, in bestimmten Situationen Fragen mit einer gewissen Systematik zu stellen. Diese Fragestrategie bei vorhandenem Ja-Nein-Konzept (► Abschn. 2.5.2 und ► Kap. 8 bzw. in den Online-Materialien unter ► http://extras.springer.com) sollte gemeinsam mit einem erwachsenen Patienten und der nächsten Bezugsperson erarbeitet und mehrfach gemeinsam geübt werden. Im Folgenden ist ein Beispiel für eine erste Demonstration dieser Fragestrategie aufgeführt. In ► Abschn. 7.4.4 finden sich zwei weitere Beispiele.

**Beispiel**

**Therapeutin:** - „Möchten Sie etwas haben?"

**Patient:** - „Nein."

**Therapeutin:** - „Möchten Sie etwas machen?"

**Patient:** - „Nein."

**Therapeutin:** - „Möchten Sie etwas fragen."

**Patient:** - „Ja."

**Therapeutin:** - „Gut, Sie möchten etwas fragen. Worum geht es? Geht es um eine Person?"

**Patient:** - „Ja."

**Therapeutin:** - „Ok, Sie möchten etwas über eine Person fragen. Über wen möchten Sie etwas fragen? Über…" [Bricht ab, da sie von dem Patienten unterbrochen wird.]

**Patient:** - [Zeigt auf die Therapeutin.]

**Therapeutin:** - „Ah, Sie möchten etwas über mich fragen?!"

**Patient:** - „Ja."

**Therapeutin:** - „Gut, ja gerne. Worum geht es? Um eine Aktivität?" (Hinweis: Die Therapeutin schlug direkt Aktivität vor, da ihr dies hier am wahrscheinlichsten erschien. Sie würde von dort ausgehend mit „Tier", „Person/en" und „Gegenstand" weitermachen.)

**Patient:** - „Ja."

**Therapeutin:** - „Gut, Sie wollen mich etwas über eine Aktivität fragen. Wann findet diese statt? Ist es etwas, das jetzt gerade passiert?"

**Patient:** - „Nein."

**Therapeutin:** - „Ist es schon in der Vergangenheit passiert?"

**Patient:** - „Ja."

**Therapeutin:** - „Wann ist es gewesen? Gestern?"

**Patient:** - „Ja."

**Therapeutin:** - „Und wo war das? In meinem Zuhause?"

**Patient:** - „Ja."

**Therapeutin:** - „Ok, wollen Sie wissen, was ich gestern Zuhause gemacht habe?"

**Patient:** - „Ja." [Lächelt.]

**Therapeutin:** - „Gestern habe ich in meinem Garten gearbeitet. Es war ja so schönes Wetter. Abends habe ich den Tatort gesehen."

**Patient:** - [Lacht und nickt begeistert. Zeigt auf sich selbst.]

**Therapeutin:** - „Ach, haben Sie auch den Tatort gesehen?"

**Patient:** - „Ja." [Lacht.]

## Literatur

Boenisch J, Musketa B, Sachse S (2007) Die Bedeutung des Vokabulars für den Spracherwerb und Konsequenzen für die Gestaltung von Kommunikationsoberflächen. In: Sachse S, Birngruber C, Arendes S (Hrsg) Lernen und Lehren in der Unterstützten Kommunikation. Von Loeper, Karlsruhe, S 355–371

Davis GA, Wilcox MJ (1985) Adult aphasia rehabilitation. Applied pragmatics. NFER-Nelson, Windsor

Holenstein-Wyrsch A, Brandenberger R (2014) Kleine Wörter, grosse Wirkung. Kernwortschatz im Spiel entdecken. Holenstein-Wyrsch. FST, Bern

Kitzinger A (2018) METACOM8. Symbolsystem zur Unterstützten Kommunikation. http://www.metacom-symbole.de. Zugegriffen am 23.08.2018

Press HJ (2011) Der kleine Herr Jakob – ganz groß! 180 Bildergeschichten. Beltz & Gelberg, Weinheim

Steiner J (1993) Grundzüge einer ganzheitlichen Aphasiebehandlung und -forschung. In: Grohnfeldt M (Hrsg) Zentrale Sprach- und Sprechstörungen. Marhold, Berlin, S 300–326

# Spezifische Themen

*Carina Lüke, Sarah Vock, Anja Starke und Juliane Leinweber*




C. Lüke, S. Vock, *Unterstützte Kommunikation bei Kindern und Erwachsenen*, Praxiswissen Logopädie,
https://doi.org/10.1007/978-3-662-58128-5_6

## 6.1 Mehrsprachige Patienten

*Carina Lüke und Sarah Vock*

Mit dem Anstieg der Anzahl mehrsprachiger Menschen weltweit steigt auch die Gruppe mehrsprachiger unterstützt kommunizierender Personen. Sobald eine Person in nur einem alltagsrelevanten Lebenskontext Input in einer weiteren Sprache erhält, sollte es ihr ermöglicht werden, auch in dieser unterstützt zu kommunizieren. Das Vorgehen nach KEMUKS kann bei mehrsprachigen Personen prinzipiell genauso wie bei einsprachigen, Patienten durchgeführt werden. Bei der Auswahl und Anpassung der geeigneten Methoden der UK sollten Sprachtherapeutinnen zudem die vorhandene Mehrsprachigkeit berücksichtigen.



### 6.1.1 Mehrsprachigkeit im Kontext der UK

#### 6.1.1.1 Bi- und multilingualer Spracherwerb

Im Zuge von Migrationsbewegungen steigt weltweit die Anzahl mehrsprachiger Personen. Mehrsprachigkeit stellt mittlerweile einen Normalfall und nicht länger eine Ausnahme dar. Bi- oder multilinguale Personen **verstehen und/oder benutzen zwei oder mehr Sprachen** in ihrem täglichen Leben (Butler 2013; Macleod et al. 2013). Diese Sprachenbeherrschung variiert interindividuell jedoch immens und hängt von vielen verschiedenen **Einflussfaktoren** ab. Als ein besonders bedeutsamer Einflussfaktor ist das **Erwerbsalter** für die jeweiligen Sprachen zu nennen. So wird typischerweise zwischen einer simultanen und einer sukzessiven Sprachentwicklung mit zwei oder mehr Sprachen differenziert (Chilla et al. 2010; Paradis 2007):

- Beim **simultanen Erwerb** mehrerer Sprachen erhält ein Kind bereits ab einem Alter von 0 bis 3 Jahren sprachlichen Input in allen beteiligten Sprachen. Hierdurch ist es möglich, dass Kinder sehr umfassende sprachliche Kompetenzen in den beteiligten Sprachen erwerben, welche oftmals mit denen einsprachiger Kinder vergleichbar sind.
- Beim **sukzessiven Spracherwerb** hingegen wächst ein Kind zunächst mit nur einer Sprache auf und erhält erst ab einem Alter von zumeist 3 bis 10 Jahren einen zusätzlichen sprachlichen Input in einer zweiten oder auch dritten Sprache. Die sprachlichen Kompetenzen, die sich in der später erworbenen Sprache entwickeln, sind zumeist weniger umfassend, als es bei einsprachigen Kindern der Fall ist.

In der Regel erwerben Kinder also eine Sprache umso besser, je früher sie Kontakt zu ihr haben. Neben dem Erwerbszeitpunkt spielen jedoch auch weitere Aspekte eine wichtige Rolle, wenn es um die Entwicklung sprachlicher Fähigkeiten und die Verwendung der Sprachen geht. Hierzu gehören insbesondere die **Quantität** und die **Qualität des sprachlichen Inputs** in der jeweiligen Sprache, die **Lebenskontexte**, in denen die Sprachen verwendet werden (z. B. familiärer Kontext vs. Schule) sowie die Präsenz und die **soziolinguistische Stellung** der Sprachen in der Gesellschaft (Allemann-Ghionda 2008; Genesee et al. 2004; Paradis 2007; Pearson 2007). Zusammenfassend kann festgehalten werden, dass je mehr Input in einer Sprache eine Person durch möglichst viele verschiedene Sprecher und in möglichst vielen verschiedenen Lebenskontexten erhält, desto wahrscheinlicher ist es, dass sich in dieser Sprache umfassende Kompetenzen ausbilden.

Wichtig ist zudem, dass alle genannten Einflussfaktoren auf die Ausbildung sprachlicher Fähigkeiten **dynamischen Veränderungen** ausgesetzt sind, sodass auch das Verhältnis der Sprachen als **dominante** und nichtdominante **Sprache** immer wieder variieren kann (Pearson 2007). Ein Kind, welches in den ersten 3 Lebensjahren ausschließlich eine Sprache erworben hat, wird vermutlich auch mit 5 Jahren noch diese erste Sprache als dominante Sprache besitzen. Im Jugend- und Erwachsenenalter jedoch wird dieses Kind, nachdem es viele Jahre die zweite Sprache, welche von den meisten Personen in der Gesellschaft und somit auch in der Schule gesprochen wird, vermutlich eher diese zweite Sprache zur dominanten Sprache haben und sie deutlich besser beherrschen und häufiger verwenden.

**Mehrsprachige Sozialisationsbedingungen sind in höchstem Maße heterogen und unterliegen einem ständigen Wandel. Die Ausbildung sprachlicher Kompetenzen in den beteiligten Sprachen hängt entscheidend von ihrem Erwerbszeitpunkt, dem Umfang des Inputs, den Lebenskontexten, in denen die Sprachen verwendet werden, und den Stellungen der Sprachen in der Gesellschaft ab.**

Grundsätzlich also sind Kinder problemlos in der Lage, mehr als eine Sprache kompetent zu entwickeln, sodass eine Mehrsprachigkeit nicht zu einem erhöhten Risiko für die Entwicklung sprachlicher Auffälligkeiten und Störungen führt (Kohnert und Medina 2009; Lüke und Ritterfeld 2011; Paradis et al. 2003; Rice 2010). Dennoch finden sich selbstverständlich auch bei mehrsprachigen Kindern, Jugendlichen und Erwachsenen Sprach-, Sprech- und Kommunikationsstörungen, die so umfassend sind, dass eine rein lautsprachliche Kommunikation nicht möglich ist und der Einbezug von Methoden der UK in die Sprachtherapie sinnvoll ist. Dies betrifft die gleichen Zielgruppen, welche bereits für einsprachige Personen beschrieben worden sind (► Abschn. 1.2).

Bei Kindern und Jugendlichen, die hauptsächlich in ihren sprachproduktiven Fähigkeiten eingeschränkt sind und ein unauffälliges Sprachverständnis aufweisen, besteht häufig kein Zweifel daran, dass diese mehrsprachig aufwachsen können. Bei Kindern und Jugendlichen mit umfassenderen Beeinträchtigungen wie beispielsweise einer ASS oder einer geistigen Behinderung wird häufiger angenommen, dass das Erlernen von mehr als einer Sprache eine Überforderung darstellen würde, sodass Eltern dieser Kinder immer wieder den Rat erhalten, ihr Kind lieber einsprachig zu erziehen (Feltmate und Kay-Raining Bird 2008). Empirische Untersuchungen mit Kindern mit Autismus-Spektrum-Störungen (ASS) und Trisomie 21 zeigen jedoch, dass das Vorhandensein einer Mehrsprachigkeit keinen zusätzlichen negativen Effekt auf die Entwicklung sprachlicher und kommunikativer Kompetenzen darstellt (Feltmate und Kay-Raining Bird 2008; Hambly und Fombonne 2009; Kay-Raining Bird et al. 2005; Leadbitter et al. 2009; Petersen 2010).

**Eine Mehrsprachigkeit wirkt sich nicht zusätzlich negativ auf die Entwicklung sprachlicher und kommunikativer Kompetenzen von Kindern und Jugendlichen mit Entwicklungsstörungen aus. Dies gilt auch für Kinder und Jugendliche mit komplexen Beeinträchtigungen wie beispielsweise Trisomie 21 oder ASS.**

#### 6.1.1.2 UK-Versorgung mehrsprachiger Patienten

**Kinder, Jugendliche und Erwachsene, die in mindestens einem bedeutsamen Lebenskontext Input in einer zweiten Sprache erhalten, sollten die Möglichkeit besitzen, sich durch die gewählte(n) Methode(n) der UK neben dem Deutschen auch in dieser Sprache mitzuteilen.**

Obwohl die vorliegenden Studien zeigen, dass sich eine mehrsprachige Sozialisation nicht zusätzlich negativ auf die Entwicklung sprachlicher und kommunikativer Kompetenzen von Kindern und Jugendlichen mit Sprach-, Sprech- und Kommunikationsstörungen auswirkt (Feltmate und Kay-Raining Bird 2008; Hambly und Fombonne 2009; Kay-Raining Bird et al. 2005; Leadbitter et al. 2009; Petersen 2010), scheinen weiterhin viele Sprachtherapeutinnen und Förderschullehrerinnen der Auffassung zu sein, dass insbesondere Kinder mit komplexen Beeinträchtigungen keinen bilingualen Spracherwerb vollziehen können (Vock 2012). Als Konsequenz zeigt sich, dass in Deutschland lediglich etwas mehr als die Hälfte der unterstützt kommunizierenden Kinder und Jugendlichen, die mehrsprachig aufwachsen, auch die Möglichkeit erhalten, ihre UK-Methode in mehr als einer Sprache (dem Deutschen) zu verwenden (Vock 2012; Vock und Lüke 2013).

Bei Erwachsenen mit erworbenen Kommunikationsbeeinträchtigungen stellt sich zumeist nicht die Frage, ob sie mehreren Sprachen ausgesetzt werden können, da ihr Leben fest durch mehrere Sprachen und den Kontakt zu Personen, die verschiedene Sprachen sprechen, geprägt ist. Dennoch ist es fraglich, ob mehrsprachige, erwachsene UK-Nutzer immer auch die Möglichkeit erhalten, sich in allen relevanten Sprachen auszudrücken.

**Einschränkungen der ergänzenden bzw. alternativen Kommunikationsform auf das Deutsche führen unweigerlich dazu, dass die betroffenen Personen in mindestens einem bedeutsamen Lebensbereich in ihrer gesellschaftlichen Partizipation deutlich eingeschränkt sind, da sie sich nicht aktiv an Kommunikationen beteiligen können. Daher sollten alle Bemühungen unternommen werden, eine Ausdrucksmöglichkeit in allen relevanten Sprachen zur Verfügung zu stellen.**

**Beispiel eines mehrsprachig aufwachsenden Kindes, das unterstützt kommuniziert**

Tatjana ist 9 Jahre alt und lebt gemeinsam mit ihrer jüngeren Schwester und ihren Eltern in Köln. Die Familie ist vor 4 Jahren aus der Ostukraine nach Deutschland eingewandert. Tatjana ist aufgrund einer vorliegenden Trisomie 21 erheblich in ihrer Sprachentwicklung verzögert und auch in ihren Ausdrucksmöglichkeiten stark eingeschränkt. Die Eltern sprechen mit ihren beiden Töchtern zu Hause ausschließlich Ukrainisch, während sie außerhalb der Wohnung neben dem Ukrainischen angepasst an bestimmte Situationen (z. B. bei Schulaktivitäten) vereinzelt auch das Deutsche verwenden. Die kleine Schwester von Tatjana spricht sowohl zu Hause als auch außerhalb der Wohnung sowohl Ukrainisch als auch Deutsch mit Tatjana. Tatjana besucht die 3. Klasse einer Schule, in der ausschließlich Deutsch mit ihr gesprochen wird. In ihrer Freizeit nimmt Tatjana durchschnittlich einmal die Woche an Aktivitäten einer Freizeitorganisation für Menschen mit und ohne Behinderung teil, bei denen sie ebenfalls ausschließlich deutschsprachigen Input erhält.

Kurze Zeit nach der Migration nach Deutschland begann Tatjana eine Sprachtherapie, in deren Rahmen sie mit einer statischen elektronischen Kommunikationshilfe versorgt worden ist.

Wie in dem Beispiel eines mehrsprachig aufwachsenden Kindes, das unterstützt kommuniziert, deutlich wird, benötigt dieses Kind die Möglichkeit, sich mittels ihrer statischen elektronischen Kommunikationshilfe auf Deutsch und Ukrainisch auszudrücken. Eine Nicht-Berücksichtigung der ukrainischen Sprache würde dazu führen, dass sich das Kind nicht ihrem Entwicklungsstand entsprechend auch im häuslichen Kontext an den Interaktionen beteiligen könnte. Genau dieses Ergebnis zeigen einige wenige, bislang vorliegende Studien aus dem angloamerikanischen Raum: Komplexe elektronische Kommunikationshilfen werden im häuslichen Kontext von mehrsprachigen Kindern kaum oder nicht verwendet, da die Sprachausgabe lediglich in der Umgebungssprache und nicht in der Familiensprache zur Verfügung steht (vgl. Huer et al. 2001; McCord und Soto 2004). Grundsätzlich trägt die **Berücksichtigung einer vorhandenen Mehrsprachigkeit** innerhalb eines sprachtherapeutischen Vorgehens unter Berücksichtigung von Methoden der UK zur Verringerung einer linguistischen Isolation bei und unterstützt hierdurch die **Teilhabechancen in allen Lebensbereichen** (vgl. Woll und Barnett 1998) (Exkurs „▶ Sensibilisierung für das Thema Mehrsprachigkeit“).

**Exkurs**

**Sensibilisierung für das Thema Mehrsprachigkeit**

Bezugspersonen von Kindern, Jugendlichen und Erwachsenen, die mittels Methoden der UK neue Wege zur Kommunikation erlernen, haben einen entscheidenden Einfluss auf den Erfolg der therapeutischen Intervention (▶ Abschn. 4.2.3). Dies trifft in ganz besonderem Maße auf mehrsprachige Personen zu. Aus diesem Grund ist es essenziell, dass sowohl die betreuende Sprachtherapeutin als auch die Angehörigen und andere betreuende (Fach-) Personen für die Bedeutung der Mehrsprachigkeit sensibilisiert werden. Besonders Personen, die befürchten, dass Kinder und Jugendliche mit Behinderungen mit mehreren Sprachen überfordert sein könnten oder sich der Einsatz von zwei Sprachen nachteilig auf den Spracherwerb auswirkt, sollten über aktuelle Ergebnisse empirischer Studien informiert werden. Die Bezugspersonen der unterstützt kommunizierenden Person sollten über ihre wichtige Rolle aufgeklärt werden, damit gemeinsam ein ergänzendes bzw. alternatives Kommunikationssystem erstellt werden kann. Nur so kann sich die unterstützt kommunizierende Person in verschiedenen kulturellen und sprachlichen Kontexten adäquat an der Kommunikation beteiligen.

Neben der Auffassung einiger Therapeutinnen und Lehrkräfte, dass eine mehrsprachige Sozialisation eine Überforderung für unterstützt kommunizierende Kinder und Jugendliche darstellen würde, scheinen weitere Gründe für die häufige Nicht-Berücksichtigung der Mehrsprachigkeit innerhalb des Interventionsprozesses verantwortlich zu sein. Zu diesen Gründen zählen:

- erhöhter Zeitaufwand zur Erstellung von UK-Materialien
- Fehlen von Sprachsynthesen in den benötigten Sprachen
- Fehlen von Vokabularstrategien in den benötigten Sprachen
- Schwierigkeiten in der Zusammenarbeit zwischen Fachpersonen und Angehörigen aufgrund sprachlicher Hürden
- Fehlen einer Person, die bei der Übersetzung und Anpassung von UK-Materialien hilft (Vock 2012; Vock und Lüke 2013)

## 6.1.2 KEMUKS für mehrsprachige Kinder, Jugendliche und Erwachsene

Der Einbezug von Methoden der UK in die Sprachtherapie von mehrsprachigen Kindern, Jugendlichen und Erwachsenen findet ebenso wie bei einsprachigen Patienten nach dem in ▶ Kap. 4 beschriebenen Vorgehen (KEMUKS) statt. Auch hier ist zunächst eine Standortbestimmung durchzuführen, auf deren Grundlage Interventionsmöglichkeiten gefunden, erprobt, evaluiert und ggf. angepasst werden. Daran anschließend findet eine Auswahl der Inhalte statt, sodass die noch nicht unterstützt kommunizierende Person zunächst umfassend in die Verwendung der neuen Kommunikationsform eingeführt wird, um diese darauffolgend als Kommunikationssystem zu etablieren. Bei mehrsprachigen Personen sollten darüber hinaus noch weitere Aspekte innerhalb der Sprachtherapie berücksichtigt werden, um das Ziel, die Kommunikationsmöglichkeiten der Person zu erweitern und hierdurch verbesserte Teilhabechancen zu eröffnen (vgl. ▶ Abschn. 1.1). Zu diesen Aspekten gehört zunächst die Beantwortung der Frage, ob die Person als mehrsprachig zu bezeichnen ist und welche Sprachen von Bedeutung sind. Anschließend können dann vielfältige Anpassungen von vor allem externen Kommunikationshilfen vorgenommen werden, die eine Nutzung einer ergänzenden bzw. alternativen Kommunikationsform in mehr als einer Sprache ermöglichen. Diese werden im Folgenden detailliert dargestellt.

### 6.1.2.1 Relevante Sprachen identifizieren

Bei einer nicht lautsprachlich kommunizierenden Person stellt sich die Frage, anhand welcher Kriterien eine Mehrsprachigkeit festgestellt werden kann. Zur Beantwortung dieser Frage eignet es sich, die soziolinguistische Lebenswelt der jeweiligen Person zu erfassen. Hierbei wird zusammengetragen, welche Sprachen in den verschiedenen Lebenskontexten präsent sind und von welchen Bezugspersonen diese verwendet werden.

**Eine nicht lautsprachlich kommunizierende Person kann dann als mehrsprachig bezeichnet werden, wenn mindestens zwei Sprachen von lebensweltlicher Relevanz sind (siehe Beispiel oben).**



Zur Feststellung dieser lebensweltlichen Relevanz sollten alle Sprachen, die Bezugspersonen in den unterschiedlichsten Kontexten verwenden, systematisch erfasst und notiert werden. Dies kann mit Hilfe des sogenannten **Mehrsprachen-Kontextes** (Ritterfeld und Lüke 2013) erfolgen. Der Mehrsprachen-Kontext ist eine einseitige Grafik, auf der alle Informationen über den sprachlichen Input einer Person eingetragen werden können (◘ Abb. 6.1). Auf diese Weise kann recht leicht erkannt werden, ob und welche Sprachen für eine Person lebensweltlich relevant sind und daher bei der Erstellung und Vermittlung der ergänzenden bzw. alternativen Kommunikationsform berücksichtigt werden sollten. Mehrsprachigen UK-Nutzern sollten vor allem die Wörter des Kernvokabulars in allen beteiligten Sprachen bereitgestellt werden, um eine möglichst optimale Kommunikation in den verschiedenen Situationen zu ermöglichen. Die Wörter des Randvokabulars können hingegen angepasst an die soziolinguistischen Kontexte unterschiedlich ausgewählt werden.

**Tipp**

Die Mehrsprachen-Kontexte (Ritterfeld und Lüke 2013) sind inklusive eines erläuternden Manuals kostenlos herunterladbar unter ► http://hdl.handle.net/2003/31166.

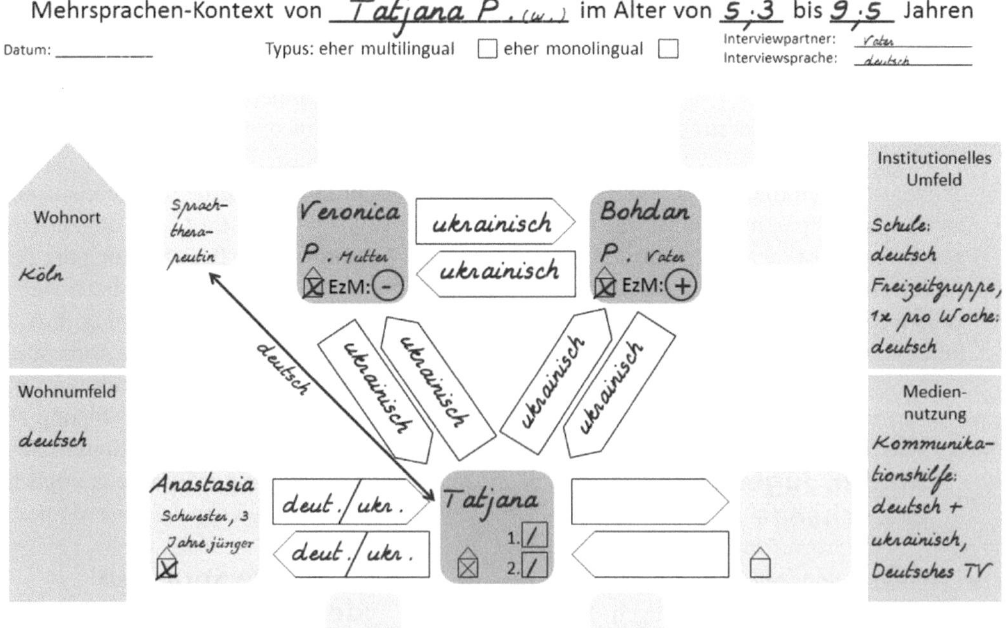


◘ **Abb. 6.1** Beispiel eines Mehrsprachen-Kontextes eines unterstützt kommunizierenden Kindes. (CC-BY-NC-ND Ritterfeld und Lüke 2013)

### 6.1.2.2 Adaption von Methoden der UK an die Bedürfnisse mehrsprachiger Patienten

#### Körpereigene Kommunikationsformen

Körpereigene Kommunikationsformen nehmen innerhalb der Methoden der UK eine besondere Rolle ein, da sie jederzeit zur Verfügung stehen und die größte Verwendung haben (▶ Abschn. 2.2). Sie sind in besonderem Maße auch für mehrsprachige Personen, die von Methoden der UK profitieren können, geeignet, da sie ohne große Schwierigkeiten innerhalb verschiedener soziolinguistischer Kontexte eingesetzt werden können. **Basale Kommunikationsformen** wie Muskelanspannungen zum Ausdruck bestimmter Empfindungen ebenso wie Blicke sind völlig unabhängig von der Spezifik einer Sprache und werden daher über die einzelnen soziolinguistischen Kontexte hinweg gleichermaßen verstanden. Auch **deiktische Gesten**, insbesondere das Zeigen auf Objekte, Personen oder Handlungen in der wahrnehmbaren Umgebung, können problemlos und sprachenunabhängig verwendet werden.

Lediglich bei der Vermittlung und Verwendung von **Emblemen** ist auf **kulturelle Unterschiede** in der Interpretation der Gesten zu achten. So bedeutet „Daumen hoch" im deutschen Kulturkreis „gut" bzw. „ja" oder „eins", für Menschen aus Afghanistan, dem Irak und dem Iran jedoch eine vulgäre Beleidigung (Grosse et al. 2010). Daher sollte bei der Vermittlung von Emblemen bedacht werden, dass solche unterschiedlichen Bedeutungen vorliegen können und sich aus diesem Grund für bestimmte Personen einzelne Embleme des deutschen Kulturkreises nicht eignen. Dies ist jedoch leicht im offenen Dialog mit den Bezugspersonen der unterstützt kommunizierenden Person zu klären.

Im Kern der körpereigenen Kommunikationsformen steht jedoch die Vermittlung von **Gebärden** der DGS im Sinne von lautsprachunterstützenden Gebärden (▶ Abschn. 2.3.2). Auch dies ist sehr gut bei mehrsprachigen Personen möglich und erfolgt innerhalb der Sprachtherapie in gleicher Weise wie bei einsprachigen Personen. Wichtig ist zudem, dass in der Zusammenarbeit mit den Angehörigen die **Bedeutungen der Gebärden in allen relevanten Sprachen** festgehalten werden. Hierfür ist es empfehlenswert, einen Ordner mit den erarbeiteten Gebärden anzulegen und zu jeder Gebärde die jeweilige Bedeutung sowohl auf Deutsch als auch in der nichtdeutschen Sprache zu notieren. Die Bezugspersonen sollten dann darin angeleitet werden, die Gebärden parallel zur lautsprachlichen Bezeichnung zu nutzen.

**Beispiel**

Yassin ist 5 Jahre alt und wächst mit den Sprachen Deutsch und Türkisch auf. Zur Unterstützung seiner Kommunikationsfähigkeiten, welche aufgrund einer Trisomie 21 erheblich eingeschränkt sind, nutzt die Sprachtherapeutin Gebärden innerhalb der Therapie und leitet hierin auch Yassins Mutter in der Nutzung der Gebärden an:

**Therapeutin:** - „Yassin, sollen wir heute die TIER Tiere FÜTTERN füttern?"

**Yassin:** - „Ja."

**Therapeutin:** - „Ok. Ich FÜTTERN füttere als Erstes das Nilpferd. Hier bitte Nilpferd, ein Apfel für dich. Welches TIER Tier möchtest du FÜTTERN füttern?"

**Yassin:** - [Zeigt auf den Papagei].

**Therapeutin:** - „Ah, du möchtest den Papageien FÜTTERN füttern. Gut, dann kannst du ihm hier zum Beispiel das Brot FÜTTERN füttern."

Die Therapeutin und Yassin spielen im Beisein der Mutter noch einige Minuten so weiter. Dann bezieht die Therapeutin, wie vor Beginn der Therapiesitzung abgesprochen, Yassins Mutter ins Spielgeschehen ein und zieht sich selbst immer weiter zurück.

**Therapeutin:** - „Oh Yassin, was glaubst du, möchte deine MAMA Mama vielleicht auch mal ein TIER Tier FÜTTERN füttern?"

**Yassin:** - [Lacht und schaut seine Mutter an.] „Ja!"

**Mutter:** - „Ok. Dann FÜTTERN füttere ich auch ein TIER Tier. Welches TIER Tier soll ich denn FÜTTERN füttern?"

Die Therapeutin, Yassin und seine Mutter spielen so eine gewisse Zeit zu dritt. Dann verlässt die Therapeutin unter einem Vorwand kurz den Raum, um den beiden die Möglichkeit zu geben, sich auf Türkisch zu unterhalten, wie sie es üblicherweise tun, wenn sie zu zweit sind. Die Mutter setzt das Spiel auf die gleiche Weise fort und verwendet weiterhin die erlernten Gebärden zum Ausdruck von „füttern" und „Tier" nun jedoch parallel zu den türkischen Bezeichnungen „besleme" und „hayvan".



## Körperexterne Kommunikationsformen

- **Nichtelektronische Kommunikationsformen: Symbolbasierte Kommunikationsmaterialien**

**a. Selbst erstellte symbolbasierte Kommunikationsmaterialien**

Werden symbolbasierte Kommunikationsmaterialien für mehrsprachige Kinder, Jugendliche und Erwachsene selbst erstellt, sollten mehrere Aspekte berücksichtigt werden. Zum einen ist es wichtig, der unterstützt kommunizierenden Person für beide oder alle Sprachen auch **kulturspezifisches und ggf. religiöses Vokabular** zur Verfügung zu stellen (Blackstone 1993), damit sie in beiden bzw. allen Sprachgemeinschaften kommunizieren und kulturspezifische Äußerungen produzieren kann.

**Beispiel für die Berücksichtigung von kulturspezifischen und religiösen Begriffen auf Kommunikationsoberflächen**

Aylin ist eine unterstützt kommunizierende Jugendliche, die bilingual deutsch-persisch aufwächst. Sie ist in Deutschland geboren und mit einer schweren Mehrfachbehinderung auf die Welt gekommen. Ihre Eltern stammen aus dem Iran und sprechen im häuslichen Kontext ausschließlich Persisch. Aylin besucht eine Förderschule, in der ausschließlich deutsch kommuniziert wird. Sie kann einfache Aussagen in beiden Sprachen verstehen und kommuniziert aktiv über einen selbst erstellten, symbolbasierten Kommunikationsordner. Da die Familie sehr religiös ist, stehen Aylin z. B. auch Symbole für die Wörter „Ramadan", „Zuckerfest", „Allah", „Moschee" oder „Muezzin" zur Verfügung, damit sie von besonderen Ereignissen in der Familie erzählen kann. Andersherum beinhaltet der Kommunikationsordner aber auch Symbole für Wörter aus der deutschen Kultur und der christlichen Religion wie z. B. „Karneval", „Ostern" oder „Weihnachten", damit Aylin ebenfalls über Geschehnisse aus der Schule berichten kann. Damit Bezugspersonen aus beiden Sprachgemeinschaften Aylins Aussagen besser und schneller verstehen können, sind alle Symbole zweisprachig beschriftet.

Zum anderen bekommt die Auswahl passender Symbole bei mehrsprachigen Personen eine neue Dimension. Huer (2000) konnte in einer Studie zeigen, dass ein Symbol von verschiedenen Kulturen unterschiedlich semantisch dekodiert werden kann. Dieses impliziert für jede UK-Intervention, in der symbolbasierte Kommunikationsformen eingesetzt werden, dass sichergestellt werden muss, dass alle Bezugspersonen unabhängig von ihrem kulturellen und religiösen Hintergrund ein Symbol inhaltlich gleich wahrnehmen. Dieses sollte zusätzlich durch eine **mehrsprachige Beschriftung der Symbole** unterstützt werden. Diese Besonderheiten sollten Sprachtherapeutinnen bekannt sein und bei der Erstellung von symbolbasierten Kommunikationsmaterialien beachtet werden.

Grundsätzlich stehen zur Erstellung symbolbasierte Kommunikationsmaterialien verschiedene Programme wie z. B. der „Boardmaker" oder „Tabulo" zur Verfügung (► Abschn. 2.4.1). In allen Programmen lässt sich eine mehrsprachige Beschriftung von Symbolen realisieren. Eine besondere Funktion diesbezüglich stellt der „Boardmaker" bereit. In den Einstellungen der Symbolsuche kann die Sprache, in der die Symbole durchsucht werden, eingestellt werden. Auch die Sprachen der Beschriftungszeilen können angegeben werden, sodass automatische Übersetzungen erfolgen. So kann eine Bezugsperson der unterstützt kommunizierenden Person, die eine der Sprachen nicht beherrscht, trotzdem ohne weitere Unterstützung symbolbasierte Materialien mehrsprachig beschriften.

**b. Vorgefertigte symbolbasierte Kommunikationsmaterialien**

Im Bereich der nichtelektronischen Kommunikationshilfen liegen bislang **nur wenige vorgefertigte, symbolbasierte Kommunikationsmaterialien vor**, die eine mehrsprachige Kommunikation möglich machen. Durch die gestiegene Anzahl geflüchteter Menschen in Deutschland ist jedoch die Wichtigkeit einer gelungenen Kommunikation gerade für Menschen, die sich in einem Land bewegen, dessen Sprache sie weder sprechen noch verstehen, in den Fokus der Gesellschaft gerückt. Dieses hat u. a. Entwicklungen von mehrsprachig gestalteten Kommunikationstafeln, -ordnern und -büchern nach sich gezogen. Beispielhaft sollen einige dieser Materialien vorgestellt werden.

- **Kliniktafel Multilingual**
  Die „multilinguale Kliniktafel“ wurde von der Firma Rehavista entwickelt und ist konzipiert zur schnellen Abhilfe bei Patienten mit Sprach- und Sprechstörungen, die die deutsche Sprache gar nicht oder nicht ausreichend beherrschen. Sie besteht aus sechs laminierten, doppelseitigen Tafeln, die mit mehrsprachig beschrifteten Symbolen bestückt sind. Sie existiert in den Sprachen Arabisch, Türkisch, Serbisch, Albanisch, Englisch und Russisch. Die Tafeln sind konzipiert für den Einsatz in Kliniken und im Pflegebereich (► https://www.rehavista.de/?at=Produkte&p=R02283).
- **Kommunikation für Geflüchtete**
  Vor dem Hintergrund der Fluchtbewegung von Menschen nach Europa und Deutschland hat die Firma Rehavista ein zweisprachiges, symbolbasiertes Kommunikationsbuch erstellt, das geflüchteten Menschen eine Kommunikation zu ausgewählten Themengebieten ermöglichen soll. Die Beschriftung der Symbole erfolgt darin in den Sprachen Deutsch und Arabisch. Es existiert jeweils eine Version für Frauen und eine Version für Männer, die sich teilweise inhaltlich unterscheiden. Das Kommunikationsbuch soll nicht nur den Arabisch sprechenden Personen ermöglichen, etwas zu erzählen oder Fragen zu stellen. Es soll auch deutschsprachige Kommunikationspartner animieren, das Buch zu nutzen, um in Kontakt mit der Arabisch sprechenden Person zu treten (► https://www.rehavista.de/?at=produkte&p=R02274&ag=12).
- **Zeig es, sag es!**
  Das Bildwörterbuch „Zeig es, sag es!“ (Kitzinger und Lange 2017) wurde u. a. explizit für Personen ohne ausreichende Deutschkenntnisse konzipiert und soll das Erlernen und Entdecken der deutschen Sprache unterstützen (► Abschn. „Nicht und kaum individualisierbare, symbolbasierte Kommunikationsmaterialien“). Alle darin enthaltenen Symbole sind deutsch beschriftet. Eine zusätzliche Beschriftungszeile bietet Platz für eine weitere Beschriftung in einer nichtdeutschen Sprache, sodass das Buch zweisprachig gestaltet werden kann.
- **Logicon**
  „Logicon“ (Nürnberger-Behrends und Borchers 2010) ist eine Kommunikationsmappe für Menschen mit Aphasie, die mit Hilfe von symbolbasierten Klebeetiketten zusammengestellt wird (► Abschn. „Individualisierbare symbolbasierte Kommunikationsmaterialien“). Sie wurde in ihrer dritten Auflage um Begriffe aus dem türkischen und arabischen Sprachraum erweitert und ermöglicht dadurch eine kulturspezifische Vokabularauswahl für mehrsprachige Erwachsene aus diesen Sprachgemeinschaften. Die darin enthaltenen Wortlisten sind in Deutsch, Niederländisch und Türkisch aufgeführt.
- **Cologne Communication Boards and Binder**
  Basierend auf den deutschen Kölner Kommunikationstafeln, -postern und -ordnern (Boenisch et al. 2007) (► Abschn. „Individualisierbare, symbolbasierte Kommu-

nikationsmaterialien") wurden bilinguale deutsch-englische Kommunikationsmaterialien erstellt (Sachse und Schmidt 2016). Ziel dieser Versionen ist es vorrangig, unterstützt kommunizierenden Kindern und Jugendlichen eine verbesserte Teilhabe im Englischunterricht zu ermöglichen. Natürlich können sie aber auch für bilinguale Kinder mit Englisch als nichtdeutscher Sprache eingesetzt werden. Die Materialien sind an die englische Grammatik angepasst und zeigen daher im Vergleich zu den deutschen Versionen eine leicht veränderte Anordnung der Wörter des Kernvokabulars. Sowohl die großen Poster in A0- und A1-Format als auch die Kommunikationstafeln in A3- und A4-Format und der komplexe Kommunikationsordner sind in einer rein englischen Version erhältlich. Eine bilinguale Version des Ordners ist geplant (Sachse und Schmidt 2016).



- **Nichtelektronische Kommunikationsformen: Schriftbasierte Kommunikationsmaterialien**

Als schriftbasierte nichtelektronische Kommunikationsmaterialien werden am häufigsten Buchstabentafeln eingesetzt, mit dessen Hilfe eine unterstützt kommunizierende Person Aussagen zusammensetzen kann, die dann durch einen Kommunikationspartner versprachlicht werden. Soll eine mehrsprachige Person eine solche Buchstabentafel nutzen, ist es von großer Bedeutung zu wissen, welches Tastaturlayout in der nichtdeutschen Sprache genutzt wird. Besteht das bilinguale Kommunikationskonzept aus zwei romanischen Sprachen, die beide eine QWERTZ- oder QWERTY-Tastatur nutzen, reicht es aus, der unterstützt kommunizierenden Person nur ein Tastaturlayout zur Verfügung zu stellen. Diakritische Zeichen (é, ñ, ç, å, û), die Lautvariationen markieren, müssen auf nichtelektronischen Buchstabentafeln nicht zwingend berücksichtigt werden, da die Äußerungen nicht durch eine Sprachsynthese erfolgen, sondern ohnehin durch einen Kommunikationspartner versprachlicht werden, die automatisch diese Lautvariationen berücksichtigen wird. Soll die Kommunikation aber in zwei Sprachen erfolgen, die sich in ihrem Zeichensatz erheblich unterscheiden (z. B. Deutsch und Arabisch, Deutsch und Russisch, Deutsch und Chinesisch), müssen der unterstützt kommunizierenden Person zwei unterschiedliche Buchstabentafeln zur Verfügung gestellt werden.

Zu den schriftbasierten, nichtelektronischen Kommunikationshilfen gehören neben den Buchstabentafeln auch pragmatisch organisierte, schriftbasierte Kommunikationsbücher (z. B. PODD oder Flip) (► Abschn. „Individualisierbare, symbolbasierte Kommunikationsmaterialien"). Auch diese eignen sich für eine bi- oder multilinguale Kommunikation. Sollen sie mehrsprachig nutzbar sein, müssen die Beschriftungen der Felder im Deutschen und der bzw. den nichtdeutschen Sprache(n) erfolgen. Durch die bi- oder multilingualen Feldtexte kann der Kommunikationspartner sich an der für ihn verständlichen Sprache orientieren, das Partnerscanning in der entsprechenden Sprache durchführen und die von der unterstützt kommunizierenden Person ausgewählten Aussagen versprachlichen.

- **Elektronische Kommunikationsformen: Hilfen zur Kommunikationsanbahnung**

Da viele Hilfen zur Kommunikationsanbahnung noch ganz auf sprachliche Äußerungen verzichten, sondern vielmehr sprachenunabhängige Vorläuferfähigkeiten in der Sprachentwicklung anbahnen, können diese ohne weitere Anpassung auch bei mehrsprachigen Personen genutzt werden. Dieses trifft beispielswiese auf alle Aktivitäten zu, die mit Hilfe eines „Power Links" bzw. Batterieunterbrechers und einem Taster das Verständnis für Ursache-Wirkungs-Zusammenhänge fördern (► Abschn. 2.4.2.1).

Werden hingegen sprechende Tasten wie beispielsweise ein „BigMack" oder ein „Step-by-Step" eingesetzt (► Abschn. 2.4.2.1), kommen Sprachaufnahmen hinzu, die die Berücksichtigung der Mehrsprachigkeit der unterstützt kommunizierenden Person erfordern.

Grundsätzlich können die **Sprachaufnahmen** bei Kindern, Jugendlichen und Erwachsenen, die in mehrsprachigen Lebensumwelten aufwachsen, **in mehreren Sprachen angeboten** werden. Dabei sind zwei Lösungen vorstellbar, die eine mehrsprachige Kommunikation mit Hilfe der sprechenden Tasten ermöglichen:

1. Ein Sprachenwechsel wird durch die Person, die die Sprachaufnahmen anfertigt, vollzogen. Sie passt die Sprache der Aufnahme dem Gesprächspartner oder der Situation an.
2. Die unterstützt kommunizierende Person wird mit zwei baugleichen Tasten versorgt. Eine Aussage wird immer in beiden Sprachen aufgezeichnet. Eine Taste wird dabei mit der deutschen Aussage bestückt und die andere Taste mit der nichtdeutschen Aufzeichnung. Die unterstützt kommunizierende Person kann so den Sprachenwechsel selbst vollziehen und so die Reaktionen der Bezugspersonen auf einen Sprachenwechsel ihrerseits erleben.

- **Elektronische Kommunikationsformen: Einfache symbolbasierte Kommunikationshilfen**

Für einfache symbolbasierte Kommunikationshilfen wie z. B. den „GoTalk“ oder den „SuperTalker“ müssen Papierschablonen erstellt werden, die als Kommunikationsoberfläche in die Geräte eingelegt werden (► Abschn. 2.4.2.2). Werden diese Schablonen für eine mehrsprachige Person erstellt, ist es empfehlenswert, zu überlegen und zu planen, wie diese so gestaltet werden können, dass der Nutzer bi- oder multilingual damit kommunizieren kann. Dabei sind mehrere Varianten denkbar:

1. Wenn die Sprachen recht eindeutig verschiedenen Lebenskontexten und Kommunikationspartnern zugeordnet werden können, besteht die Möglichkeit, **separate Papierschablonen für die deutsche und die nichtdeutsche Sprache** zu erstellen und mit sprachenspezifischen Aufnahmen zu versehen. Erfolgt ein Sprachenwechsel z. B. durch einen Wechsel des Kommunikationspartners, muss die Kommunikationsoberfläche entsprechend der benötigten Sprache ausgetauscht werden.
2. Ist eine klare Sprachenzuteilung nicht möglich, können **beide Sprachen gleichzeitig auf derselben Papierschablone** präsentiert werden. Jede Aussage wird dabei in beiden Sprachen zur Verfügung gestellt, sodass die unterstützt kommunizierende Person die Sprache selbstständig der Situation oder dem Kommunikationspartner anpassen kann.

Zusätzlich zu diesen Überlegungen ist es empfehlenswert, die Symbole stets **mehrsprachig zu beschriften**, auch wenn die Sprachaufnahmen nach Auslösung eines Feldes nur in einer Sprache ertönen. So können auch Personen, die der geäußerten Sprache nicht mächtig sind, die Aussagen mit Hilfe des Schriftbildes verstehen. Zudem sollte, wie auch bei den nichtelektronischen Kommunikationsformen, immer eine **kultursensitive Vokabularauswahl** erfolgen (siehe oben, Beispiel für die Berücksichtigung von kulturspezifischen und religiösen Begriffen auf Kommunikationsoberflächen).

Eine Herausforderung bei der Erstellung dieser Kommunikationsoberflächen ist fast immer, dass die Person, die die Papierschablonen erstellt, keine Kenntnisse in der nichtdeutschen Sprache der unterstützt kommunizierenden Person hat und sich nicht in denselben kulturellen Kreisen bewegt. Daher ist sowohl für die Übersetzung der Vokabularoberfläche und ggf. für eine kulturspezifische Anpassung der Vokabularauswahl als auch für die Sprachaufzeichnungen die Kooperation mit einer Person, die die nichtdeutsche Sprache beherrscht, unumgänglich. Durch die Bündelung sprachlicher und kulturspezifischer Kompetenzen kann so eine optimale Gestaltung der Kommunikationsoberfläche in der nichtdeutschen Sprache erfolgen.

- **Elektronische Kommunikationsformen: Komplexe symbol- und schriftbasierte Kommunikationshilfen**

Um komplexe symbol- und schriftbasierte Kommunikationshilfen für eine unterstützt kommunizierende Person bi- oder multilingual nutzbar machen zu können, müssen zwei Voraussetzungen erfüllt werden.

1. Die Kommunikationshilfe muss mit den benötigten **Sprachsynthesen in der deutschen und der nichtdeutschen Sprache** ausgestattet sein.
2. Die **Vokabularstrategie**, welche genutzt werden soll, muss **in beiden oder allen Sprachen** zur Verfügung stehen.

Die erste Voraussetzung zu erfüllen, ist mittlerweile nicht mehr schwierig, da die Entwicklung synthetischer Sprachen inzwischen weit vorangeschritten ist. Sie existieren in einer Vielzahl von Sprachen der ganzen Welt. Neben westeuropäischen Sprachen wie Englisch, Französisch, Spanisch und Portugiesisch gibt es beispielsweise auch Russisch, Polnisch, Türkisch, Japanisch oder Arabisch. Die bekanntesten Hersteller solcher Sprachsynthesen, die auf elektronischen Kommunikationshilfen installiert werden, sind Acapela, Nuance und Ivona Stimmen.

**Tipp**

Eine Übersicht aller existierenden Sprachen der Sprachsynthesen sowie Demosounds finden sich auf den Homepages der genannten Herstellerfirmen:

- ► http://www.acapela-group.com/
- ► http://www.nuance.com/landing-pages/playground/Vocalizer_Demo2/vocalizer_modal.html
- ► https://www.ivona.com/us/about-us/voice-portfolio/

Auch wenn viele unterschiedliche Sprachsynthesen zur Verfügung stehen, sind die meisten komplexen Kommunikationshilfen bisher per se nur mit einer deutschen und eventuell einer weiteren beliebten Fremdsprache wie Englisch, Französisch oder Spanisch ausgestattet. Sind weitere Sprachsynthesen gewünscht, können die meisten Kommunikationshilfen, in vielen Fällen auch nachträglich, mit weiteren Sprachen ausgestattet werden.

Die zweite Voraussetzung zur Nutzung komplexer symbol- und schriftbasierter Kommunikationshilfen zu erfüllen, ist hingegen um ein Vielfaches schwieriger. Die vorgefertigten symbol- und schriftbasierten Vokabularstrategien, die es in Deutschland gibt (► Abschn. 2.4.2.3), existieren meist nicht in der gewünschten nichtdeutschen Sprache. Lediglich für die englische Sprache liegen komplexe vorgefertigte Vokabularstrategien, die es auch im Deutschen gibt, vor (z. B. Wortstrategie, MyCore, MetaTalk). Es sind uns bisher beispielswiese keine vorgefertigten Vokabularstrategien für das Türkische, Arabische oder Russische bekannt. Hier sind **zukünftig dringend Weiter- und Neuentwicklungen nötig**, um mehrsprachige unterstützt kommunizierende Personen auch mit komplexen Vokabularstrategien bi- oder multilingual versorgen zu können.

Aufgrund der fehlenden komplexen Vokabularstrategien in anderen Sprachen als Deutsch wird für mehrsprachige unterstützt kommunizierende Personen häufig mit Hilfe einer Kommunikationssoftware oder einer App eine bi- oder multilinguale Vokabularoberfläche selbst erstellt. Denn dann ist die Berücksichtigung der Mehrsprachigkeit einer Person gut möglich. Das Erstellen einfacher mehrsprachiger Vokabularoberflächen mit wenigen Feldern ist mit den aktuellen technischen Möglichkeiten gut möglich. Jedoch ist zu beachten, dass das Erstellen einer komplexen Vokabularstrategie mit einem umfassenden Wortschatz und der Möglichkeit, grammatikalisch korrekte Äußerungen produzieren zu können, viel Zeit und vor allem ein großes fachliches Wissen um eine geeignete Vokabularauswahl und verschiedene Möglichkeiten der Vokabularorganisation erfordert. Eine selbst erstellte Vokabularstrategie ist zudem immer weniger umfangreich als komplexe vorgefertigte Vokabularstrategien.

**In jedem Einzelfall sollte daher abgewogen werden, ob die Komplexität einer selbsterstellten Vokabularoberfläche den linguistischen Fähigkeiten**

**und kommunikativen Bedürfnissen der unterstützt kommunizierenden Person entspricht oder ob doch zumindest in der deutschen Sprache auf eine komplexe vorgefertigte Vokabularstrategie zurückgegriffen werden muss.**

Wird die Entscheidung getroffen, dass eine selbst erstellte mehrsprachige Vokabularoberfläche ausreichend und geeignet ist, bietet es sich an, diese zunächst in der deutschen Sprache zu erstellen und sie anschließend zu duplizieren und zu übersetzen. Danach können die beiden Dateien miteinander verknüpft werden. So kann die unterstützt kommunizierende Person selbstständig zwischen den Sprachen wechseln und findet jeweils einen identischen oder zumindest ähnlichen Aufbau des Wortschatzes wieder.

**Tipp**

Fröhlich (2016) beschreibt in ihrem Artikel sehr anschaulich, wie mit Hilfe der „GoTalk Now"-App zweisprachige Kommunikationsoberflächen erstellt werden können. Die dort dargestellten konzeptionellen Überlegungen sind in ähnlicher Weise auch in anderen Softwarevarianten umsetzbar.

**Tipp Material**

Eine sehr komfortable Funktion zur Übersetzung von Seitensets bietet die Software „Mindexpress" der Firma Jabbla. Genau wie in der „GoTalk Now"-App können mit Hilfe des Programms u. a. eigene Seitensets erstellt werden. Diese können dann mit der Tastenkombination Steuerung + F10 mit Hilfe von „Google Translate" vollständig in eine beliebige Sprache übersetzt werden. So lässt sich mit wenigen Klicks eine zur deutschen Version identische, aber übersetzte Datei erstellen, die dann mit der deutschen Vokabularoberfläche verknüpft werden kann.

Unabhängig davon, mit welcher Software oder App selbstständig eine Vokabularoberfläche erstellt wird, kann neben den bereits erwähnten möglichen Hürden ein weiteres Hindernis auftreten, das eine mehrsprachige Gestaltung selbsterstellter Vokabularoberflächen erheblich erschweren kann. Besteht die Mehrsprachigkeit einer unterstützt kommunizierenden Person aus zwei Sprachen, die sich linguistisch erheblich voneinander unterscheiden, **kann ein identischer Aufbau der Vokabularoberflächen in beiden Sprachen völlig ungeeignet sein**. Dieses trifft vor allem zu, wenn Wortkombinationen und grammatikalisch korrekte Aussagen getroffen werden sollen. Ein gutes Beispiel ist die Sprachenkombination Deutsch-Türkisch. Im Gegensatz zur germanischen deutschen Sprache ist das Türkische eine agglutinierende Sprache, in der grammatikalische Formen und Flexionen durch aneinandergereihte Suffixe gekennzeichnet werden. Zudem weist das Türkische eine Subjekt-Objekt-Verb-Satzstellung auf. Daher würde ein Aufbau einer türkischen Vokabularoberfläche, auf der Aussagen in Lese- und Schreibrichtung nach dem deutschen Prinzip Subjekt-Verb-Objekt zusammengestellt werden, sprachspezifische Charakteristika völlig außer Acht lassen und eine sinnvolle Kommunikation für den Nutzer erheblich erschweren oder gar unmöglich machen. Bei der Erstellung mehrsprachiger Vokabularoberflächen müssen Sprachtherapeutinnen wie auch alle anderen an der Erstellung beteiligten Personen daher immer kritisch prüfen, ob eine Duplizierung und anschließende Übersetzung der deutschen Vokabularoberfläche ausreichend ist oder ob sie in der nichtdeutschen Sprache entsprechend der spezifischen Charakteristika der Sprache neu konzipiert werden muss. Das Hinzuziehen von professionell dolmetschenden Personen kann hierbei sehr hilfreich sein.

- **Schriftbasierte Kommunikationshilfen**

Elektronische schriftbasierte Kommunikationshilfen ermöglichen mehrsprachigen Personen eine umfassende bi- oder multilinguale Kommunikation. Schriftbasierte elektronische

Kommunikationshilfen wandeln Äußerungen, die über eine Hardware- oder Bildschirmtastatur eingegeben werden, durch eine Sprachsynthese in hörbare Äußerungen um (► Abschn. 2.4.2). Daraus ergeben sich mehrere Aspekte, die bei der Ausrüstung einer solchen Kommunikationshilfe für eine mehrsprachige Person beachtet werden sollten:

1. Es müssen **Sprachsynthesen für das Deutsche wie auch für die nichtdeutsche(n) Sprache(n)** zur Verfügung stehen.
2. Der unterstützt kommunizierenden Person sollten **verschiedene Tastaturlayouts** zur Verfügung gestellt werden, wenn die unterschiedlichen Sprachen dieses erforderlich machen.
3. Ggf. sollte die mehrsprachige Person die Möglichkeit erhalten, in beiden bzw. allen Sprachen eine **spezifische Wortvorhersage** aufzurufen.

Wie bereits beschrieben existieren Sprachsynthesen mittlerweile in zahlreichen europäischen und außereuropäischen Sprachen (siehe oben, Abschn. „Komplexe symbol- und schriftbasierte Kommunikationshilfen"). Klassische schriftbasierte Kommunikationshilfen wie z. B. der „Lightwriter" können in der Regel mit einer weiteren Sprachsynthese ausgestattet werden, sodass die unterstützt kommunizierende Person selbstständig zwischen den Sprachen wechseln kann. Im Einzelfall ist aber vor der Beantragung einer Kommunikationshilfe zu klären, welche Sprachenkombinationen auf dem auserwählten Gerät realisierbar sind. Bei Kommunikationshilfen mit einem dynamischen Display, die auch mit dem Internet verbunden werden können, ist die Aufrüstung mit einer oder mehreren weiteren Sprachsynthesen häufig einfacher. Je nach Art der Kommunikationshilfe können sie durch die Hilfsmittelfirma installiert werden oder stehen als Download oder In-App-Kauf bereit.

Neben den benötigten Sprachsynthesen ist bei der Versorgung einer mehrsprachig unterstützt kommunizierenden Person darauf zu achten, dass auch die Tastatur für alle Sprachen geeignet ist. Die Standardtastatur in Deutschland, welche im **QWERTZ-Layout** angeordnet ist, **reicht in einigen Sprachen nicht aus**, um auch Aussagen in der nichtdeutschen Sprache zu verfassen. Je nach Sprachenkombination können die Schriftzeichen der Alphabete so sehr voneinander abweichen, dass zwei unterschiedliche Tastaturlayouts benötigt werden.

**Beispiel für die Notwendigkeit mehrerer Tastaturlayouts auf einer schriftbasierten Kommunikationshilfe**

Eine bilinguale Nutzerin einer elektronischen schriftbasierten Kommunikationshilfe, die mit ihr sowohl im Deutschen als auch im Englischen kommunizieren möchte, kann Aussagen in beiden Sprachen problemlos mit einer deutschen Standardtastatur im QWERTZ-Layout verfassen, auch wenn im angloamerikanischen Sprachraum die leicht veränderte QWERTY-Tastatur genutzt wird.

Für eine bilinguale Nutzerin einer elektronischen schriftbasierten Kommunikationshilfe aber, die mit ihr in der deutschen Sprache und im Arabischen kommunizieren möchte, reicht eine deutsche Standardtastatur nicht aus. Da die arabischen Schriftzeichen nicht dem deutschen Alphabet entsprechen, muss der Nutzerin zwingend auch ein arabisches Tastaturlayout zur Verfügung gestellt werden.

Da klassische schriftbasierte Kommunikationshilfen wie z. B. der „Lightwriter" oder der „Allora 2" ihre Tastaturen aufgrund der sichereren Ansteuerungsmöglichkeit für bestimmte Personen nicht auf einem dynamischen Display darstellen, sondern weiterhin Tastaturen mit taktil wahrnehmbaren Tastenkappen anbieten, ist ein schneller Wechsel des Tastaturlayouts bisher nicht möglich.

**Schriftbasierte elektronische Kommunikationshilfen mit Hardwaretastaturen eignen sich nur für eine bi- oder multilinguale Kommunikation, wenn Aussagen in beiden oder allen Sprachen mit Hilfe desselben Tastaturlayouts verfasst werden können und kein Wechsel des Tastaturlayouts erfolgen muss.**

Auf Kommunikationshilfen, die die Tastatur in Form einer Bildschirmtastatur darstellen, ist ein Wechsel des Tastaturlayouts hingegen einfacher. Zumeist ist es einstellbar, dass der Nutzer eigenständig schnell zwischen Tastaturlayouts wechseln kann und mit dem Wechsel gleichzeitig auch die entsprechende Sprachsynthese aktiviert.

Ist die schriftbasierte Kommunikationshilfe einer mehrsprachigen unterstützt kommunizierenden Person so ausgestattet, dass sie damit in allen lebensweltlich relevanten Sprachen kommunizieren kann, verfügt also über die benötigte deutsche und nichtdeutsche Sprachsynthese sowie entsprechende Tastaturlayouts, ist es wünschenswert, in beiden oder allen Sprachen eine Wortvorhersage zur Verfügung zu stellen. Auch diese existieren mittlerweile in vielen Sprachen der Welt.

**Fazit**

- Im Zuge von Migrationsbewegungen steigt weltweit die Anzahl von mehrsprachigen Menschen an, womit auch die Gruppe mehrsprachiger unterstützt kommunizierender Personen stetig wächst.
- Unterstützt kommunizierende Personen, die in mindestens einem bedeutsamen Lebenskontext Input in einer zweiten Sprache erhalten, sollten die Möglichkeit besitzen, sich durch die gewählte(n) Methode(n) der UK neben dem Deutschen auch in dieser Sprache mitzuteilen.
- Mit Hilfe des Mehrsprachen-Kontextes (Ritterfeld und Lüke 2013) wird die soziolinguistische Lebenswelt einer Person abgebildet. Er eignet sich, um die für die unterstützt kommunizierende Person relevanten Sprachen zu identifizieren.
- Der Einbezug der Methoden der UK in die Sprachtherapie kann auch bei mehrsprachigen Menschen nach KEMUKS erfolgen.
- Sowohl körpereigene als auch externe Kommunikationsformen können in unterschiedlichem Maße so adaptiert werden, dass sie mehrsprachig genutzt werden können.

## 6.2 Ansteuerung elektronischer Kommunikationshilfen bei körperlichen Beeinträchtigungen

*Sarah Vock*

Personen ohne körperliche Beeinträchtigungen steuern ihre elektronische Kommunikationshilfe in der Regel an, indem sie direkt mit Hilfe ihrer Finger einen Touchscreen oder eine Tastatur bedienen. Personen mit körperlichen Beeinträchtigungen stoßen hier allerdings oft an ihre Grenzen. Entweder ist eine direkte Ansteuerung gar nicht möglich oder es kommt zu Fehl- oder Doppelauslösungen. In diesen Fällen wird eine spezielle Anpassung der Ansteuerung benötigt. Der folgende Abschnitt gibt einen Überblick über verschiedene Ansteuerungsoptionen und gibt Tipps zu hilfreichen Einstellungen, die Frustration verhindern und eine möglichst sichere und schnelle Bedienung einer elektronischen Kommunikationshilfe sicherstellen.

Die Kommunikationsgeschwindigkeit einer unterstützt kommunizierenden Person ist im Vergleich zu einer lautsprachlich kommunizierenden Person durch den Einsatz einer elektronischen Kommunikationshilfe ohnehin herabgesetzt. Durch motorische oder visuelle Beeinträchtigungen kann die Ansteuerung erheblich erschwert und der Kommunikationsprozess zusätzlich verlangsamt werden.

Um eine möglichst schnelle und effiziente Nutzung einer elektronischen Kommunikationshilfe zu ermöglichen, ist es wichtig, für jede unterstützt kommunizierende Person die optimale Ansteuerungsmethode zu finden. Denn dieses ist von großer Bedeutung für den Erfolg einer UK-Intervention.

Der Begriff Ansteuerung wird häufig mit dem Begriff der Selektion gleichgesetzt. Selektion leitet sich vom lateinischen *selectio* (Auslese) ab und bedeutet im Kontext der UK die Auswahl eines Items durch eine unterstützt kommunizierende Person aus einer Fülle von

Items eines Kommunikationssystems. Üblicherweise unterscheidet man zwischen zwei verschiedenen Selektionsformen: der **direkten und der indirekten Selektion** (Kristen und Franzkowiak 1999; Nonn 2011).

## 6.2.1 Direkte Selektion



> **Definition**
>
> Direkte Selektion bedeutet im Kontext der UK die unmittelbare Auswahl einer Option auf einer Kommunikationsoberfläche durch den Nutzer. Diese Auswahl kann entweder mit körpereigenen Mitteln oder aber mit einem externen Hilfsmittel erfolgen.

■ **Körpereigene direkte Selektion**

Die körpereigene direkte Selektion erfolgt in der Regel **mit den Fingern**. Eine Auswahl wird getroffen, indem das gewünschte Objekt auf einer Oberfläche (z. B. Symbol oder Buchstabe) direkt gedrückt wird, um dieses auszulösen. Diese Ansteuerungsmethode ist die intuitivste und schnellste und wird in der Regel bevorzugt, wenn Kinder, Jugendliche oder Erwachsene dazu in der Lage sind. Alternativ nutzen einige Personen anstelle der Finger die Nase, die Zehen oder sogar die Zunge, wenn dadurch eine gezieltere oder schnellere Ansteuerung sichergestellt werden kann.

Die Oberfläche einer elektronischen Kommunikationshilfe kann entweder aus einer Tastatur mit Tasten bestehen oder über einen Bildschirm verfügen. Bei der Auswahl einer geeigneten Kommunikationshilfe mit einem Bildschirm sollte darauf geachtet werden, mit welcher Art Touchscreen das Gerät ausgestattet ist. Etwas ältere Kommunikationshilfen verfügen über einen sogenannten **resistiven Touchscreen**. Dieser besteht aus zwei übereinanderliegenden Folien, die durch sehr kleine Abstandshalter voneinander getrennt werden. Wird die obere Folie durch Druck auf die darunterliegende elektrisch leitende Folie heruntergedrückt, fließt ein schwacher Strom, durch den die Position des Fingers bestimmt werden kann (Karl et al. 2015). Resistive Bildschirme erfordern ein gewisses Maß an Kraft, um ein Item auslösen zu können. Für Personen mit sehr wenig Kraft in den Fingern kann diese Art des Touchscreens ungeeignet sein. Andererseits kommt es hier weniger häufig zu Fehlauslösungen, da der Touchscreen auf ein leichtes Berühren nicht reagiert. Ein weiterer Vorteil eines resistiven Touchscreens ist, dass dieser auch durch Stifte oder mit Fingernägeln und Handschuhen bedient werden kann.

Viele neue Kommunikationshilfen verfügen hingegen über einen **kapazitiven Touchscreen**, der nicht durch Druck, sondern durch Berühren ausgelöst wird. „Eine Berührung des leitfähigen Touchscreens führt zu messbaren Spannungsveränderungen, über die die Fingerposition ermittelt werden kann" (Karl et al. 2015, S.05.004.001). Diese Berührungstechnologie ist in fast allen modernen Smartphones und Tablets verbaut, sodass Kinder, Jugendliche und Erwachsene häufig eine gewohnte Ansteuerungsmethode wiedererkennen und keine Umgewöhnungsphase nötig ist. Für einige Nutzer kann ein kapazitiver Touchscreen von Vorteil sein, weil hier weniger Kraft nötig ist, um ein Item auszulösen. Für andere wiederum kann dieser Umstand ein Nachteil sein, da durch versehentliches, leichtes Berühren schnell Fehlauslösungen entstehen können. Darüber hinaus ist zu beachten, dass sie nicht auf Handschuhe oder herkömmliche Eingabestifte reagieren.

Sowohl Kommunikationshilfen mit resistiven als auch mit kapazitiven Touchscreens bieten in der Regel verschiedene Einstellungen an, die hilfreich sein können, wenn grundsätzlich eine direkte körpereigene Selektion denkbar ist, diese aber dennoch durch motorische Beeinträchtigungen erschwert wird. Zu diesen Einstellungen gehören insbesondere:

- **Aktivierung einer Kontakt- bzw. Haltezeit:** Eine Veränderung der Kontakt- bzw. Haltezeit kann hilfreich sein, wenn ein Nutzer z. B. durch einen Tremor oder athetotische Bewegungen häufig aus

Versehen ein Item auf einer Kommunikationsoberfläche auslöst. Bei einer erhöhten Kontakt- bzw. Haltezeit reagiert der Bildschirm erst, wenn er für eine zuvor festgelegte Zeit gedrückt oder berührt wird.

- **Aktivierung bei Loslassen:** Für Personen, die zur Annäherung an ein Bildschirmitem die Finger über den Bildschirm ziehen, ohne diese abzuheben, und erst loslassen, sobald sie die gewünschte Stelle des Touchscreens erreicht haben, kann die Einstellung *Aktivierung bei Loslassen* förderlich sein. Bei dieser Aktivierungsmethode wird solange keine Auslösung des Touchscreens registriert, wie der Kontakt zwischen Bildschirm und auslösendem Köperteil oder Hilfsmittel aufrechterhalten wird. Wird der Kontakt unterbrochen (also losgelassen), wird das darunterliegende Item ausgelöst.
- **Aktivierung einer Freigabezeit:** Die Aktivierung einer Freigabezeit (auch Verzögerungszeit oder Anschlagverzögerung genannt) kann Mehrfachauslösungen eines Items z. B. ausgelöst durch einen Tremor verhindern. Nach einer vom Touchscreen registrierten Auswahl ist dieser für die zuvor festgelegte Zeit (meistens Millisekunden) inaktiv und registriert in dieser Zeit auf keine weiteren Berührungen.

Zusätzlich zu den genannten Einstellungen können **Fingerführungen** (◘ Abb. 6.2) von großer Bedeutung sein. Fingerführungen sind aus Plastik bestehende Gitter, die oberhalb des Bildschirms oder der Tastatur montiert oder aufgesteckt werden. Sie dienen dazu, auszuwählende Items visuell und taktil wahrnehmbar zu unterscheiden, und führen bei vielen Personen zu einer sichereren Ansteuerung der Kommunikationshilfe. Sie sind für fast alle modernen Kommunikationshilfen und Rastergrößen vorhanden, können in Einzelfällen aber auch individuell angefertigt werden.

**Beispiel**

Frau Siewers ist mit einer frühkindlichen Hirnschädigung auf die Welt gekommen. Sie verfügt

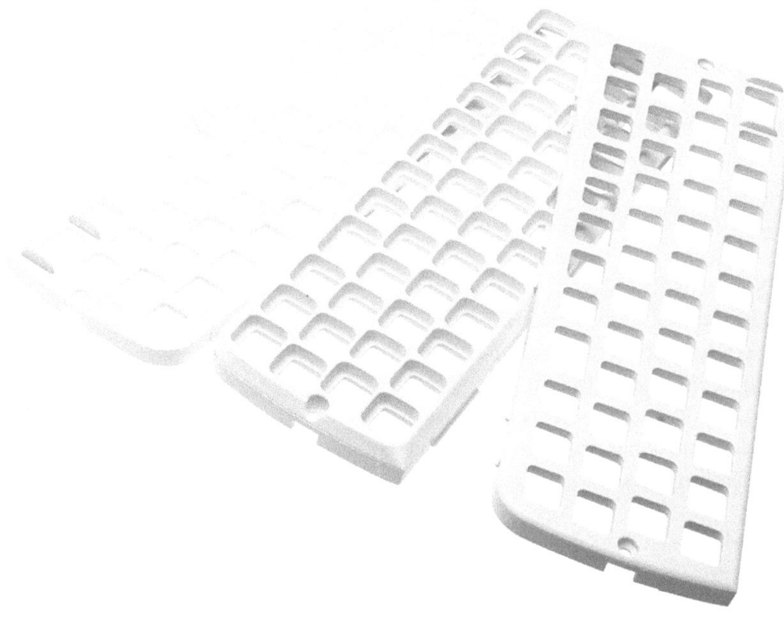

◘ **Abb. 6.2** Fingerführungen für die schriftbasierte Kommunikationshilfe „Lightwriter" (© Abilia Ltd, ► https://www.abilia.com/; mit freundlicher Genehmigung)

über Lautsprache, die allerdings so verwaschen ist, dass sie selbst von nahen Angehörigen kaum verstanden wird. Seit vielen Jahren kommuniziert sie daher überwiegend über eine dynamische Kommunikationshilfe mit einer symbolbasierten Kommunikationsoberfläche. Die Bedienung des Touchscreens gelang ihr bisher ohne Probleme. Jedoch wurde bei ihr vor wenigen Monaten zusätzlich zu der bestehenden Beeinträchtigung Morbus Parkinson diagnostiziert. Ihre Erkrankung geht einher mit einem starken Tremor in den Händen. Dieser führt zunehmend zu Schwierigkeiten in der Bedienung ihrer Kommunikationshilfe. Frau Siewers löst immer wieder versehentlich Symbole aus, die sie gar nicht ansteuern will. Zudem kommt es durch das Zittern häufig zu Doppelauslösungen. Dieses macht eine ständige Korrektur ihrer Aussagen notwendig und führt verständlicherweise zu einer großen Frustration. Die Sprachtherapeutin testet mit der Patientin, inwieweit eine Fingerführung Fehlauslösungen verhindern kann. Bereits nach kurzer Zeit kann die Patienten die Kommunikationshilfe deutlich gezielter ansteuern. Zusätzlich wird eine Freigabezeit aktiviert, sodass Items trotz des Tremors nicht mehrfach ausgelöst werden. Durch diese Ansteuerungshilfen kann Frau Siewers ihre Kommunikationshilfe nun wieder kompetent bedienen.

#### Direkte Selektion durch Eingabestifte

Eine weitere Hilfestellung bei der direkten Ansteuerung elektronischer Kommunikationshilfen bieten herkömmliche **Eingabestifte**, die in allen großen Multimediastores erhältlich sind. Gerade bei Nutzern, die Schwierigkeiten haben, ihre Finger zu isolieren, kann die direkte Ansteuerung erleichtert werden. Zu beachten ist, dass normale Eingabestifte in der Regel nicht für kapazitive Touchscreens genutzt werden können. Hier muss auf spezielle Eingabestifte zurückgegriffen werden.

#### Direkte Selektion durch Mausersatzgeräte

Fast alle modernen Kommunikationshilfen können mittels **Mausersatzgeräten** angesteuert werden. Diese werden über eine vorhandene USB-Schnittstelle oder entsprechende Adapter angeschlossen und simulieren eine herkömmliche Maus. Ein Item einer Kommunikationshilfe wird ausgewählt, indem der Mauspfeil auf das auszulösende Item gefahren wird. Das Auslösen erfolgt durch einen Klick oder eine zuvor festgelegte Verweilzeit, also die Dauer, die sich der Mauspfeil über einem Item befinden muss, bevor dieses automatisch ausgelöst wird. Sowohl die Auswahl als auch das Auslösen können visuell durch Rahmen, inverse Farbgebung oder die Vergrößerung des Feldes hervorgehoben werden.

Die am häufigsten genutzten Mausersatzgeräte sind **Joysticks und Trackballs.** Die Abbildungen ◘ Abb. 6.3 und 6.4 zeigen beispielhaft einen Joystick und einen Trackball.

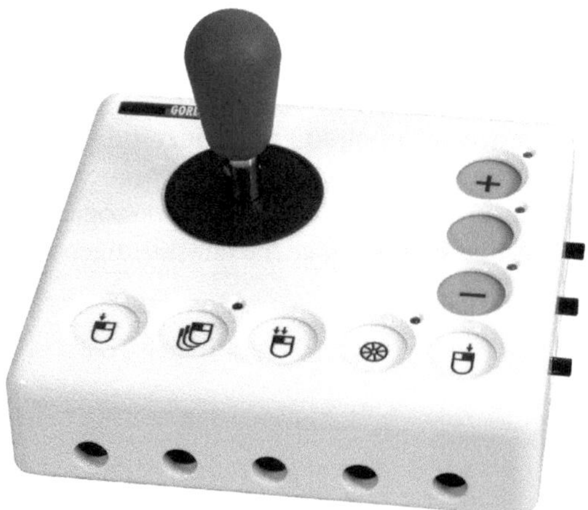

◘ **Abb. 6.3** Joystick der Firma Gorlo & Todt (© Gorlo & Todt GbR, ► http://www.gorlo-todt.de/; mit freundlicher Genehmigung)

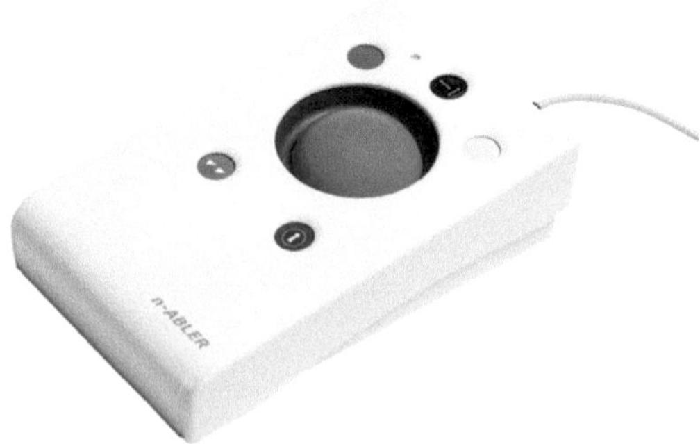


◘ **Abb. 6.4** N-Abler Trackball (© Pretorian Technologies Ltd, ► https://www.pretorianuk.com/; mit freundlicher Genehmigung)

Sie bieten im Vergleich zu einer herkömmlichen Maus einen entscheidenden Vorteil. Während die Standardmaus während der Ausführung eines Klicks weiter festgehalten wird, sind bei Joysticks und Trackballs die Bewegung des Mauszeigers und die Ausführung eines Klicks motorisch voneinander getrennt. Der Mauspfeil kann zunächst mit dem Steuerelement an die gewünschte Position gebracht und anschließend losgelassen werden. Der Klick wird mit einer gesonderten Taste ausgeführt. Dieses hat den Vorteil, dass der Mauspfeil während der Ausführung des Klicks nicht versehentlich wieder verrutscht. Die Maustasten können zudem stark vergrößert oder farblich markiert sein. Der Einsatz eines Joysticks bietet sich vor allem bei überschießenden, groben Bewegungen an, ein Trackball wird häufig bei Personen eingesetzt, die nur wenig Kraft aufwenden und nur sehr kleine und feine Bewegungen ausführen können.

Für Kinder, Jugendliche und Erwachsene, die ihre Arme und Hände gar nicht zur Steuerung eines Mausersatzgerätes einsetzen können, bietet eine **Kopfmaus** eine weitere Alternative. Eine Kopfmaus besteht in der Regel aus einer Kamera, die oberhalb des Bildschirms befestigt wird, und einem Reflektorpunkt, der auf die Stirn oder die Brille des Nutzers geklebt wird. Die Kamera erfasst so Kopfbewegungen und setzt diese in Mausbewegungen um. Die Auswahl eines Items erfolgt in der Regel über eine Verweilzeit. In Einzelfällen kann diese aber auch durch externe Taster oder eine Zusatzsoftware erfolgen. Die Kopfmaus bietet im Vergleich zur Augensteuerung für einige Personen den Vorteil, dass diese auch bei starken visuellen Beeinträchtigungen, einem starken Strabismus oder Nystagmus eingesetzt werden kann. Für dieselbe Zielgruppe könnte auch die **Integramaus** (◘ Abb. 6.5) eine Ansteuerungsvariante sein, da sie ausschließlich mit dem Mund gesteuert wird. Minimale Bewegungen der Lippen werden mittels eines Mundstücks in Mausbewegungen umgesetzt. Ansaugen und Pusten durch das Mundstück simulieren die Mausklicks.

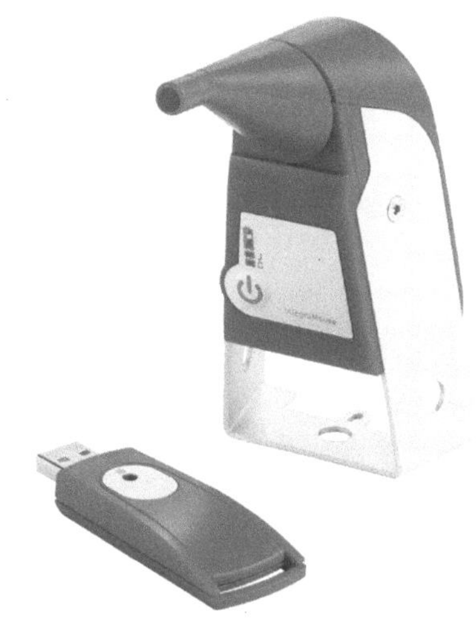

◘ **Abb. 6.5** Integramaus (© LIFEtool, ► https://www.lifetool.at/; mit freundlicher Genehmigung)

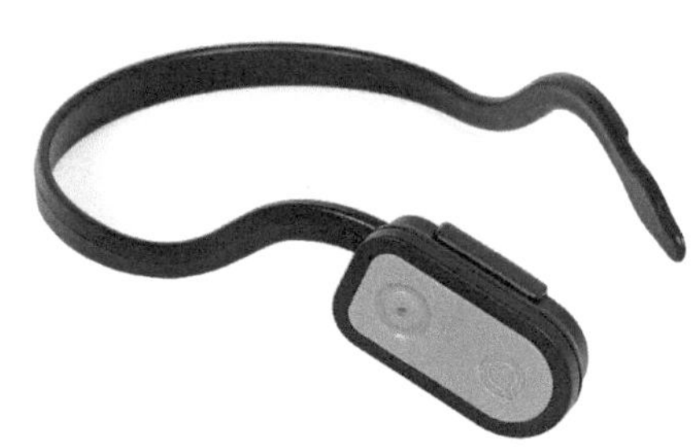

◘ **Abb. 6.6** Quha Zono (Quha oy, ► https://www.quha.com/; mit freundlicher Genehmigung)

Eine weitere spezielle Art von Mausersatzgeräten sind **gyroskopische Mäuse**. Ein Beispiel ist das in Finnland hergestellte „Quha Zono" (◘ Abb. 6.6). Dieses wird kabellos mit der Kommunikationshilfe verbunden und kann anschließend an unterschiedlichen Körperteilen oder Kleidungsstücken wie z. B. an der Brille, einer Mütze, einem Fuß oder einem Handgelenk befestigt werden. Bewegungen, die mit dem entsprechenden Körperteil ausgeführt werden, werden auf dem Bildschirm in Mausbewegungen umgesetzt. Befestigt eine Person das „Quha Zono" beispielsweise an seiner Brille und dreht den Kopf nach links, bewegt sich der Mauspfeil auf dem Bildschirm ebenfalls nach links. Dieses wird durch eine Software ermöglicht, mit der die Maus individuell angepasst und neu kalibriert werden kann.

#### ■ Direkte Selektion durch eine Augensteuerung

6

Die **Augensteuerung** wird auch als **Blicksteuerung** oder **EyeGaze** bezeichnet. Hierbei werden Augenbewegungen mit Hilfe von Infrarotdioden und Kameras erfasst und in Mausbewegungen umgesetzt. Die Felder einer Kommunikationsoberfläche werden mit dem Blick markiert und mittels einer **Verweilzeit** oder eines **Blinzelns** ausgelöst. Sowohl die Verweilzeit als auch die Zeit, wie lange die Augen während des Blinzelns geschlossen werden müssen, sind individuell einstellbar. Die Ermittlung der individuell passenden Zeit bedarf bei vielen Personen einige Tage bzw. Wochen. Denn diese darf weder zu kurz gewählt werden, da sonst häufig unbeabsichtigte Auslösungen stattfinden, noch darf sie zu lang eingestellt werden, da die Ansteuerung sonst anstrengend werden kann. Bei einigen Geräten ist es zudem möglich, dass die **Auswahl über einen Taster erfolgt**. Hierbei wird ein Item auf der Kommunikationsoberfläche zwar über den Blick markiert, aber nicht ausgelöst. Die letztendliche Auslösung erfolgt dann ähnlich wie bei einem Scanningverfahren über einen angeschlossenen Taster.

Durch einen erheblichen technischen Fortschritt in den vergangenen Jahren ist die Augensteuerung inzwischen für den Großteil der Bevölkerung nutzbar. Es gibt nur wenige Faktoren, die es einer Person unmöglich machen, eine Kommunikationshilfe per Augensteuerung zu bedienen. Auch Personen, die eine Brille tragen, ist die Nutzung grundsätzlich möglich, auch wenn es Brillentypen gibt, die die Erfassung der Augen erschweren. Ungünstig können beispielsweise Gleitsichtbrillen, kleine oder stark entspiegelte Gläser sowie glänzende Brillengestelle oder Nasenbügel sein. Auch ein beidseitiger **Nystagmus** (Augenzittern) oder ein starker **Strabismus** (Schielen) können erhebliche **Störfaktoren** sein und dazu führen, dass die Augensteuerung als Ansteuerungsmethode für eine Person nicht in Frage kommt.

Damit eine Augensteuerung präzise funktionieren kann, sind einige Aspekte zu beachten. Als wichtigste Voraussetzung für eine erfolgreiche Nutzung ist eine **korrekte Positionierung** notwendig. Das Augensteuerungsmodul, das entweder direkt in der Kommunikationshilfe integriert ist oder unterhalb des Bildschirms montiert wird, muss in einem bestimmten Abstand und Winkel vor dem Kopf der unterstützt kommunizierenden Person ausgerichtet werden, damit die Augenbewegungen erfasst werden können. Hierzu werden zumeist entsprechende Rollstuhl-, Tisch- oder Bodenhalterungen verwendet. Einige Augensteuerungssysteme tolerieren inzwischen starke Kopfbewegungen, wie sie z. B. bei Menschen mit athetotischen Bewegungsstörungen auftreten. Das bedeutet, dass eine Person, die die Augensteuerung nutzt, nicht starr vor der Kommunikationshilfe sitzen muss. Dennoch ist zu beachten, dass die Kommunikationshilfe bei jeder permanenten Lageveränderung (z. B. vom Sitzen ins Liegen) neu positioniert werden muss. Die unterstützt kommunizierende Person sowie ihr privates Umfeld werden bei der Versorgung mit einer Kommunikationshilfe mit einer Augensteuerung durch die beauftragte Hilfsmittelfirma in der korrekten Positionierung des Gerätes intensiv geschult und stehen auch nach der Versorgung für Rückfragen zur Verfügung.

**! Eine falsche Positionierung der Kommunikationshilfe kann dazu führen, dass die Augensteuerung nicht präzise oder sogar gar nicht funktioniert.**

Des Weiteren muss vor der ersten Nutzung der Augensteuerung eine **Kalibrierung** durchgeführt werden. Dabei verfolgt der Nutzer einen Stimulus auf dem Bildschirm, der in der Regel in Größe, Farbe und Form verändert werden kann. Die dabei erfassten Blickdaten werden dazu genutzt, damit die Blicke korrekt und präzise zur Steuerung eingesetzt werden können.

> **Die Durchführung einer Kalibrierung ist nicht vor jeder Nutzung der Kommunikationshilfe nötig. Eine gute Kalibrierung kann über einen langen Zeitraum genutzt werden. Eine Neukalibrierung sollte beispielsweise durchgeführt werden, wenn beobachtet wird, dass Items in einem bestimmten Bereich des Bildschirms nicht (mehr) ausgelöst werden können oder der Nutzer nun eine Brille trägt.**

Die Augensteuerung stellt gerade für Menschen mit einer starken körperlichen Beeinträchtigung, z. B. Personen mit schweren zerebralen Bewegungsstörungen, ALS oder Muskeldystrophie, häufig die einzige Möglichkeit dar, eine elektronische Kommunikationshilfe zu bedienen. Herauszustellen ist, dass entgegen vieler Ansichten die Augensteuerung als reine Ansteuerungsmethode zu betrachten ist. Bestimmte **kognitive Fähigkeiten** stellen **keine notwendige Voraussetzung** für die Nutzung des Systems dar. Sowohl Personen, die nach einem ungestörten Spracherwerb eine Kommunikationshilfe benötigen als auch Personen mit kognitiven Beeinträchtigungen, die am Anfang ihrer Kommunikationsentwicklung stehen, können mit einer Augensteuerung versorgt werden.

### 6.2.2 Indirekte Selektion

Kann eine Person keine der direkten Selektionsmethoden nutzen, ist es denkbar, ihr eine indirekte Auswahl zu ermöglichen. Zumeist wird die indirekte Selektion mit dem **Scanningverfahren** gleichgesetzt (u. a. Beukelman und Mirenda 2013).

**Definition**

Bei einem Scanningverfahren werden die auswählbaren Items einer Kommunikationsoberfläche in einer bestimmten Weise zeitlich nacheinander markiert. Erscheint die Markierung bei dem vom Nutzer anvisierten Item, erfolgt die Auslösung über einen externen Taster.

Die Scanningmethode ist im Vergleich zu einer direkten Selektion langsamer und erfordert von dem Nutzer ein hohes Konzentrationsvermögen, Geduld und bestimmte koordinative Fähigkeiten. Dennoch ist diese Methode weiterhin eine verbreitete Ansteuerungsalternative, da sie für einige Personen die einzige Möglichkeit darstellt, eine elektronische Kommunikationshilfe bedienen zu können.

Die Bandbreite existierender Taster, die zur Durchführung des Scanningverfahrens genutzt werden, ist groß. Sie variieren in Größe, benötigtem Kraftaufwand, Oberflächenbeschaffenheit, Auslösemechanismus und Anschlussmöglichkeiten. Die ◘ Abb. 6.7, 6.8 und 6.9 zeigen beispielhaft einige Taster.

Die Markierung erfolgt in der Regel visuell über einen farblichen Rahmen, eine inverse Farbdarstellung oder eine Vergrößerung des Items. Die farblichen Rahmen können auf die Wünsche und Bedürfnisse des Nutzers angepasst werden.

Grundsätzlich gibt es eine Vielzahl an Möglichkeiten, ein Scanningverfahren an die Fähigkeiten und Bedürfnisse einer Person anzupassen.

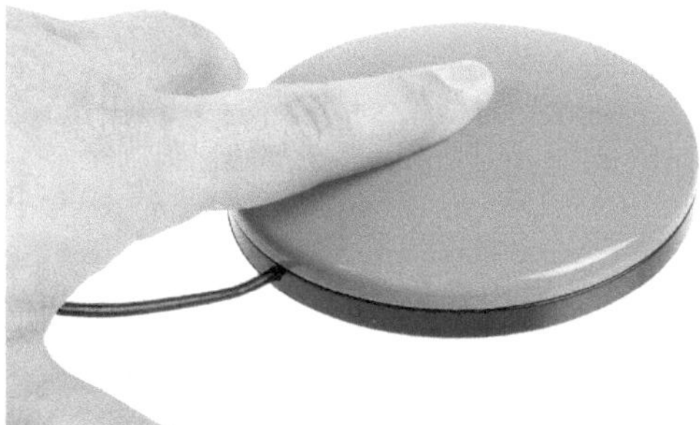

◘ **Abb. 6.7** Big Buddy Button (© AbleNet inc., ► https://www.ablenetinc.com/; mit freundlicher Genehmigung)

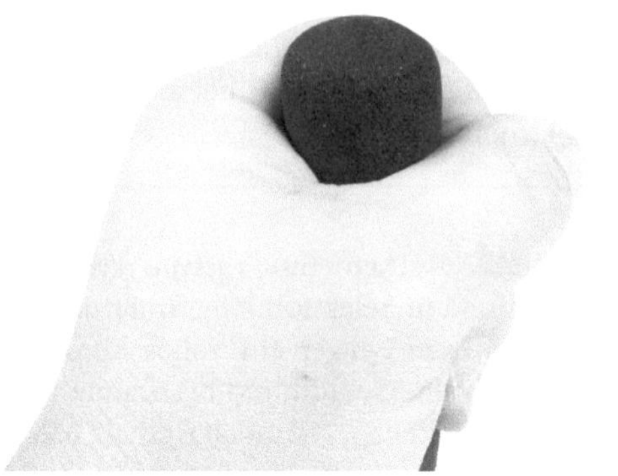

**◘ Abb. 6.8** Grasp Taster (© AbleNet inc., ► https://www.ablenetinc.com/; mit freundlicher Genehmigung)

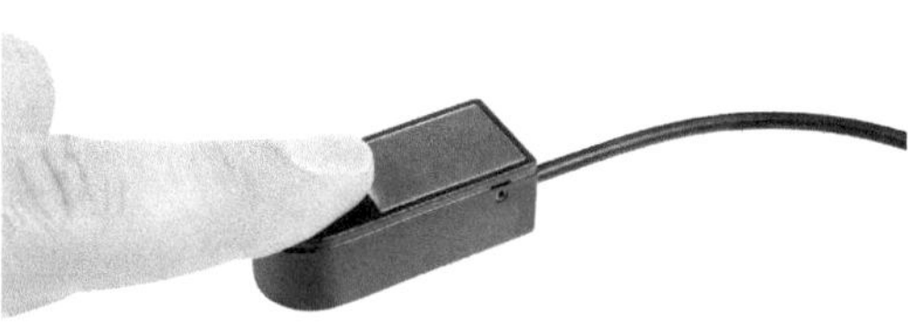

**◘ Abb. 6.9** Micro Light Taster (© AbleNet inc., ► https://www.ablenetinc.com/; mit freundlicher Genehmigung)

Zunächst unterscheidet man zwischen einem automatischen und einem manuellen Scanning. Beim **automatischen Scanning** werden die auswählbaren Items nach einem zuvor ausgewählten Muster automatisch nacheinander markiert. Das Zeitintervall zwischen der Markierung zweier Items ist veränderbar und sollte den motorischen und kognitiven Voraussetzungen der des Nutzers angepasst werden. Eine Person mit einer ataktischen Bewegungsstörung benötigt beispielsweise genügend Zeit, um die Bewegung zum Auslösen eines Tasters nach Markierung eines Items auszuführen. Ein relativ großes Zeitintervall könnte hier eine sichere Nutzung des Scanningverfahrens sicherstellen. Hat ein Nutzer hingegen koordinativ und motorisch kaum Probleme, den Taster zum gewünschten Zeitpunkt zu betätigen, könnte ein kurzes Intervall eingestellt werden, um den Kommunikationsprozess nicht weiter zu verlangsamen.

Beim **manuellen Scanning** werden in der Regel zwei Taster verwendet. Ein Taster wird genutzt, um die Markierung der Items manuell vorzunehmen. Bei Betätigung dieses Tasters wird das dem Scanningmuster folgende nächste Item markiert. So hat der Nutzer die Möglichkeit, selbst zu bestimmen, wie schnell das Scanningverfahren voranschreitet. Die Betätigung eines zweiten Tasters löst das markierte Item aus.

Sowohl beim automatischen als auch beim manuellen Scanning bestimmt ein **Scanningmuster**, in welcher Art oder Reihenfolge die Items der Kommunikationsoberflächen markiert werden. Verschiedene Scanningmuster können sich erheblich auf die Kommunikationsgeschwindigkeit auswirken. Beim **linearen Scanning** wird jedes Item einer Zeile einzeln nacheinander markiert. Nach Markierung des letzten Items einer Zeile wird das erste Item der darauffolgenden Zeile markiert. Das **zirkuläre Scanning** ist diesem Muster sehr ähnlich. Jedoch wird nach Markierung des letzten Items einer Zeile das darunterliegende, letzte Item der darauffolgenden Zeile markiert, weshalb dieses Muster häufig mit Schlangenlinien verglichen wird. Beide genannten Scanningmuster sind im Vergleich zu anderen recht übersichtlich, sind aber sehr zeitintensiv und erfordern viel Geduld.

**Beispiel Tastatur – lineares Scanning**

Stellen Sie sich vor, Sie möchten auf einer Bildschirmtastatur den letzten Buchstaben, das „M" auslösen. Zunächst wird das „Q" markiert, dann das „W", das „E" und das „R" und so weiter. Jeder einzelne Buchstabe der Tastatur wird markiert. Dieses warten Sie ab, bis letztendlich als Letztes das „M" markiert wird. Sie lösen mit Hilfe des angeschlossenen Tasters den Buchstaben aus und das Scanningverfahren beginnt erneut. Wieder wird der Buchstabe „Q" markiert, dann „W" und so weiter. Sie warten erneut solange, bis der zweite von Ihnen gewünschte Buchstabe markiert ist und betätigen den Taster. Auf diese Art und Weise setzen Sie das Wort, welches Sie schreiben bzw. sagen möchten, zusammen.

Schnellere Scanningmuster sind beispielsweise das **Spalten-Zeilen-Scanning** und das **Zeilen-Spalten-Scanning.** Hier werden nicht einzelne Items markiert, sondern Gruppen von Items. Bei diesen Scanningmustern wird zunächst eine Spalte bzw. eine Zeile ausgewählt, in der sich ein Item befindet und dann erst werden die einzelnen Items innerhalb dieser Spalte bzw. Zeile zur Auswahl hervorgehoben.

Einige vorgefertigte Seitensets verschiedener Hersteller nutzen sogar eigene Scanmuster, die dem Aufbau des Inhalts Rechnung tragen.

Neben der Auswahl des geeigneten Tasters und des passenden Scanningmusters können weitere Einstellungen für die individuelle Anpassung der Ansteuerungsmethode wichtig sein. Es lässt sich beispielsweise ähnlich wie bei Touchscreens bestimmen, wie lange ein Taster gedrückt werden muss, bis er reagiert, oder wie lange er nach einmaliger Betätigung nicht reagiert. So können auch hier Fehl- und Doppelauslösungen reduziert oder verhindert werden. Beim automatischen Scanning lässt sich zudem einstellen, wie häufig Gruppen oder Elemente einer Gruppe gescannt werden, wenn keine Auswahl getroffen wird. Darüber hinaus kann ausgewählt werden, ob das Scanning nach einer Auswahl eines Items automatisch neu startet oder ob dafür ein Tastendruck erforderlich ist. Für Personen mit starken Sehbeeinträchtigungen, die die Markierung während des Scanningvorgangs visuell nicht wahrnehmen können, kann ein Scanningverfahren auch auditiv erfolgen (Exkurs „► Auditives Scanning“).

**Exkurs**

### Auditives Scanning

Die vorangegangenen Ausführungen zum Scanning als alternative Ansteuerungsmethode setzen voraus, dass der Nutzer in der Lage ist, die Markierungen der Items zu sehen und dem Verlauf der Markierungen visuell zu folgen. Was passiert aber, wenn eine Person so stark sehbeeinträchtigt ist, dass sie die visuellen Markierungen der Items nicht wahrnimmt? In diesem Fall kann die Markierung über akustische Tastenansagen erfolgen, die in der Regel über einen Kopfhörer dargeboten werden. So wird eine Orientierung auf der Kommunikationsoberfläche ermöglicht. Die Auswahl eines Items erfolgt wie auch beim visuellen Scanning über die Betätigung eines externen Tasters, sobald der Nutzer die gewünschte Ansage hört. Diese spezielle Form des Scannings, die für stark sehbeeinträchtigte und blinde Personen häufig die einzige Möglichkeit ist, eine elektronische Kommunikationshilfe anzusteuern, nennt man auditives Scanning.

**Tipp**

Eine indirekte Selektion kann auch auf nichtelektronischem Wege erfolgen. Dazu ist ein kompetenter Kommunikationspartner nötig. Als Beispiel kann eine papierbasierte Buchstabentafel genutzt werden. Der Kommunikationspartner deutet nacheinander auf die Buchstaben des Alphabets. Die nicht lautsprachlich kommunizierende Person wählt einen Buchstaben aus, indem sie beispielsweise nickt oder zwinkert, sobald das Gegenüber beim gewünschten Buchstaben angelangt ist. Diese Vorgehenswiese nennt man **Partnerscanning** und ist auch auf symbolbasierten Oberflächen umsetzbar.

### Fazit

- Damit eine elektronische Kommunikationshilfe erfolgreich bedient werden kann, muss für jeden Nutzer die passende Ansteuerungsmethode gefunden werden.
- Grundsätzlich wird zwischen direkter und indirekter Selektion unterschieden.
- Eine direkte Selektion erfolgt in der Regel über körpereigene Mittel wie z. B. die Finger oder die Füße.
- Spezielle Eingabehilfen und technische Einstellungen können die Ansteuerung von elektronischen Kommunikationshilfen stark erleichtern oder sogar erst ermöglichen.
- Auch die Ansteuerung einer Kommunikationshilfe mittels Blicken (Augensteuerung) gehört zur direkten Selektion.

- Die indirekte Selektion bezeichnet im Kontext der UK ein Scanningverfahren. Hier wird die Kommunikationshilfe über einen oder zwei externe Taster bedient. Items werden nach einem zuvor festgelegten Muster markiert und mittels der Taster ausgewählt.
- Es wird zwischen visuellem und auditivem Scanning unterschieden. Ein auditives Scanning stellt für viele sehbeeinträchtigte oder blinde Personen die einzige Ansteuerungsmethode elektronischer Kommunikationshilfen dar.



## 6.3 Beantragung einer Kommunikationshilfe

*Sarah Vock*

Der Prozess der Beantragung einer elektronischen Kommunikationshilfe ist komplex, wird allerdings gesetzlich klar geregelt. Der folgende Abschnitt skizziert den Ablauf einer Versorgung mit einer elektronischen Kommunikationshilfe von der Beratung bis zur Auslieferung und zeigt die wichtigsten rechtlichen Grundlagen auf, um Sprachtherapeutinnen dazu zu befähigen, ihre Patienten während des Versorgungsprozesses möglichst kompetent zu begleiten. Es sei darauf hingewiesen, dass sich gesetzliche Regelungen ändern können und dieses Kapitel keine Rechtsberatung ersetzt. Sprachtherapeutinnen sollten sich stets über die aktuellen Rechtsgrundlagen informieren

Sprachtherapeutinnen spielen im Versorgungsprozess von Patienten mit einer elektronischen Kommunikationshilfe häufig eine entscheidende Rolle. Oft sind sie diejenigen, die den Bedarf an UK erkennen, die Idee, Methoden der UK zu verwenden, erstmals äußern und erste konkrete Schritte einleiten. Dennoch bestehen nicht selten Unsicherheiten bezüglich des Ablaufes einer Versorgung mit einer elektronischen Kommunikationshilfe. Wer bezahlt eine elektronische Kommunikationshilfe? Wie entscheidet man, welches Gerät am geeignetsten ist? Und welche Unterlagen benötigt man zur Beantragung?

#### Rechtliche Grundlagen

Elektronische Kommunikationshilfen gehören zu den verordnungsfähigen Hilfsmitteln und werden **von den gesetzlichen Krankenkassen (GKV) vollständig finanziert**. Als weitere Kostenträger können private Krankenversicherungen, Sozialhilfeträger oder Unfall- und Rentenversicherungen in Frage kommen. Um die Übersichtlichkeit dieses Abschnitts zu gewährleisten, wird im Folgenden der Versorgungsweg mit einer gesetzlichen Krankenkasse als Kostenträger dargestellt. Übernimmt ein anderer Träger die Kosten, können Einzelheiten abweichen.

Die wichtigste gesetzliche Grundlage für Versicherte stellt der **§ 33 des fünften Sozialgesetzbuches (SGB V)** dar. Dort wird der Anspruch auf Versorgung mit Hilfsmitteln geregelt. Demnach haben Versicherte „Anspruch auf Versorgung mit Hörhilfen, Körperersatzstücken, orthopädischen und anderen Hilfsmitteln, die im Einzelfall **erforderlich** sind

- um den Erfolg der Krankenbehandlung zu sichern,
- einer drohenden Behinderung vorzubeugen
- oder eine Behinderung auszugleichen“ (SGB V § 33 Abs. 1).

**Personen, die privat krankenversichert sind, können sich nicht auf diese Gesetzesgrundlage beziehen. Im Falle eines Antrags auf Versorgung mit einer elektronischen Kommunikationshilfe entscheiden im Einzelfall die vorliegenden Vertragsbedingungen. Einige Tarife privater Krankenversicherungen schließen die Kostenübernahme für Hilfsmittel leider grundsätzlich aus.**

» Die Anspruchsvoraussetzung „erforderlich" bedeutet, dass das Hilfsmittel unter Berücksichtigung der individuellen Verhältnisse des Betroffenen **geeignet**, **notwendig** und im Vergleich zu anderen Hilfsmitteln **wirtschaftlich** ist, um die bereits genannten Behandlungsziele zu erreichen (Hartmann Rechtsanwälte 2011, S. 24).

Die GKV übernimmt grundsätzlich die Kosten für eine Kommunikationshilfe in voller Höhe. Ein Versicherter ist gemäß § 61 in Verbindung mit § 33 Abs. 8 SGB V allerdings bei bestimmten Hilfsmitteln, die nicht zum Verbrauch bestimmt sind, zu einer Zuzahlung verpflichtet. Hierzu zählen auch elektronische Kommunikationshilfen. Die Zuzahlung wird vom Leistungserbringer eingezogen und umfasst höchstens 10 €. Personen, die das 18. Lebensjahr noch nicht vollendet haben, sind von Zuzahlungen befreit (Hartmann Rechtsanwälte 2011).

## Beratung und Erprobung

Bevor eine Kommunikationshilfe bei der GKV beantragt werden kann, muss eine Beratung durch Leistungserbringer (die Hilfsmittelfirma) erfolgen. Dieses schreibt eine Gesetzesänderung im Sozialgesetzbuch vor (SGB V § 127). Die Beratungen durch die **Hilfsmittelfirmen** (Anhang A3) sind persönlich, kostenlos und unverbindlich. Sie können beispielsweise in einer sprachtherapeutischen Praxis, einer Förder- oder Regelschule, einer Klinik oder einem Privathaushalt stattfinden. Anwesend sind im Idealfall der potenzielle Nutzer selbst, Angehörige und betreuende Personen sowie ein interdisziplinäres Team aus verschiedenen Fachkräften, zu dem auch die behandelnde Sprachtherapeutin gehört. Ziel ist es, gemeinsam mit dem Berater eine Kommunikationshilfe zu finden, die den kognitiven, motorischen und visuellen Anforderungen des Kindes, Jugendlichen oder Erwachsenen entspricht. Weitere beratende Instanzen sind große, unabhängige **Beratungsstellen**, die im Anhang A2 geordnet nach Bundesländern aufgelistet sind.

Viele Hilfsmittelfirmen bitten ihre Kunden vor einem **Beratungstermin**, einen (Online-) Fragebogen auszufüllen, damit sich der zuständige Berater gezielt auf das bevorstehende Gespräch vorbereiten und bereits die in Frage kommenden Kommunikationshilfen eingrenzen kann. Innerhalb der Beratung werden nach einem ausführlichen Gespräch verschiedene Kommunikationshilfen und evtl. Ansteuerungsmethoden mit dem Kind, Jugendlichen oder Erwachsenen erprobt.

## Beantragung

Die Versorgung mit einer Kommunikationshilfe steht unter dem **Vorbehalt der Genehmigung** durch die Krankenkasse. Ein Antrag auf Kostenübernahme wird durch das Einreichen folgender Unterlagen gestellt:

**Ärztliche Verordnung** Auch wenn die Versorgung mit einer Kommunikationshilfe nicht zwingend einer ärztlichen Verordnung bedarf, fordern die meisten Kassen diese ein. Die entsprechende Verordnung sollte auf dem sogenannten Muster 16 (rosa Rezept) erfolgen. Gemäß § 7 der Hilfsmittel-Richtlinie (HilfsM-RL, Stand 24.11.2016) sollte die Verordnung neben der Diagnose und dem Datum eine „genaue Bezeichnung des Hilfsmittels nach Maßgabe des Hilfsmittelverzeichnisses (soweit dort aufgeführt)" enthalten.

Ärzte sind dazu angehalten, das vom Spitzenverband Bund der Krankenkassen erlassene Hilfsmittelverzeichnis (▶ http://www.rehadat-gkv.de/) bei der Hilfsmittelversorgung heranzuziehen, wobei dieses lediglich eine Orientierungshilfe und kein abschließendes Verzeichnis darstellt. Demnach können auch Kommunikationshilfen verordnet werden, die keine Hilfsmittelnummer besitzen und somit nicht im Hilfsmittelverzeichnis gelistet sind (vgl. LSG NRW, Beschluss v. 16.10.2018, Az. L 16 B 60/08 KR).

**Hilfsmittel dürfen nicht mit Heilmitteln verwechselt werden. Heilmittel sind von speziell ausgebildeten Therapeuten erbrachte Dienstleistungen, wie z. B. die**

**Sprachtherapie. Für einen Arzt bestehen bei der Verordnung von Heilmitteln bestimmte Richtgrößen. Richtgrößen sind Durchschnittsgrößen für die Obergrenze von Ausgaben pro Patient und Kalenderjahr. Aufgrund dieser Regelungen verweigern einige Ärzte immer wieder die Ausstellung von Heilmittelverordnungen, aus Angst, diese Richtgrößen zu überschreiten. Zu beachten ist, dass ein Hilfsmittel hingegen eine Sachleitung der GKV ist, die diesen Richtgrößen nicht unterliegt. Darauf kann man den verordnenden Arzt hinweisen.**



**Persönliches Antragschreiben** Ein persönliches Anschreiben durch den Nutzer selbst, in dem um die Versorgung mit einer elektronischen Kommunikationshilfe gebeten wird, sollte dem Antrag beigefügt werden. Auch wenn die Notwendigkeit eines solchen Anschreibens gesetzlich nicht festgelegt ist, hat sich dieses jedoch als nützlich erwiesen. Sollte der Nutzer selbst nicht dazu in der Lage sein, ein solches Anschreiben zu verfassen, sollte dieses von den Eltern oder dem gesetzlichen Betreuer übernommen werden. Ein Beispiel für ein persönliches Anschreiben findet sich in ► Kap. 8 bzw. in den Online-Materialien unter ► http://extras.springer.com.

**Therapeutische oder pädagogische Stellungnahme** Durch eine therapeutische oder pädagogische Stellungnahme wird die Notwendigkeit der Versorgung dargestellt und fachlich begründet, warum die beantragte Kommunikationshilfe ausgewählt wurde. Sie wird in der Regel von der behandelnden Sprachtherapeutin, einer Sonderpädagogin oder einer anderen therapeutischen oder pädagogischen Fachkraft verfasst. Ein Beispiel für eine Stellungnahme befindet sich in ► Kap. 8 bzw. in den Online-Materialien unter ► http://extras.springer.com.

**Kostenvoranschlag** Dem Antrag auf Kostenübernahme für eine elektronische Kommunikationshilfe ist ein Kostenvoranschlag über das beantragte Hilfsmittel beizulegen. Er wird von der beauftragten Hilfsmittelfirma erstellt und enthält die Kosten für das entsprechende Hilfsmittel sowie das nötige Zubehör wie z. B. Halterungssysteme oder Transport- und Schutztaschen. Da Versicherten laut § 33 Abs. 1 SGB V auch die Ausbildung im Gebrauch des Hilfsmittels zusteht, werden hier auch die Kosten für eine ausführliche Einweisung in die Kommunikationshilfe aufgeführt.

Das Einreichen der Unterlagen bei der GKV erfolgt in der Regel durch die Hilfsmittelfirmen. Sie sammeln die erforderlichen Dokumente, prüfen sie auf Vollständigkeit und leiten sie an die entsprechende Krankenkasse weiter, um den Beantragungsprozess zu initiieren.

#### ▪ Bearbeitung des Antrags

Sobald die GKV alle Unterlagen zur Beantragung einer elektronischen Kommunikationshilfe vorliegen hat, wird der Antrag bearbeitet. Es ist möglich, dass die Krankenkasse den Medizinischen Dienst der Krankenkassen (MDK) einschaltet, um prüfen zu lassen, ob das beantragte Hilfsmittel gemäß § 33 SGB V erforderlich ist. Er beurteilt beispielsweise, ob die medizinische Indikation für das beantragte Hilfsmittel vorliegt oder dieses zweckmäßig und wirtschaftlich ist. Zu beachten ist allerdings, dass der **MDK eine rein beratende Funktion** innehat und selbst keine Entscheidungen trifft. Die Begutachtung stellt lediglich eine Entscheidungshilfe für die Krankenkasse dar. Allein diese ist dazu berechtigt, über einen Antrag auf die Versorgung mit einer elektronischen Kommunikationshilfe zu entscheiden (Bombien 2012). Einige gesetzliche Krankenkassen setzen in jüngster Vergangenheit sogenannte **unabhängige Gutachter anstelle des MDK** ein, um die Erforderlichkeit einer Kommunikationshilfe überprüfen zu lassen. Dieses Vorgehen ist gesetzlich nicht vorgesehen und daher **nicht zulässig**. Daran ändert sich auch nichts, wenn der Versicherte in die Weitergabe seiner Daten, die Begutachtung und Untersuchung durch ein solches privates Unternehmen einwilligt (Bombien 2012).

- **Bewilligung und Auslieferung**

Eine Bewilligung einer Kommunikationshilfe wird in der Regel sowohl dem Versicherten als auch der Hilfsmittelfirma zugestellt. Liegt diese vor, wird das bewilligte Hilfsmittel bestellt und vorab technisch geprüft. Anschließend wird durch die Hilfsmittelfirma ein Termin zur Auslieferung und Einweisung vereinbart. Gerade bei elektronischen Kommunikationshilfen ist eine solche **Einweisung äußerst wichtig.** Denn ohne spezielle Kenntnisse zum Umgang mit der Hardware, der im Einzelfall erforderlichen besonderen Ansteuerungsmethode oder der Individualisierung des Vokabulars kann die Versorgung mit einer elektronischen Kommunikationshilfe nicht erfolgreich zur Verbesserung der kommunikativen Möglichkeiten führen. Da unterstützt kommunizierende Kinder, Jugendliche und Erwachsene in der Regel den Umgang mit ihrer Kommunikationshilfe nicht gänzlich allein bewältigen können, steht häufig das betreuende Umfeld im Fokus einer Einweisung. Es sollte daher versucht werden, dass möglichst viele Personen unterschiedlicher Funktion dabei anwesend sind. Auch behandelnde **Sprachtherapeutinnen sollten bei einer Einweisung anwesend sein**. Dieses ist besonders wichtig, da eine Einweisung durch die Hilfsmittelfirma in der Regel nur einmalig erfolgt und in vielen Fällen die Anpassung des Vokabulars bzw. das Erlernen der neuen Kommunikationsform mit dem Patienten anschließend zum großen Teil in der Sprachtherapie erfolgen soll (► Kap. 4).

Die Art und der Umfang einer Einweisung in den Gebrauch einer Kommunikationshilfe kann je nach Leistungserbringer stark variieren. Folgende Punkte sollten Bestandteil eines solchen Termins sein:

- Lieferumfang (Zubehör, Schutztaschen, Ladekabel, Halterungen etc.)
- Umgang mit der Hardware (Pflege, Reinigung, Wartung, Garantie, Laden etc.)
- Ggf. Erklärung des Aufbaus der vorgefertigten Vokabularstruktur
- Erstellung/Individualisierung des Vokabulars
- Individuelle Einstellungen (Stimme, Lautstärke, Sicherungen, Passwörter etc.)

- **Wiedereinsatz**

Kommunikationshilfen werden den Versicherten in der Regel **nur leihweise überlassen**. Die Krankenkasse stellt das Gerät solange zur Verfügung, wie es gebraucht wird, bleibt aber Eigentümerin des Hilfsmittels. Nicht mehr benötigte Kommunikationshilfen werden zurückverlangt und anschließend eingelagert. Geht ein Antrag auf die Versorgung mit einer Kommunikationshilfe bei der Kasse ein, wird zunächst geprüft, ob u. U. ein eingelagertes Hilfsmittel geeignet ist und wiedereingesetzt werden kann. Ist dieses der Fall, wird das in Frage kommende Gerät gewartet, gereinigt, ggf. repariert und wieder ausgeliefert. So können Kosten bei der Hilfsmittelbeschaffung erheblich reduziert werden (Hartmann Rechtsanwälte 2011). Dennoch ist Achtung geboten.

**Es sollte zwingend geprüft werden, ob die wiedereinzusetzende Kommunikationshilfe der beantragten entspricht oder mindestens gleichermaßen geeignet ist.**

- **Ablehnung und Widerspruch**

Lehnt die Krankenasse einen Antrag auf die Versorgung mit einer elektronischen Kommunikationshilfe ab, hat der Versicherte das Recht, einen Widerspruch gegen die Ablehnung einzureichen. Gleiches gilt, wenn ein Zubehörteil abgelehnt wird, ein erheblicher Eigenanteil geleistet werden soll oder eine andere Hilfsmittelfirma als Leistungserbringer bestimmt wird (Hartmann Rechtsanwälte 2011). Zu beachten ist, dass dieser **innerhalb von einem Monat nach Eingang des Ablehnungsbescheides** bei der Kasse schriftlich eingegangen sein muss. Versäumt es die Kasse den Ablehnungsbescheid mit einer Rechtsmittelbelehrung zu versehen, verlängert sich diese Frist auf ein Jahr. Der Widerspruch kann zunächst formlos eingereicht und anschließend ausführlich begründet werden. Liegt der Kasse ein begründeter Widerspruch vor, muss diese gemäß § 88 Abs. 2 Sozialgerichtsgesetz (SGG) **spätestens nach 3 Monaten über den Widerspruch entscheiden**. Kommt die Krankenkasse dieser Pflicht nicht nach, kann der Versicherte

Untätigkeitsklage beim zuständigen Sozialgericht erheben. Der Vorwurf der Untätigkeit kann allerdings nicht erhoben werden, wenn tatsächlich weiterführende Gutachten eingeholt werden oder der MDK zur Begutachtung beauftragt wird und sich aus diesen Gründen die Bearbeitung verzögert.

Hält die Krankenkasse auch nach einem Widerspruch die Ablehnung der Kosten für das beantragte Hilfsmittel aufrecht, stellt diese einen Widerspruchsbescheid aus. In diesem Fall kann schriftlich Klage beim zuständigen Sozialgericht eingereicht werden. Das Widerspruchverfahren ist für Versicherte grundsätzlich kostenlos. Kosten entstehen lediglich dann, wenn ein Rechtsanwalt eingeschaltet wird (Hartmann Rechtsanwälte 2011).



**Fazit**

- Gesetzlich Krankenversicherte haben einen gesetzlich geregelten Anspruch auf die Versorgung mit elektronischen Kommunikationshilfen (§ 33 SGB V).
- Die Krankenkasse übernimmt dabei bis auf eine Zuzahlung von höchstens 10 € die volle Höhe der Kosten.
- Zur Beantragung einer Kommunikationshilfe werden eine ärztliche Verordnung, ein formloses Antragschreiben, eine therapeutische oder pädagogische Stellungnahme sowie ein Kostenvoranschlag der betreuenden Hilfsmittelfirma eingereicht.
- Zur Begutachtung, ob das beantragte Hilfsmittel im Einzelfall erforderlich ist, kann die Krankenkasse den MDK als beratende Instanz hinzuziehen. Das Einschalten eines unabhängigen privaten Unternehmens ist rechtlich nicht zulässig.
- Erfolgt die Bewilligung des Leistungsantrages, liefert die Hilfsmittelfirma die beantragte Kommunikationshilfe aus und weist den Nutzer sowie die betreuenden Personen ausführlich in die Handhabung des Gerätes ein.
- Im Falle einer Ablehnung der Kostenübernahme durch die Kasse hat der Versicherte die Möglichkeit, innerhalb von einem Monat nach Eingang des Ablehnungsbescheides schriftlich Widerspruch einzulegen.

## 6.4 UK in der inklusiven Schule

*Carina Lüke*

Der Konzeptionierung von Lüdtke und Stitzinger (2015) folgend, wird die Sprachheilpädagogik und die Sprachtherapie als ein Fach verstanden. Für unterstützt kommunizierende Schüler ist eine fachliche Expertise zur evidenzbasierten Kommunikations- und Sprachförderung innerhalb und außerhalb des schulischen Lernortes essenziell. Eine enge Zusammenarbeit von den bislang systemisch getrennten Sprachtherapeutinnen auf der einen Seite und den Lehrkräften auf der anderen Seite ist notwendig für eine erfolgreiche inklusive Beschulung der Kinder und Jugendlichen mit umfassenden Kommunikationsbeeinträchtigungen.

### 6.4.1 Die UN-Behindertenrechtskonvention

Im Jahr 2009 hat Deutschland die UN-Behindertenrechtskonvention ratifiziert. Hiermit verpflichten sich Deutschland und alle anderen Mitgliedsstaaten der UN dazu „die volle **Verwirklichung aller Menschenrechte** und Grundfreiheiten für alle Menschen mit Behinderungen **ohne jede Diskriminierung** aufgrund von Behinderung zu gewährleisten und zu fördern“ (Beauftragte der Bundesregierung für die Belange von Menschen mit Behinderungen 2017, Art. 4). Wichtige Kernaspekte der UN-Behindertenrechtskonvention sind u. a. die Forderungen nach der **gleichberechtigten Teilhabe** von Menschen mit Behinderungen an der Gesellschaft, der **selbstbestimmten Lebensführung** von Menschen mit Behinderungen, der Beseitigung von Diskriminierung und der **Chancengleichheit** von Menschen mit Behinderungen im Bildungssystem. In Artikel 24 werden das **Recht auf Bildung** und die notwendigen Voraussetzungen zur Verwirklichung dieses Rechts für alle Menschen definiert. Demnach gewährleisten „die Vertragsstaaten ein integratives Bildungssystem“ und stellen sicher, dass „Menschen mit

Behinderungen innerhalb des allgemeinen Bildungssystems die notwendige Unterstützung geleistet wird, um ihre erfolgreiche Bildung zu erleichtern" (Art. 24, Abs. 2d). Als konkrete Maßnahmen zur Erreichung der vollständigen Teilhabe an der Gesellschaft wird u. a. die Unterstützung des Erlernens „von Brailleschrift, alternativer Schrift, ergänzenden und alternativen Formen, Mitteln und Formaten der Kommunikation" (Art. 24, Abs. 3a) genannt.

Für Kinder und Jugendliche, die sich kaum oder gar nicht lautsprachlich verständigen können, bedeutet dies ein festgeschriebenes **Anrecht auf die Unterstützung der sprachlichen, kommunikativen und schulischen Fähigkeiten durch den Einsatz von Methoden der UK** in der allgemeinen Schule.

### 6.4.2 Bedeutung von Sprache und Kommunikation in der Schule

Die Entwicklung (bildungs-)sprachlicher Kompetenzen stellt einen zentralen Aspekt für den gesamten Bildungsweg von Kindern und Jugendlichen dar. Durch nationale und internationale Studien ist mittlerweile gut belegt, dass schulischer Erfolg und damit der Zugang zum Berufsleben eng an sprachliche Fähigkeiten geknüpft ist (Knighton und Bussière 2006; Law et al. 2009; Stanat et al. 2010). Schon für Kinder mit Sprachentwicklungsverzögerungen und umschriebenen Sprachentwicklungsstörungen zeigt sich der negative Effekt niedriger Sprachleistungen auf schulische Kompetenzen, die psychische Gesundheit und ein erfülltes Sozialleben deutlich (Clegg et al. 2005; Law et al. 2009; Tomblin et al. 2003). Für Kinder und Jugendliche, die nicht oder kaum lautsprachlich kommunizieren können, liegt die **Gefahr**, durch niedrige Sprachleistungen aus dem Unterrichtsgeschehen **exkludiert zu werden** und hierdurch geringere Lernleistungen erzielen zu können, auf der Hand (vgl. Baunach et al. 2013; Erdélyi und Thümmel 2011). Neben dem Lernerfolg ist durch stark eingeschränkte Kommunikationsmöglichkeiten darüber hinaus die gesamte Teilhabe der Schüler am Unterrichtsgeschehen und dem Miteinander im Klassengefüge gefährdet (Hüning-Meier et al. 2007; Lüdtke und Stitzinger 2015).

Die Möglichkeit, mit anderen Kindern und Jugendlichen in der Klasse in Kontakt treten zu können, stellt einen Aspekt von Partizipation dar. Demnach ist es zentral, den Schülern, die sich nicht ausreichend lautsprachlich verständigen können, durch Methoden der UK eine Mitteilungsmöglichkeit zu geben (Bollmeyer und Hüning-Meier 2010). Des Weiteren muss die gewählte Methode der UK die Schüler dazu in die Lage versetzen, dem Unterrichtsgeschehen folgen zu können und die Unterrichtsinhalte eigenständig benennen und damit im Unterricht agieren zu können. Hierzu wäre es beispielsweise notwendig, einer Schülerin, die mit einer komplexen elektronischen Kommunikationshilfe versorgt ist, bei der Beschäftigung mit geometrischen Figuren im Mathematikunterricht alle notwendigen Begriffe in Kombination mit den entsprechenden Bildsymbolen auf der Kommunikationshilfe zur Verfügung zu stellen.

### 6.4.3 Teamarbeit zur Förderung von unterstützt kommunizierenden Schulkindern

Die Erziehung, Bildung und Förderung von Schülern, die nicht oder kaum lautsprachlich kommunizieren, wird von vielen Personen beeinflusst. Dies umfasst zum einen die Eltern der Kinder und Jugendlichen und zum anderen die Regelschullehrkräfte, die Förderlehrkräfte – hiermit sind alle Lehrkräfte gemeint, die ein Studium der Förderpädagogik, Rehabilitationspädagogik, Sonderpädagogik oder Inklusionspädagogik absolviert haben – sowie oftmals die behandelnden Therapeutinnen. Sie alle verfolgen als **gemeinsames Ziel**, dem jeweiligen Kind durch Förderung die **bestmögliche Bildung** und **uneingeschränkte gesellschaftliche Teilhabe** zu eröffnen. Für den Erfolg dieser Förderung ist es notwendig, dass alle beteiligten Personen koordiniert zusammenarbeiten und Inhalte und konkrete Vorgehensweisen absprechen (Beukelman und Mirenda 2013; Kristen 2005; Giel und Liehs 2016). Im Hinblick auf die Förderung der Kommunikationsmöglichkeiten und den Einsatz von Methoden der UK ist vor allem die Expertise von Sprachtherapeutinnen, Förderlehrkräften mit den Förderschwerpunkten geistige Entwicklung, körperliche und motorische Entwicklung und/oder Sprache notwendig. Mindestens eine dieser genannten Personen sollte innerhalb der UK-Intervention als **Koordinationsinstanz** fungieren und erarbeitete Zielsetzungen und Vorgehensweisen mit allen anderen Personen abstimmen (Kristen 2005) (▶ Kap. 4).

Idealerweise ist ein Kind mit stark eingeschränkten lautsprachlichen Fähigkeiten zum Zeitpunkt der Einschulung bereits mit Methoden der UK versorgt. Bis zum Schuleintritt sollte i. d. R. die Kommunikationseinschränkung erfasst und ein Kind mit einem multimodalen Kommunikationssystem ausgerüstet worden sein. Bedauerlicherweise zeigen Erfahrungen aus der Praxis sowie einzelne Studien (Thiele 2007) immer wieder, dass Kinder, obwohl sie sich nicht oder nur sehr eingeschränkt lautsprachlich mitteilen können, ohne eine UK-Versorgung eingeschult werden. Vor allem die Versorgung mit komplexen elektronischen Kommunikationshilfen scheint im Vergleich zu anderen Methoden der UK vorschulisch eher selten zu erfolgen. Dies muss dringend verändert werden. Die Bereitstellung von Methoden der UK sowie die umfassende Einführung in die Nutzung dieser Methoden sollte so früh wie möglich erfolgen, um dem Kind die besten Bedingungen für die Entwicklung kommunikativer und sprachlicher Fähigkeiten zu verschaffen (▶ Abschn. 1.4.1).

**Ein Kind, welches sich nicht lautsprachlich mitteilen kann, sollte bereits deutlich vor dem Schuleintritt mit einem multimodalen Kommunikationssystem versorgt werden. Auch der Einbezug einer komplexen elektronischen Kommunikationshilfe sollte hierbei zumindest in Betracht gezogen werden.**

Kommt ein Kind ohne die Möglichkeit, sich mitteilen zu können, in die Schule, sind bereits wichtige Zeitpunkte zum Aufbau kommunikativer und sprachlicher Fähigkeiten verpasst worden. Dies bedeutet, dass das Kind bereits in seiner Teilhabe im Kindergarten deutlich eingeschränkt war. Weiterhin bedeutet dies, dass die ersten Wochen und Monate in der Schule für die Diagnostik der kommunikativen und sprachlichen Fähigkeiten (▶ Abschn. 4.1.3) sowie die Auswahl von Methoden der UK (▶ Abschn. 4.2.1) und ggf. der Beantragung einer elektronischen Kommunikationshilfe (▶ Abschn. 6.3) benötigt werden (Thiele und Hünermund 2011). Aus diesem Grund ist es besonders bedeutsam, dass die Bekanntheit von Methoden der UK bei verschiedenen pädagogischen, medizinischen und therapeutischen Fachpersonen zunimmt, sodass diese die Eltern von Kindern mit stark eingeschränkten lautsprachlichen Fähigkeiten beraten und an entsprechende Experten verweisen können. Diese Experten können in der Fachdisziplin der Sprachtherapie bzw. Logopädie zu finden sein und eine ideale Begleitung der Familie, wenn nötig von der frühen Kindheit bis in die Schulzeit, darstellen.

**Sprachtherapeutinnen können aufgrund ihrer Expertise und der Tatsache, dass sie Kinder unabhängig von ihrem Alter betreuen, als ideale Instanz für die Erstversorgung eines Kindes mit Methoden der UK fungieren. Hierzu ist eine Auseinandersetzung mit der Fachdisziplin der UK sowie die Bereitschaft, diese Methoden an Kinder zu vermitteln, notwendig (▶ Kap. 1 und 4).**

Für die Beschulung von Kindern und Jugendlichen mit stark eingeschränkten Kommunikationsmöglichkeiten ist die **Zusammenarbeit eines multiprofessionellen Teams** besonders hilfreich und relevant. So sollte idealerweise ein bereits unterstützt kommunizierendes Kind, welches vorschulisch durch eine Sprachtherapeutin betreut wurde und die dort vermittelten Methoden der UK erfolgreich im Kindergarten eingesetzt hat, systematisch an die Lehrkräfte der Schule „übergeben" werden. Diese Übergabe sollte aus persönlichen Gesprächen sowie schriftlichen Dokumentationen bestehen, damit ein Schüler den **bestmöglichen Übergang** zwischen vorschulischer und schulischer Betreuung erfährt. Diese Übergabe sollte mindestens folgende Informationen umfassen:

- Bestandteile des individuellen multimodalen Kommunikationssystems
- Methodenverwendung in Abhängigkeit vom Kontext und den Kommunikationspartnern
- Kompetenzniveau innerhalb der verschiedenen Kommunikationsformen

Eine solche **systematisch durchgeführte Übergabe** erleichtert nicht nur dem unterstützt kommunizierenden Kind den Start in der Schule. Es erleichtert auch den zukünftigen Lehrkräften des Kindes den Umgang mit den neuen Anforderungen. Dennoch bedeutet diese Übergabe nicht, dass damit die bislang betreuenden Fachpersonen, die das Kind und die Familie in der Verwendung der UK-Methoden angeleitet haben, nicht mehr für das Kind zuständig sind. Vielmehr gilt es, in dem neu zusammengesetzten multiprofessionellen Team abzusprechen, welche Aufgaben von wem übernommen werden und wie die verschiedenen schulischen und außerschulischen Förderungen ineinandergreifen. Zur Erreichung einer schulischen Inklusion von unterstützt kommunizierenden Schülern sind verschiedene Aspekte zu beachten, welche im besten Fall von vielen beteiligten Personen mitgetragen und umgesetzt werden.

### 6.4.4 Komponenten von schulischer Inklusion für unterstützt kommunizierende Schulkinder

Unabhängig vom Zeitpunkt der Versorgung eines Kindes mit Methoden der UK beschreiben Beukelman und Mirenda (2013) in ihrem **Partizipationsmodell für Inklusion** vier Komponenten von schulischer Inklusion:

1. Integration in den allgemeinen Unterricht
2. Teilhabe an Bildung
3. Soziale Teilhabe
4. Bereitstellung von Unterstützung

Anhand dieser vier Komponenten, welche jeweils in drei bis vier Stufen untergliedert werden, kann für jeden unterstützt kommunizierenden Schüler einer Klasse herausgearbeitet werden, in welchem Ausmaß schulische Teilhabe bereits erreicht ist und an welchen Punkten noch Veränderungen vorgenommen und Unterstützungen angeboten werden müssen. Bollmeyer und Hüning-Meier (2010) weisen in ihrer Beschreibung des Partizipationsmodells von Beukelman und Mirenda (2013) daraufhin, dass das Modell am US-amerikanischen Schulsystem entwickelt worden ist. Aufgrund der hierdurch bestehenden Unterschiede in den Rahmenbedingungen wäre eine Entwicklung des Partizipationsmodells in Deutschland sicherlich zu einem leicht anderen Ergebnis gekommen. Dennoch stellen die vier benannten Komponenten von Inklusion wichtige Bereiche, auch für die Frage nach der bestmöglichen Teilhabe von unterstützt kommunizierenden Schülern in Deutschland dar.

#### 6.4.4.1 Integration in den allgemeinen Unterricht

Mit dem Wort Integration meinen Beukelman und Mirenda (2013) innerhalb dieser vier Komponenten von Inklusion die **physische Präsenz von Kindern und Jugendlichen mit Beeinträchtigung in der regulären Klasse**. Unterschieden wird zwischen drei Stufen der Integration:

1. Vollständige Integration
2. Teilweise Integration
3. Keine Integration

Bei der Integration geht es um die zeitliche Dauer, mit der sich ein Schüler innerhalb **desselben Lernsettings** wie alle anderen Kinder bzw. Jugendlichen der Klasse befindet. Dies sei eine notwendige, aber nicht ausreichende Voraussetzung für Inklusion.

Ein unterstützt kommunizierender Schüler wird bei einer **vollständigen Integration**, also dem ununterbrochenen Aufenthalt im selben Lernsetting wie seine *Peers*, als vollständiges Mitglied der Klasse wahrgenommen, wodurch er eine Vielzahl an Möglichkeiten zur sozialen Teilhabe und zur Teilhabe am Bildungsangebot erfährt. Bei einer **teilweise stattfindenden Integration** befindet sich das Kind mit Behinderung zeitweise in einem anderen Lernsetting als der Rest der Klasse. Dies kann beispielsweise erfolgen, weil das Kind außerhalb des Klassengefüges eine Einzelförderung oder Therapie in einem anderen Raum erhält. Grundsätzlich weisen Beukelman und Mirenda (2013) darauf hin, dass dies durchaus angebracht und hilfreich für die Entwicklung des Schülers sein kann. Wichtig ist, auf das **Ausmaß** der Beschulung außerhalb des Klassengefüges zu achten. Bei einer teilweise stattfindenden Integration kann sich ein Schüler zwischen 1 % und 99 % der Zeit innerhalb oder eben auch außerhalb des regulären Lernsettings befinden. Bei Kindern und Jugendlichen, die nur für einzelne Schulstunden nicht im Klassengefüge unterrichtet und betreut werden, kann diese zeitweise stattfindende Separation hilfreich und förderlich sein. Da diese Kinder und Jugendlichen jedoch die allermeiste Zeit im gleichen Lernsetting betreut werden, werden sie sowohl von den Mitschülern als auch von der Lehrkraft als **fester Bestandteil der Klasse** wahrgenommen. Hierdurch fühlt sich die Lehrkraft auch für diesen Schüler verantwortlich. Eine Gefahr besteht für Kinder und Jugendliche mit Behinderung, welche die meiste Zeit außerhalb des Klassengefüges betreut und unterrichtet werden. Diese Kinder und Jugendlichen werden in der Klasse eher als Gäste und nicht als feste Mitglieder wahrgenommen. Dies gilt es zu vermeiden.

**Keine Integration** findet dann statt, wenn ein Schüler in einem völlig anderen Lernsetting als seine gleichaltrigen *Peers* unterrichtet wird. Diese Form der Beschulung wird von Beukelman und Mirenda (2013) grundsätzlich nicht empfohlen. Sie weisen jedoch darauf hin, dass dies eine Option sein kann, wenn innerhalb der regulären Beschulung die Ziele einer Versorgung mit Methoden der UK nicht verfolgt werden können. In jedem Falle sollte die vollständige Separation eine **Ausnahme** darstellen, welche zeitlich stark begrenzt ist.

#### 6.4.4.2 Teilhabe an Bildung

In diesem zweiten Aspekt schulischer Inklusion behandeln Beukelman und Mirenda (2013) die Frage nach der Beschulung eines Kindes nach dem allgemeinen Curriculum oder einem individuellen Lehrplan. Sie unterscheiden vier Abstufungen der Teilhabe:

1. Konkurrenzfähige Teilhabe (gegenstandsgleich, zielgleich unterrichtet)
2. Aktive Teilhabe (gegenstandsgleich, zieldifferent unterrichtet)
3. Involvierte Teilhabe (gegenstandsähnlich, zieldifferent unterrichtet)
4. Keine Teilhabe (gegenstandsdifferent, zieldifferent unterrichtet)

Bei einer **konkurrenzfähigen Teilhabe** nehmen die Schüler, die unterstützt kommunizieren, an **denselben Unterrichtsaktivitäten** teil wie der Rest der Klasse. Es wird erwartet, dass sie die **gleichen Lerninhalte und Lernziele** erreichen (**zielgleicher Unterricht**) wie alle Kinder ohne Beeinträchtigung. Adaptionen in den Lernmaterialien oder zeitliche Anpassungen (z. B. deutlich mehr Zeit für eine Schreibaufgabe) können und sollten den unterstützt kommunizierenden Kindern und Jugendlichen zur Verfügung gestellt werden, um nach dem **allgemeinen Curriculum** unterrichtet werden zu können.

Auch bei einer **aktiven Teilhabe** nehmen die unterstützt kommunizierenden Schulkinder an denselben Unterrichtsaktivitäten teil wie alle Kinder, jedoch wird von ihnen nicht erwartet, dass sie die Lernziele des allgemeinen Curriculums erfüllen. Sie setzen sich demnach mit dem **gleichen Lerngegenstand** auseinander, verfolgen dabei aber **andere Lernziele**. Beschäftigen sich beispielsweise Schüler einer Klasse im Mathematikunterricht mit der

Berechnung von Flächeninhalten und Umfängen verschiedener geometrischer Formen, so kann das Lernziel für eine unterstützt kommunizierende Schülerin mit kognitiven Beeinträchtigungen innerhalb dieses Unterrichts in der Aneignung des Fachwortschatzes der geometrischen Figuren bestehen.

Unterstützt kommunizierende Schüler, die **involviert teilhaben**, nehmen ebenfalls an denselben Unterrichtsaktivitäten wie der Rest einer Klasse teil, jedoch mit einem deutlich anderen inhaltlichen Fokus. Im bereits genannten Unterrichtsbeispiel könnte ein Lernziel für ein involviert teilhabendes Kind darin liegen, Unterrichtsmaterialien an alle Mitschüler zu verteilen und hierdurch seine grob- und feinmotorischen Fähigkeiten zu trainieren. Die **Lernziele** für involviert teilhabende Schüler befinden sich vorwiegend in **curricular übergreifenden** Bereichen wie der **Ausbildung kommunikativer, sozialer und motorischer Fähigkeiten**.

**Wichtig ist, dass unterstützt kommunizierender Schüler in einem oder mehreren Unterrichtsfächern zielgleich unterrichtet werden kann, während er in einem oder mehreren anderen Fächern zwar gegenstandsgleich oder gegenstandsähnlich, aber zieldifferent unterrichtet wird.**

In einigen Fällen kommt es dazu, dass unterstützt kommunizierende Kinder und Jugendliche als **nicht teilnehmend** bezeichnet werden müssen. Dies ist dann der Fall, wenn die Kinder und Jugendlichen zwar vollständig integriert sind (sich die gesamte Zeit innerhalb des gleichen Lernsettings wie alle Schüler befinden), aber nicht an den Unterrichtsaktivitäten partizipieren. Sie sind zwar physisch anwesend, jedoch ohne irgendeine Beteiligung am Unterricht zu haben. Ebenso partizipieren Kinder und Jugendliche, die sich zwar innerhalb des gleichen Lernsettings befinden, aber dennoch völlig andere und individuelle Ansprachen und Aufgaben erhalten, nicht am Unterrichtsgeschehen. Als Ursache dieser fehlenden Partizipation nennen Beukelman und Mirenda (2013) vor allem, dass die unterstützt kommunizierenden Schüler **nicht mit den notwendigen Methoden der UK versorgt** sind, um an den Unterrichtsaktivitäten teilnehmen zu können.

**Tipp**

Bei Beukelman und Mirenda (2013) finden sich einige konkrete Beispiele von Schülern, die den verschiedenen Einstufungen in die vier Komponenten der Inklusion zugeordnet werden können. Diese Beispiele finden sich zudem als deutsche Übersetzung bei Bollmeyer und Hüning-Meier (2010).

#### 6.4.4.3 Soziale Teilhabe

Im dritten Aspekt schulischer Inklusion gehen Beukelman und Mirenda (2013) auf die soziale Teilhabe von unterstützt kommunizierenden Kindern und Jugendlichen ein. Alle unterrichtsbezogenen und außerunterrichtlichen Aktivitäten finden in einem sozialen Kontext statt. In welchem Ausmaß können die Kinder und Jugendlichen mit kommunikativen Beeinträchtigungen an diesen verschiedenen Aktivitäten partizipieren, Freundschaften schließen und Einfluss auf die *Peergroup* nehmen? Beukelman und Mirenda (2013) unterscheiden zwischen vier Graden der sozialen Teilhabe:

1. Einflussnehmende soziale Teilhabe
2. Aktive soziale Teilhabe
3. Involvierte soziale Teilhabe
4. Keine soziale Teilhabe

Ein unterstützt kommunizierender Schüler, welcher dem ersten Grad der sozialen Teilhabe (**einflussnehmend**) zugeordnet werden kann, hat **mehrere Freunde** in einer Klasse, von denen auch einige ohne Beeinträchtigung sind. Der Schüler hat **Einfluss auf den Freundeskreis**, entscheidet bei Fragen mit und **initiiert Freizeitaktivitäten**. So veranstaltet ein Kind mit einer einflussnehmenden sozialen Teilhabe beispielsweise Geburtstagspartys und wird von anderen Kindern wiederum zu solchen Partys eingeladen. Typisch für Kinder und Jugendliche, die diesem ersten Grad zugeordnet werden können, ist, dass sie auch **außerhalb der Schule Zeit mit Mitschülern verbringen**.

Ein Schüler mit einer **aktiven sozialen Teilhabe** ist ebenfalls **mit mehreren Kindern bzw. Jugendlichen der Klasse befreundet** und verbringt mit ihnen Zeit innerhalb und außerhalb des schulischen Kontextes. Er entscheidet bei Fragen innerhalb der *Peergroup* mit, kann jedoch nicht in solchem Ausmaß wie ein einflussnehmender Schüler die Aktivitäten und Stimmungen in der Gruppe mitbestimmen. Kinder und Jugendliche, die sozial aktiv teilhaben, sind unabhängig von dem Vorhandensein einer kommunikativen Beeinträchtigung meist **schüchtern und zurückhaltend** und bevorzugen häufig eher eine Beschäftigung alleine als in der Gruppe.

Unterschützt kommunizierende Schüler, die **sozial involviert teilhaben**, haben einen deutlich **kleineren Freundeskreis** in einer Klasse, welcher deutlich weniger Kinder bzw. Jugendliche ohne eine Beeinträchtigung umfasst. Sie haben auch **weniger Einfluss** auf die Aktivitäten innerhalb dieses Freundeskreises. Sozial involvierte Kinder und Jugendliche nehmen häufig eine **eher passive und beobachtende Rolle** ein. Außerhalb der Schule verbringen sie kaum oder keine Zeit mit ihren Mitschülern, sondern vor allem mit der Familie oder mit anderen Kindern und Jugendlichen mit einer kommunikativen Beeinträchtigung. Der Auffassung von Beukelman und Mirenda (2013) nach sind diese Kinder und Jugendlichen häufig nicht optimal mit Methoden der UK versorgt, sodass ihre soziale Teilhabe eingeschränkt wird.

Unterstützt kommunizierende Kinder und Jugendliche **ohne soziale Teilhabe** haben kaum oder gar **keinen Kontakt zu Gleichaltrigen ohne eine Beeinträchtigung**, weder während der Schulzeit noch danach. Auf diese Weise können sie keine Freundschaften schließen und werden nicht als Mitglied der Klasse betrachtet. Eine adäquate Versorgung mit Methoden der UK und einer entsprechenden Anleitung der Schüler, diese zu nutzen, sind bedeutsame Schritte zur Erreichung einer sozialen Teilhabe. Es ist Aufgabe des multiprofessionellen Teams, Situationen zu schaffen, in denen Kontakte zu den Mitschülern aufgenommen werden können (▶ Abschn. 6.3), um eine soziale Teilhabe gewährleisten zu können.

#### 6.4.4.4 Bereitstellung von Unterstützung

Damit unterstützt kommunizierende Schüler an sozialen und unterrichtlichen Aktivitäten teilhaben können, ist zumeist eine zusätzliche Unterstützung notwendig. Abhängig vom Umfang und Inhalt der notwendigen Unterstützung kann diese durch Erwachsene oder auch durch *Peers* erfolgen. Beukelman und Mirenda (2013) unterscheiden drei Stufen von Unterstützung:

1. Keine Unterstützung
2. Unterstützung beim *Setup*
3. Vollständige Unterstützung

Einige unterstützt kommunizierende Schüler sind so gut mit Methoden der UK und weiteren Hilfsmitteln ausgestattet, dass sie **ohne die Unterstützung weiterer Personen** an allen unterrichtsbezogenen und außerunterrichtlichen Aktivitäten teilhaben können und ihre **Arbeitsschritte eigenständig vorbereiten und durchführen können**.

Viele unterstützt kommunizierende Kinder und Jugendliche benötigen jedoch **Unterstützung**, zumindest **beim *Setup* ihres Arbeitsbereichs** und einzelner Arbeitsschritte. Das heißt, sie benötigen beispielsweise Hilfe beim Zurechtlegen von Materialien und bei der Positionierung und Konfigurierung technischer Hilfsmittel. Die **eigentliche Aufgabenbearbeitung** können diese Schüler jedoch **ohne Hilfe** ausführen.

Eine vollständige Unterstützung von unterstützt kommunizierenden Schülern umfasst beispielsweise das Vorlesen von Aufgaben, Hilfen beim Zählen, die Auswahl und Anordnung von Materialien sowie Hilfen bei der Interaktion mit andern Kindern bzw. Jugendlichen und den Lehrkräften. Eine solche **vollständige**

**Unterstützung** kann nur durch eine **zusätzliche Person** erfolgen. Hierfür können **Schulbegleiter** (auch Integrationskräfte oder Schulassistenten genannt) beantragt werden, die die schulische Inklusion eines Schülers mit Beeinträchtigungen sicherstellen soll.

**Auch bei unterstützt kommunizierenden Kindern und Jugendlichen, die eine vollständige Unterstützung erhalten, sollte immer darauf geachtet werden, dass die Aktivitäten, die der Schüler eigenständig durchführen kann, auch eigenständig durchgeführt werden. Darüber hinaus sollte versucht werden, diesen Kreis der eigenständigen Aktivitäten sukzessiv zu erweitern.**

**Fazit**

- Durch die UN-Behindertenrechtskonvention hat jedes Kind ein Recht auf schulische Inklusion.
- Um dieses Recht für unterstützt kommunizierende Kinder und Jugendliche verwirklichen zu können ist eine umfangreiche Versorgung mit Methoden der UK sowie eine intensive Zusammenarbeit von Sprachtherapeutinnen, Lehrkräften und Förderlehrkräften notwendig.
- Nach Beukelman und Mirenda (2013) können vier Komponenten schulischer Inklusion unterschieden werden. Dies sind das zeitliche Ausmaß, mit dem sich eine Schülerin bzw. ein Schüler in demselben Lernsetting wie alle Kinder befindet (Integration), die Teilhabe an Bildung, die soziale Teilhabe und die Bereitstellung von Unterstützungen.

## 6.5 Apps in der Sprachtherapie

*Anja Starke und Juliane Leinweber*

In ► Abschn. 2.4.2 wurden bei der Vorstellung der elektronischen Kommunikationshilfen bereits differenziert Applikationen (Apps) vorgestellt, die eine Vokabularstrategie darstellen. In diesem Fall werden Apps als ergänzende oder ersetzende Kommunikationsformen verwendet. Darüber hinaus gibt es eine Vielzahl von Apps, die nicht als direkte Kommunikationshilfe genutzt werden können, jedoch in der sprachtherapeutischen Arbeit generell sinnvoll eingesetzt werden können. Im folgenden Abschnitt werden beispielhaft spezifische sprachtherapeutische Apps vorgestellt. Hierdurch soll zum einen der Nutzen dieser Apps sowie der Unterschied zwischen Apps, die als Kommunikationshilfe (► Abschn. 2.4.2) genutzt werden können, und solchen, die für diese Zwecke ungeeignet sind, deutlich werden. Für die sinnvolle Auswahl dieser Apps werden zudem konkrete Vorgehensweisen beschrieben.

### 6.5.1 Potenziale und Risiken

Smartphones und Tablets sind mittlerweile zu einem bedeutsamen Teil unseres alltäglichen Lebens geworden. Nicht nur die nachwachsende Generation, die quasi von Geburt an mit neuen Technologien aufgewachsen ist, nutzt mobile Endgeräte zur Unterstützung ihres Alltages. Auch bei den 50- bis 64-Jährigen nutzen fast 90 % regelmäßig ein Smartphone (Lutter et al. 2016). Bei den über 65-Jährigen ist der Anteil mit 27 % deutlich geringer. Dennoch hat immerhin über ein Viertel dieser Generation Zugang zu neuen Technologien.

Ein Grund für das breite Anwenderfeld von Smartphones und den eng verwandten, jedoch deutlich größeren Tablets ist das **breite Spektrum von Nutzungsmöglichkeiten**. Über sogenannte **Apps** können die Geräte von der nutzenden Person an ihre eigenen Bedürfnisse, Interessen und ggf. auch Beeinträchtigungen angepasst werden. Je nach Plattform bieten die Geräte von Grund auf zahlreiche weitere Funktionen an, um die Bedienungsoberfläche an die nutzende Person anzupassen (z. B. Sprachein- und -ausgabe, Vergrößerung von Schrift). Gerade im mobilen Einsatz bei Hausbesuchen, in Kliniken oder pädagogischen sowie geriatrischen Einrichtungen hat dies einen besonderen

Vorteil. Der Markt von Gesundheits-, Fitness- und Lifestyle-Apps wächst aktuell rapide an. Das Interesse an der Kontrolle und Erhaltung der eigenen Gesundheit ist immens (Carroll et al. 2017). In der sprachtherapeutischen Arbeit kann diese von den Patienten kommende intrinsische Motivation genutzt werden, um beispielsweise die Übungsfrequenz einer bestimmten Aufgabe über ein eigenständiges Üben zu Hause deutlich zu erhöhen.

Demgegenüber stehen Risiken, die durch einen ethisch orientierten Einsatz minimiert werden können (Starke und Mühlhaus 2018). Zu den Risiken zählt beispielsweise die Gefahr von Frustration und einem daraus folgenden Abbruch der Mediennutzung, die etwa durch eine unzureichende technische Funktionalität ebenso wie durch eine unzureichende Berücksichtigung von psychologischen Mechanismen zur Motivationssteigerung oder unzureichender sprachtherapeutischer Fundierung resultieren können. Ein besonderes Risiko besteht, wenn Apps persönliche Daten der Patienten erfassen, die rechtlich als besonders sensibel gelten. Weitere Risiken bestehen beispielsweise, wenn

- durch die Techniknutzung kein ausreichender Schutz der Privatheit (z. B. Anonymität, Intimität) gegeben ist,
- der Patient sich der Technik anpasst statt umgekehrt,
- ungeklärte Verantwortlichkeiten bei möglichen Haftungsfragen bestehen,
- die Selbstbestimmtheit durch Dritte beeinflusst wird oder
- Apps kostenpflichtig sind (Aspekt der Gerechtigkeit).

Mühlhaus und Hastall (2017) greifen für den Einsatz neuer Technologien in der Sprachtherapie konkrete **Hilfestellung für ethisch-moralische Risiken** basierend auf den ethischen Leitlinien für den Einsatz altersgerechter Assistenzsysteme von Manzeschke et al. (2013) auf. Dazu zählen die sieben ethischen Dimensionen Fürsorge, Selbstbestimmung, Sicherheit, Gerechtigkeit, Privatheit, Teilhabe und Selbstverständnis auf individueller, organisationaler und gesellschaftlicher Ebene. Unter Berücksichtigung dieser Dimensionen sollen eine umfassende Reflexion gefördert und mögliche Probleme und Konflikte schnell sichtbar gemacht werden (Mühlhaus und Hastall 2017).

### 6.5.2 Einsatzmöglichkeiten

Apps können eine wichtige Rolle in der therapeutischen Arbeit von Menschen mit Beeinträchtigungen in Sprache und Kommunikation spielen (Ritterfeld und Hastall 2017). Durch die große Auswahl bestehender Apps aus dem gesundheitlichen und pädagogischen Bereich können diese das **therapeutische Handlungsfeld sinnvoll erweitern**. Wahl et al. (2018) beschreiben die verschiedenen Einsatzmöglichkeiten, die Apps in der Sprachtherapie zukünftig erfüllen können. Dazu zählt der Einsatz:

- zum Erwerb, zur Aufrechterhaltung oder zur Wiedergewinnung der Unterstützung des informativen und kommunikativen Alltags,
- als Lernmittel durch sprachtherapeutisch spezifische und sprachunterstützende Apps,
- als ergänzendes oder ersetzendes Kommunikationsmittel,
- zur Unterstützung der Motivation sowie
- als Feedbackhilfe für die Sprachtherapeutin.

In jedem dieser Einsatzbereiche sowie in Kombination mit dem jeweiligen Patienten werden ganz unterschiedliche Anforderungen an die Eigenschaften der App gestellt. Entsprechend muss die **Auswahl einer App** spezifisch an das entsprechende Ziel im Rahmen der sprachtherapeutischen Behandlung und an die Bedarfe und Bedürfnisse des Patienten ausgewählt und ggf. angepasst werden.

### 6.5.3 Evidenzbasierte Auswahl von Apps

Der sprachtherapeutische Einsatz von Apps als Lernmittel, zur Unterstützung der Motivation sowie als Feedback über die Bewältigung einzelner Aufgaben erfordert von der Sprachtherapeutin einen bewussten Auswahlprozess, der neben einem evidenzbasierten Vorgehen auch eine ethische Auseinandersetzung sowie bewusste Integration des Mediums in das bisherige Therapiesetting erfordert.

#### 6.5.3.1 EBP-Modell zur App-Selektion

Für eine auf der evidenzbasierten Praxis beruhenden Auswahl von Apps stellten Wakefield und Schaber (2011) ein Modell vor, mit dem Ziel, sprachtherapeutische Kolleginnen in ihrer klinischen Entscheidungsfindung zu unterstützen. Dieses Modell basiert auf den fünf Stufen der evidenzbasierten Praxis (Sackett et al. 2000). Wakefield und Schaber (2011) sehen danach die folgenden Schritte für eine evidenzbasierte Auswahl von Apps vor:

**Schritt 1: Formulieren der klinischen Frage** Bei der Formulierung der klinischen Fragestellung sollte auf die folgenden vier Aspekte eingegangen werden:

1. Zielgruppe konkretisieren
2. Beabsichtigte Intervention kritisch prüfen
3. Vergleich zwischen beabsichtigter und weiterer Intervention
4. Zu erzielendes Ergebnis der Intervention (Outcome)

**Schritt 2: Evidenz finden** Anhand der aus Schritt 1 festgelegten Fragestellung wird im zweiten Schritt stichwortartig nach entsprechenden Studien (Evidenz) recherchiert (► Kap. 3).

**Schritt 3: Bewertung der Evidenz** Anschließend erfolgt eine Bewertung der identifizierten Studien in Bezug auf ihre Passung zur Fragestellung, Güte und Evidenzstufe (► Kap. 3).

**Schritt 4: Suche im App-/Google-Playstore und Abgleich mit der gefundenen Evidenz** Im vierten Schritt geht es um die App-Suche in den entsprechenden Plattformen des mobilen Endgerätes. Zunächst müssen anhand von passenden Suchbegriffen (z. B. die zu fördernde Fähigkeit, Schlagwörter wie Logopädie oder Sprachtherapie, konkrete Störungsbilder) potenzielle Apps herausgefiltert werden. Anschließend sollte anhand der Beschreibung der App sowie deren Bewertungen eine genauere Analyse vor allem zu Inhalten, Übungsformaten und theoretischer Fundierung, um die Passung zu der in Schritt 3 identifizierten Evidenz zu überprüfen.

**Schritt 5: Klinische Entscheidung treffen** Im letzten Schritt entscheidet die Therapeutin, inwiefern die App-Auswahl aus evidenzbasierter Perspektive in der Therapie eingesetzt werden kann.

#### 6.5.3.2 Ethisch orientierter App-Einsatz

In der sprachtherapeutischen Arbeit ist ein sensibler Umgang mit Apps bei Menschen mit Beeinträchtigungen in Sprache und Kommunikation unumgänglich. Ein Mehrwert muss möglichen Risiken gegenübergestellt werden. Diesbezüglich sollten ethische Aspekte wie Privatheit, Selbstbestimmtheit, Freiwilligkeit und die Teilhabe am gesellschaftlichen/sozialen Leben gleichrangig berücksichtigt werden (Manzeschke et al. 2013). Auch die technische Funktionalität und Aspekte wie Datenschutz und Bedienbarkeit sollten unter ethischer Perspektive sichergestellt sein. Für einen verantwortungsbewussten Einsatz von Apps und deren kompetente Anleitung ist eine weitere wichtige Voraussetzung die Qualifikation und Technikkompetenz der Sprachtherapeutin (Bilda 2017).

#### 6.5.3.3 Integration in das Therapiesetting

Für einen erfolgreichen Einsatz von Apps in der Sprachtherapie sind neben der evidenzbasierten und ethisch orientierten Auswahl einer App auch ein konkretes Vorgehen im Therapiesetting erforderlich. Dazu schlagen wir eine Adaption des Vorgehens von DeCurtis und Ferrer (2011, zit. nach Starke und Mühlhaus 2017) vor (Übersicht 6.1).

**Übersicht 6.1**
**Integration von Apps in die Sprachtherapie**

1. Vorbereitung: Gründe für die Integration eines mobilen Gerätes
2. Zielgruppe: Alter, Entwicklungsstand, Störungsschwerpunkte des Patienten; Einzel- vs. Gruppenkontext
3. Parameter: Maximale Übungszeit mit dem Gerät
4. Zweck: Zweck der App und Passung zum therapeutischen bzw. pädagogischem Ziel
5. Positionierung: nebeneinander vs. gegenüber
6. Trainingszeit: Gestaltung der Trainingszeit mit dem mobilen Gerät, Integration von Interessen und vom Patienten präferierten Übungsformaten
7. Potenzial: Transfer des Lernfortschrittes in den Alltag des Patienten.
8. Co-Therapie: Einbezug von Angehörigen/Begleitpersonen



In einem ersten Schritt sollte sich die Therapeutin fragen, welche Gründe sie für die Integration der App bzw. des mobilen Gerätes in das Therapiesetting hat. Erfolgt die Integration des Gerätes rein aus der eigenen Motivation der Therapeutin heraus, diese neue Technologie auch im beruflichen Alltag zu nutzen oder hat sie darüber hinaus auch einen **tatsächlichen therapeutischen Nutzen** für den Patienten? Die Auswahl der App sowie das Vorgehen zur Integration sollten zudem an Alter, Entwicklungsstand, Störungsschwerpunkte des Patienten sowie den konkreten therapeutischen Kontext angepasst sein. Das heißt konkret, dass sich die Therapeutin neben der inhaltlichen Passung der App zu den genannten Punkten zudem Gedanken darüber machen muss, inwieweit die Zielgruppe im Umgang mit dem Gerät zuvor angeleitet werden muss und wie im Falle eines Gruppensettings die Arbeit an einem oder mehreren Geräten erfolgen kann.

Die geplante **Übungszeit** mit dem Gerät, sowohl im konkret therapeutischen als auch häuslichen Setting, sollte ebenfalls an Alter, Entwicklungsstand sowie Faktoren wie die Konzentrationsspanne oder visuelle Beeinträchtigungen des Patienten angepasst werden. Ebenfalls muss bedacht werden, ob Patient und Therapeutin nebeneinander oder sich gegenüber sitzen. Faktoren, die diese Entscheidung beeinflussen können, sind etwa Alter und Entwicklungsstand, therapeutischer Inhalt und die verwendete App oder auch die aktuellen Fähigkeiten des Patienten im Umgang mit der App. Erste sprachtherapeutische Apps sind beispielsweise bereits für den Einsatz in der Therapie explizit konzipiert und bieten während der Übungen für den Patienten auch Hinweise für die Therapeutin an. Hier ist eine Positionierung einander gegenüber beispielsweise notwendig, um diese Hinweise nutzen zu können. Benötigt der Patient noch viel **Anleitung im Umgang mit dem Gerät**, bietet sich eine Positionierung nebeneinander eher an, um schnell entsprechende Hilfestellungen geben zu können.

Des Weiteren ist es wichtig, die Trainingszeit mit dem Gerät sinnvoll in den bisherigen Therapieablauf zu integrieren und zur Motivationssteigerung insbesondere auch die **Interessen des Patienten** mit einzubeziehen. Um die Lernfortschritte des Patienten nachhaltig zu sichern, muss zudem geplant werden, wie diese in den Alltag der Person transferiert werden können. Grundsätzlich sollten solche Fähigkeiten mit Gerät bzw. App gefördert werden, die im Alltag des Patienten relevant sind und somit einen Lernfortschritt, zugleich auch eine Erleichterung bestimmter alltäglicher, sprachlich-kommunikativer Aufgaben bedeuten. Andererseits können auch mit den Patienten oder ihren Bezugspersonen solche alltäglichen Situationen ermittelt werden, die bislang durch noch nicht vorhandene sprachliche Fähigkeiten nicht möglich waren und neu im Alltag etabliert werden können. Neben diesem Aspekt spielen die Bezugspersonen zudem in der Etablierung von Übungszeiten im häuslichen Kontext eine bedeutsame Rolle. Eltern oder weitere **Angehörige sollten explizit in**

**den Umgang mit Gerät und App eingewiesen werden**, um zu Hause als Co-Therapeutin bzw. Co-Therapeut wirken zu können.

#### 6.5.3.4 Evidenzbasierte Auswahl von Apps

Für eine gewissenhafte Auswahl von Apps für den Einsatz in der Sprachtherapie müssen alle drei Perspektiven – ein evidenzbasiertes Vorgehen, ein ethisch orientierter Einsatz und eine klientenzentrierte Integration in die Therapiesituation – vereint werden. Mit dem **integrativen Schritteplan** von Starke und Mühlhaus (2018) werden Therapeutinnen bei der evidenzbasierten Auswahl von Apps und der Integration dieser in die Therapiesituation unterstützt. Als Erstes muss die Therapeutin entscheiden, ob eine Integration des mobilen Gerätes und einer entsprechenden App **klientengerecht** ist. In einem nächsten Schritt muss entschieden werden, zu welchem **Zweck** die App genutzt werden soll. Soll diese einem spezifischen Übungszweck dienen, ist ein evidenzbasiertes Vorgehen, wie es Wakefield und Schaber (2011) beschreiben, notwendig. Dient die App beispielsweise eher motivationalen oder Belohnungsaspekten, können diese Schritte übersprungen werden. Jeder App-Einsatz verlangt jedoch eine genaue Prüfung der Vertrauenswürdigkeit der App und des darauf aufbauenden unbedenklichen Einsatzes in die Therapie. Zudem sollte die Einbettung der App in den bereits bestehenden Therapie- sowie häuslichen Alltag des Patienten bewusst geplant werden, um eine möglichst erfolgreiche und nachhaltige Nutzung zu erreichen (◘ Abb. 6.10).

### 6.5.4 Spezifisch sprachtherapeutische Apps

#### 6.5.4.1 Qualitätsaspekte

Im Folgenden stellen wir einige **Beispiele für spezifische sprachtherapeutische Apps** für den Kinder- und Erwachsenenbereich vor und **bewerten** diese hinsichtlich ihrer **Güte**. Dabei stützen wir uns auf die Empfehlungen der Informations- und Bewertungsplattform für Health-Apps „HealthOn" (► www.healthon.de), welche eine Checkliste zur Bewertung von Gesundheits-Apps entwickelt hat. Diese basiert auf verschiedenen Empfehlungen zur Qualität und Transparenz von Gesundheits-Apps (u. a. Health On The Net Foundation 2017; Health On 2017). Folgende Aspekte werden in der Bewertung der Apps berücksichtigt:

- Unterstützungsfunktion
- Vertrauenswürdigkeit der App
- Kosten

**Unterstützungsfunktion** Zentral ist zunächst die Beurteilung von Inhalt und Zielsetzungen der App für Patienten und Therapeutinnen. Gibt die App beispielsweise Informationen zum Störungsbild, ggf. auch auf die nutzende Person angepasste Informationen, die ihr im weiteren Therapieprozess oder im Verständnis der eigenen Erkrankung helfen kann? Für die sprachtherapeutische Arbeit bedeutsam ist die **Dokumentation und Auswertung** der persönlichen Gesundheitsdaten (vor allem Ergebnisse der einzelnen Übungseinheiten), um den **Therapiefortschritt sichtbar zu machen**. Technikbasierte Systeme bieten gerade hier ideale Möglichkeiten für eine objektive Einschätzung des Therapieerfolgs. Idealerweise bietet die App zudem ein **intelligentes Trainingssystem** an, welches sich automatisch an die aktuelle Leistung des Patienten anpasst. Zusätzlich kann die Dokumentation und Auswertung der Daten auch dazu genutzt werden, dem Patienten direkte, **individuelle Rückmeldung** zu geben. Feedback ist ein bedeutsamer Faktor für erfolgreiches Lernen (Hattie und Timperley 2007). Über individuelles Feedback und ggf. **angepasste Hilfestellungen** kann es zu einem positiven Kompetenzerleben kommen, welches wiederum zur Aufrechterhaltung der Motivation beiträgt (Ryan und Deci 2017). Neben dem Aspekt des individuellen Feedbacks auf Grundlage der dokumentierten Daten des Patienten ist der erlaubte **Zugriff der Therapeutin** auf diese Daten bedeutsam. Optimalerweise gibt es zwei Versionen der App (Patienten- und Therapeutenversion), die miteinander kommunizieren und es so der

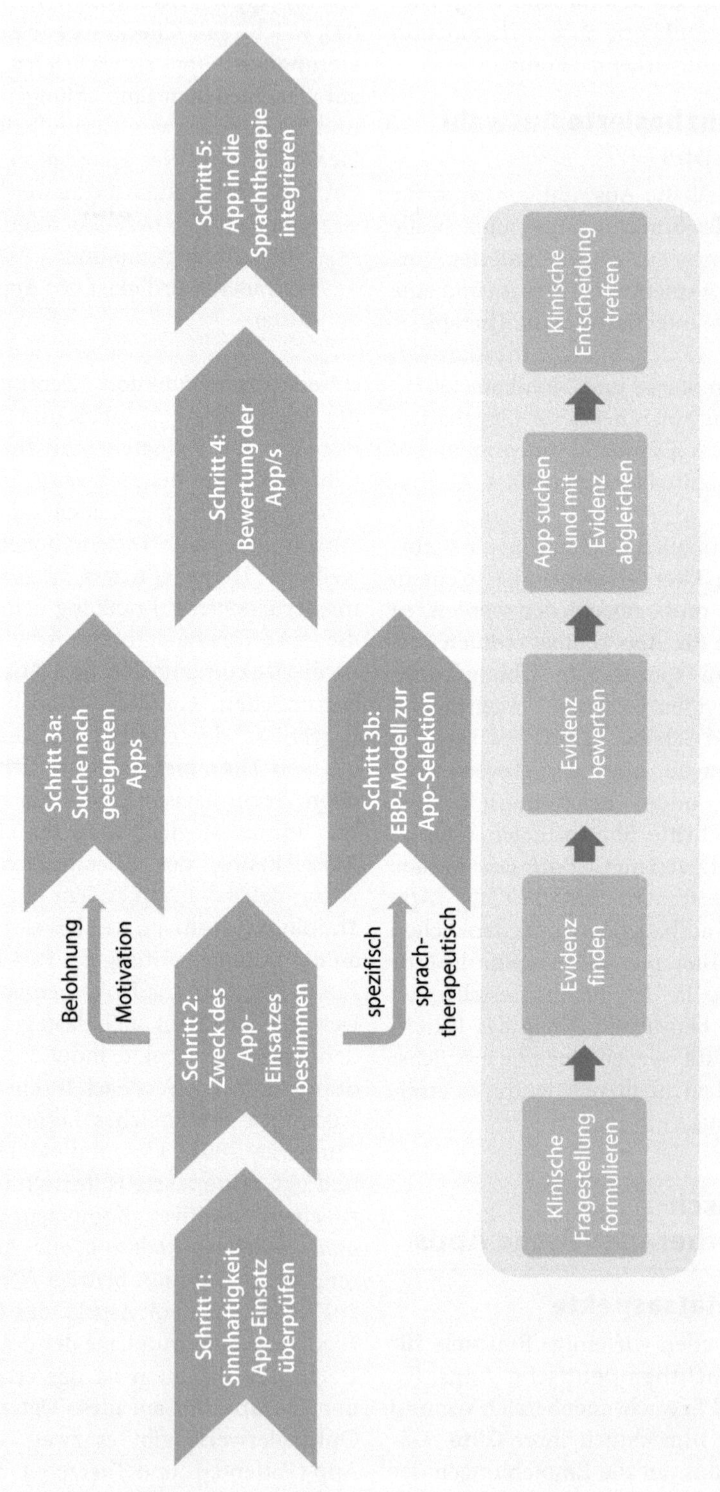


**Abb. 6.10** Schritteplan zur evidenzbasierten Auswahl von Apps (in Anlehnung an Starke und Mühlhaus 2018)

Therapeutin möglich machen, auch ohne direkten Patientenkontakt aktiv in den Übungsprozess eingebunden zu sein.

**Vertrauenswürdigkeit der App** Im Falle von Gesundheitsdaten ist ein besonderer Fokus auf die Berücksichtigung des **Schutzes personenbezogener Daten** zu legen. Aufgrund der sensiblen Daten, die zum Teil im Rahmen von therapeutischen Apps erfasst werden, ist es vor allem notwendig, die Vertrauenswürdigkeit des App-Anbieters zu prüfen. Dies fängt mit einem angemessenen **Impressum** an, in dem die hinter der App stehenden Personen oder Unternehmen sichtbar werden. Zudem sollten **Kontaktinformationen** angegeben sein, an die man sich bei Fragen, Anregungen oder Problemen wenden kann. Ein für den Erfolg des App-Einsatzes bedeutsamer Aspekt ist zudem die **Sachverständigkeit des Anbieters**. Für sprachtherapeutische Apps stellt sich demnach die Frage, ob im Rahmen der Konstruktion der App sprachtherapeutische Expertise mit einbezogen wurde und die genutzten **Therapiemethoden aktuellen wissenschaftlichen Erkenntnissen entsprechen**. Hier sollten ausreichend wissenschaftliche Belege zum Einsatz bestimmter Methoden oder Übungsformate gegeben werden. Darüber hinaus sollten die Anbieter Informationen zur Finanzierung der App (vor allem bei kostenlosen Formaten) geben. Ebenfalls sollte geprüft werden, ob innerhalb der App „**Werbung**" enthalten ist. Auch eine Überprüfung der **Datenschutzerklärung** sollte stattfinden, inwiefern diese ausreichend über den Umgang mit den persönlichen Daten aufklärt. Hierzu gehört beispielsweise auch, ob Daten auf dem Smartphone oder in einer Cloud gespeichert werden und ob diese bei der Übertragung und Speicherung verschlüsselt werden. Dies gilt ebenfalls für den Datenaustausch zwischen Therapeuten- und Patientenversionen. Schließlich verweisen vertrauenswürdige Apps darauf, dass ein Training mit einer App allein in den meisten Fällen nicht ausreichend ist und eine ein Arzt bzw. eine Sprachtherapeutin aufgesucht werden sollte.

**Kosten** Ein weiterer wesentlicher Aspekt ist der Kosten-Nutzen-Faktor. Entsprechend muss geprüft werden, ob der Nutzen der App für das sprachtherapeutische Ziel ausreichend ist, um ggf. anfallende Kosten zu rechtfertigen.

#### 6.5.4.2 Ausgewählte Beispiele

Im Folgenden stellen wir ausgewählte Beispiele für aktuell verfügbare, spezifisch für den Einsatz in der Sprachtherapie entwickelte Apps vor. Es werden jeweils kurz Aufbau und Inhalte sowie wissenschaftliche Fundierung der Apps beschrieben. In ◘ Tab. 6.1 findet sich zudem eine Übersicht zur Bewertung der einzelnen Apps hinsichtlich ihrer Qualität.

##### ▪ Neolexon

Neolexon ist seit Januar 2017 auf dem Markt und wird derzeit im Rahmen eines gemeinnützigen Projektes des Vereins Social Affairs e.V. realisiert. Es handelt sich um ein **Wortschatzeigentraining** für Patienten mit **Aphasie** und/oder **Sprechapraxie**. Dahinter steht ein interdisziplinäres Team aus Sprachtherapeutinnen, Backend-Entwicklern und Medieninformatikern. Die wissenschaftlich basierte App ist aus dem Projekt „neolexon" am Institut für Phonetik und Sprachverarbeitung der Universität München entstanden. Es gibt eine Patienten- und Therapeutenversion. Dem Patienten steht ein **Eigentraining** zur Verfügung und der Therapeutin eine App zum flexiblen Einsatz in konkreten Therapieeinheiten. Das Training kann von der Therapeutin **individuell angepasst** werden. Die neolexon-Datenbank stellt mehrere tausend Wörter (Nomen und Verben) zur Verfügung, für die jeweils ein passendes Foto, dessen phonetisch-phonologische Worteigenschaften, seine semantischen Kategorien und ein Hilfevideo hinterlegt sind. Die vier Modalitäten *auditives Sprachverständnis*, *Lesesinnverständnis*, *schriftliches* sowie *mündliches Benennen* können geübt werden. Für eine individualisierte Therapie können in der Modalität *auditives Sprachverständnis und Lesesinnverständnis* entsprechende Einstellungen von der Therapeutin im angelegten Patientenprofil vorgenommen

**Tab. 6.1 Beispiele für Apps zur sprachtherapeutischen Verwendung**

| | Neolexon | SprechBegleiter (Medando) | LRS-App (SpeechCare) | Lexico-App Kasus (Pappy) |
|---|---|---|---|---|
| **Unterstützungsfunktionen** | **Sehr gut (++)** | **Befriedigend (o)** | **Befriedigend (o)** | **Mangelhaft (– –)** |
| Informationen zum Störungsbild | Kurze Informationen in verständlicher Sprache zu Aphasie nach Schlaganfall (++) | Information zum Thema Sprachstörungen, Dysarthrie, myofunktionelle Störungen und Therapie. Quelle: Wikipedia (+) | Keine in der App (– –) | Kein Fokus auf ein bestimmtes Störungsbild |
| Nutzerbezogene Gesundheitsinfos | Erläuterung zur Nutzung der App in Form eines Videos in Abhängigkeit von Nutzerrolle (Therapeutin/Patient) (++) | Textbasierte Erläuterungen zum Inhalt und Einstellungen der App in Kurzform mit Beispielen. Hinweis auf FAQs (+) | Bedingt; pauschale Tipps zu idealen Rahmenbedingungen des Übens (–) | Keine (– –) |
| Dokumentation persönlicher Daten | Eigentraining. Dokumentation individueller Übungsdaten zur jeweiligen Übungseinheit durch Erstellung eines Profils für den Patienten (++) | Keine Dokumentation der Daten (o) | Dokumentation der Zeitdauer sowie gelöster und ungelöster Aufgaben in einem Trainingsdurchgang. Fehlerhafte Wörter werden gespeichert und erneut vorgegeben (o) | Möglichkeit, Spielerprofile anzulegen; Dokumentation der gespielten Formate (–) |
| Auswertung persönlicher Daten | Auswertung individueller Übungsdaten zur jeweiligen Übungseinheit (++) | Keine Auswertung der Daten möglich. Kontrolle der Übungsdurchführung durch eigenes Mundbild im Vergleich zum Video (o) | Person erhält visuelle Rückmeldung über richtig/falsch bei jeder Aufgabe (o) | Person erhält indirektes Feedback über falsche Zuordnung von Bildern (–) |
| Teilen persönlicher Daten | Teilen der persönlichen Daten zwischen Patient und Therapeutin durch einen Code. Erlaubter Zugriff der Therapeutin auf diese Daten (++) | Kein Teilen persönlicher Daten. Eigentraining ohne Therapeutin (– –) | Ergebnisse einer Trainingseinheit können per Mail verschickt werden (+) | Nicht möglich (– –) |

| | | | | |
|---|---|---|---|---|
| Motivation | Studienergebnisse zum Einsatz der motivationalen Elementen (adaptive Schwierigkeitsanpassung, unmittelbare Rückmeldung, Auszeichnungen, Tagesziel, Gemeinschaft, transparente Statistik stehen) noch aus und sollen eingesetzt werden (++) | Eine eigene Übungsliste kann erstellt werden, indem Einzelübungen aus Datenbank ausgewählt werden können (+) | Direktes Feedback als einziges motivationales Element (–) | Keine explizit motivierenden Elemente eingebaut; Motivationserhaltung durch immer gleiches Spielprinzip fragwürdig (– –) |
| Erinnerungen | Nicht vorhanden (– –) | Nicht vorhanden (– –) | Keine (– –) | Keine (– –) |
| **Vertrauenswürdigkeit** | **Sehr gut (++)** | **Gut (+)** | **Gut (+)** | **Befriedigend (o)** |
| Impressum | Verein und Personen im Impressum aufgeführt (++) | Haftungsbeschränkte Unternehmer-gesellschaft und Ansprechpartner im Impressum aufgeführt (++) | Ausführlich (++) | Kein Impressum in App; Weiterleitung zur Internetseite der Firma (–) |
| Kontakt | E-Mail und Telefon benannt (++) | E-Mail, Telefon und Telefax benannt (++) | Telefon, Fax, Email, Homepage (++) | Feedback/Support-Button direkt in der App (o) |
| Sachverständigkeit | Vorstellung der Mitarbeiter sprachtherapeutischer Expertise auf Website (++) | Mitarbeiter haben keinen sprachtherapeutischen Hintergrund. Ein Mitarbeiter ist Betroffener. Die Mitarbeit einer Logopädin an der App ist nicht separat aufgeführt (–) | Entwicklerteam aus Medieningenieur, Logopäde sowie Fachbeirat aus sprachtherapeutisch affinen medizinischen Disziplinen (+) | Entwicklerteam aus Grafiker, Fotograf, Logopädin und Wissenschaftlerin im Bereich Sprachtherapie (++) |
| Wissenschaftliche Belege | Wissenschaftliche Erkenntnisse aus dem Institut für Phonetik und Sprachverarbeitung der Universität München in App-Entwicklung eingeflossen (++) | Hinweise und Links zu Quellen von sprachtherapeutischer Expertise auf diesem Gebiet (o) | Keine Dokumentation der hinter der App liegenden therapeutischen Methoden; Fachinformationen auf Internetseite werden nicht wissenschaftlich belegt und nutzen teilweise veraltetes Wissen (– –) | Keine detaillierte Dokumentation der hinter der App liegenden therapeutischen Methoden und deren wissenschaftlicher Evidenz; aber Hinweise zur Einbindung der App in die morphologisch-syntaktisch, semantisch-lexikalische und phonetisch-phonologische Therapie (–) |

(fortsetzung)

**Tab. 6.1 (Fortsetzung)**

| | Neolexon | SprechBegleiter (Medando) | LRS-App (SpeechCare) | Lexico-App Kasus (Pappy) |
|---|---|---|---|---|
| Finanzierung | Aktuelle Finanzierung über staatliche Fördermittel und Spenden (++) | Nicht ersichtlich. Wahrscheinlich über App-Kosten und Shop (Produktartikel des Firmenlogos) (o) | Komplette Deckung über Kosten der App (++) | Komplette Deckung über Kosten der App (++) |
| Werbung | Keine (++) | Keine (++) | Keine (++) | Keine (++) |
| Datenschutz | Umfangreiche und transparente Darstellung des Datenschutzes. Vertrag zur Auftragsdatenverarbeitung zwischen Verein und Sprachtherapeut wird zur Verfügung gestellt. Ebenso Bereitstellung einer Schweigepflichtsentbindung für Therapeutin (++) | Nutzer muss Haftungsausschluss vor erstmaligem Beginn akzeptieren (+) | Keine Datenschutzerklärung; allerdings werden auch keine Daten erhoben, die eine Person direkt identifizieren lässt (o) | Keine Datenschutzerklärung; allerdings werden auch keine Daten erhoben, die eine Person direkt identifizieren lässt (o) |
| Grenzen der App | | In der App selbst kein Hinweis auf Notwendigkeit einer therapeutischen Behandlung, aber indirekt, durch Hinweis auf Zusammenstellen der Übungsliste selbstständig oder durch die Therapeutin (–) | In der App selbst kein Hinweis auf Notwendigkeit einer therapeutischen Behandlung (– –) | In der App selbst kein Hinweis auf Notwendigkeit einer therapeutischen Behandlung (– –) |
| **Kosten** | **Kosten ab Frühjahr 2018.** | **1,49 €<br>(Stand November 2017)** | **49,99 €<br>(Stand November 2017)** | **24,99 €<br>(Stand November 2017)** |

++ = sehr gut, + = gut, o = befriedigend, – = ausreichend, – – = mangelhaft.

werden (Art der Ablenker, Anzahl der Bilder). Beim *schriftlichen Benennen* werden Lückenwörter und Anagramme sowie freies Schreiben geübt und können entsprechend durch die Anpassung der Anzahl der Buchstaben variiert werden. Dadurch sollen alltagsnahe Wörter, die für die jeweilige Sprach- bzw. Sprechstörung passend sind, geübt werden. Während des Trainings werden die Therapieerfolge aufgezeichnet und können von dem Nutzer sowie der Therapeutin eingesehen werden. Damit können auch objektive Belege zum Nachweis eines Therapieerfolges für Krankenkassen bzw. Arzt erbracht werden. Durch Veröffentlichungen in Fachzeitschriften weisen die Entwickler auf die wissenschaftlichen Erkenntnisse im Bereich Individualität und Schweregrad der Störung (persönliche Relevanz und linguistische Worteigenschaften des Therapiematerials) hin. Effektivitätsstudien zur Wirksamkeit des Trainings werden aktuell durchgeführt. Weitere Informationen und eine ausführliche Dokumentation des Projektes sind auf der Website (▶ http://www.neolexon.de) nachzulesen.

- **SprechBegleiter (Medando)**

Die „SprechBegleiter"-App wird von der Medando UG angeboten (▶ http://www.medando.de). Die App bietet **Übungen für Mund- und Zungenmotorik bei sprechmotorischen Einschränkungen**. Zu diesen gehören beispielsweise: Lippen spitzen/breit ziehen, Lippen flattern lassen und Wangen aufblasen aus der Liste *Mund*; Zunge herausstrecken, Zähne zählen und mit der Zungenspitze um die Lippen kreisen aus der Liste *Zunge*. Die logopädischen Übungen stehen in Form von Videos aus einer Datenbank zum Eigentraining zur Verfügung. Diese kann sich der Nutzer selbst in Form einer Liste zusammenstellen und **individuell** in einer **Trainingseinheit** üben. Mit Hilfe des Zugriffs der App auf die Kamera kann der Nutzer im Abgleich mit dem parallel zum Kamerabild gezeigten Video die demonstrierten Übungen selbstständig durchführen. Ein individuelles Feedback erfolgt nicht. Die Menüleiste besteht nur aus vier Bereichen: *Übungslisten*, *Üben*, *Videos* und *Info*, sodass die Inhalte und die Funktionalität vom Nutzer schnell erfasst werden können. Unter dem Menüpunkt *Informationen* finden sich Hintergrundinformationen zu möglichen Störungen (Sprechapraxie, Dysarthrie, myofunktionelle Störungen) mit dem Hinweis auf weiterführende Literatur zur Therapie. Allerdings wird der therapeutische Ansatz der Übungen nicht erläutert. Ebenso ist der Hinweis gegeben, dass die Übungsliste vom Nutzer selbst oder von der Sprachtherapeutin zusammengestellt werden kann.

- **LRS-App (SpeechCare)**

Zielgruppe der „LRS-App" der Firma SpeechCare sind vor allem **Kinder mit Schwierigkeiten im Schriftspracherwerb**. Primär wird die **Rechtschreibung des Deutschen** geübt. Anhand von unterschiedlichen Übungsformaten (z. B. Wort-zu-Bild-Zuordnung, Buchstaben sortieren, Fehlersuche) werden laut „SpeechCare" die wichtigsten Rechtschreibregeln des Deutschen geübt. Anhand von verschiedensten Parametern (Schwierigkeitsgrad, Zeitlimit, Aufgabenlimit, Übungsformate) kann eine **Trainingseinheit an die übende Person angepasst werden**. Die Trainingseinheit selbst besteht vorrangig aus **Bildern** und der Aufgabe entsprechendem **schriftsprachlichem Material** (Wortkarten, Lückensätze, Buchstabenkärtchen). Zusätzlich kann als Hilfestellung **Videomaterial** hinzugenommen werden, in welchem das fokussierte Wort vorgesprochen wird. Die übende Person erhält direkt nach jeder Einzelaufgabe ein **direktes Feedback zur richtigen/falschen Lösung**. Die Gestaltung der App ist übersichtlich und die Bedienung selbsterklärend. Leider gibt es jedoch keine ausführliche Dokumentation zur therapeutischen Fundierung der App. Die Informationen innerhalb der App sowie auf der Internetseite (▶ http://www.speechcare.de) bleiben hier vage und geben ungenügend Auskunft über den in der App verwendeten therapeutischen Ansatz sowie zur Auswahl des Wort- und Bildmaterials.

- **Lexico-App Kasus (Pappy)**

Mit der „Lexico-App Kasus" der Schweizer Firma Pappy (▶ http://www.pappy.ch/de/)

kann das **Kasussystem des Deutschen** geübt werden. Das Spielprinzip bleibt über das ganze Spiel hinweg gleich. Anhand von **Fragen, welche einen bestimmten Kasus evozieren**, sollen Bilder einander zugeordnet werden. Alternativ kann auch eine Bildkarte durch Wortmaterial ersetzt werden. Abwechslung schaffen zudem insgesamt neun **verschiedene Themenfelder**, mit denen geübt werden kann. Weitere Einstellungsmöglichkeiten gibt es nicht. Die übende Person erhält bei jeder Aufgabe **indirektes Feedback** über entweder die Passung der Bilder sowie auditive und schriftsprachliche Vorgabe der korrekten Phrase oder das erneute Stellen der Frage. Die Gestaltung der App ist übersichtlich und die Bedienung selbsterklärend. Eine ausführliche Dokumentation der hinter der App liegenden sprachtherapeutischen Prinzipien fehlt auch bei dieser App. Allerdings finden sich auf der Homepage der Firma Hinweise zur Einbettung der App in die therapeutische Arbeit auf den unterschiedlichen sprachlichen Ebenen. Hierbei ist jedoch fraglich, ob die für die Kasusförderung entwickelte App tatsächlich auch, wie vorgeschlagen, sinnvoll in eine semantisch-lexikalische oder phonetisch-phonologische Therapie eingebettet werden kann, da vor allem die Wortauswahl auf den einzelnen linguistischen Ebenen ganz unterschiedlichen Kriterien folgen muss.



**Tipp**

**Hilfreiche Internetseiten**

- ► http://www.therapiepad.de: Vorstellung von Apps für die sprachtherapeutische Praxis
- ► http://www.uk-app-blog.blogspot.de: Blog zum Thema iPad und Unterstützte Kommunikation

**Fazit**

- Apps haben ein großes Potenzial, die sprachtherapeutische Arbeit zu bereichern.
- Je nach Einsatzbereich müssen bei der Auswahl einer App unterschiedliche Aspekte berücksichtigt werden.
- Ein an den Bedürfnissen, Bedarfen und Interessen des Patienten orientiertes Vorgehen sollte gewählt werden.
- Bei der Auswahl und Integration einer App mit spezifischer therapeutischer Funktion müssen sowohl ethische Aspekte sowie Evidenzen zur therapeutischen Wirksamkeit beachtet werden.
- Jede App sollte vor der Nutzung mit dem Patienten hinsichtlich der Vertrauenswürdigkeit des Anbieters überprüft werden.
- Spezifisch therapeutische Apps sollten zudem auf ihre Unterstützungsfunktion hin analysiert werden.

## Literatur

Allemann-Ghionda C (2008) Zweisprachigkeit und Bildungserfolg der Migrantenkinder vor dem Hintergrund der europäischen Mehrsprachigkeit – Thesen und Forschungsbedarf. In: Allemann-Ghionda C, Pfeiffer S (Hrsg) Bildungserfolg, Migration und Zweisprachigkeit: Perspektiven für Forschung und Entwicklung. Frank & Timme, Berlin, S 23–44

Baunach M, Bräunig Z, Feichtinger M, Kruse G, Pivit C, Steinhaus I, Wernsmann D (2013) Wir lernen zusammen; Professionelle Förderung mit Unterstützter Kommunikation (UK) und Assistiver Technologie (AT). In: Von Loeper Literaturverlag, ISAAC Gesellschaft für Unterstützte Kommunikation e.V. (Hrsg) Handbuch der Unterstützten Kommunikation. Von Loeper, Karlsruhe, 08.018.048–08.018.060

Beauftragte der Bundesregierung für die Belange von Menschen mit Behinderungen (2017) UN-Behindertenrechtskonvention. https://www.behindertenbeauftragte.de/SharedDocs/Publikationen/UN_Konvention_deutsch.pdf?__blob=publicationFile&v=2. Zugegriffen am 26.08.2018

Beukelman DR, Mirenda P (2013) Augmentative and alternative communication. Supporting children and adults with complex communication needs. Brookes, Baltimore

Bilda K (2017) Digitalisierung im Gesundheitswesen. Trends und neue Entwicklungen. Forum Logopädie 31:6–9

Blackstone S (1993) Clinical news. Cultural sensitivity and AAC services. Augment Commun News 6:3–5

Boenisch J, Musketa B, Sachse S (2007) Die Bedeutung des Vokabulars für den Spracherwerb und Konsequenzen für die Gestaltung von Kommunikationsoberflächen. In: Sachse S, Birngruber C, Arendes S (Hrsg) Lernen und Lehren in der Unterstützten Kommunikation. Von Loeper, Karlsruhe, S 355–371

Bollmeyer H, Hüning-Meier M (2010) Teilhabe an Bildung und Erziehung in der Schule. Das „Partizipationsmodell für Inklusion" von Beukelman und Mirenda. In: Von Loeper Literaturverlag, ISAAC Gesellschaft für Unterstützte Kommunikation e.V. (Hrsg) Handbuch der Unterstützten Kommunikation. Von Loeper, Karlsruhe, 08.018.022–08.018.029

Bombien A (2012) Kritisch prüfen. Zur Beauftragung des MDK und privater Unternehmen durch die Krankenkassen bei der Versorgung mit Hilfsmitteln. Von Rechtsanwalt Dr. Andreas Bombien, Hartmann Rechtsanwälte, Lünen. Gesundheitsprofi 2012:42–44

Butler YG (2013) Bilingualism/multilingualism and second-language acquisition. In: Bhatia TK, Ritchie WC (Hrsg) The handbook of bilingualism and multilingualism. Wiley-Blackwell, Malden, S 109–136

Carroll JK, Moorhead A, Bond R, LeBlanc WG, Petrella RJ, Fiscella K (2017) Who uses mobile phone health apps and does use matter? A secondary data analytics approach. J Med Internet Res 19:e125. https://doi.org/10.2196/jmir.5604

Chilla S, Rothweiler M, Babur E (2010) Kindliche Mehrsprachigkeit. Grundlagen – Störungen – Diagnostik. Reinhardt, München

Clegg J, Hollis C, Mawhood L, Rutter M (2005) Developmental language disorders – a follow-up in later adult life. Cognitive, language and psychosocial outcomes. J Child Psychol Psychiatry 46:128–149. https://doi.org/10.1111/j.1469-7610.2004.00342.x

Erdélyi A, Thümmel I (2011) Teilhabe durch Unterstützte Kommunikation in niedersächsischen Bildungseinrichtungen? Ergebnisse einer landesweiten Studie zu Bedarfen und Ressourcen an UK in niedersächsischen Schulen und Tagesbildungsstätten. In: Bollmeyer H, Engel K, Hallbauer A, Hüning-Meier M (Hrsg) UK inklusive – Teilhabe durch Unterstützte Kommunikation. Von Loeper, Karlsruhe, S 15–30

Feltmate K, Kay-Raining Bird E (2008) Language learning in four bilingual children with Down Syndrome: A detailed analysis of vocabulary and morphosyntax. Can J Speech-Lang Pathol Audiol 32:6–19

Fröhlich N (2016) Zweisprachige Kommunikationshilfen erstellen mit der GoTalk Now-App. Eine Anleitung mit Hinweisen. Unterstützte Kommunikation 3:32–43

Genesee F, Paradis J, Crago MB (2004) Dual language development and disorders. A handbook on bilingualism and second language learning. Brookes, Baltimore

Giel B, Liehs A (2016) „Moderierte Runde Tische" (MoRTi) in der Inklusion. In: Wahl M, Lüdtke U, Licandro U, Maihack V (Hrsg) Sprachtherapie aktuell. Themenschwerpunkt: Sprachtherapie und Inklusion. http://www.sprachtherapie-aktuell.de/2016.html, e2016-04

Grosse J, Reker J, Bong-Kil Grosse F (2010) Versteh mich nicht falsch! Gesten weltweit. Das Handbuch. Bierke, München

Hambly C, Fombonne E (2009) The impact of bilingual exposure on the expressive language of children with autism spectrum disorder. Poster presented at the International Meeting for Autism Research Chicago

Hartmann Rechtsanwälte (2011) Zu Hause gut versorgt. Rechtliche Grundlagen der nicht-ärztlichen ambulanten Leistungen in der gesetzlichen Krankenversicherung. Hartmann Rechtsanwälte, Lünen

Hattie J, Timperley H (2007) The power of feedback. Rev Educ Res 77:81–112. https://doi.org/10.3102/003465430298487

Health On The Net Foundation (2017) The HNO Code of Conduct. http://www.healthonnet.org/HONcode/Pro/Conduct.html. Zugegriffen am 26.08.2018

HealthOn (2017) HealthOn-App Ehrenkodex für Gesundheits-Apps. https://www.healthon.de/ehrenkodex. Zugegriffen am 26.08.2018

Huer MB (2000) Examining perceptions of graphic symbols across cultures. Preliminary study of the impact of culture/ethnicity. Augment Altern Commun 16:180–185. https://doi.org/10.1080/07434610012331279034

Huer MB, Parette HP, Saenz TI (2001) Conversations with Mexican Americans regarding children with disabilities and augmentative and alternative communication. Commun Disord Q 22:197–206. https://doi.org/10.1177/152574010102200405

Hüning-Meier M, Bollmeyer H, Baunach M (2007) Partizipation im Unterricht. Teilhabe an Bildung und Erziehung für ALLE Schüler einer Klasse. In: Sachse S, Birngruber C, Arendes S (Hrsg) Lernen und Lehren in der Unterstützten Kommunikation. 9. Tagungsband ISAAC. Von Loeper, Karlsruhe, S 135–146

Karl D, Markl D, Renner G (2015) Ansteuerungsmöglichkeiten von elektronischen Kommunikationshilfen. In: Jordan S, Braun U (Hrsg) Handbuch der Unterstützten Kommunikation. Von Loeper, Ariadne, Karlsruhe, 05.003.001–05.009.008

Kay-Raining Bird E, Cleave P, Trudeau N, Thordardottir E, Sutton A, Thorpe A (2005) The language abilities of bilingual children with Down Syndrome. Am J Speech-Lang Pathol 14:187–199. https://doi.org/10.1044/1058-0360(2005/019

Kitzinger A, Lange S (2017) Zeig es, sag es! Bildwörterbuch mit 2600 Begriffen. Autismusverlag, St. Gallen

Knighton T, Bussière P (2006) Educational outcomes at age 19 associated with reading ability at age 15. Statistics Canada, Ottawa

Kohnert K, Medina A (2009) Bilingual children and communication disorders: a 30-year research retrospective. Semin Speech Lang 4:219–233

Kristen U (2005) Praxis Unterstützte Kommunikation. Eine Einführung. Selbstbestimmtes Leben, Düsseldorf

6

Kristen U, Franzkowiak T (1999) Praxis Unterstützte Kommunikation. Eine Einführung. Selbstbestimmtes Leben, Düsseldorf

Law J, Rush R, Schoon I, Parsons S (2009) Modeling developmental language difficulties from school entry into adulthood: literacy, mental health, and employment outcomes. J Speech Lang Hearing Res 52:1401–1416. https://doi.org/10.1044/1092-4388(2009/08-0142

Leadbitter K, Hudry K, Temple K (2009) Does bilingualism affect language development in young children with Autism? Poster presented at the International Meeting For Autism Research, Chicago

Lüdtke U, Stitzinger U (2015) Pädagogik bei Beeinträchtigungen der Sprache. UTB, Reinhardt, München

Lüke C, Ritterfeld U (2011) Mehrsprachige Kinder in sprachtherapeutischer Behandlung: eine Bestandsaufnahme. Heilpädagog Forsch 37:188–197

Lutter T, Meinecke C-M, Prescher D, Böhm K, Esser R (2016) Zukunft der Consumer Technology – 2016; Marktentwicklung, Schlüsseltrends, Mediennutzung, Konsumverhalten, Neue Technologien. https://www.bitkom.org/noindex/Publikationen/2016/Leitfaden/CT-Studie/160831-CT-Studie-2016-online.pdf. Bitkom e.V., Berlin. Zugegriffen am 26.08.2018

Macleod AA, Fabiano-Smith L, Boegner-Pagé S, Fontolliet S (2013) Simultaneous bilingual language acquisition: the role of parental input on receptive vocabulary development. Child Lang Teach Ther 29:131–142. https://doi.org/10.1177/0265659012466862

Manzeschke A, Weber K, Rother E, Fangerau H (2013) Ethische Fragen im Bereich altersgerechter Assistenzsysteme; Ergebnisse der Studie. VDI/VDE Innovation + Technik, Berlin

McCord MS, Soto G (2004) Perceptions of AAC. An ethnographic investigation of Mexican-American families. Augment Alternat Commun 20:209–227. https://doi.org/10.1080/07434610400005648

Mühlhaus J, Hastall M (2017) Ethische, rechtliche und soziale Implikationen technikbasierter Anwendungen. In: Bilda K, Mühlhaus J, Ritterfeld U (Hrsg) Neue Technologien in der Sprachtherapie. Thieme, Stuttgart, S 75–83

Nonn K (2011) Unterstützte Kommunikation in der Logopädie. Thieme, Stuttgart

Nürnberger-Behrends H, Borchers G (2010) Logicon; Kommunikation mit Bildern. Manual. ProLog, Köln

Paradis J (2007) Second language acquisition in childhood. In: Hoff E, Shatz M (Hrsg) Handbook of language development. Blackwell, Oxford, S 387–406

Paradis J, Crago MB, Genesee F (2003) French-English bilingual children with SLI – How do they compare with their monolingual peers? J Speech Lang Hear Res 46:113–127

Pearson BZ (2007) Social factors in childhood bilingualism in the United States. Appl Psycholinguist 28:399–410

Petersen JM (2010) Lexical skills in bilingual children with autism spectrum disorder. Masterarbeit, Vancouver

Rice ML (2010) Evaluating maturational parallels in second language children and children with specific language impairment. Appl Psycholinguist 31:320–327

Ritterfeld U, Hastall M (2017) Begrifflichkeiten, Systematik, Akzeptanzfaktoren und Innovationen. In: Bilda K, Mühlhaus J, Ritterfeld U (Hrsg) Neue Technologien in der Sprachtherapie. Thieme, Stuttgart, S 35–43

Ritterfeld U, Lüke C (2013) Mehrsprachen-Kontexte 2.0 – Erfassung der Inputbedingungen von mehrsprachig aufwachsenden Kindern. TU Dortmund. https://doi.org/10.17877/DE290R-5716

Ryan RM, Deci EL (2017) Self-determination theory. Basic psychological needs in motivation, development, and wellness. Guilford, New York

Sachse S, Schmidt L (2016) Kernvokabular im Englischunterricht: Die Kölner Kommunikationsmaterialien im Einsatz. Unterstützte Kommunikation 3:23–30

Sackett DL, Richardson WS, Rosenberg W, Haynes RB (2000) Evidence-based medicine. How to practice and teach EBM. Churchill Livingstone, London

Stanat P, Rauch D, Segeritz M (2010) Schülerinnen und Schüler mit Migrationshintergrund. In: Klieme E, Artelt C, Hartig J, Jude N, Köller O, Prenzel M, Schneider W, Stanat P (Hrsg) PISA 2009. Bilanz nach einem Jahrzehnt. Waxmann, Münster, S 200–230

Starke A, Mühlhaus J (2017) Evidenzanspruch in der Anwendung von Applikationen in der Sprachtherapie. In: Bilda K, Mühlhaus J, Ritterfeld U (Hrsg) Neue Technologien in der Sprachtherapie. Thieme, Stuttgart, S 110–116

Starke A, Mühlhaus J (2018) App-Einsatz in der Sprachtherapie. Die Nutzung evidenzbasierter und ethisch orientierter Strategien für die Auswahl von Applikationen in der Sprachtherapie. Forum Logopädie 32:22–26

Thiele A (2007) Schriftspracherwerb unterstützt kommunizierender Menschen mit Infantiler Cerebralparese; Eine qualitativ-empirische Studie zur Qualitätsentwicklung pädagogischer Förderung. Klinkhardt, Bad Heilbrunn

Thiele A, Hünermund H (2011) Unterstützte Kommunikation in der schulischen Inklusion. Neue Herausforderungen für die Lehrerbildung. In: Bollmeyer H, Engel K, Hallbauer A, Hüning-Meier M (Hrsg) UK inklusive – Teilhabe durch Unterstützte Kommunikation. Von Loeper, Karlsruhe, S 31–46

Tomblin JB, Zhang X, Buckwalter P, O'Brien M (2003) The stability of primary language disorder. J Speech Lang Hear Res 46:1283–1296. https://doi.org/10.1044/1092-4388(2003/100

Vock S (2012) Unterstützte Kommunikation bei mehrsprachigen Kindern und Jugendlichen. Unveröffentlichte Masterarbeit, Bielefeld

Vock S, Lüke C (2013) Unterstützte Kommunikation bei mehrsprachigen Kindern und Jugendlichen. In: Von Loeper Literaturverlag, ISAAC Gesellschaft für Unterstützte Kommunikation e.V. (Hrsg) Handbuch der Unterstützten Kommunikation. Von Loeper, Karlsruhe, 01.026.060–01.026.069

Wahl M, Steiner J, Mühlhaus J (2018) Neue Technologien in der Sprachtherapie. Hinweise für den Einsatz von Apps. In: Steiner J (Hrsg) Ressourcenorientierte Logopädie. Hogrefe, Bern

Wakefield LL, Schaber T (2011) Selecting apps for therapy using an evidence based practice model for intervention tools. http://www.speechpathology.com/articles/selecting-apps-for-therapy-using-1681. Zugegriffen am 11.05.2015

Woll B, Barnett S (1998) Toward a sociolinguistic perspective on augmentative and alternative communication. Augment Alternat Commun 14:200–211. https://doi.org/10.1080/07434619812331278376

# Fallbeispiele

*Sarah Vock, Carina Lüke und Anja Starke*




C. Lüke, S. Vock, *Unterstützte Kommunikation bei Kindern und Erwachsenen*, Praxiswissen Logopädie,
https://doi.org/10.1007/978-3-662-58128-5_7

## 7.1 KEMUKS bei einem Jungen mit stark verzögertem Spracherwerb und kindlicher Sprechapraxie

*Sarah Vock und Carina Lüke*

Noah wird im Alter von 2;10 Jahren erstmals in der Sprachtherapie vorgestellt, da er einen stark verzögerten Sprechbeginn aufweist und nur sehr wenige Wörter lautsprachlich produziert. Zudem sind diese wenigen Wortäußerungen nahezu unverständlich. Nach einer ausführlichen Diagnostik wird die Diagnose „kindliche Sprechapraxie" gestellt. Da Noah trotz seines jungen Alters bereits ein sehr ausgeprägtes Störungsbewusstsein aufweist, entscheidet sich die Sprachtherapeutin zunächst dazu, keine direkten Therapiemethoden zur Anbahnung physiologischer Artikulationsbewegungen einzusetzen. Vielmehr stellt sie das Ziel, dem Kind schnellstmöglich eine altersgerechte Kommunikation zu ermöglichen, in den Fokus der Therapie. Dazu wird Noah mit einer komplexen elektronischen Kommunikationshilfe versorgt. Es wird ein Zielwortschatz festgelegt, der nach dem Prinzip der Fokuswörter sukzessive erarbeitet wird. Nachdem Noah 50 Wörter in seinen aktiven Wortschatz aufgenommen hat und unterstützt kommunizieren kann, werden durch ein konsequentes Modellieren der Bezugspersonen Zweiwortkombinationen angebahnt. Noah erfährt durch die Kommunikationshilfe erstmals, dass er von anderen Personen verstanden wird. Hierdurch wird die Partizipation in der Kindertagesstätte sichergestellt.

### 7.1.1 Standortbestimmung

#### 7.1.1.1 Anamnese

Noah ist zu Beginn der Sprachtherapie 2;10 Jahre alt und lebt zusammen mit seiner Mutter, Brigitte Stelter, seiner Schwester Nina und den Großeltern auf einem Bauernhof. Die Sprachtherapie wird initiiert, da Noah einen stark **verzögerten Sprechbeginn** aufzeigt und bisher nur **sehr wenige Wörter produziert**.

Noah kam in der 38. Schwangerschaftswoche nach einer unkomplizierten Schwangerschaft auf die Welt. Als Säugling beschreibt die Mutter ihren Sohn als sehr stilles Baby, welches im Vergleich zu seiner größeren Schwester **kaum gelallt** habe. Sie berichtet, dass Noah bis heute nur wenige Laute und Lautkombinationen produziere und bisher nur sehr wenige Wörter spreche. In der Familie liegt keine Prädisposition für Sprach- oder Sprechstörungen vor.

Abgesehen von der beschriebenen sprachlichen Problematik berichtet die Mutter von einer **unauffälligen Gesamtentwicklung** ihres Sohnes. Es seien keine motorischen, kognitiven oder sozial-emotionalen Auffälligkeiten beobachtbar. Sie habe alle bisher vorgesehenen Früherkennungsuntersuchungen bei der Kinderärztin wahrgenommen, die ebenfalls keine weiteren Befunde lieferten.

Frau Stelter beschreibt ihren Sohn als ein meist fröhliches und agiles Kind, das zahlreiche Interessen habe. Noah liebe Musik, tobe gerne auf dem Spielplatz vor dem Haus und helfe den Großeltern gerne beim Füttern der Tiere. Besonders begeistert sei er von den zwei auf dem Hof lebenden Hunden. Darüber hinaus interessiere sich Noah für große Fahrzeuge wie LKW, Busse oder Züge.

Noahs Eltern leben getrennt, Kontakt zum Vater bestehe nur sehr sporadisch. Das Verhältnis zu seiner großen Schwester Nina (14 Jahre) sei sehr gut. Auch die Beziehung zu den Großeltern sei recht innig. Sie betreuen den Jungen häufig tagsüber, wenn Frau Stelter arbeitet.

Noah besucht seit wenigen Monaten eine **integrative Kindertagesstätte** im Nachbardorf. Dort gehe er grundsätzlich gern hin, habe aber bisher **wenig Anschluss zu anderen Kindern** gefunden. Frau Stelter vermutet einen Zusammenhang zu den sprachlichen und kommunikativen Beeinträchtigungen ihres Sohnes und zeigt sich sehr besorgt.

#### 7.1.1.2 Aktuelle Kommunikationsformen

Um die aktuellen Kommunikationsformen von Noah zu erfassen, wird der in ► Kap. 8 bzw. in den Online-Materialien unter ► http://extras.springer.com zu findende Frage- und Beobachtungsbogen genutzt. Für die Befragung wird ein Termin in der Kindertagesstäte organisiert, an dem neben der Sprachtherapeutin die Mutter, die Großeltern und eine Erzieherin teilnehmen. Ziel ist es, gemeinsam ein umfassendes Bild davon zu bekommen, wie und mit welchen Mitteln Noah in seinem Alltag in unterschiedlichen Situationen kommuniziert.

7

Es stellt sich heraus, dass Noah vorwiegend über **Zeigegesten**, **Blicke** und **Mimik** kommuniziert. Die Mutter berichtet zudem, dass Noah im häuslichen Kontext Personen zu Gegenständen oder Orten ziehe, über die er etwas mitteilen möchte. Die Großeltern fügen hinzu, dass das Kind wenige Wörter spreche, diese manchmal verstanden werden, häufig aber auch so unverständlich seien, dass es zu einem Kommunikationsabbruch komme. In solch einer Situation versuche Noah dann seine Aussage zu wiederholen. Merkt er dann, dass er trotz seiner Bemühungen nicht verstanden wird, passiere es in den letzten Monaten vermehrt, dass Noah wütend werde oder sich aus der Situation herausziehe. Ähnliches berichtet die Erzieherin. Sie beschreibt Noah als grundsätzlich sehr kommunikativ. Im Kontakt mit anderen Kindern passiere es aber täglich, dass Noah aufgrund der fehlenden lautsprachlichen Ausdrucksmöglichkeiten **nicht verstanden werde.** Als Reaktion zeige sich Noah häufig **aggressiv, schreie** andere Kinder an oder fange in wenigen Fällen an zu **weinen.** Darüber hinaus berichtet die Erzieherin von ihrem Eindruck, dass Noah bereits ein **erhebliches Störungsbewusstsein** entwickelt habe. Sie beobachte seit einiger Zeit, dass Noah viel weniger auf andere Kinder zugeht und sich lieber allein beschäftigt.

Da die integrative Kindertagesstätte einige kommunikationsbeeinträchtigte Kinder betreut, gehört es zum Konzept der Einrichtung, allen Kindern möglichst viele Kommunikationsformen anzubieten. Daher werden in allen Gruppen **Gebärden** lautsprachbegleitend eingesetzt (► Abschn. 2.3.2) und mit den Kindern erarbeitet. Die Erzieherin berichtet, dass Noah eine Vielzahl an Gebärden verstehe, aber sie nicht eigeninitiativ einsetze. Auch die Mutter hat durch das Konzept bereits einige Gebärden gelernt und modelliert diese im häuslichen Kontext. Aber auch sie berichtet, dass Noah die Gebärden nicht selbst ausführe. Sie vermutet, dass Noah viel komplexere Inhalte vermitteln möchte, als er mit diesen Gebärden ausdrücken könnte.

Zusätzlich zu den Gebärden ist Noah bereits in Kontakt mit **METACOM-Symbolen** (Kitzinger 2018) gekommen. Die Einrichtung nutzt die Symbole, um Räume zu beschildern, Abläufe zu visualisieren oder Bildkarten für einzelne Kinder zu erstellen.

Im Anschluss an die Erhebung der aktuellen Kommunikationsformen durch die Befragung der Mutter, der Großeltern und der Erzieherin bekommt die Sprachtherapeutin die Möglichkeit, Noah in einer Essenssituation und einer Spielsituation mit anderen Kindern zu beobachten.

Die Beobachtungen in beiden Situationen bekräftigen die Berichte der Angehörigen und der Erzieherin. Noah kommuniziert vorwiegend über Mimik und Zeigegesten. In der Essenssituation scheint ihm dies gut zu gelingen, indem er auf die Objekte, die er haben möchte, zeigt. Kontakt zu anderen Kindern nimmt er hier nicht auf. Er beschäftigt sich mit dem Frühstück und steht anschließend kommentarlos auf. Auch in einer Spielsituation mit drei weiteren Kindern im Toberaum der Kindertagesstätte kann die Sprachtherapeutin beobachten, dass Noah fast keine Wortäußerungen aktiv produziert. Es kommt zu einem Konflikt zwischen Noah und einem weiteren Kind, da es anscheinend den Ball genommen hat, den Noah im Visier hatte. Noah kann seinen Wunsch nicht ausdrücken, wird wütend und beginnt zu weinen. Die wenigen lautsprachlichen Äußerungen, die Noah in der Beobachtungssituation produziert, sind für die Sprachtherapeutin unverständlich. Es fallen erstmals **Lautentstellungen** auf sowie **mimische Mitbewegungen**, sobald Noah versucht, ein Wort zu artikulieren.

Die Ergebnisse bestätigen die bereits festgehaltenen Informationen und lassen vermuten, dass die Diskrepanz zwischen dem, was Noah ausdrücken möchte, und dem, was er tatsächlich lautsprachlich vermitteln kann, enorm hoch ist.

#### 7.1.1.3 Diagnostik

Um den rezeptiven und produktiven Sprachentwicklungsstand des Kindes zu überprüfen, wird das standardisierte Diagnostikverfahren **SETK-2** (Grimm 2016) mit Noah durchgeführt. Noahs Sprachverständnis für Wörter liegt zu Beginn der Therapie im Normbereich (T-Wert 59). Auch im Sprachverständnis für Sätze zeigen sich keine Auffälligkeiten (T-Wert 53). In beiden Untertests zur Sprachproduktion schneidet er weit unterdurchschnittlich ab (T-Wert <20), da er keines der Items (richtig) benennen konnte. Daraus ergibt sich eine erhebliche Diskrepanz zwischen Noahs rezeptiven und produktiven Sprachleistungen.

| Untertest | T-Wert | Prozentrang |
|---|---|---|
| Verstehen von Wörtern | 59 | 81,59 |
| Verstehen von Sätzen | 53 | 61,79 |
| Produktion von Wörtern | <20 | <0,13 |
| Produktion von Sätzen | <20 | <0,13 |

Bei den wenigen Wörtern, die Noah in der Testsituation versucht zu produzieren, bittet die Therapeutin das Kind, diese nochmals nach produziertem Vorbild nachzusprechen. Dies verweigert Noah mehrfach, was ein Hinweis auf ein ausgeprägtes Störungsbewusstsein sein kann. Als zusätzliche Informationsquelle wird die Mutter gebeten, den **ELFRA-1** (Grimm und Doil 2006) auszufüllen. Auch wenn dieser für Kinder in einem Alter von 12 und 18 Monaten konzipiert wurde, wird er ausgewählt, um weitere Angaben zum Umfang des rezeptiven Wortschatzes zu erhalten. Frau Stelter gibt an, dass Noah aus der Itemliste von 171 Wörter 170 verstehe. Zudem vermerkt sie, dass ihr Sohn 10 Wörter bisher mindestens einmal aktiv produziert habe („Mama", „Noah", „Hase", „muh", „Auto", „Eis", „Schwein", „wau-wau", „Banane", „Saft"). Sie weist die Sprachtherapeutin aber darauf hin, dass die Wörter wahrscheinlich nur von ihr als Mutter und von der großen Schwester verstanden würden, weil er sie nicht richtig aussprechen könne.

Aufgrund der weit unterdurchschnittlichen Leistungen von Noah im sprachproduktiven Bereich kann seine **Sprachentwicklung als deutlich verzögert eingestuft** werden. Als mögliche sprachtherapeutische Diagnosen kommen eine Sprachentwicklungsverzögerung unbekannter Genese und eine stark ausgeprägte kindliche Sprechapraxie (auch verbale Entwicklungsdyspraxie genannt) (American Speech-Language-Hearing Association 2007) in Frage. Aufgrund der vorliegenden anamnestischen Daten sowie den Beobachtungen und Testungen der sprachlich-kommunikativen Fähigkeiten von Noah ist die Diagnose der kindlichen Sprechapraxie wahrscheinlich: Die Beschreibung der Mutter, dass Noah ein sehr ruhiges Baby gewesen sei, welches nur wenig gelallt habe, ist als anamnestischer Risikofaktor zu werten. Die Beschreibungen und Beobachtungen, dass die wenigen Wörter, die Noah spricht, sehr unverständlich sind, sind ein weiteres deutliches Anzeichen für eine kindliche Sprechapraxie, ebenso wie das Vorliegen der sehr großen Diskrepanz zwischen sprachproduktiven und -rezeptiven Kompetenzen. Als ein weiteres, sehr typisches Symptom einer kindlichen Sprechapraxie sind die mimischen Suchbewegungen zu nennen, die Noah produziert, wenn er versucht, ein Wort zu artikulieren. Die Diagnose der kindlichen Sprechapraxie wäre dann ursächlich für die starke Verzögerung in der sprachproduktiven Entwicklung.

Um eine sichere Differenzialdiagnose stellen zu können, wird die Diagnostik um die **detaillierte Analyse von Spontansprachaufnahmen** erweitert. Hierzu werden Audioaufnahmen der zwei folgenden Therapiesitzungen angefertigt. Von diesen werden dann jeweils 20

Minuten transkribiert und analysiert. In den beiden Therapiesitzungen werden natürliche Spielgeschehen zur Evozierung spontansprachlicher Äußerungen genutzt. Zudem werden in diesen beiden Therapiesitzungen die Gebärden, die Noah auch im Kindergarten angeboten bekommt, verwendet, um beobachten zu können, wie Noah auf diese reagiert und ob er sie ggf. selbst im Kontext der Sprachtherapie verwendet.

Die Transkription und Analyse der beiden Spontansprachproben ergibt, dass Noah die von der Mutter im ELFRA-1 (Grimm und Doil 2006) angegebenen Wörter auch innerhalb der sprachtherapeutischen Sitzungen produziert, jedoch sind seine **Äußerungen von extremen Lautentstellungen und einer hohen Inkonsistenz geprägt**. Viele Wörter sind während der Therapiesitzungen selbst gar nicht als solche identifiziert worden, da sie derart unverständlich produziert worden waren. Erst in der differenzierten Spontansprachanalyse wurden sie als spezifische Wörter erkannt.



Aufgrund dieser Beobachtungen kann die Diagnose einer **sehr stark ausgeprägten kindlichen Sprechapraxie**, welche zu einer erheblichen Verzögerung der Sprachentwicklung führt, gestellt werden.

Da Noah in der Lage ist, intentional zu kommunizieren, versteht, dass Begriffe durch Wörter, Gebärden oder Symbole dargestellt werden können, und über altersentsprechende rezeptive Sprachleistungen verfügt, gleichzeitig aber erhebliche Beeinträchtigungen in seinen produktiven Fähigkeiten (auf allen linguistischen Ebenen) aufweist, kann er nach Weid-Goldschmidt (2013) der Gruppe 4 der Zielgruppen für einen UK-Einsatz zugeordnet werden (► Abschn. 1.2).

### 7.1.2 Interventionsmöglichkeiten finden

#### 7.1.2.1 Methoden- und Materialauswahl

Da bislang nur sehr wenige Einzel- und Kleingruppenstudien zum Verlauf der kindlichen Sprechapraxie vorliegen (Morgan und Vogel 2009), ist eine genaue Prognose über die sprachliche Entwicklung von Noah durch die Sprachtherapeutin nur schwer zu stellen. Einzelfallbeschreibungen zeigen jedoch, dass eine schwere Form der kindlichen Sprechapraxie eine lang andauernde Beeinträchtigung darstellt und sich negativ auf weitere Entwicklungsbereiche auswirken kann (Gillon und Moriarty 2007; Lauer und Birner-Janusch 2007). Ob sich Noah irgendwann rein verbalsprachlich mitteilen kann, kann zu Beginn der Therapie nicht beurteilt werden. Die Sprachtherapeutin geht davon aus, dass die kindliche Sprechapraxie in diesem Fall so stark ausgeprägt ist, dass von einer lang andauernden Beeinträchtigung der Sprachproduktion ausgegangen werden muss.

Da Noah noch sehr jung ist und vor allem ein sehr hohes Störungsbewusstsein aufweist, das sich in der Verweigerung von Nachsprechleistungen und ersten sozialen Isolationstendenzen zeigt, hält die Sprachtherapeutin die **Anwendung von Therapiemethoden zur direkten Behandlung der sprechmotorischen Störung** (vgl. Lauer und Birner-Janusch 2007) **zum aktuellen Zeitpunkt** für **weniger geeignet**. Am wichtigsten ist es, Noah schnellstmöglich dazu zu befähigen, altersgerecht zu kommunizieren, damit sich die Beeinträchtigung der Sprachproduktion nicht noch weiter auf die gesamte Sprachentwicklung (Sprachverständnis, Lexikonwachstum, Grammatikentwicklung) auswirken kann und die Partizipation vor allem in der Kindertagesstätte sichergestellt wird. Vor diesem Hintergrund sieht die Sprachtherapeutin die Versorgung mit einer ergänzenden Kommunikationshilfe als zwingend notwendig an.

Im Alter von 3 Jahren verfügen Kinder bereits über einen produktiven Wortschatz von ca. 500 Wörtern (Kannengieser 2009; Menyuk 2000) und bilden grammatikalisch korrekte Sätze. Um Noah möglichst schnell an dieses Niveau heranführen zu können, sollte eine mögliche alternative Kommunikationsform folgende Eigenschaften haben:

- Es sollte ein umfangreicher und kindgerechter Wortschatz zur Verfügung stehen.
- Wortkombinationen müssen gebildet werden können.
- Die Möglichkeit, Wörter flektieren zu können, sollte gegeben sein.

Denn Ziel der Intervention wird es nicht nur sein, Noahs **kommunikative Kompetenzen** möglichst schnell **aufzubauen**, sondern vor allem auch implizit die **Sprachentwicklung** auf allen linguistischen Strukturebenen zu **fördern** und zu unterstützen.

Da sich Gebärden als ergänzende Kommunikationsform bereits im Vorfeld als ungeeignet herausstellten und einfache, statische Kommunikationshilfen nur einen unzureichenden Wortschatz darstellen könnten, beschließt die Therapeutin, diese Kommunikationsmöglichkeiten nicht weiter in ihre Überlegungen einzubeziehen.

Als erste Idee zieht die Sprachtherapeutin die Arbeit mit einem nichtelektronischen Kommunikationsordner wie z. B. den „Kölner Kommunikationsordner" in Betracht. Er würde ein umfangreiches Vokabular zur Verfügung stellen, Wortkombinationen ermöglichen, wäre leicht und transportabel und damit in jeder Kommunikationssituation einsetzbar. Doch ein solches Medium hat seine Grenzen, die in Noahs Fall einem Einsatz eher entgegenstehen. Bei einer nichtelektronischen Kommunikationshilfe wäre Noah per se immer auf die Aufmerksamkeit einer erwachsenen Person angewiesen, welche die mit dem Ordner zusammengesetzten Aussagen für ihn versprachlicht. Denn es ist davon auszugehen, dass gerade andere Kinder nicht alle Symbole des Ordners verstehen werden. Zudem werden andere Kinder ihm im Kitaalltag nicht immer die nötige Aufmerksamkeit schenken, um über dieses Medium kommunizieren zu können. Daher wäre eine Kommunikationshilfe mit synthetischer Sprachausgabe wünschenswert, damit auch eine Kommunikation auf Distanz mit anderen Kindern sichergestellt wird. Zudem ist gerade bei Kindern mit kindlicher Sprechapraxie davon auszugehen, dass sich eine immer gleichbleibende synthetische Sprachausgabe als zusätzliche auditive Rückmeldung förderlich auf Sprechversuche auswirken kann (Lüke 2014). Als weiteren kritischen Aspekt einem Kommunikationsordner gegenüber sieht die Sprachtherapeutin den begrenzten Zugriff auf grammatikalische Strukturen, womit nur eine sehr limitierte Unterstützung des Grammatikerwerbs möglich wäre. Flexionen können ausschließlich mittels einer komplexen elektronischen Kommunikationshilfe korrekt vorgenommen werden.

Auf Grundlage dieser Überlegungen hält die Sprachtherapeutin die **Erprobung einer komplexen elektronischen Kommunikationshilfe** für sinnvoll. Denn Studien konnten zeigen, dass die Versorgung mit einer elektronischen Kommunikationshilfe bei Kindern mit einer Sprechapraxie von solch hohem Schweregrad eine effektive und sinnvolle therapeutische Intervention ist und somit eine evidenzbasierte Praxis darstellt (Bornman et al. 2001; Cumley und Swanson 1999; Lüke 2014).

#### 7.1.2.2 Zielsetzungen formulieren

Die folgende Therapieeinheit wird als Elterngespräch mit der Mutter durchgeführt. Hierin legt die Sprachtherapeutin die Ergebnisse der Diagnostik dar und bespricht, was die Diagnose „kindliche Sprechapraxie" bedeutet. Sie erläutert, warum sie zum aktuellen Zeitpunkt mit Noah keine direkten Übungen zur Ausführung von Artikulationsbewegungen machen möchte und erklärt, dass es für die Gesamtentwicklung des Kindes wichtig ist, Noah schnellstmöglich eine altersgerechte Kommunikation zu ermöglichen. Sie unterbreitet der Mutter den Vorschlag, Noah eine unterstützte Kommunikationsform zur Verfügung zu stellen, und erklärt ihr, warum sie eine komplexe elektronische Kommunikationshilfe erproben möchte. Frau Stelter zeigt sich diesem Vorschlag zunächst offen gegenüber, kann sich aber nichts unter einer Kommunikationshilfe vorstellen, weil sie zuvor noch nie von dieser Möglichkeit gehört hatte. Daher schauen sich die Sprachtherapeutin und Noahs Mutter gemeinsam die Homepage einer Hilfsmittelfirma sowie ein Online-Video an, in dem ein Nutzer einer elektronischen Kommunikationshilfe zu sehen ist. Frau Stelter merkt an, dass sie sich gut vorstellen könne, dass Noah sich auf diese Methode einlassen würde, weil er grundsätzlich ein hohes Interesse an Technik wie ihrem Handy und Tablet zeige. Sie äußert aber

7

auch Bedenken und fragt die Therapeutin, ob es die Möglichkeit gebe, dass der Einsatz einer elektronischen Kommunikationshilfe nicht eher die Entwicklung der sprachproduktiven Leistungen hemme. Die Therapeutin ist froh darüber, dass die Mutter ihre Bedenken offen geäußert hat und meldet ihr zurück, dass sie gut verstehen kann, wie sie zu dieser Annahme kommt. Dennoch kann sie ihr versichern, dass es mittlerweile eine Vielzahl von Studien gibt, die alle zeigen, dass **durch den Einsatz von unterstützenden Kommunikationsformen**, wie es eine elektronische Kommunikationshilfe ist, **keine negativen Konsequenzen für die Sprachproduktion zu befürchten** sind. Im Gegenteil zeigen diese Studien, dass sich der Einsatz dieser Hilfen in vielen Fällen positiv auf die Lautsprachentwicklung auswirkt (▶ Kap. 3).

Die Sprachtherapeutin und die Noahs Mutter einigen sich zum Ende des Gespräches darauf, einen **Beratungstermin mit einer Hilfsmittelfirma** zu vereinbaren, um verschiedene Kommunikationshilfen zu erproben. Die Erzieherin wird in einem Telefonat über dieses Vorgehen informiert. Auch sie zeigt sich offen und interessiert demgegenüber und äußert, an dem Beratungstermin ebenfalls teilnehmen zu wollen. Damit eine geeignete Kommunikationshilfe für Noah gefunden werden kann, werden im Vorfeld folgende **übergreifende Zielvereinbarungen** festgehalten, die mit der Kommunikationshilfe erreicht werden sollen:

1. **Aufbau eines aktiven Wortschatzes.** Noah soll zunächst einen aktiven Wortschatz von mindestens 50 Wörtern erwerben, der aus Kern- und Randvokabular besteht.
2. **Kombination von Wörtern.** Noah soll lernen, aktiv zunächst zwei Wörter miteinander zu kombinieren. Eine schnelle Kombination von Kern- und Randvokabular muss ermöglicht werden.
3. **Flexion von Wörtern**: Noah soll es ermöglicht werden, mit Wortformen zu experimentieren, um langfristig grammatikalisch korrekte Aussagen produzieren zu können.
4. **Erlernen verschiedener Kommunikationsfunktionen**: Noah soll es ermöglicht werden, sein Umfeld zu beeinflussen, Aktivitäten zu steuern, um etwas zu bitten, zwischen Alternativen auszuwählen, etwas zu beschreiben und zu kommentieren, etwas zu erzählen, Fragen zu stellen usw.

#### 7.1.2.3 Bezugspersonen einbeziehen

Damit Noah lernen kann, eine elektronische Kommunikationshilfe erfolgreich zu nutzen, braucht er zunächst Vorbilder, die ihm zeigen, wie diese in unterschiedlichen Situationen eingesetzt werden kann. Es ist also von großer Bedeutung, dass möglichst viele Bezugspersonen die Kommunikationshilfe häufig vorbildhaft und sprachbegleitend einsetzen. Da die **Therapeutin allein als Vorbild nicht ausreicht**, ist es unumgänglich, weitere Personen aus Noahs Umfeld in die Therapie mit einzubeziehen. Dieses sind zu Beginn der Therapie zunächst **die Mutter und die Erzieherin** aus der Kindertagesstätte. Sie sollen die Entscheidung für oder gegen eine elektronische Kommunikationshilfe mittragen und im Umgang mit der Kommunikationshilfe geschult werden. Beide sollen **durch einen kontinuierlichen Einbezug in die Therapieschritte das Prinzip des *Modelings*** (▶ Abschn. 4.4.2) **verstehen und verinnerlichen** und ihr Wissen darum an weitere Familienmitglieder bzw. Kolleginnen weitergeben. Nur so ist ein Erfolg der Intervention möglich.

### 7.1.3 Interventionsmöglichkeiten erproben, evaluieren und anpassen

#### 7.1.3.1 Erprobung

Der Beratungstermin findet wenige Wochen später in der sprachtherapeutischen Praxis statt. Anwesend sind neben der Therapeutin der Berater der Hilfsmittelfirma, die Mutter, die Erzieherin und Noah selbst. Nach einem ausführlichen Einführungsgespräch, in dem geklärt wird, welche Ziele mit der Kommunikationshilfe verfolgt werden sollen, schauen sich zunächst alle Bezugspersonen verschiedene Kommunikationshilfen an. Nachdem klar ist, dass Noah ein umfangreicher Wortschatz zur Verfügung gestellt werden soll, sind sich alle einig, dass die Kommunikationshilfe ein **dynamisches Display** aufweisen und eine **vorgefertigte symbolbasierte Vokabularstrategie** zur Verfügung stellen muss (► Abschn. 2.4.2). Die Sprachtherapeutin merkt an, dass es ihr wichtig sei, dass Noah mit Wortendungen experimentieren kann, um eine altersgerechte Grammatikentwicklung unterstützen zu können. Der Berater erklärt daraufhin, dass es Vokabularstrategien gibt, die eine automatische Grammatik bereitstellen und solche, bei denen Flexionen aktiv selbst vorgenommen werden müssen. Die Therapeutin hält eine Variante, bei der eigenständig die grammatikalischen Anpassungen vorgenommen werden müssen, zur Unterstützung des Spracherwerbs für deutlich besser geeignet. Aus diesem Grund werden anschließend die beiden Vokabularstrategien **„MyCORE"** und **„Gateway 40"** (ohne automatische Grammatik) angesehen und erprobt. Zunächst erklärt der Berater allen Anwesenden die Besonderheiten und Unterschiede der beiden Vokabularstrategien und bittet die Mutter, selbst einige Wörter innerhalb der Strategien zu finden und erste Wortkombinationen zu bilden. Die Mutter äußert, dass sie die MyCORE-Vokabularstrategie auf den ersten Blick zunächst überladen empfand, nun aber den Eindruck habe, sich dort schneller zurechtfinden zu können. Die Erzieherin teilt diesen Eindruck, vermutet aber, dass Noah sich aufgrund der größeren Felder im Gateway besser zurechtfinden würde. Die Sprachtherapeutin favorisiert auf Anhieb das MyCORE, weil dort zahlreiche Wörter aus dem Kernvokabular ständig zur Verfügung stehen und eine schnelle Kombination von Kern- und Randvokabular möglich scheint. Zudem hebt sie heraus, wie wichtig die Funktion ist, Wortendungen hörbar austauschen zu können.

In einem zweiten Schritt werden beide Vokabularstrategien nacheinander mit Noah erprobt. Dazu wird eine Spielsituation mit Fahrzeugen auf dem Straßen-Spielteppich kreiert. Noah darf bestimmen, wer mit ihm auf dem Teppich spielen darf, woraufhin er sich die Therapeutin aussucht. Der Berater modelliert im Einsatz beider Vokabularstrategien vorwiegend die Wörter „Auto", LKW", „Bus", „Polizeiauto", „Feuerwehr", „ich", „du", „auch", „nicht", „mit" und „fahren". Er bezieht immer wieder auch die Sprachtherapeutin mit ein, sodass sie ebenfalls teilweise eine modellierende Funktion einnimmt. Noah zeigt in der Erprobung bereits ein sicheres Symbol- und Kategorienverständnis. Einige zuvor modellierte Wörter greift er in beiden Vokabularstrategien selbst auf und nutzt diese aktiv, indem er das entsprechende Feld auf dem Display auslöst. Im Vergleich der beiden Strategien zeigt sich, dass sich Noah im Gateway weniger schnell zurechtfindet als auf dem MyCORE. Auf diesem lässt sich zudem beobachten, dass Noah versucht, Zweiwortkombinationen wie „ich auch" und „ich nicht" im statischen Bereich der Vokabularstrategie zu imitieren, auch wenn er nicht immer die richtigen Felder dazu auslöst.

Der Berater informiert zum Ende der Beratung über das übliche Vorgehen bei der Beantragung einer Kommunikationshilfe und bietet Hilfestellung an, falls es Rückfragen oder Schwierigkeiten geben sollte.

#### 7.1.3.2 Evaluation und Anpassung

In der folgenden Therapiesitzung tragen Frau Stelter und die Sprachtherapeutin nochmals die Eindrücke aus dem Beratungstermin mit der Hilfsmittelfirma zusammen und diskutieren Vor- und Nachteile der beiden Vokabularstrategien. Aufgrund der folgenden Argumente halten beide das MyCORE für die beste Kommunikationshilfe für Noah:

- großer Wortschatzumfang mit einem hohen Anteil an Kernvokabular
- großer statischer Bereich der Vokabularstrategie, dadurch schneller Zugriff auf das Kernvokabular
- METACOM-Symbole, welche Noah bereits aus der Kindertageseinrichtung kennt
- Möglichkeit, Flexionen eigenständig vornehmen zu können

7

Die Therapeutin und die Mutter sind der Überzeugung, dass damit die festgehaltenen übergeordneten Zielvereinbarungen erreicht werden können. Es wird gemeinsam entschieden, dass ein entsprechender **Antrag auf Kostenübernahme bei der gesetzlichen Krankenkasse** gestellt wird. Die Sprachtherapeutin bittet Noahs Mutter, eine **Verordnung vom Kinderarzt** anzufordern und ein **Antragschreiben** (▶ Kap. 8, Online-Materialien unter ▶ http://extras.springer.com) zu verfassen, während sie selbst eine **sprachtherapeutische Stellungnahme** mit einer Begründung zur Notwendigkeit der Kommunikationshilfe schreibt (▶ Kap. 8, Online-Materialien unter ▶ http://extras.springer.com). Alle Unterlagen werden gesammelt an die Hilfsmittelfirma geschickt, die sie dann zusammen mit einem Kostenvoranschlag an die Krankenkasse weiterleitet. Nach 5 Wochen liegt die Bewilligung vor und die Kommunikationshilfe wird ausgeliefert. An der **Einweisung in den Gebrauch der Kommunikationshilfe**, die in der sprachtherapeutischen Praxis stattfindet, nehmen neben Frau Stelter und der Sprachtherapeutin auch die Großeltern und Noahs Erzieherin teil. Alle erlernen, wie die Vokabularstrategie aufgebaut ist, welche Strategien bei der Orientierung innerhalb des komplexen Vokabulars helfen und wie grammatikalisch korrekte Aussagen geäußert werden können. Auch wird die Wichtigkeit des Themas *Modeling* (▶ Abschn. 4.4.2) sowie das Konzept der Fokuswörter kurz aufgegriffen. Zum Ende der Einweisung wird vereinbart, dass die komplexe elektronische Kommunikationshilfe in der nächsten Sprachtherapiesitzung eingeführt wird und von da an Noah ständig begleitet.

### 7.1.4 Inhalte festlegen und umfassende Einführung

#### 7.1.4.1 Vokabularauswahl

In der darauffolgenden Therapieeinheit bringt Frau Stelter wie besprochen die Kommunikationshilfe mit und berichtet, dass sie sehr beeindruckt war zu sehen, was man mit der Kommunikationshilfe ausdrücken könne, äußert aber auch, dass sie sich etwas überfordert fühle, weil die Vokabularstrategie einen Wortschatz von über 2000 Wörtern bietet und sie nicht wisse, wie sie und Noah diese Wörter schnellstmöglich erlernen sollen.

Die Sprachtherapeutin greift diese Ängste auf und erklärt der Mutter, dass nicht alle Wörter der Vokabularstrategie zur selben Zeit erlernt werden. Sie schlägt vor, nach dem **Prinzip der Fokuswörter** vorzugehen und so sukzessive gemeinsam einen aktiven Wortschatz bei Noah aufzubauen. Sie erklärt Frau Stelter nochmals anhand einer Kopie der Fokuswörterlisten nach Sachse und Willke (2011), wie dieses Vorgehen genau aussehen wird. Sie schlägt vor, den aufgelisteten **Zielwortschatz** zu übernehmen, da er vorwiegend aus wichtigem Kernvokabular besteht und mit individuellen Wörtern aus dem Randvokabular ergänzt werden kann. Der Zielwortschatz soll nach und nach mit Noah erarbeitet werden, indem für einen Zeitraum von einigen Wochen bestimmte Wörter in den Fokus gerückt und von allen Bezugspersonen im Alltag hochfrequent modelliert werden. Damit alle modellierenden Personen zu jeder Zeit wissen, welche Fokuswörter gerade erarbeitet werden, sollen diese innerhalb der Vokabularstrategie auf der elektronischen Kommunikationshilfe mit einem dicken Rahmen markiert werden. Sobald Noah die Verwendung der aktuellen Fokuswörter erlernt hat, werden andere Wörter in den Fokus gerückt. Die Noahs Mutter ist mit diesem Vorgehen einverstanden, sagt aber, dass sie nicht mehr genau wisse, wie die dicken Feldumrandungen eingestellt werden. Die Sprachtherapeutin macht den Vorschlag, direkt die ersten Wörter gemeinsam zu markieren und somit in den Fokus zu rücken. Hierdurch können auch die technischen Anpassungen nochmals gemeinsam ausprobiert werden.

Für die folgenden drei Wochen werden gemeinsam konkrete und kleinschrittige Zielvereinbarungen nach den SMART-Kriterien (Wade 2009) (▶ Abschn. 4.2.2) verfasst:

1. **Fokuswörter**: In den nächsten 3 Wochen soll Noah die Verwendung der Wörter aus der ersten Fokuswörterreihe auf der elektronischen Kommunikationshilfe erlernen („nochmal", „nicht", „fertig", „wollen", „gucken"). Die Wörter sollen in der Kindertagesstätte, zu Hause und in der Therapie täglich bzw. in jeder Therapieeinheit hochfrequent modelliert werden.
2. **Kommunikationsformen**: Noah soll in den kommenden 3 Wochen erlernen, sein Umfeld zu beeinflussen und Aktivitäten zu steuern. Das heißt, er soll beispielsweise erfahren, wie er steuern kann, dass eine Person eine Aktivität stoppt oder nochmal ausführt.

### 7.1.4.2 Therapeutisches Vorgehen

In der folgenden Therapieeinheit beginnt die konkrete Arbeit mit Noah und der Kommunikationshilfe. Die Sprachtherapeutin bittet die **Mutter**, in dieser Therapieeinheit mit in den Therapieraum zu kommen, dort eine **beobachtende Rolle** einzunehmen und speziell darauf zu achten, wie die Sprachtherapeutin selbst die elektronische Kommunikationshilfe nutzt. Für Noah hat sie entsprechend der Zielvereinbarungen eine Spielsituation vorbereitet, in der sie hochfrequent die Fokuswörter modellieren kann und Noah erfahren soll, dass er Aktivitäten steuern kann.

**Beispiel**

Die Sprachtherapeutin und Noah sitzen in einer Ecke des Therapieraumes, der mit großen Kissen ausgelegt ist. Die elektronische Kommunikationshilfe steht vor ihnen auf dem Boden in unmittelbarer Reichweite. Sie hat ein Buch mitgebacht, in dem ein kleiner Hase zeigt, was er alles kann und die Frage stellt: „Kannst du das auch?" Die Sprachtherapeutin beginnt, sich mit Noah das Buch anzusehen.

**Therapeutin: -** „Schau mal Noah, da ist ein Hase. Der Hase heißt Mümmel. Und der Hase zeigt uns in diesem Buch, was er schon alles kann. Sollen wir mal GUCKEN gucken, was er auf der ersten Seite macht?"

**Noah: -** [Schaut die Therapeutin an und nickt.]

**Therapeutin: -** „Gut, dann lass uns GUCKEN gucken. Schau mal, der Hase kann auf einem Bein hüpfen. Kannst du das auch?"

**Noah: -** [Steht sofort auf und hüpft auf einem Bein.]

**Therapeutin: -** [Steht auch auf und hüpft auf einem Bein.] Als beide wieder auf beiden Beinen stehen, geht sie zur Kommunikationshilfe. „Ich möchte NOCHMAL nochmal hüpfen". [Beginnt erneut auf einem Bein zu hüpfen]. Anschließend fragt sie Noah: „Möchtest du auch NOCHMAL nochmal hüpfen oder bist du FERTIG fertig?"

**Noah: -** [Beginnt zu hüpfen.]

**Therapeutin: -** „Ah, du willst also NOCHMAL nochmal hüpfen. Gut, dann hüpf NOCHMAL nochmal."

**Noah: -** [Hüpft und lacht.]

**Therapeutin: -** „Und jetzt GUCKEN gucken wir, was der Hase noch kann." Beide schauen sich zusammen die zweite Seite an. „Der kleine Hase kann laut klatschen." [Klatscht laut in die Hände.]

**Noah: -** [Lacht.]

**Therapeutin: -** „Kannst du das auch?"

**Noah: -** [Klatscht laut in die Hände und versucht dabei, lauter zu sein als die Therapeutin.]

**Therapeutin: -** „Das war aber laut. Mach das NOCHMAL nochmal!"

**Noah: -** [Versucht, noch lauter zu klatschen.]

**Therapeutin: -** „Soll ich auch NOCHMAL nochmal klatschen oder bin ich FERTIG fertig?"

**Noah: -** [Zögert.]

**Therapeutin: -** „Du kannst das mit dem Talker sagen. Schau hier ist NOCHMAL nochmal und hier ist FERTIG fertig."

**Noah: -** „NOCHMAL."

**Therapeutin: -** „OK, ich soll also NOCHMAL nochmal klatschen." [Klatscht in die Hände.]

**Noah: -** [Lacht.]

**Therapeutin: -** „Ich bin jetzt FERTIG fertig. Sollen wir GUCKEN gucken, was der Hase noch kann?"

**Noah: -** [Nickt.] „GUCKEN."

**Therapeutin: -** „Super, ok, dann GUCKEN gucken wir. Der kleine Hase kann singen. Alle meine Entchen…" [Singt das Lied.] „Kannst du das auch?"

**Noah: -** [Schaut die Therapeutin an, schüttelt den Kopf.] „GUCKEN." [Klatscht in die Hände.]

**Therapeutin:** - „Ach, du möchtest NOCHMAL nochmal GUCKEN gucken, wie der Hase klatscht. OK, dann GUCKEN gucken wir uns das NOCHMAL nochmal an." [Blättert zurück.]

Am Ende der Therapiesequenz sucht die Therapeutin das Gespräch mit der Mutter und fragt sie, was sie beobachten konnte. Frau Stelter äußert, dass sie überrascht sei, wie oft die Sprachtherapeutin selbst die elektronische Kommunikationshilfe genutzt habe. Die Sprachtherapeutin greift diese Aussage auf und **thematisiert das *Modeling*.** Sie erklärt der Mutter, dass es unumgänglich für eine erfolgreiche Unterstützung von Noahs Sprachentwicklung sei, dass alle Bezugspersonen die Kommunikationshilfe mitnutzen. Damit ein Kind lernen kann, wie man erfolgreich mit einer Kommunikationshilfe kommunizieren kann, braucht es Vorbilder. Sie erklärt, dass man dies **„modellieren"** nennt und betont, dass es wichtig sei, dass dieses **sprachbegleitend** geschehe. Sie führt einige Beispiele an, wie man im Alltag modellieren kann (siehe unten). Zusätzlich übergibt sie ihr ein Merkblatt mit Hinweisen zur Kommunikation mit unterstützt kommunizierenden Personen (► Kap. 8, Online-Materialien unter ► http://extras.springer.com).

7

**Beispiel**

**Förderliches Verhalten der modellierenden Bezugspersonen**

- In einer Frühstückssituation: „Schau mal! Wir haben heute SAFT Saft und TEE Tee. Ich trinke heute TEE Tee. Und du? Möchtest du SAFT Saft oder TEE Tee? Du kannst es mit dem Talker sagen."
- In der Betrachtung eines Bilderbuchs: „Sollen wir umblättern und GUCKEN gucken, was jetzt passiert? Oder sind wir FERTIG fertig? Ich WILL will GUCKEN gucken, wie es weitergeht." [Blättert um.]

Die Mutter zeigt sich weiterhin überrascht und sagt, dass ihr das in diesem Maße nicht klar war. Sie merkt an, dass diese Vorgehensweise für sie völlig nachvollziehbar sei und sie versuchen werden, das *Modeling* zu Hause umzusetzen. Die Therapeutin bittet Frau Stelter, dieses Wissen auch an die Großeltern und Noahs große Schwester weiterzugeben. Denn je mehr Bezugspersonen kompetent modellieren können, umso schneller und leichter wird Noah erlernen, wie man mit der elektronischen Kommunikationshilfe erfolgreich kommunizieren kann. Sie selbst werde mit der Erzieherin telefonieren und sie ebenfalls über die Wichtigkeit des *Modelings* informieren. Dennoch sollte sich die Mutter nicht unter Druck gesetzt fühlen und kein schlechtes Gewissen haben, wenn sie nicht in jeder Situation an das *Modeling* denkt. Am Anfang wird ihr dies vermutlich noch schwerfallen, aber wenn sie es schaffen kann, dies nach und nach in immer mehr Situationen zu tun, dann wird es bald ganz selbstverständlich für sie sein.

Zu Beginn der folgenden Therapieeinheit berichtet Noahs Mutter über die ersten Erfahrungen mit dem MyCORE. Sie beschreibt Noah als sehr interessiert an der Kommunikationshilfe. Es zeige sich aber, dass er noch sehr viel ausprobiere, selbst Wörter suche und viel Quatsch produziere. Darüber hinaus berichtet sie, dass die ganze Familie immer wieder versucht habe, die Fokuswörter zu modellieren, es allen aber noch schwerfalle, dieses konsequent umzusetzen. Sie selbst würde im Alltag aus fehlender Gewohnheit die Kommunikationshilfe immer wieder vergessen. Die Therapeutin fragt Frau Stelter, ob es eine Möglichkeit sei, **Routinen im Alltag** zu nutzen, um darin konsequent die elektronische Kommunikationshilfe einzusetzen. Noahs Mutter könnte sich dieses vorstellen. Daraufhin überlegen sie gemeinsam, welche Routinen im Alltag der Familie bestehen und welche davon zum Einsatz der Kommunikationshilfe genutzt werden könnten. Es wird vereinbart, dass die Kommunikationshilfe jeden Tag mindestens in den Situationen *gemeinsames Frühstück* und vor dem Zubettgehen *bei einer Bilderbuchbetrachtung* eingesetzt wird.

Des Weiteren berichtet Frau Stelter, dass sie beobachtet habe, dass einige wichtige Wörter aus dem Randvokabular fehlen. Noah habe an einem Tag versucht, die Wörter „Bagger" und „LKW" in der Vokabularstrategie zu finden, da vor dem Bauernhof, in dem die Familie lebt, zurzeit eine große Baustelle sei. Die Wörter habe sie nicht finden können. Zudem fände sie es schön, wenn alle wichtigen

Bezugspersonen ihres Sohnes mit einem Foto aufgenommen werden könnten, damit Noah sich auch über bestimmte Personen austauschen könnte. Die Sprachtherapeutin vermutet, dass die beiden gesuchten Wörter bereits Teil der Vokabularstrategie sind und erinnert die Mutter daran, dass es eine Suchfunktion gibt. Sie schlägt vor, diese nochmals auszuprobieren und die Wörter „Bagger“ und „LKW“ zu suchen. Das Ergebnis zeigt, dass die beiden Wörter wie vermutet bereits vorhanden sind und in der Oberkategorie *Unterwegs* in der Unterkategorie *Fahrzeuge* gefunden werden können. Anschließend versuchen die Sprachtherapeutin und Frau Stelter, ein Foto von ihr als Mutter in der Kategorie *Menschen* einzuspeichern, was ihnen mit dem Wissen aus der Einweisung und den vorliegenden Anleitungen gelingt. Die Mutter äußert daraufhin, dass sie am Abend Fotos von allen wichtigen Bezugspersonen von Noah auf der Kommunikationshilfe einspeichern wolle.

In der direkten Arbeit mit Noah während der zweiten Therapieeinheit kreiert die Sprachtherapeutin erneut eine Spielsituation, in der zum einen die Fokuswörter hochfrequent eingesetzt und zum anderen die zu erlernenden Kommunikationsfunktionen erfahrbar gemacht werden können. Dieses Mal wird die **Mutter aktiv in das Spielgeschehen einbezogen**, sodass sie **im Beisein der Therapeutin das Modellieren der Fokuswörter üben** kann. Das hochfrequente Modellieren der Fokuswörter sowie der Versuch, Schwierigkeiten aus dem Alltag der Familie zu thematisieren und zu lösen, werden auch in der dritten Therapieeinheit fortgeführt.

#### 7.1.4.3 Evaluation

Vier Wochen nach der Einführung der komplexen elektronischen Kommunikationshilfe berichtet die Mutter, dass sie den Eindruck habe, dass Noah nun die Wörter der ersten Fokuswörterreihe beherrsche, wisse, wo er sie findet und wie er sie einsetzen kann. Er hat mit den erlernten Wörtern die Erfahrung machen können, Aktivitäten steuern und sein Umfeld beeinflussen zu können. Zum Beispiel hat er vielfach Aktivitäten wie das Kitzeln durch die große Schwester, das Hören seines Lieblingsliedes oder das Umwerfen eines Turms nochmal eingefordert und damit sein Umfeld beeinflusst. Da sich innerhalb der Therapieeinheiten das gleiche Bild zeigt, werden die Zielvereinbarung als erreicht angesehen. Daher einigen sich die Sprachtherapeutin und Noahs Mutter, die aktuellen Fokuswörter aus dem Fokus zu nehmen, die Wörter der zweiten Fokuswörterreihe mit einem dicken Rahmen zu markieren und damit weitere Kommunikationsfunktionen zu fokussieren. Daher werden die Zielvereinbarungen wie folgt angepasst:

1. **Fokuswörter**: In den nächsten 3 Wochen soll Noah die Verwendung der Wörter aus der zweiten Fokuswörterreihe auf der Kommunikationshilfe erlernen („ich“, „auch“, „mehr“, „haben“). Die Wörter sollen in der Kindertagesstätte, zu Hause und in der Therapie täglich bzw. in jeder Therapieeinheit hochfrequent modelliert werden.
2. **Kommunikationsformen:** Noah soll in den nächsten 3 Wochen lernen, um eine Handlung bzw. einen Gegenstand zu bitten.
3. **Partizipation in der Kindertagesstätte**: Noah soll in der Kindertagesstätte mindestens einmal pro Tag angeleitet mit Hilfe der Kommunikationshilfe in Kontakt mit mindestens einem Kind treten.

Das Vorgehen nach dem Konzept der Fokuswörter wird so lange fortgeführt, bis Noah alle Wörter des Zielvokabulars erlernt hat. Fünf Monate nach der Einführung der elektronischen Kommunikationshilfe kann dieses Ziel als erreicht angesehen werden. Es sind **erhebliche Fortschritte in Noahs sprachlich-kommunikativen Kompetenzen** beobachtbar. Sein aktiver Wortschatz ist durch den Einsatz der komplexen elektronischen Kommunikationshilfe erheblich gewachsen. Daher wird in der darauffolgenden Therapiephase mit Noah an der Fähigkeit, Wörter miteinander zu kombinieren und Wörter zu flektieren, gearbeitet. Neben dem Ausbau der semantisch-lexikalischen und morphologisch-syntaktischen Fähigkeiten wird ebenfalls an unterschiedlichen Kommunikationsfunktionen gearbeitet. Auch hierzu wird vor allem das *Modeling* benutzt. Auf diese Weise erlernt Noah, wie eine Aktivität gesteuert werden kann, wie man um etwas bittet, eine Frage stellt und etwas kommentiert. Dadurch steigert sich die Partizipation in der Kindertagesstätte erheblich. Es ist zu beobachten, dass Noah die Kommunikationshilfe in der Kindertagesstätte als ergänzende Kommunikationsform für sich annimmt und darüber aktiv den Kontakt zu anderen Kindern sucht. Auch andere Kinder gehen viel öfter auf ihn zu. Es passiert kaum noch, dass Noah Kommunikationssituationen abbricht, wütend wird oder anfängt zu weinen.



Im Laufe der Therapie zeigt sich zudem, dass **Noah vermehrt beginnt, lautsprachliche Äußerungen zu tätigen**. Die Mutter berichtet, dass Noah zu Hause immer wieder Wörter auf der Kommunikationshilfe sucht, auslöst, sich die Sprachausgabe anhört und sie dann nachspricht.

### 7.1.5 Etablierung und Erweiterung des Kommunikationssystems

Nach insgesamt 13 Monaten haben sich Noahs **lautsprachliche Fähigkeiten** so sehr **erweitert,** dass er zum aktuellen Zeitpunkt **vorwiegend seine Lautsprache als Kommunikationsmedium** einsetzt. Das MyCore ist weiterhin im Alltag präsent. Es wird allerdings nur genutzt, wenn es durch einzelne Lautentstellungen bei schwierigen Wörtern zu Missverständnissen kommt. In diesen Fällen nimmt Noah die elektronische Kommunikationshilfe aktiv hinzu und versucht mit deren Hilfe, das Missverständnis aufzuklären. Da sich die Häufigkeit der Nutzung der Kommunikationshilfe voraussichtlich weiter verringern wird, kann von einer Erweiterung des Kommunikationssystems im Alltag abgesehen und der Therapieabschluss vorbereitet werden. Prognostisch ist es zu erwarten, dass Noah in Zukunft **ganz auf die Kommunikationshilfe verzichten wird** und sich ausschließlich über das Medium Lautsprache mitteilen kann. Da weiterhin Lautentstellungen in seinen Äußerungen zu beobachten sind, kann es sinnvoll sein, zu einem späteren Zeitpunkt erneut eine Therapie aufzunehmen, um dann an der Verbesserung der Aussprache zu arbeiten.

**Fazit**

- Noah wird erstmals zur sprachtherapeutischen Diagnostik vorgestellt, weil er einen stark verzögerten Sprechbeginn aufweist und mit einem Alter von 2;10 Jahren nur wenige Wörter aktiv produziert.
- Nach einer ausführlichen Anamnese, Beobachtungen in der Kindertagesstätte und einer Diagnostik rezeptiver und produktiver Sprachleistungen wird die Diagnose der kindlichen Sprechapraxie gestellt.
- Da Noah zu Beginn der Sprachtherapie ein sehr stark ausgeprägtes Störungsbewusstsein aufweist, werden zunächst keine direkten Therapiemethoden zur Behandlung der kindlichen Sprechapraxie ausgewählt.
- In den Fokus der Sprachtherapie wird die schnellstmögliche Erweiterung der kommunikativen Fähigkeiten des Jungen gestellt. Dazu wird Noah mit einer komplexen elektronischen Kommunikationshilfe versorgt.
- Durch ein kontinuierliches Modellieren von Fokuswörtern durch alle Bezugspersonen kann Noah schnell seinen aktiven Wortschatz erweitern.
- Anschließend werden Wortkombinationen und Wortflexionen angebahnt.
- Mit Hilfe der elektronischen Kommunikationshilfe kann Noah altersgerecht kommunizieren. Hierdurch wird eine Partizipation im Alltag der Kindertagesstätte sichergestellt.
- Nach 13 Monaten nutzt Noah vorwiegend seine Lautsprache als Kommunikationsmedium. Nur in wenigen Fällen greift er auf die elektronische Kommunikationshilfe zurück, wenn er nicht verstanden wird.

## 7.2 KEMUKS bei einem Mädchen mit stark verzögertem Spracherwerb im Rahmen einer Primärbehinderung

*Sarah Vock und Carina Lüke*

Nesrin ist ein Mädchen mit Trisomie 21, das bilingual mit den Sprachen Deutsch und Arabisch aufwächst. In beiden Sprachen spricht sie in einem Alter von 6;10 Jahren bisher nur wenige Wörter. Auch im Sprachverständnis zeigt sie eine starke Entwicklungsverzögerung. Zusätzlich zeigt Nesrin starke aggressive Verhaltensweisen, die in einem engen Zusammenhang mit ihren stark eigeschränkten Ausdrucksmöglichkeiten zu stehen scheinen. Innerhalb der sprachtherapeutischen Intervention werden Nesrin Symbolkarten als ergänzende Kommunikationsform angeboten, welche sie schnell annimmt. Diese werden im Laufe des Therapieprozesses in einem Kommunikationsbuch organisiert. Zusätzlich werden zur Verhaltensunterstützung symbolbasierte Konsequenzpläne eingesetzt. Durch den Einsatz der Symbolkarten können Nesrins kommunikative Fähigkeiten erheblich erweitert und dadurch auch ihre Teilhabe an den täglichen Aktivitäten in der Schule und im privaten Kontext verbessert werden.

### 7.2.1 Standortbestimmung

#### 7.2.1.1 Anamnese

Nesrin ist zu Beginn der Sprachtherapie 6;10 Jahre alt und wird zur logopädischen Diagnostik vorgestellt, da sie im Rahmen einer Primärbehinderung eine stark verzögerte Sprachentwicklung aufweist. Nesrin ist mit einer **Trisomie 21** auf die Welt gekommen und hat ihre ersten Lebensjahre im Irak verbracht. Die Familie Karakas ist vor 15 Monaten **aus dem Irak nach Deutschland geflüchtet**. Hier sind alle Familienmitglieder als Flüchtlinge anerkannt. Die Familie lebt mittlerweile in einer kleinen Wohnung.

Bis zu ihrer Einschulung in Deutschland hat Nesrin keine besondere Förderung oder therapeutische Begleitung erhalten. Sie besuchte für 5 Monate 8 Stunden täglich eine **Kindertagesstätte**, wo sie **erstmals in Kontakt mit der deutschen Sprache** kam. Seit 10 Monaten besucht sie eine Eingangsklasse einer **Förderschule mit dem Förderschwerpunkt geistige Entwicklung**. Aufgrund der bestehenden gravierenden sprachlichen und kommunikativen Beeinträchtigungen des Mädchens wurde der Familie geraten, zusätzlich zur schulischen Förderung eine sprachtherapeutische Behandlung zu beginnen.

Das Anamnesegespräch wird mit Nesrins Mutter und ihrer Tante durchgeführt. Die Tante begleitet Nesrins Mutter, da sie über umfangreiche Deutschkenntnisse verfügt und so als Dolmetscherin das Anamnesegespräch unterstützen kann. Zudem kennt sie Nesrin ebenfalls sehr gut und ist in engem Kontakt mit der Familie.

Frau Karakas beschreibt die Entwicklung ihrer Tochter entsprechend ihrer Behinderung von Geburt an als auffällig. Im Vergleich zu Nesrins regelrecht entwickeltem Zwillingsbruder Nidhal sei sowohl ihre kognitive als auch die motorische Entwicklung verlangsamt. Sehr besorgt sei sie bezüglich der sprachlichen Entwicklung. Nesrin sei bis zur Flucht einsprachig arabisch aufgewachsen. Jedoch **spreche sie nur sehr wenige Wörte**r in dieser Sprache. Zudem beschreibt die Mutter ihren Eindruck, dass Nesrin häufig **einfache Anweisungen im Arabischen nicht verstehe**. Mit dem Besuch des Kindergartens sei Nesrin dann mit der deutschen Sprache konfrontiert worden. In der zweiten Sprache habe sie bislang ebenfalls nur sehr wenige Wörter lautsprachlich produziert, wie ihr die Erzieherinnen und nun auch die Klassenlehrerin berichteten. Grundsätzlich beschreibt sie ihre Tochter als sehr kommunikativ. Sie versuche vieles über Mimik, Laute und Zeigegesten zu kommunizieren. Sie nehme aktiv durch Berührungen Kontakt zu anderen Personen auf und ziehe sie ggf. auch zu Gegenständen, über die sie etwas mitteilen möchte. Nesrin interessiere sich besonders für Puppen und habe Spaß daran, zu Musik zu tanzen.

Die Mutter fügt hinzu, dass Nesrin zusätzlich zu den sprachlich-kommunikativen Problemen seit einigen Monaten **ein auffällig aggressives Verhalten** zeige. Sie schreie scheinbar grundlos, zeige Autoaggressionen und auch starke aggressive Verhaltensweisen gegenüber Personen und Gegenständen. In der Schule habe sie bereits Kinder gebissen und geschlagen, zu Hause kommt es immer wieder zu körperlichen Auseinandersetzungen mit ihrem Bruder. Sich selbst ziehe sie häufig an den Haaren. Zudem habe sie bereits viele Gegenstände zertrümmert u. a. auch zwei Smartphones und ein Tablet der Schule.



Die Sprachtherapeutin füllt am Ende des Anamnesegespräches gemeinsam mit der Mutter den **Mehrsprachen-Kontext** (► Abschn. 6.1.2) aus, um festzuhalten und zu visualisieren, in welchem Umfang Nesrin mit der deutschen und der arabischen Sprache konfrontiert wird. Hier wird deutlich, dass im häuslichen Kontext ausschließlich Arabisch gesprochen wird. Auch Nesrins Zwillingsbruder spricht mit seiner Schwester ausschließlich Arabisch, auch wenn er bereits einfache Sätze im Deutschen beherrscht. Frau Karakas gibt an, dass Nesrin einige Stunden pro Woche deutsche Fernsehprogramme schaue und hin und wieder deutsche Kinderlieder höre. Im schulischen Kontext erhält Nesrin im Rahmen einer Ganztagsbeschulung 8 Stunden täglich sprachlichen Input in der deutschen Sprache. Auch zuvor in der Kindertagesstätte stand Nesrin bis zu 8 Stunden pro Tag mit dem Deutschen in Kontakt. Damit erhält Nesrin aktuell umfangreichen Input in beiden Sprachen. Dennoch nutzt sie aktiv in ihrer Kommunikation fast ausschließlich das Arabische.

#### 7.2.1.2 Aktuelle Kommunikationsformen

Die Erhebung der aktuellen Kommunikationsformen erfolgt mit Hilfe des Anamnese- und Beobachtungsbogens (► Kap. 8, Online-Materialien unter ► http://extras.springer.com) zunächst durch eine Befragung der Mutter und anschließend durch Beobachtungen in einer Spielsituation im Therapieraum.

Frau Karakas berichtet, dass Nesrin vorwiegend durch **Zeigegesten** auf Gegenstände im Raum kommuniziere oder Personen zu Orten oder Gegenständen ziehe. Sie könne durch **Blickkontakt** oder **Berührungen** Kontakt zu anderen Personen aufnehmen. **Lautsprachlich produziere sie allerdings nur wenige Wörter**. Bisher habe sie **keine Wortkombinationen** beobachten können. Behagen und Unbehagen sowie Zustimmung und Ablehnung drücke sie über **Laute und Mimik** aus.

Die Mutter äußert den Wunsch, Nesrin eine Möglichkeit zu geben, einfache Bedürfnisse und Wünsche ausdrücken zu können, und erhofft sich durch die Sprachtherapie eine Verbesserung der kommunikativen Fähigkeiten ihrer Tochter.

In der Beobachtungssituation können die Angaben der Mutter bestätigt werden. Die Therapeutin lässt Nesrin und die Mutter mit einem Puppenhaus spielen. Die Mutter spricht dabei in ihrer Muttersprache Arabisch. Nesrin zeigt dabei auf Gegenstände, lautiert und nimmt Blickkontakt zur Mutter auf. Zusätzlich lässt sich ein **Symbolspiel** bei Nesrin beobachten. Die Mutter gibt sich sichtlich Mühe, alle Kommunikationsversuche ihrer Tochter zu verstehen oder zu deuten. Nach wenigen Minuten kommt es zu einer Situation, in der Nesrin nicht verstanden wird. Nesrin versucht durch wiederkehrende hinweisende Gesten zu verdeutlichen, was sie möchte, kann dieses aber nicht verständlich kommunizieren. Als Reaktion auf ihr Nichtverstandenwerden wirft sie eine Puppe in eine Ecke und zieht sich aus der Situation zurück.

Ein zusätzliches Telefonat mit der Klassenlehrerin von Nesrin macht deutlich, dass die sprachlichen Fähigkeiten des Kindes auch im schulischen Kontext auffällig sind. Es wird berichtet, dass Nesrin nur wenige, für sie relevante Wörter im Deutschen spricht. Zudem bestehe der Eindruck, dass das Kind häufig auch **kurze Anweisungen im Deutschen nicht verstehe**. Die Klassenlehrerin erzählt, dass Nesrin in der Schule bereits mit Symbolen in Kontakt gekommen sei. In der Schule werden

**METACOM-Symbole** (Kitzinger 2018) genutzt, um Tagesabläufe zu visualisieren und Räume zu beschriften. In einigen Unterrichtsstunden, in denen Symbole in das Unterrichtsgeschehen einbezogen wurden, habe die Lehrerin beobachten können, dass Nesrin eindeutige Symbole erkennt und entsprechenden Gegenständen zuordnen kann. Zusätzlich sei mit Nesrin im Morgenkreis die Nutzung einer **sprechenden Taste und eines iPads erprobt worden.** Die Lehrerin berichtet, dass Nesrin diese Hilfen nach wenigen Minuten zumeist umherwirft, wodurch, wie bereits von der Mutter erwähnt, ein schuleigenes iPad zu Bruch gegangen ist.

#### 7.2.1.3 Diagnostik

Da die Angaben der Anamnese ergeben, dass Arabisch die dominante Sprache für Nesrin ist, gilt es zunächst, möglichst viele Informationen über die sprachlich-kommunikative Entwicklung des Kindes im Arabischen zu erhalten (vgl. Lüke et al. 2019). Dieses gestaltet sich schwierig, weil die Sprachtherapeutin über keine Sprachkenntnisse in der arabischen Sprache verfügt. Um eine erste qualitative Einschätzung des produktiven Sprachentwicklungsstandes von Nesrin vornehmen zu können, soll ein Elternfragebogen herangezogen werden. Die Mutter wird gebeten, den **SBE-2KT** (Suchodoletz und Sachse 2008) **in der bilingualen deutsch-arabischen Version** auszufüllen. Da durch die anamnestischen Daten bereits bekannt ist, dass Nesrin sowohl im Deutschen als auch im Arabischen nur wenige Wörter spricht, scheint dieses Screeningverfahren angemessen, auch wenn es für 2-jährige Kinder konzipiert wurde.

**Tipp**

Der SBE-2-KT (Suchodoletz und Sachse 2008) ist ein diagnostisches Screeningverfahren zur Früherkennung von Kindern mit Sprachentwicklungsverzögerungen im Alter von 2 Jahren. Um bei mehrsprachigen Kindern differenzieren zu können, ob unterdurchschnittliche Ergebnisse im Deutschen auf einen zu geringen Input im Deutschen zurückzuführen sind oder eine Sprachentwicklungsverzögerung vorliegt, wurden mehrsprachige Versionen in zahlreichen Sprachen erstellt. Diese sind auf der Homepage der PH Heidelberg unter ► https://www.ph-heidelberg.de/sachse-steffi/professur-fuer-entwicklungspsychologie/elternfrageboegen-sbe-2-kt-sbe-3-kt/sbe-2-kt-fremdspr.html kostenfrei herunterladbar.

Die Auswertung des Elternfragebogens ergibt, dass Nesrin 34 der 57 aufgeführten Wörter im Arabischen lautsprachlich produzieren kann, wohingegen sie im Deutschen nur 11 der Wörter äußert. Vier Wörter der Itemliste beherrscht sie sowohl im Deutschen als auch im Arabischen („essen", „Ball", „Banane", „Jacke"). Daraus ergibt sich ein Gesamtpunktwert von 41, womit der kritische Wert für von 50, der für 2-jährige Kinder gilt, unterschritten ist.

Im Rahmen der weiteren Diagnostik soll das Sprachverständnis des Mädchens überprüft werden. Dazu wird in einem ersten Schritt das Wortverständnis für Nomen und Verben mithilfe der PDSS (Kauschke und Siegmüller 2010) überprüft. Dieses Verfahren wurde ausgewählt, da Normwerte für einen relativ großen Altersbereich vorliegen, wodurch Nesrins Fähigkeiten bestmöglich eingeschätzt werden können. Abhängig von den Ergebnissen in den beiden Untertests wird entweder mithilfe des **SETK-2** (Grimm 2016) oder des SETK 3–5 (Grimm 2016) das Sprachverständnis auf Satzebene untersucht. Mit der Durchführung der Untertests gilt es nicht, einen Vergleich zum altersgerechten Normbereich herzustellen, sondern den Entwicklungsstand des Kindes abzubilden (vgl. Aktaş 2012; Lüke et al. angenommen). Die Testdurchführungen selbst erfolgen adaptiert, um das Sprachverständnis von Nesrin, unabhängig von ihren beiden Sprachen erfassen zu können. Hierfür wird die Tante von Nesrin in die Testung mit einbezogen, da sie sowohl über deutsche als auch arabische Sprachkenntnisse verfügt. Sie soll jede deutsche Testinstruktion, auf die Nesrin nicht oder falsch reagiert, nochmals auf ein Zeichen der Therapeutin hin im Arabischen wiederholen. Im Protokollbogen wird festgehalten, ob Nesrin auf die deutsche oder die arabische Instruktion reagiert hat. Im Untertest zum Wortverständnis für Nomen konnte Nesrin neun der 20 Items korrekt zuordnen, was in der jüngsten angegeben Altersgruppe der 2;0–2;5 Jahre alten Kinder einem T-Wert von 36 entspricht. Im Untertest zum Verbverständnis konnte sie sechs der 20 Items korrekt zuordnen, was ebenfalls in der Altersgruppe der jüngsten Kinder einem T-Wert von 39 entspricht. Die Sprachverständnisleistungen auf Wortebene von Nesrin liegen demnach auf dem Entwicklungsniveau von ungefähr 2-jährigen Kindern. Auf diesen Ergebnissen aufbauend wird der SETK-2 (Grimm 2016) zur Feststellung der Sprachverständnisleistungen auf Satzebene durchgeführt. Hier kann Nesrin drei der acht Items korrekt lösen, was im Vergleich zur Altersgruppe der 2;6–2;11 Jahre alten Kindern einem T-Wert von 40 und damit einem durchschnittlichen Ergebnis entspricht. Nesrins Reaktionen verteilten sich in etwa zur Hälfte in allen drei Untertests auf deutsche und arabische Aufforderungen.

Aus den Ergebnissen lässt sich damit ableiten, dass ein **stark verzögerter Spracherwerb im Rahmen einer Primärbehinderung** vorliegt. Insbesondere Nesrins produktive Sprachleistungen sind stark verzögert und in etwa mit dem Sprachentwicklungsstand eines 1 1/2 bis 2 Jahre alten Kindes zu vergleichen. Ihre rezeptiven Fähigkeiten sind ebenfalls verzögert, jedoch befinden sich diese auf einem Entwicklungsalter von ungefähr 2–3 Jahren. Den Zielgruppen von Weid-Goldschmidt (2013) folgend kann Nesrin der zweiten Gruppe zugeordnet werden, wobei ein deutliches Entwicklungspotenzial in Richtung der dritten Gruppe zu beobachten ist (▶ Abschn. 1.2).

### 7.2.2 Interventionsmöglichkeiten finden

#### 7.2.2.1 Methoden- und Materialauswahl

Die Ergebnisse der Diagnostik verdeutlichen die starken Einschränkungen in Nesrins täglichen Aktivitäten durch die bislang recht gering ausgeprägten sprachlichen und kommunikativen Kompetenzen. Ihre kommunikativen Möglichkeiten reichen in keiner Weise aus, um im Alltag ihre zahlreichen Bedürfnisse und Wünsche ausreichend ausdrücken zu können. Es ist wahrscheinlich, dass die fremd- und autoaggressiven Verhaltensweisen des Mädchens anteilig auch durch die fehlenden Kommunikationsmöglichkeiten erklärt werden können. Dieses konnte in einer Spielsituation während der Diagnostik beobachtet werden. Es gilt daher, durch eine gezielte sprachtherapeutische Intervention **schnellstmöglich die Kommunikationsmöglichkeiten** der Patientin **sowohl im Deutschen als auch im Arabischen zu erweitern**. Da aufgrund der Primärbeeinträchtigung, der damit einhergehenden Intelligenzminderung und der Schwere der Sprachentwicklungsstörung nicht davon ausgegangen werden kann, dass Nesrins passiver und aktiver lautsprachlicher Wortschatz in kürzester Zeit so sehr wächst, dass eine zufriedenstellende Kommunikation erreicht wird, zieht die Sprachtherapeutin den Einsatz von Methoden der UK in Betracht. Grundsätzlich würde der Einsatz von **Gebärden, Bildsymbolen oder einfachen elektronischen Kommunikationshilfen** eine **Möglichkeit zur Erweiterung von Nesrins Ausdrucksmöglichkeiten darstellen**. Um herauszufinden, ob der Einsatz von Methoden der UK auch im familiären Kontext denkbar ist, und um zu eruieren, welche Methode in Nesrins Fall am vielversprechendsten ist, muss die Mutter wie auch die Klassenlehrerin in die Entscheidung zum Verlauf der folgenden Intervention einbezogen werden.

#### 7.2.2.2 Zielsetzungen formulieren

Die folgende Therapieeinheit wird daher als Elterngespräch durchgeführt. Zur sprachlichen Unterstützung wird die Mutter erneut durch ihre Schwägerin begleitet. Die Therapeutin legt die Ergebnisse der Diagnostik dar und erläutert, auf welchem Sprachentwicklungsstand sich Nesrin aktuell befindet. Zusätzlich erklärt sie der Mutter, dass Nesrins sprachliche Schwierigkeiten in keinem Zusammenhang mit der Bilingualität des Kindes stehen. Zudem teilt die Therapeutin der Mutter ihre Vermutung mit, dass Nesrins aggressive Verhaltensauffälligkeiten auch durch Nichtverstandenwerden begründet sein können. Frau Karakas kann diese Argumentation nachvollziehen und hält dieses ebenfalls für wahrscheinlich. Um Nesrin möglichst schnell eine Möglichkeit zu geben, Wünsche und Bedürfnisse kommunizieren zu können, schlägt die Therapeutin vor, **Methoden der UK in den Therapieprozess mit einzubeziehen**. Da die Mutter bisher in keiner Weise über alternative Kommunikationsformen informiert wurde, erläutert die Sprachtherapeutin die verschiedenen Möglichkeiten, über Gebärden, Bildsymbole oder elektronische Kommunikationshilfen zu kommunizieren. Die Mutter äußert sofort, dass sie den Einsatz eines elektronischen Kommunikationsgerätes nicht befürworten würde, da sie davon ausgehe, dass Nesrin ein Tablet eher kaputt machen würde. Für nichtelektronische Kommunikationsformen sei sie aber offen. Die Therapeutin bespricht mit der Mutter, dass sie Nesrin gerne **Bildsymbole** anstelle von Gebärden zur Verfügung stellen würde. Zum einen komme Nesrin ohnehin in der Schule mit METACOM-Symbolen in Berührung, sodass auch in der Schule eine Förderung durch Symbolkarten unterstützt würde. Zum anderen haben Bildsymbole im Gegensatz zu Gebärden für Nesrin den Vorteil, dass sie nicht flüchtig sind und sie die Karten greifen und damit begreifen kann. Somit könnten die Symbole auch im Rahmen von **Konsequenzplänen zur Verhaltensunterstützung** oder zur **Strukturierung von Abläufen** genutzt werden. Die Mutter stimmt diesem Vorgehen zu, sodass gemeinsam folgende Zielvereinbarung getroffen wird:

1. **Nesrins passiver Wortschatz soll erweitert werden.** In den ersten zehn Therapieeinheiten soll Nesrin ihren passiven Wortschatz sowohl im Arabischen als auch im Deutschen um zusammengenommen 20 Wörter erweitern.
2. **Nesrin soll lernen, Symbole zur Kommunikation einzusetzen.** In den ersten zehn Therapieeinheiten soll sie lernen, sowohl im Arabischen als auch im Deutschen zehn neue Wörter in Form von Symbolkarten aktiv in ihrer Kommunikation einzusetzen.

#### 7.2.2.3 Bezugspersonen einbeziehen

Damit Nesrin erlernen kann, Symbole kommunikativ zu nutzen, muss sie viele **Vorbilder** erleben, die die Symbolkarten ebenfalls modellhaft in der Kommunikation einsetzen. Vor dem Hintergrund der vorliegenden Bilingualität des Kindes ist es von großer Bedeutung, **Bezugspersonen aus beiden Sprachgemeinschaften** in die Intervention einzubeziehen. Damit die Symbolkarten in allen Alltagssituationen des Mädchens eingesetzt werden können, muss eine kultursensitive Vokabularauswahl vorgenommen und jede Karte bilingual beschriftet werden. Da die Sprachtherapeutin nicht über Kenntnisse in der arabischen Sprache verfügt, kommen der **Mutter und der Tante** besondere Rollen zu. Sie können dafür sorgen, dass die Symbole so ausgewählt und beschriftet werden, dass sie auch im häuslichen Kontext eingesetzt werden können. Auch Nesrins **Klassenlehrerin** soll über den gesamten Interventionsprozess mit einbezogen werden, da auch im Schulalltag dringend eine Verbesserung ihrer kommunikativen Situation erreicht werden muss. Dies wird telefonisch mit der Klassenlehrerin besprochen, welche das Anliegen sehr gerne unterstützt. Es wird vereinbart, dass die Therapeutin und die Lehrerin jeweils in einem Abstand von 2 Wochen ein kurzes Telefonat für notwendige Absprachen führen.

#### 7.2.2.4 Erprobung

Für die erste Therapiesitzung erstellt die Therapeutin **5 Symbolkarten** mit Begriffen, die Nesrin bereits in beiden Sprachen versteht, aber nicht selbst lautsprachlich produziert. Das sind die Wörter „Puppe", „mehr", „Kuchen", „Eis" und „Apfel". Die Symbolkarten erstellt sie mit Hilfe der praxiseigenen **METACOM**-8-CD (Kitzinger 2018). Mit Hilfe von „MetaSearch" (▶ Abschn. 2.4.1 und Symbolsammlungen") kreiert sie 4×4 cm große Karten, die sie mit den entsprechenden Symbolen und dem **deutschen Schriftbild** versieht. Anschließend druckt sie diese Karten aus und schneidet sie zurecht. Bevor sie die Karten in der Kommunikation mit Nesrin einsetzt, bitte die Therapeutin die Mutter und die Tante, mit einem Stift auf den Karten ebenfalls das **arabische Schriftbild** hinzuzufügen. Anschließend bittet die Therapeutin die Mutter und die Tante mit in den Therapieraum, um die folgende Spielsituation, in der die Symbolkarten erstmals eingesetzt werden, zu beobachten. Da Nesrin gern mit Puppen spielt, werden diese in ein Symbolspiel mit einbezogen. Die Sprachtherapeutin erklärt Nesrin, dass eine der großen Handpuppen heute Geburtstag hat und zum Essen eingeladen hat. Sie platziert an einem Tisch mit vier Stühlen zwei große Handpuppen. Auf dem Tisch liegt Holzspielzeug in Form von Äpfeln, Eis und Kuchen sowie die erstellten Symbolkarten. Nesrin und die Therapeutin setzen sich an den Tisch. Es folgt eine Konversation, in der die Therapeutin hochfrequent die Bildkarten in der Kommunikation einsetzt. Sie begleitet ihre eigenen lautsprachlichen Aussagen, indem sie auf die Bildkarten zeigt, und deutet Nesrins Reaktionen, indem sie sie für sie versprachlicht und die **Symbolkarten modelliert**. Nach vielen Wiederholungen antwortet Nesrin erstmals auf die Frage, was sie noch essen möchte, indem sie kurz auf die Bildkarte KUCHEN tippt und sich ein Stück Kuchen nimmt. Im Anschluss wird die Mutter ebenfalls zum „Geburtstagsessen" eingeladen und an den Tisch gebeten. Die Therapeutin bittet die Mutter, nun die gleiche Situation mit Nesrin weiterzuspielen, indem sie ganz natürlich auf Arabisch mit ihr spricht und genauso wie die Therapeutin die Bildkarten sprachbegleitend einsetzt. So soll die Mutter ein erstes Gefühl dafür bekommen, wie sie selbst die Symbolkarten einsetzen kann, um anschließend überprüfen zu können, ob sie sich den Einsatz dieser alternativen Kommunikationsform vorstellen kann.

#### 7.2.2.5 Evaluation und Anpassung

Im Anschluss an diese Spielsituation sucht die Therapeutin das Gespräch mit der Mutter und der Tante, um erste Eindrücke im Umgang mit den Symbolkarten aufzunehmen. Gemeinsam soll reflektiert werden, ob der Einsatz von Symbolkarten zum Erreichen der zuvor aufgestellten Zielvereinbarungen führen kann. Frau Karakas merkt direkt zu Beginn des Gespräches kritisch an, dass Nesrin nur einmal eine Symbolkarte selbst aktiv genutzt hat, um einen Wunsch mitzuteilen. Sie äußert, dass sie erwartet hatte, dass ihre Tochter die Karten viel häufiger in der Kommunikation einsetzt. Die Sprachtherapeutin nimmt diese wichtige Rückmeldung auf und zeigt Verständnis für die Bedenken der Mutter. Sie erklärt ihr aber, dass Nesrins Reaktion nach einer solch kurzen Sequenz bereits sehr gut war. Sie betont, dass **Nesrin erst erlernen muss, welchen kommunikativen Zweck die Symbolkarten erfüllen können**, und dafür sei es unerlässlich, dass Bezugspersonen die Karten ebenfalls natürlich in ihrer Kommunikation nutzen. Sie stellt heraus, dass Nesrin **Vorbilder benötigt**, die ihr den Umgang mit den Symbolkarten immer wieder vormachen. Die Sprachtherapeutin merkt an, dass Frau Karakas dies bereits gut gemacht hat und fragt sie, ob sie sich vorstellen könne, die Karten so auch im Alltag einzusetzen. Frau Karakas bejaht dieses und sagt, dass sie durch die Beobachtungen des Verhaltens der Therapeutin in der Spielsituation eine erste Idee davon bekommen habe, wie sie selbst die Karten einsetzen muss. Dennoch äußert die Mutter weitere Bedenken. Sie habe zu Hause zwar einen Computer, aber keinen Drucker und wisse nicht, wie sie die Symbolkarten erstellen solle. Die Therapeutin bespricht mit Frau Karakas, dass die Karten zunächst gemeinsam in der **Praxis erstellt und ausgedruckt** werden. Zu einem späteren Zeitpunkt könne dann gemeinsam überlegt werden, ob die Anschaffung eines eigenen Symbolbearbeitungsprogrammes sinnvoll ist und bei der Krankenkasse beantragt werden soll. Nesrins Tante gibt ebenfalls an, von der gemeinsamen Spielsituation und dem Einsatz der Symbolkarten positiv überrascht zu sein. Auch sie wolle die Karten im Alltag gerne einsetzen und ein Vorbild für Nesrin sein.

Abschließend einigen sich die Therapeutin und die beiden Frauen darauf, dass der **vorgeschlagene Therapieweg sinnvoll** erscheint. Alle drei können sich vorstellen, dass Nesrin diese Kommunikationsform annimmt und dadurch die festgelegten Zielvereinbarungen erreicht werden können.

### 7.2.3 Inhalte festlegen und umfassende Einführung

#### 7.2.3.1 Vokabularauswahl

Damit Nesrins passiver und aktiver Wortschatz gezielt erweitert werden kann, muss festgelegt werden, welche Wörter in der Kommunikation mit Nesrin angebahnt werden. Die Auswahl der Wörter soll dabei folgenden Prinzipien folgen:

- Es müssen Wörter ausgewählt werden, die eine **alltägliche Relevanz** für Nesrin haben.
- **Kern- und Randvokabular** (► Abschn. 2.2) muss berücksichtigt werden.
- Es sollten Wörter gefunden werden, **die in beiden Sprachgemeinschaften bedeutungsvoll** eingesetzt werden können.
- **Wörter, die im Fokus der schulischen Förderung** stehen, sollten auch in anderen Lebenskontexten angebahnt werden.

Auf Grundlage dieser Prinzipien stellen die Sprachtherapeutin und die Mutter in Absprache mit der Klassenlehrerin einen **Zielwortschatz für die ersten zehn Therapieeinheiten** zusammen. Dieser orientiert sich an den ersten beiden Fokuswörterreihen aus dem Konzept der Fokuswörter („„ nochmal", „nicht", „fertig", „wollen", „gucken", „ich", „auch", „mehr", „haben"). Dieses Kernvokabular wird ergänzt mit sechs für Nesrin hoch relevanten Begriffen aus dem Randvokabular („Puppe", „Musik", „Banane", „Apfel", „Ball" und „Toilette"). Die restlichen Wörter sollen aus den in der Schule im Fokus stehenden Wörter bestehen. Denn dort wird in Anlehnung an das Konzept der „Gebärde der Woche" schulintern und klassenübergreifend im Abstand von 2 Wochen ein Wort in den Fokus gestellt und in den unterschiedlichen Kommunikationsformen der Schülerinnen und Schüler modelliert. Die Klassenlehrerin teilt der Sprachtherapeutin mit, dass die letzten zwei Wörter die Begriffe „singen" und „tanzen" waren und nun der Begriff „klatschen" in den Fokus gestellt wird. Allerdings kenne Nesrin diese Begriffe nur beiläufig als Symbole.

Zudem wird festgelegt, dass alle Bildkarten, wie auch schon in der Erprobung, mit dem deutschen und dem arabischen Schriftbild versehen werden. So wird, gerade bei nicht bildgebenden Symbolen, sichergestellt, dass alle Personen unabhängig von der verwendeten Sprache die Bildsymbole sprachbegleitend einsetzen können und auch dieselbe Wortwahl nutzen.

#### 7.2.3.2 Therapeutisches Vorgehen

In der folgenden Therapieeinheit beginnt die konkrete Arbeit mit Nesrin. Im Vorfeld hat die Sprachtherapeutin wie mit der Mutter besprochen Bildkarten mit den Wörtern des Zielvokabulars erstellt. Da nicht alle Wörter parallel angebahnt werden sollen, sondern lediglich ca. ein bis fünf Wörter (► Abschn. 4.4.2), wählt die Therapeutin für die erste Therapieeinheit die Wörter „singen", „klatschen", „tanzen", „nochmal" und „fertig" aus. Diese sollen in einer attraktiven Spielsituation hochfrequent modelliert werden. Die Sprachtherapeutin bittet die Mutter und die Tante mit in den Therapieraum, damit sie, wie auch schon in der Erprobung, beobachten können, wie die Therapeutin die Bildkarten in der Kommunikation einsetzt.

**Beispiel**

Die Sprachtherapeutin macht Nesrin mit der Handpuppe Emma bekannt und erklärt ihr, dass Emma besondere Talente hat. Sie könne besonders gut tanzen und singen. Emma möchte das gerne Nesrin zeigen und wissen, ob Nesrin auch singen und tanzen kann.

**Therapeutin:** - „Ok Emma. Dann zeig mal, wie du TANZEN tanzen kannst!" (Therapeutin lässt leise Musik abspielen. Emma beginnt zu tanzen und hört nach einer Weile wieder auf.)

**Therapeutin:** - „Das sah toll aus. NOCHMAL nochmal bitte." (Emma beginnt erneut zu tanzen.)

7

**Therapeutin:** - „Nesrin, möchtest du, dass Emma NOCHMAL nochmal TANZEN tanzt? Oder ist sie FERTIG fertig?"

**Nesrin:** - (Beginnt zu tanzen.)

**Therapeutin:** - „Ah, du möchtest sagen: NOCHMAL Nochmal TANZEN tanzen." (Emma beginnt zu tanzen).

**Emma:** - (Zur Therapeutin) „Ich möchte, dass du mit mir TANZEN tanzt."

**Therapeutin:** - „Oh je, aber ich kann doch gar nicht TANZEN tanzen." (Beginnt zu tanzen). „Nesrin, möchtest du auch mit uns TANZEN tanzen?"

**Nesrin:** - (Lacht, nickt und beginnt zu tanzen.)

**Therapeutin:** - „Ich kann nicht mehr. Ich bin FERTIG fertig.". (Steht still, woraufhin Nesrin auch aufhört zu tanzen). „Möchtest du NOCHMAL nochmal oder bist du auch FERTIG fertig?"

**Nesrin:** - (Wackelt mit der Hüfte).

**Therapeutin:** - „Du kannst mir das mit den Karten zeigen. Schau: Bist du FERTIG fertig oder möchtest du NOCHMAL nochmal?"

**Nesrin:** - „NOCHMAL." (Tippt vorsichtig auf die Bildkarte und beginnt zu tanzen.)

Nach und nach werden in dieser Spielsituation auch die Bildkarten SINGEN und KLATSCHEN eingeführt und weiterhin die Wörter NOCHMAL und FERTIG hochfrequent von der Therapeutin modelliert. Nach einer Weile fragt die Therapeutin Nesrin, ob sie nicht auch mal schauen wollen, wie die Mama und die Tante tanzen und singen. Nesrin blickt aufgeregt zu ihrer Mutter und ihrer Tante, nickt, nimmt die Mutter und die Tante an die Hände und zieht sie auf die „Tanzfläche". Einerseits darf Nesrin bestimmen, was die Erwachsenen machen sollen, was einen hohen Aufforderungscharakter für sie darstellt. Andererseits ermuntert die Therapeutin die Mutter und die Tante immer wieder, die Bildkarten selbst sprachbegleitend einzusetzen, wenn sie arabisch sprechen. So sollen die beiden Frauen erkennen, dass die **Karten sprachunabhängig eingesetzt werden** können und die **Methode des** ***Modelings*** (▶ Abschn. 4.4.2) erlernen. Das Modellieren der Bildkarten wird am Ende der Therapieeinheit nochmals explizit mit der Mutter und der Tante thematisiert. Die Therapeutin stellt heraus, dass Nesrin nur erlernen kann, die Symbolkarten in der Kommunikation einzusetzen, wenn sie **Vorbilder** hat, die ihr dieses zeigen. Die Therapeutin bittet die beiden Frauen, die Karten mit nach Hause zu nehmen und bis zur nächsten Therapieeinheit mehrere Situationen zu kreieren, in denen sie selbst die Wörter „nochmal" und „fertig" modellieren und Nesrin die Entscheidung treffen kann, ob eine Aktion nochmal stattfindet oder fertig ist.

In der folgenden Therapieeinheit berichten die Mutter und die Tante von den ersten Erfahrungen mit den Bildkarten. Sie haben versucht, die Bildkarten einige Male im Alltag einzusetzen, und ihnen sei klar, dass sie selbst die Karten auch kommunikativ einsetzen müssen. Aber ihnen falle es schwer, Situationen oder Spiele zu finden, in denen sie die beiden Wörter nutzen können. Die Therapeutin schlägt daraufhin vor, gemeinsam zu überlegen, in welchen Situationen Nesrin durch die Wörter „nochmal" und „fertig" etwas bewirken kann. Gemeinsam entstehen einige Ideen, die notiert werden:

- Kitzelsituation
- kurze Videos ansehen
- Turm umwerfen
- Bewegungsspiele
- Massage mit den Fingern oder kleinen Igelbällen

Die Mutter zeigt sich überrascht und deutet an, dass sie viel zu verkrampft an den Einsatz der Bildkarten herangegangen sei. Sie habe gar nicht an solch einfache Spielsituationen gedacht. Sie ist dankbar für die Ideen und möchte in der folgenden Woche nochmals versuchen, die Bildkarten im Alltag einzusetzen.

In den folgenden Therapieeinheiten werden **sukzessive weitere Bildkarten** mit Wörtern aus dem zuvor festgelegten **Zielvokabular** angebahnt und immer wieder das *Modeling* mit der Mutter thematisiert und geübt. Nesrin zeigt sich zu Beginn zwar in allen Spielsituationen kommunikativ, tippt aber nur sehr selten ganz verhalten auf eine Bildkarte, um etwas auszudrücken. In der sechsten Therapieeinheit berichtet die Mutter, dass ihre Tochter in der vorangegangenen Woche zu Hause ganz gezielt und häufig die Bildkarte MEHR eingesetzt habe. Dies sei vorwiegend in der Frühstückssituation geschehen. Dort habe sie immer wieder MEHR von ihrem Lieblingssaft und MEHR Brot mit Marmelade eingefordert. Diese habe ihr sichtlich Spaß gemacht. Dennoch fügt die Mutter hinzu, dass Nesrin in den letzten 2 Wochen immer wieder starke Auseinandersetzungen mit ihrem Zwillingsbruder gehabt habe. Immer wenn sie wütend und nicht verstanden werde, ziehe sie ihrem Bruder an den Haaren. Dieses führe zu sehr viel Unruhe im häuslichen Alltag und belaste die Beziehung zwischen ihren Kindern. Die Therapeutin schlägt daraufhin vor, die **Symbole zusätzlich zu ihrer kommunikativen Funktion auch zur Verhaltensunterstützung** einzusetzen. Sie erklärt der Mutter, dass es möglich sei, sogenannte **Konsequenzpläne** (► Abschn. 2.4.1, ► Exkurs „Symbolbasierte Strukturierungshilfen im Sinne von TEAACH“) zu nutzen, welche mit Hilfe von Symbolen aufzeigen, dass ein bestimmtes unerwünschtes Verhalten zu einer unbeliebten Konsequenz führt. Gleichzeitig könne mit den Symbolen aber auch visualisiert werden, dass es eine Handlungsalternative gibt, die zu einer anderen, beliebteren Konsequenz führt. Da die Mutter äußert, dass sie sich darunter nichts vorstellen könne, erstellen die Therapeutin und Frau Karakas gemeinsam einen ersten möglichen Konsequenzplan für Nesrin zu dem angesprochenen unerwünschten Verhalten. Auch der Konsequenzplan wird bilingual beschriftet. Dieser zeigt Nesrin zwei Handlungsalternativen auf: 1. Wenn Nesrin ihren Bruder an den Haaren zieht, dann muss sie in ihr Zimmmer. 2. Wenn Nesrin ihren Bruder in Ruhe lässt, darf sie Musik hören.

Es wird besprochen, dass dieser Konsequenzplan in der folgenden Woche immer dann zum Einsatz kommt, wenn erneut eine solche Konfliktsituation auftritt. Auch die Lehrerin wird über den Einsatz des Konsequenzplans informiert. Da diese den Einsatz von Konsequenzplänen von anderen Schülerinnen und Schülern kennt, ist sie dem offen gegenüber und kann sich vorstellen Nesrin auch im schulischen Kontext symbolbasiert Handlungsalternativen aufzuzeigen. Sie äußert, dass sie in der nächsten Woche direkt einen Konsequenzplan für das unerwünschte Verhalten „Werfen von Gegenständen“ erstellen und anbahnen werde. Sie gebe den erstellten Plan dann der Mutter mit, damit auch dieser zweisprachig beschriftet werden kann. In den folgenden Therapieeinheiten wird der Einsatz der Symbolkarten weiter intensiviert und erprobt, inwiefern der Einsatz von Konsequenzplänen das aggressive Verhalten von Nesrin mindern kann.

#### 7.2.3.3 Evaluation

Nach zehn Therapieeinheiten findet erneut ein Elterngespräch statt. Es soll evaluiert werden, ob die zuvor gemeinsam erarbeiteten Zielvereinbarungen durch den Einsatz von Bildkarten erreicht werden konnten. Dazu nimmt die Therapeutin das Blatt „Zielvereinbarungen treffen und evaluieren“ (► Kap. 8, Online-Materialien unter ► http://extras.springer.com) zur Hilfe, auf dem zwei Ziele festgehalten wurden:

1. Nesrins passiver Wortschatzes soll in beiden Sprachen um zusammengenommen 20 neue Wörter erweitert werden
2. Nesrin soll lernen, Symbole zur Kommunikation einzusetzen. Sowohl im Arabischen als auch im Deutschen soll sie erlernen, zehn neue Wörter in Form von Symbolkarten aktiv in ihrer Kommunikation einzusetzen.

Zehn Wochen nach Beginn der Intervention zeigt Nesrin ein Verständnis dafür, dass Bildkarten in der Kommunikation eingesetzt werden können, um Wünsche und Bedürfnisse mitzuteilen und Handlungen zu steuern.

Die angebahnten Karten kann sie zu einem großen Teil kommunikativ für sich nutzen. Dieses geschieht noch nicht immer eigeninitiativ. In vielen Situationen muss sie im Sinne eines *Promptings* (► Abschn. 4.4.2) immer wieder dazu aufgefordert werden, die Bildkarten in ihrer Kommunikation einzusetzen, was sie daraufhin dann aber erfolgreich umsetzen kann. Zudem konnte in der Therapiesituation beobachtet werden, dass Nesrin einige Male versucht hat, im Deutschen Wörter, die ihr sprachlich und symbolisch hochfrequent angeboten wurden, nachzusprechen. Die Mutter kann dieses für den häuslichen Kontext und für die arabische Sprache noch nicht bestätigen. Sie merkt aber an, dass sie bereits zweimal durch den Konsequenzplan Nesrin von einem Wutanfall abhalten und von einer nichtaggressiven Handlungsalternative überzeugen konnte.

Es kann also festgehalten werden, dass Nesrins passive und aktive Kommunikationsmöglichkeiten durch den Einsatz der Bildkarten erweitert werden konnten. Da Nesrin die Arbeit mit den Bildkarten gut annimmt, die Mutter sich mit dem Einsatz der nichtelektronischen Kommunikationsform wohlfühlt und sich vorstellen kann, dieses weiterzuführen, wird der **eingeschlagene Therapieweg fortgeführt**. Für die kommenden zehn Therapieeinheiten wird an den Zielvereinbarungen festgehalten, jedoch in Absprache mit der Klassenlehrerin ein **neues Zielvokabular** vereinbart. Da sich zusätzlich der Einsatz von Konsequenzplänen vielversprechend zeigt, wird eine **weitere Zielvereinbarung** festgehalten:

3. **Nesrins aggressives Verhalten soll reduziert werden.** Dazu sollen drei Konsequenzpläne erstellt und eingeführt werden, die kontextübergreifend (in der Therapie, zu Hause und in der Schule) sowie sprachenübergreifend eingesetzt werden können.

Der Aufbau des passiven und aktiven Wortschatzes wird in den kommenden Monaten weitergeführt. Sobald ein zuvor festgelegter Zielwortschatz als erlernt gilt, wird ein neuer Zielwortschatz festgelegt. Nach 20 Therapieeinheiten zeigt sich bereits, dass mit der **stetig steigenden Anzahl der Bildkarten**, die Nesrin erlernt, die **Handhabung einzelner Karten erschwert** wird. In einigen Situationen möchte Nesrin auf eine Karte zugreifen, die gerade nicht sichtbar in ihrer Nähe liegt. Um ihr den Zugriff auf alle bereits angebahnten Karten zu ermöglichen, werden alle Symbolkarten mit Klettband versehen und ein **klettbares Kommunikationsbuch** eingeführt. Darin werden die Symbolkarten so organisiert, dass Nesrin zusätzlich zu den im Fokus stehenden Bildkarten, die stets auf die Oberfläche des Buches geklettet werden, auch Zugriff auf alle anderen Symbolkarten hat.

### 7.2.4 Etablierung und Erweiterung des Kommunikationssystems

Nesrin hat eine Kommunikation über Symbolkarten erlernt und setzt sie in unterschiedlichen Kontexten und in beiden Sprachen ein. Ihr stehen innerhalb ihres Kommunikationsbuches mittlerweile 125 Bildsymbole zur Verfügung, wovon sie 80 Symbole aktiv in ihrer Kommunikation nutzt. Die Symbole wurden in Anlehnung an ein PODD (► Abschn. 2.4.1) organisiert. Nesrin beginnt inzwischen, sowohl Bildsymbole miteinander als auch Bildsymbole mit lautsprachlichen Äußerungen zu kombinieren. Insgesamt zeigt sich ein erheblicher Anstieg lautsprachlicher Äußerungen im Vergleich zum Beginn der Intervention. Durch den Einsatz von Konsequenzplänen und die Erweiterung ihrer kommunikativen Möglichkeiten konnten zusätzlich Nesrins aggressive Verhaltensweisen verringert werden. Zu Hause kommt es deutlich seltener zu handgreiflichen Auseinandersetzungen mit ihrem Zwillingsbruder. Gegenstände hat Nesrin über viele Wochen hinweg gar nicht mehr geworfen oder zertrümmert. In der Schule kommt es hin und wieder noch mit fremden Kindern zu Konfliktsituationen, in denen Nesrin sich nicht anders als mit einer aggressiven Verhaltensweise zu helfen weiß.

Die Arbeit mit Symbolen soll in Zukunft weiter etabliert werden. Die Therapie wird weitergeführt, mit der Klassenlehrerin werden weiterhin regelmäßige Telefonate vereinbart, in der ein aktueller gemeinsamer Zielwortschatz und weitere Interventionsziele besprochen werden. Damit auch die Familie die Möglichkeit hat, selbst Symbolkarten zu erstellen, um auch im häuslichen Kontext spezifische Konsequenz- und Ablaufpläne zu erstellen, religiöses und kulturspezifisches Vokabular anzubahnen oder Gegenstände und Räume mit Symbolen zu versehen, wird eine Bildbearbeitungssoftware für die Familie bei der gesetzlichen Krankenkasse beantragt. Mit dem weiteren Anstieg der Anzahl der Bildsymbole und den gesteigerten sprachlichen Fähigkeiten von Nesrin kann zukünftig die Nutzung einer elektronischen Kommunikationshilfe mit Sprachausgabe indiziert sein.

**Fazit**

- Nesrin ist ein Mädchen mit Trisomie 21, das bilingual arabisch-deutsch aufwächst.
- Sie wird kurz nach der Einschulung zur sprachtherapeutischen Diagnostik vorgestellt, weil sie in beiden Sprachen nur wenige Wörter spricht und auch ihr Sprachverständnis stark entwicklungsverzögert erscheint.
- Zusätzlich zeigt Nesrin ein auffällig aggressives Verhalten, das zu einem großen Teil auf die unzureichenden kommunikativen Möglichkeiten des Mädchens zurückzuführen ist.
- Innerhalb der sprachtherapeutischen Intervention werden Nesrin bilingual beschriftete Bildsymbole angeboten. Diese lernt sie kommunikativ in beiden Sprachen einzusetzen und erweitert damit ihre kommunikativen Fähigkeiten.
- Darüber hinaus werden Nesrin mit Hilfe von symbolbasierten Konsequenzplänen Handlungsalternativen aufgezeigt, um ihr aggressives Verhalten zu verringern.
- Im Verlauf des Therapieprozesses werden die Bildkarten in Anlehnung an ein PODD in einem Kommunikationsbuch organisiert.

## 7.3 KEMUKS bei einem Mädchen mit selektivem Mutismus

*Anja Starke*

Die 4-jährige Lisa spricht lediglich mit ihren Eltern und schweigt konsequent außerhalb von zu Hause. Vor einem Jahr wurde bereits die Diagnose selektiver Mutismus gestellt. Die darauf folgende psychotherapeutische Behandlung hat allerdings keine Veränderungen ergeben. Innerhalb der sprachtherapeutischen Behandlung wird nun vor allem über Symbol- und Rollenspiele an der Erarbeitung neuer Interaktionsmuster gearbeitet. Um innerhalb der Therapie Lisas Stimme frühzeitig einzubeziehen, obwohl sie dort noch nicht spricht, nutzt die Therapeutin eine statische elektronische Kommunikationshilfe. Im Verlauf der Therapie beginnt Lisa sukzessiv eigene Aufnahmen auf dem Gerät zu machen und darüber auch kurze Erlebnisse in der Therapie zu erzählen.

### 7.3.1 Standortbestimmung

#### 7.3.1.1 Anamnese

Lisa ist zu Beginn der sprachtherapeutischen Behandlung **4;10 Jahre** alt. Sie wächst **einsprachig Deutsch** auf und lebt gemeinsam mit ihren zwei älteren Geschwistern (12 und 16 Jahre) bei ihren Eltern. Sie geht seit knapp eineinhalb Jahren in einen Kindergarten. In der Eingewöhnung gab es laut Elternangaben keinerlei Schwierigkeiten. Ebenso geht Lisa aktuell gerne und regelmäßig in den Kindergarten.

Die Eltern beschreiben Lisa zu Hause als ein sehr aufgewecktes, bestimmendes Kind, welches immer in Bewegung sei. Außerhalb von zu Hause sei sie jedoch sehr zurückhaltend und schüchtern. Lisa bevorzuge ruhige Aktivitäten wie Bücher anschauen, Malen und Gesellschaftsspiele spielen.

Innerhalb der Entwicklung des Mädchens sind neben dem konsequenten Schweigen des Kindes bislang keinerlei Auffälligkeiten aufgetreten. Die Eltern berichten von **einer altersgerechten**

**sprachlichen und motorischen Entwicklung**. Bei den üblichen Vorsorgeuntersuchungen bei der Kinderärztin sei nie von Entwicklungsverzögerungen gesprochen worden. Allerdings spricht Lisa quasi seit Geburt an nur mit ihrem engsten Familienkreis, was den Eltern besondere Sorge bereite. Die beiden älteren Geschwister wären ebenfalls zurückhaltend und schweigsam gewesen, allerdings nicht derart ausgeprägt wie Lisa.

Mit 3;10 Jahren suchte die Familie eine Kinder- und Jugendpsychotherapeutin auf. Dort wurde die Diagnose **selektiver Mutismus** gestellt und eine Behandlung begonnen. Nach 12 Monaten zeigten sich jedoch keinerlei Fortschritte, sodass die Eltern nun Hilfe bei einer auf selektiven Mutismus spezialisierten Sprachtherapeutin suchen (Exkurs „► Selektiver Mutismus“).

7

Exkurs

**Selektiver Mutismus**

Selektiver Mutismus ist eine **Angststörung**, die durch ein konsequentes Schweigen in bestimmten sozialen Situationen gekennzeichnet ist (American Psychiatric Association 2013). Das Schweigen selbst ist nicht auf fehlende Sprachkompetenzen zurückzuführen. In den meisten Fällen sprechen die Kinder völlig unbefangen zu Hause mit ihrer Familie, schweigen jedoch beispielsweise in den Bildungskontexten Kindertageseinrichtung oder Schule. Mit einer Prävalenzrate von knapp 1 % (Bergman et al. 2002) ist der selektive Mutismus eine relativ seltene Störung der frühen Kindheit, wobei Mädchen etwa eineinhalb Mal häufiger betroffen sind als Jungen (Dummit et al. 1997).

Allen betroffenen Kindern gemeinsam ist das **Kernsymptom des konsequenten Schweigens** in spezifischen sozialen Situationen. Die Varianz der Symptomatik ist interindividuell jedoch sehr groß (Bahrfeck et al. 2017). So gibt es Kinder, die konsequent in Gegenwart aller Personen außerhalb des engsten Familienkreises schweigen. Andere sprechen jedoch zu Hause mit ihren gleichaltrigen Freunden, schweigen jedoch mit diesen in der Bildungseinrichtung. Einige Kinder schweigen auch mit ihren Eltern, wenn sie in Gegenwart fremder oder wenig vertrauter Personen sind. Zusätzlich unterscheiden sich die Kinder häufig hinsichtlich weiterer Begleitsymptome. Bei vielen Kindern ist das Schweigen von einer körperlichen Erstarrung begleitet. Einige Kinder wirken jedoch aufgrund ihres bereits ausgeprägten nonverbalen Kommunikationsverhaltens lebhaft.

Mit dem selektiven Mutismus stark assoziiert sind weitere Angststörungen wie etwa die soziale Ängstlichkeit (Viana et al. 2009). Ein Großteil der Kinder zeigt jedoch noch weitere Auffälligkeiten in unterschiedlichsten Entwicklungsbereichen (Kristensen 2000), wobei sprachliche Auffälligkeiten mit knapp 30–50 % recht häufig sind.

Bei der Verursachung des selektiven Mutismus geht man von einem multifaktoriellen Geschehen aus (Cohan et al. 2006). Basis ist häufig eine Prädisposition für internalisierende Auffälligkeiten. Zahlreiche Eltern berichten von ähnlichem Verhalten, extremer Schüchternheit, Angststörungen oder sogar einem selektiven Mutismus in der nahen Verwandtschaft (Reynolds und Evans 2009). Aufbauend darauf findet sich häufig ein familiäres Lernumfeld, welches eher durch Zurückhaltung und Ängstlichkeit geprägt ist. Ebenso werden Migrationserfahrungen sowie der Erwerb mehrerer Sprachen bei gleichzeitiger Schüchternheit als potenzielle Einflussfaktoren angesehen (Starke 2014). Unsicherheiten in der sprachlichen und sozialen Interaktion können gerade bei schüchternen Kindern zu einem allgemeinen Rückzugsverhalten führen und die Ausprägung eines selektiven Mutismus begünstigen.

#### 7.3.1.2 Aktuelle Kommunikationsformen

Zur Erhebung der aktuellen Kommunikationsformen werden die Eltern zu Beginn der Behandlung mit Hilfe eines **Elternfragebogens**, welcher spezifisch für Kinder mit selektivem Mutismus entwickelt wurde, befragt. In diesem wird erfasst, an welchen Orten, in welchen Situationen und mit welchen Personen ein Kind schweigt sowie ob und welche nonverbalen Kommunikationsformen es nutzt, wenn es schweigt. Zu Beginn der Behandlung schweigt

Lisa konsequent außerhalb von zu Hause sowie gegenüber allen Personen außerhalb ihrer engsten Familie (Eltern, Geschwister). In Situationen, in denen Lisa schweigt, gelingt es ihr jedoch über Kopfnicken und Kopfschütteln Zustimmung bzw. Ablehnung mitzuteilen. Ebenso gibt sie Hinweise durch deiktische Gesten, insbesondere durch das Zeigen auf Objekte, Personen und Handlungen, das Hinführen der Person zu beispielsweise einem gewünschten Gegenstand sowie durch Blickkontakt.

Im Rahmen der ersten gemeinsamen Diagnostiksitzung mit Lisa bestätigt sich dieses Kommunikationsverhalten. Gegenüber der fremden Therapeutin schweigt Lisa konsequent. Es gelingt ihr allerdings, Blickkontakt aufzunehmen und Hinweise durch Zeigen (z. B. auf ein gewünschtes Spiel), Zustimmung und Ablehnung über Kopfnicken und -schütteln mitzuteilen. Zudem flüstert sie im Beisein der Therapeutin mit ihrer Mutter. Im Wartezimmer spricht sie sogar deutlich hörbar mit ihren Eltern.

#### 7.3.1.3 Diagnostik

Um die Diagnose selektiver Mutismus bei Lisa zu überprüfen, werden mit Hilfe von Elternfragebögen, einem ausführlichen Elterngespräch sowie einer Diagnostiksitzung mit Kind und Mutter die DSM-5-Kriterien *(Diagnostic and Statistical Manual of Mental Disorders)* überprüft. Das **Kernsymptom des Schweigens** kann eindeutig bestätigt werden. Lisa schweigt konsequent außerhalb des engsten Familienkreises sowie außerhalb des häuslichen Umfeldes. Durch das Schweigen ist die soziale Kommunikation des Mädchens im Kindergarten deutlich beeinträchtigt, auch wenn sie dort vereinzelt nonverbal kommuniziert. Das Schweigen dauert bereits länger als ein Jahr an. Laut Eltern gibt und gab es keine Auffälligkeiten in Lisas **Sprachentwicklung**. Zu Hause spräche sie sehr viel und könne sich für ihr Alter angemessen ausdrücken. Im Verlauf der ersten Therapiesitzungen wird zur Verifizierung dieser Elternangaben der TROG-D (Fox-Boyer 2016) durchgeführt. Dieser Test erfasst das Sprachverständnis auf Satzebene von Kindern (► Abschn. 4.1.3) und erfordert keine produktiven Leistungen, sodass er auch im Einsatz mit schweigenden Kindern eine relativ zuverlässige Aussage über das Sprachverständnis gibt. Lisa erreicht hier einen T-Wert von 65, wonach ihr Sprachverständnis als überdurchschnittlich einzustufen ist. Eine gravierende Sprachentwicklungsproblematik kann somit ausgeschlossen werden. Somit können alle fünf Diagnosekriterien des DSM-5 für den selektiven Mutismus (Übersicht 7.1) bei Lisa bestätigt werden.

**Übersicht 7.1**

**DSM-5-Kriterien des selektiven Mutismus**

A. Andauernde Unfähigkeit, in bestimmten Situationen zu sprechen, in denen das Sprechen erwartet wird (z. B. in der Schule), wobei in anderen Situationen gesprochen wird.
B. Das Störungsbild beeinträchtigt die schulischen oder beruflichen Leistungen oder die soziale Kommunikation.
C. Die Störung dauert mindestens einen Monat (und ist nicht auf den ersten Monat nach Schulbeginn beschränkt).
D. Die Unfähigkeit zu sprechen ist nicht durch fehlende Kenntnisse der in der sozialen Situation erforderlichen gesprochenen Sprache bedingt oder dadurch, dass der Betroffene sich in dieser Sprache nicht wohlfühlt.
E. Das Störungsbild kann nicht besser durch eine Kommunikationsstörung (z. B. Redeflussstörung mit Beginn in der Kindheit) erklärt werden und tritt nicht ausschließlich im Verlauf einer Autismus-Spektrum-Störung, einer Schizophrenie oder einer anderen psychotischen Störung auf (Falkai und Wittchen 2015, S. 264).

In der gemeinsamen Diagnostiksitzung mit Kind und Mutter wird darüber hinaus vor allem das **Interaktionsverhalten** des Kindes mit der Mutter sowie der Therapeutin beobachtet.

Innerhalb dieser Sitzung werden Lisa unterschiedliche Angebote gegeben. Im Sinne der Dortmunder Mutismus Therapie (DortMuT, Bahrfeck et al. 2017; Subellok et al. 2012) wird dem Kind zunächst die Möglichkeit gegeben, sich einen **sicheren Raum im Therapiezimmer** zu bauen. Dies wird in der Spielhandlung über das Bauen eines Hauses symbolisiert. Aus diesem sicheren Raum heraus können die Kinder dann entscheiden, ob sie mit der Therapeutin **in Kontakt treten** möchten oder nicht. Lisa baut gemeinsam mit ihrer Mutter in einer geschützten Ecke des Therapiezimmers ein Haus und lässt sich aus diesem heraus auf einen Kontakt mit Therapeutin und Handpuppe ein. Auf den Spielvorschlag, außerhalb der Häuser eine „Schneeballschlacht" (Bewegungsspiel mit Tischtennisbällen) durchzuführen, geht sie sofort ein. Über die Bewegung im Therapiezimmer öffnet sich Lisa zunehmend. Sie lächelt, lacht letztlich hörbar und spricht sich flüsternd mit ihrer Mutter bezüglich Spielstrategien ab. Zum Schluss der Sitzung geht sie ohne ihre Mutter in das Haus der Therapeutin und der Handpuppe und betrachtet dort gemeinsam ein Bilderbuch. Lisa zeigt sich in der gesamten Sitzung bereits sehr aufgeschlossen und beobachtet das Geschehen intensiv. Symbolische Handlungen kann sie gut umsetzen und hierüber Nähe und Distanz regulieren. Sie schweigt zwar mit der Therapeutin, nutzt jedoch nonverbale Kommunikationsformen, um Entscheidungen zu treffen.



### 7.3.2 Interventionsmöglichkeiten finden

Der **Aufbau nonverbaler und verbaler Kommunikation** ist Kern in der Therapie des selektiven Mutismus, sodass **Methoden der UK**, vor allem im Bereich der nonverbalen Kommunikation, unausweichlich **Bestandteil jeder Mutismustherapie** sind. Hinsichtlich der mutismusspezifischen Intervention wird mit Lisa nach DortMuT (Subellok et al. 2012) gearbeitet. Hier ist ein erstes Ziel der Aufbau einer tragfähigen, vertrauensvollen Beziehung zwischen Kind und Therapeutin sowie die Stärkung der Motivation zum Sprechen. Es wird zwar grundsätzlich angenommen, dass jedes Kind sprechen möchte, jedoch überwiegt anfangs häufig die Angst. Bei einem jungen Kind stehen in einem solchen Fall zunächst eine Steigerung des Selbstbewusstseins und eine Reduktion der Angst über Symbol- und Rollenspiele im Vordergrund (Bahrfeck et al. 2017). Allerdings geht es in dieser Therapiephase immer auch darum, die nonverbalen Kommunikationsformen des Kindes zu erweitern. Dazu werden im Spiel flexibel Situationen hergestellt, die z. B. das Nutzen von **körpereigenen Kommunikationsformen** (z. B. Klopfen, Fußetrampeln etc.) evozieren. Gemeinsam wird zudem nach Möglichkeiten zum Ausdruck von „ja" und „nein" gesucht, um hierdurch Spielhandlungen aushandeln zu können. Da viele Ansätze in der Mutismustherapie mit Sprachaufnahmen von Kindern arbeiten, können auch **elektronische Kommunikationshilfen** die Arbeit mit selektiv mutistischen Kindern ergänzen.

#### 7.3.2.1 Methoden- und Materialauswahl

Lisa nutzt von Beginn an **nonverbale Kommunikationsformen**, um Zustimmung und Ablehnung anzuzeigen sowie durch deiktische Gesten beispielsweise eine Spielauswahl zu treffen. Ebenso zeigt sie bereits Freude über Lächeln und hörbares Lachen. Da sie sich bereits zu Beginn vergleichsweise offen und kommunikativ zeigt, fokussiert die Therapeutin innerhalb der ersten Therapiephase den **Ausbau der körpereigenen nonverbalen Kommunikationsformen** sowie das **Evozieren erster sprachlicher Äußerungen** im Spiel. Viele Kinder lassen sich durch humorvolle und paradoxe Spielsituationen zum Sprechen locken, wenn die Sprechmotivation bereits ausreichend ist (Bahrfeck et al. 2017). Erwartungsgemäß erweitert Lisa ihre nonverbalen Kommunikationsformen innerhalb der Spielkontexte deutlich. Auch versucht sie anscheinend in einzelnen Situationen zu sprechen

(Lippenbewegungen). Hörbare Wörter produziert sie allerdings nicht.

Somit entschließt sich die Therapeutin nach ca. 3 Monaten Therapie, in denen Lisa deutlich an Selbstbewusstsein gewonnen hat und sich unbefangen im Therapieraum bewegt, den Aufbau des Sprechens direkter anzugehen. Bei der Planung lehnt sich die Therapeutin an der Methode des *Self-Modeling* (Kehle et al. 1998) an. Dabei werden zunächst Videoausschnitte in einer Gesprächssituation einmal mit der Bezugsperson und einmal mit einer Person, mit der das Kind noch nicht spricht, angefertigt. Anschließend werden diese Videoaufnahmen so zusammengeschnitten, dass das Kind sich im Gespräch mit der Person, mit der es eigentlich noch nicht spricht, als sprechend erlebt. Allerdings will die Therapeutin nicht mit Videomaterial, sondern mit Audiomaterial arbeiten sowie die Arbeit direkt in die gemeinsame Interaktion einbinden. Lisa soll die Möglichkeit erhalten, selbst zu entscheiden, was sie im Therapieraum sprachlich präsentieren möchte. In der Arbeit mit selektiv mutistischen Kindern wird in diesen Fällen häufig mit Audioaufnahmegeräten bzw. der Diktierfunktion des Smartphones gearbeitet. Damit können Kinder beispielsweise zu Hause Erzählungen vom Wochenende aufnehmen, die sie anschließend in der Therapie oder auch in Kindertageseinrichtung oder Schule abspielen können. Die Therapeutin wünscht sich allerdings ein flexibleres Gerät, mit dem Lisa mehr als nur eine Erzählung mitteilen kann. Die Erzählungen sollen in Form von mehreren Sprecherwechseln erfolgen und damit ein Modell für eine lautsprachliche Unterhaltung liefern (Abschn. 2.5.3). Zudem sollen innerhalb des Therapiekontextes unterschiedliche Situationen über die Nutzung des Gerätes auch sprachlich mitgestaltet werden können. So fiel ihre Wahl auf eine **statische elektronische Kommunikationshilfe** (in diesem Fall ist ein „GoTalk 20+" in der Einrichtung vorhanden), bei der die sprachlichen Äußerungen zusätzlich durch Symbole unterstützt werden konnten.

**Tipp**

In der Sprachtherapie mit Kindern mit selektiven Mutismus eignen sich vor allem körpereigene Kommunikationsformen (► Abschn. 2.2) sowie sprechende Tasten oder statische, elektronische Kommunikationshilfen (► Abschn. 2.4.2) als Methoden der UK.

Körpereigene Kommunikationsformen werden zumeist bereits von den Kindern verwendet und sollten positiv zurückgemeldet und dadurch erweitert werden.

Auf sprechenden Tasten und statischen, elektronischen Kommunikationshilfen können *Social scripts* umgesetzt werden, die es den Kindern ermöglichen, eine Interaktion mit mehreren Sprecherwechseln zu führen, auch ohne selbst zu sprechen. Zudem erhalten sie durch die Option, eigene Äußerungen aufsprechen zu können, die Möglichkeit, ihre Lautsprache im Therapieraum zu zeigen, auch ohne *live* zu sprechen.

### 7.3.2.2 Zielsetzungen formulieren

In einem Telefonat mit den Eltern erläutert die Therapeutin ihr geplantes Vorgehen und entscheidet gemeinsam mit ihnen, ob und in welcher Form die elektronische Kommunikationshilfe eingesetzt werden soll. Diese soll zunächst im geschützten Therapieraum erprobt werden, um ggf. längerfristig einen Transfer in den Alltag der Kindertageseinrichtung zu ermöglichen. Die Eltern sollen zudem in das Aufsprechen von eigenen Audiodateien mit einbezogen werden.

Folgende Zielsetzungen wurden für die nächsten sechs Therapieeinheiten festgelegt:

1. **Kommentierung von Aktivitäten über die elektronische Kommunikationshilfe**: Innerhalb der nächsten sechs Therapieeinheiten soll Lisa Kommentare (z. B. „ja", „nein", „gut", „schlecht") zu gemeinsamen Aktivitäten über die elektronische Kommunikationshilfe im Therapiekontext geben.

2. **Auswahl von Spielaktivitäten über die elektronische Kommunikationshilfe**: Innerhalb der nächsten sechs Therapieeinheiten soll Lisa zudem Spielaktivitäten über die elektronische Kommunikationshilfe auswählen.
3. **Aufsprechen eigenener Audiodateien:** Innerhalb der nächsten 6 Wochen soll Lisa nach und nach einzelne Tasten mit eigenen Audiodateien hinterlegen. Hierüber soll Lisas Stimme zunehmend im Therapieraum zu hören sein und sie soll mittels der elektronischen Kommunikationshilfe Gespräche mit mehreren Sprecherwechseln führen können.

7

#### 7.3.2.3 Bezugspersonen einbeziehen

Für die Nutzung der elektronischen Kommunikationshilfe, insbesondere das Aufsprechen von Lisas Stimme, ist der Einbezug der Eltern unausweichlich. Lisa spricht aktuell nur in der Gegenwart ihrer Eltern, sodass diese für den weiteren Therapieprozess zentral sind. Die Eltern werden in der Bedienung des GoTalk 20+ angeleitet und erhalten die Aufgabe, gemeinsam mit Lisa vor Therapiebeginn im Warteraum je nach Stand der Therapie neue Tasten zu besprechen. Ein zentraler Aspekt in der Nutzung der Kommunikationshilfe soll vor allem das Aufsprechen eigener Erlebnisse sein. Hierzu wird mit ***Social scripts*** gearbeitet, bei denen mehrere Tasten mit Teilen einer Erzählung hinterlegt werden, um einen möglichst natürlichen Dialog zwischen nutzender Person und dem Interaktionspartner zu erreichen (Abschn. 2.4.4). Den Eltern wird das Konzept der *Social scripts* erläutert und über ein zunächst gehäuftes *Modeling* (▶ Abschn. 4.4.2) durch die Therapeutin den Eltern präsentiert. Hierzu nehmen Lisa, die Handpuppe Schnecki und die Therapeutin am Ende einer Therapieeinheit das beste Erlebnis aus der Therapie auf. Lisa hat dann die Möglichkeit, zunächst mit Unterstützung und später selbstständiger den Eltern etwas aus der Therapie zu berichten. Gleichzeitig können die Eltern beispielhaft die Umsetzung von *Social scripts* erfahren.

### 7.3.3 Interventionsmöglichkeiten erproben, evaluieren und anpassen

#### 7.3.3.1 Erprobung

Für die ersten zwei Therapiesitzungen wird zunächst nur eine Ebene der Kommunikationshilfe mit Symbolen und Audiodateien hinterlegt. Die Therapeutin wählt zunächst einfache Wörter aus, die möglichst häufig in der Therapie genutzt werden können und mit denen Lisa das gemeinsame Handeln mitbestimmen kann. Dazu gehören unter anderem „ja" und „nein", die Begrüßungsformen „hallo" und „tschüss" und die Namen von der Therapeutin, Lisa und der Handpuppe Schnecki. Das Besprechen der Kommunikationshilfe übernimmt zunächst die Therapeutin. Lisa soll in einem ersten Schritt die Kommunikationshilfe kennen und nutzen lernen.

In der ersten Sitzung erläutert die Therapeutin Lisa, dass sie ein tolles neues Gerät hat, was sie gerne mit ihr ausprobieren möchte. Damit könne Lisa viel deutlicher mitteilen, was sie gemeinsam spielen sollen. Die Therapeutin zeigt ihr kurz, dass hinter den mit Symbolen versehenen Tasten Wörter stecken. Lisa ist direkt interessiert, betrachtet das Gerät und testet, welche Wörter hinter welchen Tasten stecken. Für die nächsten Therapiesitzungen wählt die Therapeutin vor allem Spiele aus, in denen beispielsweise häufig „ja" und „nein" genutzt werden müssen (z. B. Ratespiele) oder Lisa bestimmen kann, welche Person nun an der Reihe ist, etwas zu tun. Hierdurch ergeben sich viele Möglichkeiten, durch *Modeling* die Nutzung der Kommunikationshilfe zu demonstrieren und auch Lisa bereits die Möglichkeit zu geben, die elektronische Kommunikationshilfe selbstständig zu verwenden. Durch das modellhafte Verhalten der Therapeutin ergänzt Lisa zunehmend ihr ausgeprägtes nonverbales Kommunikationsverhalten mit verbalen Anteilen über die Nutzung der elektronischen Kommunikationshilfe.

#### 7.3.3.2 Evaluation und Anpassung

Nach den ersten beiden Therapiesitzungen reflektiert die Therapeutin kurz Lisas Verhalten und spricht sich telefonisch mit den Eltern über das weitere Vorgehen ab. Die Therapeutin erkundigt sich dabei, ob Lisa gegenüber den Eltern bereits ein Meinungsbild zur Kommunikationshilfe abgegeben hat. Diese berichten, dass sie darüber locker erzählt habe und keinerlei Abneigung gegenüber der Nutzung sichtbar sei. Im Telefonat wird dann gemeinsam beschlossen, Lisa zunehmend in das Besprechen des Gerätes einzubeziehen. Die Mutter erklärt sich dazu bereit, gemeinsam mit Lisa diese Aufgabe vor Beginn der jeweiligen Therapiesitzung zu erledigen. Zudem wird gemeinsam mit den Eltern beschlossen, das Erzählen vom Wochenende langsam anzubahnen. Hierfür wird in den folgenden Therapiesitzungen die Arbeit mit *Social scripts* eingeführt. Am Ende jeder Therapiestunde wird das beste Ereignis in Form eines *Social scripts* auf die Kommunikationshilfe aufgesprochen. Auf diese Weise kann Lisa bereits im Beisein der Therapeutin ihren Eltern von Geschehnissen aus der Therapie berichten und gleichzeitig können die Eltern den Umgang mit *Social scripts* beobachten.

## 7.3.4 Inhalte festlegen und umfassende Einführung

### 7.3.4.1 Vokabularauswahl

Über die elektronische Kommunikationshilfe soll Lisa im Rahmen der Therapie vor allem mehr Möglichkeiten zur Mitbestimmung des Spielgeschehens sowie dem Einbringen eigener Erzählungen erhalten. Für die Umsetzung der *Social scripts* werden Tasten mit Würfelbildern von eins bis sechs belegt, hinter denen jeweils der schrittweise Dialog aufgesprochen werden soll. Diese sind in eine Seite für ein neu zu etablierendes Begrüßungs- und Abschiedsritual integriert, auf der Begrüßungs- und Abschiedsformeln („Hallo!", „Tschüss!" und „Wie geht es dir!") sowie die Namen von Therapeutin, Handpuppe und Lisa hinterlegt sind. Zudem werden die verschiedenen Ebenen des Gerätes passend zu den unterschiedlichen Therapiephasen der Sitzungen angelegt. So gibt es eine Seite mit verschiedenen Spielformaten, bei der Lisa zu Beginn der Sitzung wählen darf, was sie heute unbedingt spielen möchte. Die ausgewählten Äußerungen des **Kernvokabulars** („ja", „nein", „nochmal", „fertig", „gut", „mittel", „schlecht") sowie die ausgewählten **Phrasen zur Kommentierung** des Spielgeschehens (z. B. „Ja, das ist super!", „Voll witzig!") sowie **Phrasen zur Bedürfnisäußerung** (z. B. „Ich muss auf die Toilette.", „Mir tut etwas weh" oder „Ich habe Durst") sind auf jeder Seite neben dem unterschiedlichen Randvokabular abgebildet.

**Tipp**

Selektiv mutistische Kinder haben häufig große Schwierigkeiten, akute Bedürfnisse wie Durst, Schmerzen oder die Notwendigkeit eines Toilettengangs in irgendeiner Weise anzuzeigen (Starke und Subellok 2012). Selbst wenn sie bereits über ein ausreichendes Repertoire nonverbaler Kommunikationsmittel verfügen oder sogar erste Worte sprechen, gelingt es vielen Kindern nicht, diese zentralen Bedürfnisse zu äußern. Vor diesem Hintergrund sollten möglichst frühzeitig Zeichen mit den Kindern ausgehandelt werden, die ihnen genau dies ermöglichen.

### 7.3.4.2 Therapeutisches Vorgehen

Die **Einführung der *Social scripts*** nimmt Lisa mit Begeisterung auf. Gemeinsam mit der Therapeutin und der Handpuppe Schnecki entscheidet sie zum Ende jeder Therapiesitzung, welches Ereignis aus der Therapie sie den Eltern erzählen will. Dabei nutzt sie nonverbale und zunehmend auch verbale Kommunikationsmittel über die Kommunikationshilfe und bewertet beispielsweise Vorschläge von Therapeutin oder Handpuppe mit „gut" oder „schlecht". Das Abspielen überlässt sie in den ersten Sitzungen noch der Therapeutin. Zunehmend übernimmt sie jedoch die Verantwortung im Dialog mit der Mutter.

**Beispiel für ein angewendetes Social script**

In der ersten Therapiestunde mit *Social scripts* entscheidet sich Lisa dafür, eine kleine Szene aus dem gemeinsamen Rollenspiel mit

Therapeutin und Schnecki zu erzählen. Lisa hat schon mehrere Wochen hintereinander ein intensives Rollenspiel mit unterschiedlichsten Kuscheltieren etabliert. In der aktuellen Stunde hatte der Hund einen Unfall und musste zu „Doktor Drache". Zur Umsetzung der Sprecherwechsel macht die Therapeutin Lisa einige Vorschläge, was sie sagen könnte. Lisa soll dann jeweils bewerten, welche der vorgeschlagenen Äußerungen sie am besten findet. Anschließend nimmt die Therapeutin die Äußerung auf die entsprechende Taste auf und macht Vorschläge für den nächsten Interaktionsschritt. Diese Schritte vollziehen sie, bis insgesamt sechs Sprecherwechsel erfolgen. Im Wartezimmer kommt es im Anschluss der Therapie zu folgender Interaktion mit der Mutter:



**Lisa:** - „HALLO MAMA!"

**Mutter:** - „Hallo Lisa."

**Lisa:** - „RATE MAL, WAS HEUTE PASSIERT IST!"

**Mutter:** - „Mmh, keine Ahnung. War es etwas Aufregendes? Erzähl schon!"

**Lisa:** - „DER HUND HATTE EINEN UNFALL!"

**Mutter:** - „Oje, ich hoffe, er hat sich nicht doll weh getan."

**Lisa:** - „ICH HAB IHN ZU DOKTOR DRACHE GEBRACHT. WEIẞT DU, WAS DER GEMACHT HAT?"

**Mutter:** - „Mmh, ich weiß nicht. Verrätst du es mir?"

**Lisa:** - „ER HAT DEM HUND EINE SPRITZE GEGEBEN UND EINEN VERBAND HAT DER HUND AUCH BEKOMMEN!"

**Mutter:** - „Das war ja heute aufregend bei euch. Hoffentlich geht es dem Hund bald besser."

**Lisa:** - „NÄCHSTE WOCHE SPIELEN WIR WEITER. JETZT GEHEN WIR NACH HAUSE."

Über diese erste Variante sollen sowohl das Kind als auch die Eltern Vertrautheit mit den *Social scripts* erlangen, um perspektivisch selbst Erzählungen aus Lisas Alltag in dieser Form aufnehmen zu können.

Der **Aufbau der eigenen Aufnahmen** durch Lisa soll schrittweise erfolgen, sodass das Besprechen der neuen Tasten und Ebenen zunächst durch die Therapeutin erfolgt. Gemeinsam mit Lisa wird nun überlegt, welche bereits vorhandenen Wörter und Äußerungen, die bislang von der Therapeutin aufgesprochen worden sind, nun von Lisa aufgesprochen werden sollen. Lisa entscheidet sich für die beiden Wörter „ja" und „nein" und will diese zugleich mit ihrer Mutter im Wartezimmer besprechen. Die Therapeutin erläutert daraufhin Kind und Mutter, wie sie Aufnahmen auf dem Gerät machen können, gibt ein kurzes Beispiel und lässt die beiden alleine im Wartezimmer. Nach einigen Minuten kehrt sie dorthin zurück und fragt, ob Lisa nun bereit sei weiterzuspielen. In diesem ersten Aufsprechversuch hat sich das Mädchen allerdings nicht getraut, die Wörter aufzusprechen. Die Therapeutin meldet ihr zurück, dass das gar nicht schlimm sei und sie es einfach nächste Woche wieder versuchen kann. Bald werde sie das sicher schaffen. Vor der nächsten Therapiesitzung erhalten Mutter und Kind die Aufgabe erneut. Diesmal schafft es Lisa, beide Wörter aufzusprechen. Die Aufnahmen sind zwar recht leise, aber dennoch ausreichend hörbar. Nach der Begrüßung im Therapieraum präsentiert Lisa der Handpuppe Schnecki stolz ihre beiden aufgesprochenen Äußerungen. Somit ist erstmals Lisas Stimme im Therapieraum hörbar.

> **Bei einem direkten Aufbau des Sprechens ist der Einbezug der Kinder und Jugendlichen in die folgenden Therapieschritte sehr bedeutsam. In welcher Form und in welchem Tempo sie mit dem Sprechen beginnen, ist interindividuell sehr unterschiedlich. So kann eine vermeintlich einfache Aufgabe für das Kind eine massive Überforderung darstellen und zu einem Misserfolg führen.**

Zu Beginn der nächsten Sitzung fragt die Therapeutin Lisa im Wartezimmer, was sie denn am Wochenende gemacht habe, und bietet ihr die Möglichkeit an, etwas auf das Gerät aufzunehmen. Um Lisa in die Entscheidung miteinzubeziehen, fragt sie anschließend, ob Lisa Lust hat, etwas vom Wochenende aufzusprechen. Lisa nickt und nimmt die Kommunikationshilfe entgegen. Die Therapeutin lässt Mutter und Kind wieder im Wartezimmer allein und bittet Lisa, einfach in den Therapieraum nachzukommen, wenn sie fertig sei. Nach einiger Zeit kommt Lisa zögerlich in den Raum und setzt sich zu

Schnecki und der Therapeutin. Schnecki begrüßt Lisa über die Kommunikationshilfe und fragt anschließend, was sie denn am Wochenende erlebt habe. Lisa schaut auf die Kommunikationshilfe, rührt sich jedoch nicht. Die Therapeutin wartet zunächst noch einen Augenblick, um ihr die Chance zu geben, noch selbstständig zu reagieren. Dann fragt sie, ob sie Schnecki denn erzählen wolle, was sie gemacht habe. Wiederum rührt sich Lisa nicht. Die Therapeutin erläutert Schnecki, dass Lisa ihr vielleicht nicht verraten wolle, was sie gemacht habe oder dass vielleicht das Aufsprechen auf das Gerät nicht funktioniert habe. Da schaut Lisa kurz auf. Die Therapeutin fragt nun Lisa direkt, ob es mit dem Aufsprechen nicht funktioniert habe. Lisa nickt und die Therapeutin fragt weiter, ob Lisa es denn nochmal versuchen wolle. Das Mädchen reagiert nicht. So versichert ihr die Therapeutin, dass sie es ja einfach nächstes Mal erneut probieren könne und Schnecki und sie nun einfach versuchen würden zu erraten, was Lisa Tolles am Wochenende erlebt habe. In den folgenden 2 Wochen gelingt es Lisa dann, vor Beginn der Therapiesitzung kurze Äußerungen über ein Erlebnis auf das Gerät aufzusprechen und im Rahmen des neu eingeführten Begrüßungsrituals abzuspielen. Anfangs gelingt es Lisa noch nicht, die kompletten sechs Sprecherwechsel alleine aufzusprechen. Um Lisa das **positive Interaktionserlebnis** dennoch zu ermöglichen, unterstützt die Mutter sie und bespricht in Absprache mit Lisa fehlende Tasten.

#### 7.3.4.3 Evaluation

Wie eingangs in den Zielvereinbarungen festgelegt, sollte Lisa innerhalb von 6 Wochen lernen, die elektronische Kommunikationshilfe zu nutzen und selbstständig in der Interaktion im Rahmen der Therapie über das Kommentieren von Aktivitäten sowie die Auswahl von Spielen zu nutzen. Zudem sollte sie zunehmend Tasten des Gerätes selbst besprechen, sodass ihre Stimme sukzessiv im Raum hörbar wird und sie darüber größere Anteile in der Interaktion übernehmen kann.

Beide Ziele konnten innerhalb der vereinbarten Zeit erreicht werden. Lisa nutzt die elektronische Kommunikationshilfe, um Entscheidungen in der Therapie mit zu beeinflussen, ihre Meinung bezüglich Spielideen der Therapeutin zu äußern sowie gemeinsam mit ihrer Mutter kurze Erlebnisse aus ihrem Alltag zu erzählen. Das Aufsprechen der eigenen Erlebnisse erfolgt zunehmend sicherer und lauter, beschränkt sich allerdings noch auf Wörter und kurze Äußerungen, die von der Mutter weiter ergänzt werden.

### 7.3.5 Etablierung und Erweiterung des Kommunikationssystems

Da die elektronische Kommunikationshilfe zunächst nur als Unterstützung im Rahmen der Therapie eingesetzt wird und nicht die Lautsprache des Kindes langfristig ersetzen soll, sieht die Therapeutin von einer deutlichen Erweiterung des Kommunikationssystems ab. Vielmehr sollen der Ausbau der *Social scripts* sowie das ggf. weitere Besprechen von Tasten im Fokus stehen. Über das vermehrte eigene Hören der Stimme im Therapieraum soll Lisas Hemmung, ihre eigene Stimme zu zeigen, abgebaut werden. Darüber hinaus sollen Symbol- und Rollenspiele mit humorvollen und paradoxen Situationen genutzt werden, um aus Spiel und Bewegung heraus spontane Äußerungen bei Lisa zu evozieren.

**Fazit**

- Bei Lisa wird in einem Alter von 3;10 Jahren durch eine Kinder- und Jugendlichenpsychotherapeutin die Diagnose selektiver Mutismus gestellt.
- Trotz einer altersgerechten sprachlichen Entwicklung schweigt sie konsequent gegenüber allen Personen, die nicht zu ihrem engsten Familienkreis gehören.
- Nach einer erfolglosen Therapie suchen die Eltern Hilfe bei einer auf selektiven Mutismus spezialisierten Sprachtherapeutin.
- Mit Hilfe von Elternfragebögen, einem ausführlichen Elterngespräch sowie einer Diagnostiksitzung mit Kind und Mutter

können alle fünf Diagnosekriterien des DSM-5 für den selektiven Mutismus bestätigt werden.
- In den Fokus der Therapie wird der Ausbau körpereigener nonverbaler und verbaler Kommunikationsformen sowie das Evozieren erster sprachlicher Äußerungen im Spiel gestellt.
- Innerhalb der Therapie wird eine statische elektronische Kommunikationshilfe eingesetzt, um Lisa eine gesteigerte Mitbestimmung im Therapiegeschehen zu ermöglichen und ihre Stimme erstmals im Therapieraum hörbar zu machen.
- Innerhalb von 6 Wochen lernt Lisa die elektronische Kommunikationshilfe im Rahmen der Therapie zu nutzen, um Aktivitäten zu kommentieren und Spiele auszuwählen. Ebenso nutzt sie die Kommunikationshilfe, um über Erlebtes in Form von *Social scripts* zu berichten.
- Nachdem die Sprachaufnahmen auf der Kommunikationshilfe zunächst durch die Therapeutin erfolgen, wird das Mädchen schrittweise herangeführt, die Nachrichten selbst mit ihrer eigenen Stimme aufzuzeichnen.
- Über das Hören ihrer Stimme im Therapieraum soll Lisas Hemmung, ihre eigene Stimme zu zeigen, abgebaut werden.



## 7.4 KEMUKS bei einem erwachsenen Patienten mit Aphasie und Sprechapraxie

*Carina Lüke und Sarah Vock*

Herr Knobe ist aufgrund einer nichtflüssigen Aphasie und einer stark ausgeprägten Sprechapraxie in seinen Kommunikationsmöglichkeiten stark eingeschränkt. Zur Verbesserung seiner kommunikativen Teilhabe wird ein multimodales Kommunikationssystem in der Sprachtherapie nach KEMUKS erarbeitet. Dies besteht aus der Lautsprache, Mimik, spontanen Gesten, Gebärden, einem Kommunikationsordner mit den erlernten Gebärden, einer schriftbasierten, elektronischen Kommunikationshilfe sowie einer Fragestrategie zur effektiven Kommunikation bei vorhandenem Ja-Nein-Konzept. Herrn Knobes Ehefrau ist während der gesamten Sprachtherapie aktiv beteiligt.

### 7.4.1 Standortbestimmung

#### 7.4.1.1 Anamnese

Herr Knobe ist bei der Übernahme der Sprachtherapie **67 Jahre** alt und lebt gemeinsam mit seiner **Ehefrau** in einem eigenen Haus mit Garten. Er hat drei erwachsene Kinder und insgesamt drei Enkelkinder, die ihm alle sehr am Herzen liegen. Seine beiden Söhne wohnen gemeinsam mit ihren Partnerinnen und den drei Enkelkindern in Nachbarorten, sodass regelmäßig Besuche durch diesen Teil der Familie stattfinden. Herrn Knobes Tochter wohnt seit Kurzem in England.

Herr Knobe arbeitete bis zu seiner vorzeitigen Rente vor 8 Jahren als Maurer. Er ist begeisterter Anhänger von Borussia Dortmund und verfolgt seit Jahren die Bundesliga sowie Europa- und Weltmeisterschaften. Früher sei er häufig zu Heimspielen von Borussia Dortmund gefahren, heute verfolge er die Spiele lediglich am heimischen Fernseher und in der lokalen Presse. Herr Knobe und seine Frau sind seit über 20 Jahren Mitglieder im örtlichen Schützenverein und dort seit Jahren mit vielen weiteren Mitgliedern befreundet. Neben diesen Freizeitaktivitäten verbringt Herr Knobe gerne Zeit in seinem Garten.

**Vor 2 Jahren** erlitt Herr Knobe einen **ischämischen Hirninfarkt** im Versorgungsgebiet der Arteria cerebri media in der linken Hirnhemisphäre. Hieraus resultieren eine **Hemiplegie der rechten Körperhälfte**, eine **Fazialisparese** mit einhergehender Hypersalivation und eine **starke Sprach- und Sprechstörung**. Als Grunderkrankungen liegen bei Herrn Knobe seit vielen Jahren ein Diabetes mellitus und eine arterielle Hypertonie vor.

Herr Knobe war unmittelbar nach dem Schlaganfall in ein Akutkrankenhaus mit Stroke Unit gebracht und entsprechend behandelt worden. Noch während seines Aufenthaltes dort sowie in der sich daran anschließenden 7-wöchigen stationären Behandlung in einer Rehabilitationsklinik wurde innerhalb sprachtherapeutischer Interventionen intensiv an der Verbesserung der sprachlichen, sprechmotorischen und schriftsprachlichen Kompetenzen gearbeitet. Aus dem Entlassungsbericht der Rehabilitationsklinik geht hervor, dass Herr Knobe während des gesamten Aufenthaltes täglich eine Einzelstunde Sprachtherapie, eine Stunde Gruppentherapie mit Fokus auf schriftsprachlichen Fähigkeiten sowie weitere computergestützte Sprachtherapiesitzungen erhalten hatte. Darüber hinaus hatte Herr Knobe täglich eine Physiotherapie- sowie eine Ergotherapiesitzung erhalten. Zu Beginn der Rehabilitationsmaßnahme konnte Herr Knobe das Bett nicht verlassen und keinerlei lautsprachliche Äußerungen tätigen. Sein auditives Sprachverständnis war ebenso wie sein Lesesinnverständnis stark beeinträchtigt. Innerhalb der Gruppentherapie zur Verbesserung schriftsprachlicher Fähigkeiten zeigte sich zudem eine Agrafie. Beim Verlassen der Klinik war Herr Knobe dazu in der Lage, sich eigenständig mit einem Elektrorollstuhl fortzubewegen. Er kommunizierte durch die Produktion einiger Laute und Wörter sowie einzelner Zweiwortkombinationen. Die Agraphie hatte sich in eine Dysgraphie abgemildert. Der Wortabruf und die sprechmotorischen Kompetenzen blieben weitgehend eingeschränkt. Entlassen wurde Herr Knobe mit den sprachtherapeutischen Diagnosen einer globalen Aphasie sowie einer schweren Sprechapraxie.

Die sprachtherapeutische Behandlung wurde im Anschluss an die stationäre Rehabilitation im Rahmen von Hausbesuchen durch eine ambulant tätige Sprachtherapeutin fortgesetzt. Diese endete vor 3 Wochen aufgrund des Renteneintritts der Kollegin.

Im ersten Jahr fand die ambulante Sprachtherapie dreimal pro Woche statt. Seither wurden zwei Therapiesitzungen pro Woche von jeweils 45 Minuten Dauer durchgeführt. Der Schwerpunkt der Sprachtherapie lag auf der Behandlung der Sprechapraxie. Zudem wurde an der Verbesserung des Sprachverständnisses, des Wortabrufes und den schriftsprachlichen Kompetenzen gearbeitet. Hierbei wurden u. a. das Therapiekonzept MODAK (Lutz 2016) sowie Materialien der Neurolinguistischen Aphasietherapie (Neubert 2007) eingesetzt. Darüber hinaus war die Behandlung der Fazialisparese ein weiterer Gegenstand der Sprachtherapie.

Der **Erfolg dieser bisherigen Sprachtherapie** zeigt sich insbesondere in den Bereichen des auditiven **Sprachverständnisses**, des Lesesinnverständnisses und der **Schriftsprache**. Da die stark ausgeprägte **Sprechapraxie weiterhin zu erheblichen Beeinträchtigungen in der Kommunikation** führte und Herr Knobe über ausreichende Schriftsprachfähigkeiten verfügte, um eine schriftbasierte elektronische Kommunikationshilfe zu bedienen, wurde er vor 6 Monaten auf Vorschlag der Sprachtherapeutin mit dem Lightwriter (► Abschn. 2.4.2 und 2.4.2.4) versorgt.

In die Verwendung der schriftbasierten elektronischen Kommunikationshilfe waren Herr und Frau Knobe sowie die Sprachtherapeutin zunächst durch einen Mitarbeiter der Hilfsmittelfirma eingewiesen worden. Anschließend hatte die Sprachtherapeutin immer wieder auf die Einsatzmöglichkeiten der Kommunikationshilfe hingewiesen und Herrn Knobe zur Verwendung dieser innerhalb der Therapiesitzungen aufgefordert. Darüber hinaus hatte sie das Ehepaar dazu ermutigt, das Gerät auch eigenständig im Alltag einzusetzen.

#### 7.4.1.2 Aktuelle Kommunikationsformen

Um die aktuellen Kommunikationsformen von Herrn Knobe zu erfassen, werden zunächst er und seine Frau mit Hilfe eines **Fragebogens** (► Kap. 8, Online-Materialien unter ► http://extras.springer.com) befragt. Zusätzlich werden die Kommunikationsformen, die der Patient während des Anamnesegesprächs nutzt, festgehalten. Herr Knobe erklärt sich damit einverstanden, dass zusätzlich ein Gespräch zwischen ihm und einem Nachbarn **beobachtet** werden darf. Auch die in dieser Situation verwendeten Kommunikationswege werden festgehalten.

Herr Knobe gibt an, dass er vor allem die **Lautsprache** zur Kommunikation verwende und dass er, häufig durch die Hilfe seiner Frau, damit meist einigermaßen gut zurechtkäme. Auf weitere Nachfrage signalisiert Herr Knobe vor allem durch **Mimik und Gestik**, dass es manchmal schwierig sei sich mitzuteilen.

Frau Knobe bestätigt ihren Mann in der Einschätzung, dass er vor allem die Lautsprache zur Kommunikation einsetze, beurteilt den Erfolg des Einsatzes aber sehr viel schlechter. Aus ihrer Sicht verstehe sie ihren Mann lediglich in bekannten Situationen. Häufig wisse sie nicht, was er meint, was ihn sehr verärgere und beide frustriere. Sie berichtet zudem, dass ihr Mann dann häufig versuche, das Problem zu lösen, indem er ein Wort auf einem kleinen Notizblock aufschreibt. Das Wort könne sie dann auch meist erkennen. Dennoch führe dieser Weg nicht dazu, dass Frau Knobe verstehen würde, was ihr Mann ihr mitteilen möchte, sodass sie immer wieder aufgeben würden und beide recht verärgert aus der Situation herausgingen.



Während des Anamnesegesprächs und der Erfassung der aktuellen Kommunikationsformen versucht Herr Knobe immer wieder, lautsprachlich Wörter zu produzieren, was ihm vereinzelt auch gelingt. Parallel zu den gesprochenen Wörtern versucht Herr Knobe durch seine Mimik zu signalisieren, ob er eine Frage stellen oder eine Aussage tätigen möchte. Dazu zieht er die Augenbrauen hoch und nickt für eine Frage und guckt eher neutral bei einer Aussage. Zusätzlich **zeigt er auf Dinge**, die aktuell sichtbar sind, um zu kommunizieren. So zeigt er z. B. auf seinen Mund und sagt „Mund“, um auszudrücken, dass er vorwiegend die Lautsprache zur Kommunikation verwendet. Auch auf Fotos von seinen Kindern, welche an der Wand hängen, zeigt er, um mitzuteilen, dass er Kinder hat. Er ergänzt diese Angabe, indem er drei Finger hochhält, um auszudrücken, dass er drei Kinder hat. Weiterhin antwortet er auf **Ja-Nein-Fragen** durch Nicken bzw. Kopfschütteln.

Aus der Beobachtungssituation des Gesprächs mit dem Nachbarn wird zudem deutlich, dass Herr Knobe in Gesprächen mit Personen außerhalb des engsten Umfeldes noch stärker eine passive Rolle einnimmt. Das Gespräch mit dem Nachbarn findet während einer der ersten Therapiesitzungen am Gartenzaun zum Nachbargrundstück statt. Herr Schulz kennt Herrn Knobe seit vielen Jahren und weiß um dessen Interessen. Er begrüßt Herrn Knobe zu Beginn des Gesprächs fröhlich, woraufhin Herr Knobe lächelnd mehrfach nickt. Herr Schulz fragt unmittelbar nach seiner Begrüßung, ob Herr Knobe denn auch das Deutschlandspiel am Vorabend gesehen habe, und ergänzt, dass es ja ein tolles Spiel gewesen sei, obwohl die deutsche Mannschaft durchaus mehr Tore hätte schießen können. Herr Knobe hört seinem Nachbarn sehr aufmerksam und auffällig fröhlich zu und nickt immer wieder sehr bestätigend. Er macht zudem einige Laute der Zustimmung und hebt auch seinen Arm immer wieder in einer zustimmenden Weise an. Herr Schulz äußert noch drei weitere Aussagen zum Fußballspiel, welche alle von Herrn Knobe auf die gleiche Art und Weise bestätigt werden. Schließlich wechselt Herr Schulz das Thema und merkt an, dass es heute so schönes Wetter sei, dass man sich gut im Garten aufhalten könne. Herr Knobe zeigt daraufhin in den Himmel und nickt zustimmend. Anschließend zeigt er in seinem Garten auf den Gartentisch, auf dem die Tageszeitung liegt, und sagt „ja“. Herr Schulz greift dies auf und bestätigt Herrn Knobe, dass er Recht habe und man gut die Zeitung im Garten lesen könne. Dies wolle auch er später am Tag noch tun. Herr Schulz und Herr Knobe verabschieden sich daraufhin. Herr Knobe wirkt nach diesem Gespräch sehr zufrieden.

Die schriftbasierte elektronische Kommunikationshilfe „Lightwriter“, mit der Herr Knobe vor 6 Monaten versorgt worden ist, kam in allen beobachteten Kommunikationssituationen nicht zum Einsatz. Auf Nachfrage, ob diese Kommunikationsform manchmal genutzt werde, geben Herr und Frau Knobe an, dass die elektronische Kommunikationshilfe bislang immer in der Sprachtherapie genutzt worden sei, darüber hinaus aber nicht. Beide seien sehr unzufrieden mit dem Gerät. Das Tippen auf der Tastatur dauere sehr lange, weshalb Herr Knobe nicht mehr als ein oder maximal zwei Wörter damit schreibe. Herr Knobe wirkte bei der Thematisierung der Kommunikationshilfe sehr frustriert.

#### 7.4.1.3 Diagnostik

Kurz vor dem Therapieende durch die in Rente gegangene Kollegin hat diese den **Aachener Aphasietest** (AAT, Huber et al. 1983) mit Herrn Knobe durchgeführt. Um ihn durch eine erneute Testung nicht zusätzlich zu belasten, wird auf die vorliegenden Ergebnisse zurückgegriffen.

Der Untertest *Benennen* wurde adaptiert durchgeführt. Da mit diesem Untertest vor allem die Wortfindungsleistungen abgeprüft werden, wurden lautsprachliche wie auch schriftsprachliche Antworten von Herrn Knobe gewertet. Alle anderen Untertests wurden ohne eine Anpassung durchgeführt. Aufgrund der stark ausgeprägten Sprechapraxie ist eine Beurteilung der Spontansprache nur in den beiden Bereichen *Kommunikationsverhalten* und *Artikulation und Prosodie* möglich. In diesen beiden Bereichen erzielt Herr Knobe keinen bzw. lediglich einen Punkt. Die starke Sprechapraxie wirkt sich auch auf die Leistungen im Untertest *Nachsprechen* aus. Hier ist die Sprachstörung von Herrn Knobe als schwer einzustufen. In den anderen Bereichen – *Sprachverständnis*, *Benennen* (mündlich plus schriftlich), *Schriftsprache* sowie im *Token Test* – erreicht Herr Knobe ein Ergebnis, welches einer mittelschweren bis leichten sprachlichen Beeinträchtigung entspricht. Die für die Therapie nach KEMUKS besonders relevante Beurteilung des **Sprachverständnisses** ergibt, dass bei Herrn Knobe im auditiven Verständnis und im Lesesinnverständnis nur eine **leichte bis mittelschwere Störung** vorliegt. Insgesamt wird die Sprachstörung von Herrn Knobe durch den AAT (Huber et al. 1983) als eine **globale Aphasie** klassifiziert.

Aufgrund der im AAT (Huber et al. 1983) gezeigten Leistungen sowie der durch Befragungen und Beobachtungen gewonnenen Eindrücke zu den kommunikativen und sprachlichen Fähigkeiten von Herrn Knobe kann er nach der **Zielgruppeneinteilung von Weid-Goldschmidt** (2013) der **Gruppe 3** (▶ Abschn. 1.2.3) zugeordnet werden. Herr Knobe verfügt über ein **sicheres Ja-Nein-Konzept**, weist nur **leichte bis mittelschwere Einschränkungen im Sprachverständnis** auf und kann sich seinen kognitiven und sprachrezeptiven Fähigkeiten nach **nur unzureichend verbal mitteilen**.

### 7.4.2 Interventionsmöglichkeiten finden

#### 7.4.2.1 Methoden- und Materialauswahl

Trotz der erheblichen Beeinträchtigungen der Sprache und des Sprechens nutzt Herr Knobe vorwiegend die Lautsprache, um sich mitzuteilen. Er produziert **einzelne Wörter bzw. Laute**, die fast ausschließlich von seiner Ehefrau in bekannten Kontexten verstanden werden. Darüber hinaus versucht er, durch das **Zeigen auf Dinge im Raum und auf Fotos** von Familienmitgliedern zu kommunizieren und andere Personen auf Gesprächsinhalte hinzuweisen. Vereinzelt und insbesondere, wenn seine Frau ihn nicht versteht, schreibt Herr Knobe einzelne **Schlüsselbegriffe auf einen kleinen Notizblock**. Weiterhin antwortet er auf **Ja-Nein-Fragen** durch Nicken bzw. Kopfschütteln und setzt seine **Mimik und Gestik** stark zur Kommunikation ein.

Die von Herrn Knobe bereits selbst gewählten Hilfen zur Kommunikation sollen aufgegriffen und durch eine Systematisierung zu einer deutlich besseren Hilfe ausgebaut werden. Herr Knobe benutzt trotz der vorliegenden Hemiplegie auf der rechten Körperhälfte intensiv seine linke Hand zum Gestikulieren. **Gegenüber elektronischen Geräten** im Allgemeinen und der bereits vorhandenen Kommunikationshilfe im Speziellen zeigt Herr Knobe eher **Ablehnung**. Beruflich hatte er nie mit einem Computer zu tun und auch privat nutzt er weder einen PC noch ein Smartphone.

Im Falle von Herrn Knobe scheinen daher, trotz der eingeschränkten Körpermotorik, **Gebärden** eine sinnvolle Kommunikationshilfe darzustellen. Hierfür benötigt er keine zusätzlichen Materialien und kann sie schnell und spontan einsetzen, was seiner bisherigen Vorliebe für die Lautsprache in Kombination mit einer sehr ausgeprägten Mimik und Gestik entspricht. Durch die Vermittlung von Gebärden könnte Herr Knobe seine Ausdrucksmöglichkeiten erweitern. Darüber hinaus wäre es denkbar, farbige Fotos der vermittelten Gebärden (entnommen aus dem großen Wörterbuch der Deutschen Gebärdensprache, Kestner und Hollmann 2017) in einem **Ordner** zusammenzutragen und mit einem **Schriftbild** zu versehen. Hierdurch stünde Herrn Knobe eine Sammlung der gelernten Gebärden zur Verfügung, welche er auch als externe nichtelektronische Kommunikationshilfe verwenden könnte. Im Kontakt mit Personen, die nicht mit den Gebärden vertraut sind, hätte Herr Knobe die Möglichkeit, auf die Gebärdenfotos mit Schriftbild zu zeigen und so neue Gesprächsinhalte vorzugeben.



Die Erfassung der aktuellen Kommunikationsformen ergab, dass Frau Knobe häufig auch durch Erfragen und Raten versucht herauszufinden, was ihr Mann mitteilen möchte. Dies könnte aufgegriffen und durch die Vermittlung einer **systematischen Fragestrategie** für Ja-Nein-Fragen (► Kap. 8, Online-Materialien unter ► http://extras.springer.com) deutlich schneller und erfolgreicher gestaltet werden. In Kombination mit der Anwendung dieser Fragestrategie wäre es möglich, die vorhandene **schriftbasierte elektronische Kommunikationshilfe** einzusetzen. Diese könnte genutzt werden, um durch das Aufschreiben eines Schlüsselbegriffes einen Themenbereich und damit einen Startpunkt für die Anwendung der Fragestrategie vorzugeben.

#### 7.4.2.2 Zielsetzungen formulieren

In einem Gespräch mit Herrn Knobe und seiner Frau werden die möglichen Interventionsschritte und Hilfen zur Verbesserung der aktuellen Kommunikationssituation vorgestellt. Im gemeinsamen Gespräch werden daran anschließend erste Zielsetzungen formuliert und festgehalten. Diese betreffen zunächst ausschließlich die geschützten Interaktionsräume des Ehepaares sowie die Sprachtherapie. Längerfristig sollen auch Gespräche mit anderen Personen in den Blick genommen werden.

Für die ersten 8 Wochen werden folgende konkrete Zielsetzungen getroffen:

1. **Erlernen und Anwenden erster Gebärden**: Innerhalb der nächsten 8 Wochen sollen ca. 20 Gebärden sicher erlernt werden, welche Herr Knobe im Kontakt mit seiner Frau und in der Sprachtherapie zur besseren Verständigung nutzen möchte.
2. **Erlernen und Anwenden der Fragestrategie**: Innerhalb der nächsten 8 Wochen möchte Frau Knobe die Fragestrategie erlenen und gemeinsam mit ihrem Mann im Alltag anwenden. Hierdurch erhoffen sich beide, dass sie schneller und erfolgreicher im Alltag kommunizieren können.
3. **Gespräche initiieren**: Mit Hilfe der neu erlernten Gebärden sowie der Verwendung des Lightwriters möchte Herr Knobe innerhalb der nächsten 8 Wochen häufiger als bislang ein Gespräch initiieren. Es sollen mindestens vier Gespräche in dieser Zeit von Herrn Knobe initiiert werden.
4. **Kommunikationsabbrüche verringern**: Herr und Frau Knobe wollen deutlich seltener ihre Kommunikation abbrechen. Durch die neuen Strategien erhoffen sie sich, dass Herr Knobe deutlich häufiger erfolgreich mitteilen kann, was er sagen möchte. Das Ehepaar notiert für jeden Tag in den kommenden 8 Wochen, wie häufig sie ihre Kommunikation erfolglos abbrechen mussten und wie häufig sie erfolgreich ihr Gespräch beendeten.

#### 7.4.2.3 Bezugspersonen einbeziehen

Seine **Ehefrau** ist Herrn Knobes **wichtigste Bezugsperson**. Sie begleitet ihn seit vielen Jahren und ist auch seit dem Beginn der Kommunikationseinschränkung die Person, die Gespräche mit anderen Personen moderiert bzw. unterstützt. Frau Knobe wird daher **an allen Sprachtherapiesitzungen teilnehmen** und **aktiv eingebunden** werden. Durch diese Einbindung soll Herrn und Frau Knobe deutlich werden, dass für den Erfolg der Kommunikation auch die Gesprächspartner mitverantwortlich sind und sie Herrn Knobe durch bestimmte Strategien stark in seiner kommunikativen Teilhabe unterstützen können. Zudem ist durch die intensive Anleitung Frau Knobes ein **Transfer** der erarbeiteten Methoden der UK in den Alltag möglich.

### 7.4.3 Interventionsmöglichkeiten erproben, evaluieren und anpassen

#### 7.4.3.1 Erprobung

In den darauffolgenden zwei Therapiesitzungen werden die **ersten Gebärden** vermittelt. Zudem wird Herrn und Frau Knobe die Verwendung der **Fragestrategie bei vorhandenem Ja-Nein-Konzept** (► Kap. 8, Online-Materialien unter ► http://extras.springer.com) vorgestellt und erstmals erprobt.

Da Herr Knobe bereits sicher und für andere Personen verständlich mittels *Pointing*-Gesten „ich" und „du" sowie durch Kopfschütteln und Nicken „ja" und „nein" ausdrücken kann, werden diese vier Ausdrucksformen in die natürlichen Interaktionen integriert und nicht durch reguläre Gebärden ersetzt. Für die Erprobung der Verwendung von Gebärden werden für Herrn Knobe zunächst drei weitere Begriffe aus dem Kernvokabular „nochmal" und „fertig" sowie „mein/e" und zwei Begriffe aus dem Randvokabular ausgewählt, um Herrn Knobe die verschiedenen Möglichkeiten, mittels Gebärden kommunizieren zu können, zu demonstrieren und erlebbar zu machen. Als Begriffe aus dem Randvokabular werden „Frau" und „Mann" ausgewählt. Da Herrn Knobe seine Familie sehr wichtig ist, soll ihm zeitnah die Möglichkeit gegeben werden, sich über diese zu unterhalten. „Meine Frau" und „mein Mann" stellen hiermit die ersten Begriffe des zu erarbeitenden semantischen Feldes *Familie* dar.

Zur Einführung der Gebärden NOCHMAL und FERTIG wird das Würfelspiel „die böse 1", welches Herr und Frau Knobe gerne spielen, genutzt.

**Beispiel**

**„Die böse 1" – *Modeling* von NOCHMAL und FERTIG**

Ziel des Spiels „die böse 1" ist es, mit einem Würfel möglichst schnell 100 Punkte zu erreichen. Hierzu werden die Augenzahlen eines Würfels addiert. Es wird solange gewürfelt bis 1.) ein Spieler sagt, dass er „fertig" ist, wodurch die bis dahin aufaddierte Summe notiert wird oder bis 2.) eine 1 fällt und alle bis dahin aufaddierten Punkte verloren gehen.

Die Sprachtherapeutin von Herrn Knobe nutzt dieses beliebte Spiel, um dem Ehepaar hochfrequent und kommunikativ sinnvoll die Verwendung der beiden Gebärden für „nochmal" und „fertig" zu demonstrieren.

**Therapeutin: -** „Haben Sie beide Lust, mit mir zusammen heute „die böse 1" zu spielen?"

**Herr und Frau Knobe:** - „Ja." [Lachen und schauen sich etwas verwundert an.]

**Therapeutin: -** „Ok, dann geht's los. Möchten Sie, Frau Knobe, anfangen?"

**Frau Knobe:** - „Gerne." [Würfelt eine 4.]

**Therapeutin: -** „Eine Vier. Gut, möchten Sie NOCHMAL nochmal würfeln oder sind Sie FERTIG fertig?"

**Frau Knobe:** - „Ne, da würfel' ich nochmal." [Würfelt eine 2.] „Eine Zwei, mhm, 6 Punkte."

**Therapeutin: -** „Würfeln Sie NOCHMAL nochmal oder sind Sie jetzt FERTIG fertig?"

**Frau Knobe:** - „Ich würfel' natürlich NOCHMAL nochmal."

**Therapeutin: -** „Sehr gut. Dann NOCHMAL nochmal."

**Frau Knobe:** - [Würfelt eine 6.] „Ah, super eine Sechs. 12 Punkte."

**Therapeutin: -** „Und, wollen Sie NOCHMAL nochmal würfeln oder sind Sie FERTIG fertig?"

**Frau Knobe:** - „Ich bin erstmal FERTIG fertig. Ihr sollt ja auch mal." [Lacht.]

**Therapeutin: -** „Gut, dann sind Sie dran, Herr Knobe."

**Herr Knobe:** - [Würfelt eine 6 und lacht.]

**Therapeutin: -** „Ah direkt eine Sechs! Wollen Sie jetzt NOCHMAL nochmal oder sind Sie FERTIG fertig?"

**Herr Knobe:** - „NOCHMAL."

**Therapeutin: -** „Super, dann gleich NOCHMAL nochmal."

**Herr Knobe:** - [Würfelt eine Eins und schlägt die Hand vor die Augen.]

**Therapeutin:** - „Ah, da ist sie die böse 1. Sie sind dann FERTIG fertig." [Lacht.]

Die drei spielen das Spiel solange weiter, bis eine Spielerin die 100 Punkte erreicht hat. Dabei modelliert die Sprachtherapeutin kontinuierlich die Verwendung der Gebärden zum Ausdruck von „nochmal" und „fertig".

Im Anschluss an das gemeinsame Spiel nutzt die Sprachtherapeutin ein natürliches Gespräch über den Spielverlauf, um die Wörter „mein/e", „Frau" und „Mann" zu modellieren und durch metasprachliche Hinweise auf die Verwendung dieser Begriffe im Alltag hinzuweisen.



**Beispiel**

**Meine Frau/mein Mann – Beginn der Erarbeitung des semantischen Feldes *Familie***

**Therapeutin:** - „Ah, Herr Knobe, da hat Ihre FRAU Frau gewonnen."

**Herr Knobe:** - „Ja." [Lächelt und hebt den linken Arm hoch im Sinne des Emblems „tja" und zeigt dann auf seine Frau.]

**Therapeutin:** - „Ist Ihre FRAU Frau immer so gut in dem Spiel?"

**Herrn Knobe:** - [Versucht „meine Frau" zu sagen, was jedoch unverständlich ist und er daher abbricht. Zeigt dann wieder auf seine Frau. Nickt und zeigt das Emblem für „gut" (Daumen hoch).]

**Therapeutin:** - „Herr Knobe, wenn Sie über Ihre FRAU Frau sprechen möchten, dann können Sie das so machen: MEINE meine FRAU Frau. Wollen Sie es mal versuchen?"

**Herr Knobe:** - „Ja. GUT. MEINE FRAU."

**Therapeutin:** - „Sehr GUT gut! Frau Knobe, kann Ihr MANN Mann immer so gut verlieren?"

**Frau Knobe:** - [Lacht.] „Naja, sagen wir mal, meistens. Mein Mann ist eigentlich schon ein guter Verlierer, nur bei ‚Mensch ärgere dich nicht', da kann er nicht verlieren." [Lacht.]

**Therapeutin:** - „Ich verstehe."

**Herr Knobe:** - „Ja." [Schüttelt den Kopf und lacht.]

**Therapeutin:** - „Frau Knobe, wenn Sie über Ihren Mann etwas sagen möchten, dann können Sie das so ähnlich machen wie ihr MANN Mann. Sie könnten sagen: MEIN mein MANN Mann. Dies hilft dann auch Ihrem MANN Mann, diese Gebärde zu lernen."

**Frau Knobe:** - „Oh, ja gut, das mache ich gerne. MEIN mein MANN Mann. So?"

**Therapeutin:** - „Sehr gut, genau, MEIN mein MANN Mann."

Die Therapeutin führt das Gespräch noch einige Zeit fort, um die Verwendung der neu vermittelten Gebärden modellieren zu können.

Um die Nutzung der Fragestrategie bei vorhandenem Ja-Nein-Konzept (▶ Kap. 8, Online-Materialien unter ▶ http://extras.springer.com) zu verdeutlichen, führt die Sprachtherapeutin zwei **Übungsgespräche** mit Herrn und Frau Knobe durch, in denen eine Person nur mit „ja" und „nein" antwortet. Zunächst bittet sie Frau Knobe, in Anwesenheit ihres Mannes die Fragestrategie anzuwenden und herauszufinden, was die Sprachtherapeutin sagen möchte („Nutzung der Fragestrategie bei vorhandenem Ja-Nein-Konzept – Beispiel 1"). Anschließend bittet die Sprachtherapeutin Herrn Knobe, sich etwas zu überlegen, was er ihr erzählen, sagen oder sie fragen möchte, sodass auch sie einmal in einem beispielhaften Gespräch die Fragestrategie nutzen kann („Nutzung der Fragestrategie bei vorhandenem Ja-Nein-Konzept – Beispiel 2").

**Beispiel**

**Nutzung der Fragestrategie bei vorhandenem Ja-Nein-Konzept – Beispiel 1**

**Frau Knobe:** - „Möchten Sie etwas haben?"

**Therapeutin:** - [Schüttelt den Kopf.]

**Frau Knobe:** - „Möchten Sie etwas machen?"

**Therapeutin:** - [Schüttelt den Kopf.]

**Frau Knobe:** - „Etwas fragen?"

**Therapeutin:** - [Schüttelt den Kopf.]

**Frau Knobe:** - „Etwas erzählen?"

**Therapeutin:** - [Nickt.]

**Frau Knobe:** - „Ah, ok, sie möchten etwas erzählen. Ok. Wie geht es weiter?" [Schaut auf den Zettel mit der Fragestrategie.] „Gut, worum geht es? Geht es um eine Person? Oder mehrere Personen?"

**Therapeutin:** - [Nickt.]

**Frau Knobe:** - „Sehr gut, also um eine Person. Um wen geht es? Geht es um Ihre Kinder?"

**Therapeutin:** - [Schüttelt den Kopf. Dann macht Sie die neu vermittelte Gebärden] „MEIN MANN".
[Alle drei Anwesenden lachen.]

**Frau Knobe:** - „Ok, es geht um Ihren MANN Mann. Was ist mit Ihrem MANN Mann?"

**Therapeutin:** - [Tippt auf der schriftbasierten, elektronischen Kommunikationshilfe und lässt es das Eingetippte aussprechen.] „GEBURTSTAG."

**Frau Knobe:** - „Ah, Ihr MANN Mann hatte Geburtstag?"

**Therapeutin:** - [Nickt.]

**Frau Knobe:** - „Schön. Haben Sie den Geburtstag gefeiert?"

**Therapeutin:** - [Nickt.]

**Frau Knobe:** - „War es eine schöne Feier?"

**Therapeutin:** - [Nickt und beginnt das Gespräch und die Nutzung der Fragestrategie mit Herrn und Frau Knobe nachzubesprechen.]

**Beispiel**

**Nutzung der Fragestrategie bei vorhandenem Ja-Nein-Konzept – Beispiel 2**

**Therapeutin:** - „Herr Knobe, möchten Sie mir etwas sagen?"

**Herr Knobe:** - [Nickt.]

**Therapeutin:** - „Ok, Sie möchten mir etwas sagen. Geht es um eine Person?"

**Herr Knobe:** - [Nickt.]

**Therapeutin:** - „Um eines Ihrer Kinder?"

**Herr Knobe:** - [Nickt und schüttelt den Kopf.] „Lukas".

**Therapeutin:** - „Ah, es geht um Ihr Enkelkind Lukas. Ist das richtig?"

**Herr Knobe:** - [Nickt.]

**Therapeutin:** - „Schön. Möchten Sie von einem Erlebnis mit Lukas erzählen?"

**Herr Knobe:** - [Nickt.]

**Therapeutin:** - „Gut. Wann war das, was Sie mir erzählen möchten? Passiert es jetzt gerade?"

**Herr Knobe:** - [Schüttelt den Kopf.]

**Therapeutin:** - „Ist es schon passiert?"

**Herr Knobe:** - [Schüttelt den Kopf.]

**Therapeutin:** - „Ok, es wird noch passieren?"

**Herr Knobe:** - [Nickt.]

**Therapeutin:** - „In dieser Woche?"

**Herr Knobe:** - [Nickt.]

**Therapeutin:** - „Morgen?"

**Herr Knobe:** - [Nickt.]

**Therapeutin:** - „Sehr gut. Sie wollen mir also etwas von Lukas erzählen, was morgen passiert. Wird Lukas morgen eingeschult?"

**Herr Knobe:** - [Nickt begeistert und versucht „eingeschult" nachzusprechen.]

Anhand der beispielhaften Gespräche ist die Anwendung der Fragestrategie bei vorhandenem Ja-Nein-Konzept (▶ Kap. 8, Online-Materialien unter ▶ http://extras.springer.com) deutlich geworden. Ergänzend erläutert die Sprachtherapeutin, dass selbstverständlich Hintergrundwissen über die Lebenswelt der Gesprächspartnerin bzw. des Gesprächspartners genutzt werden kann, um das Gespräch noch schneller zu gestalten. So hatte sie es auch getan und beispielsweise aufgrund der Vermutung, dass Herr Knobe ihr etwas erzählen und nicht etwas haben oder erfragen möchte, ihre erste Frage mit der Auswahl „erzählen/sagen" gestartet. Ebenso erriet sie unmittelbar, dass der Enkelsohn von Herrn Knobe eingeschult wird, da sie sein Alter kennt und weiß, dass am folgenden Tag die Einschulungen in NRW stattfinden.

Weiterhin erläutert die Sprachtherapeutin, dass solche Gespräche noch schneller und natürlicher stattfinden können, wenn Herr Knobe durch die Nutzung der schriftbasierten elektronischen Kommunikationshilfe oder der neu erlernten Gebärden zu Beginn oder im Gesprächsverlauf ein Thema vorgibt. In dem durchgeführten Beispielgespräch hätte somit die Äußerung „Einschulung" oder „Schule", welche Herr Knobe mittels der elektronischen Kommunikationshilfe hätte tätigen können, den Gesprächsverlauf vermutlich positiv beeinflusst.

#### 7.4.3.2 Evaluation und Anpassung

Nach zwei Therapiesitzungen, in denen Herrn Knobe insgesamt fünf Gebärden vermittelt worden sind und die Nutzung der Fragestrategie bei vorhandenem Ja-Nein-Konzept insgesamt viermal erprobt worden ist, sucht die Sprachtherapeutin das Gespräch mit Herrn und Frau Knobe. In diesem Gespräch möchte die Sprachtherapeutin herausfinden, ob das Ehepaar der Auffassung ist, dass die gemeinsam aufgestellten Ziele auf diesem Weg erreicht werden können und ob ggf. Anpassungen im Vorgehen notwendig erscheinen. Hierzu legt die Sprachtherapeutin die Tabelle mit den Zielvereinbarungen (▶ Kap. 8, Online-Materialien unter ► http://extras.springer.com) auf den Tisch und fragt zunächst Herrn Knobe, wie zufrieden er mit den Gebärden ist, und wie er sich fühlt, wenn er diese produziert. Ebenso möchte die Therapeutin zunächst von ihm wissen, wie es ihm geht, wenn seine Frau oder die Therapeutin die Fragestrategie bei vorhandenem Ja-Nein-Konzept anwendet. Anschließend befragt sie auch Frau Knobe zu diesen beiden Punkten, um dann abschließend zu schauen, ob die beiden insgesamt den erprobten Weg weiterverfolgen möchten.

Sowohl Herr als auch Frau Knobe sind sehr angetan von der Fragestrategie. Diese entspräche ihrer bisherigen Kommunikationsform, bei der sie ebenfalls durch Erfragen und Raten versucht hatten, die Gesprächsintention von Herrn Knobe hervorzubringen. Hierbei seien sie in der Vergangenheit allerdings deutlich langsamer und weniger erfolgreich gewesen. Die neue Fragestrategie hatten sie daher bereits dreimal spontan im Alltag eingesetzt. Auch durch die Nutzung der Gebärden sieht Herr Knobe einen deutlichen Zugewinn und möchte gerne weitere lernen. Frau Knobe ist den Gebärden gegenüber noch etwas skeptisch eingestellt, aber gerne bereit, sich weiter darauf einzulassen und die Gebärden ebenfalls zu lernen.

Da auch die Sprachtherapeutin einen sehr guten Eindruck von Herrn Knobes ersten Gebärdenproduktionen hatte und den Gewinn durch die Verwendung der Fragestrategie bei vorhandenem Ja-Nein-Konzept beobachten konnte, beschließen die drei, zunächst keine Veränderungen am eingeschlagenen Therapieweg vorzunehmen und in den kommenden Wochen weiter zu versuchen, die formulierten Ziele zu erreichen.

### 7.4.4 Inhalte festlegen und umfassende Einführung

#### 7.4.4.1 Vokabularauswahl

Um Herrn Knobe in seinem Alltag bestmöglich in seiner Partizipation zu unterstützen, werden für ihn sukzessiv die **Begriffe des Kernvokabulars** in Kombination mit individuell bedeutsamen Begriffen des Randvokabulars vermittelt. Bei der Auswahl der **Begriffe des Randvokabulars** werden zunächst **bedeutsame semantische Felder** notiert und dann die jeweils konkreten einzelnen Begriffe. Die ersten drei bedeutsamen semantischen Felder, in denen gezielt bestimmte Begriffe des Kern- und Randvokabulars erarbeitet werden, sind:

1. *Familie* („mein/e", „und", „wir", „ihr/e", „haben", „Frau", „Mann", „Kind/er", „Enkel", „Sohn", „Tochter", „Baby", „klein", „Opa", „Oma", „Wochenende", „spielen", „telefonieren", „treffen", *Namen der Familienmitglieder*)
2. *Fußball* („Fußball", „Spiel", „Tor", „schießen", „Borussia Dortmund", „er", „Freitag", „Samstag", „Sonntag", „Schiedsrichter", „sehen", „gewinnen", „verlieren", „können", „machen", „zu Hause", „auswärts")
3. *Einkauf* („möchten", „haben", „kaufen", „mehr", „fertig", „danke", „bitte", „wo", „wie viel/e", „was", „Brot", „Brötchen", „schneiden")

Innerhalb der ersten 8 Wochen sollen mindestens die Gebärden zum Themenfeld *Familie* erarbeitet werden. Die anderen beiden semantischen Felder folgen im Anschluss.

#### 7.4.4.2 Therapeutisches Vorgehen

Wie im vorangegangen Therapieabschnitt nach KEMUKS (► Abschn. 7.4.3 und 7.4.3.1) beispielhaft aufgezeigt, werden mit Herrn und Frau Knobe weiterhin **Gespräche im Alltag** genutzt, um durch *Modeling* der Gebärden sowie metasprachliche Hinweise die einzelnen Gebärden und ihre kommunikativ sinnvolle Nutzung zu vermitteln (vgl. ► Abschn. 5.2.3). Ebenso werden **kleine Spiele** wie „die böse 1" eingesetzt, um insbesondere die Begriffe des Kernvokabulars zusätzlich modellieren zu können. Grundsätzlich werden parallel maximal fünf neue Gebärden in einer Therapiesitzung vermittelt. Diese werden solange in der Therapie fokussiert, bis Herr Knobe sie spontan während der Therapiesitzungen und/oder im Kontakt mit seiner Frau einsetzt. Erst dann werden eine oder mehrere neue Gebärden eingeführt. Neben der Nutzung alltäglicher Gespräche werden auch **Rol-**

**lenspiele** (▶ Abschn. 5.2.2) durchgeführt, um bereits vermittelte Gebärden in einer komplexeren Interaktionssituation einsetzen zu können.

Parallel dazu werden mit Herrn und Frau Knobe Gespräche mittels der **Fragestrategie bei vorhandenem Ja-Nein-Konzept** (▶ Kap. 8, Online-Materialien unter ▶ http://extras.springer.com) in den Therapiesitzungen durchgeführt, bis das Ehepaar berichtet, diese automatisiert, wann immer es nötig erscheint, im Alltag einzusetzen.

In allen Therapiesitzungen ist die **schriftbasierte elektronische Kommunikationshilfe** Lightwriter griffbereit und wird spontan in das therapeutische Geschehen einbezogen. Dies erfolgt vor allem, um Unklarheiten zu beseitigen und um die Interaktion durch die Nennung eines Schlüsselbegriffes oder einer kurzen Phrase zu beschleunigen.

#### 7.4.4.3 Evaluation

Nach 8 Wochen sucht die Sprachtherapeutin das Gespräch mit dem Ehepaar Knobe, um mit ihnen gemeinsam die Therapie und deren Erfolg in den vergangenen 8 Wochen zu reflektieren. Hierzu hat sie das zu Beginn der Therapie ausgefüllte Übersichtsblatt zur Vereinbarung und Evaluation von Zielen (▶ Kap. 8, Online-Materialien unter ▶ http://extras.springer.com) mitgebracht. Hierauf waren vier Therapieziele festgehalten worden:

1. Erlernen und Anwenden erster Gebärden
2. Erlernen und Anwenden der Fragestrategie
3. Gespräche initiieren
4. Kommunikationsabbrüche verringern

Als erstes Ziel wollte Herr Knobe ca. 20 Gebärden erlernen und diese in der Sprachtherapie sowie im Alltag mit seiner Frau verwenden. In den vergangenen 8 Wochen haben Herr und Frau Knobe 23 Gebärden erlernt, welche vor allem Begriffe des Kernvokabulars sowie die Begriffe des Themenfelds *Familie* umfassen. Zu Beginn jeder Therapiesitzung haben sich das Ehepaar Knobe und die Sprachtherapeutin über die Familie von Herrn und Frau Knobe unterhalten. Hierbei nutzten sowohl Herr als auch Frau Knobe die Gebärden eigeninitiativ und zur Vermittlung realer Gesprächsbeiträge. Beide berichten, dass sie die Gebärden auch im Alltag mittlerweile sehr häufig gebrauchen. Insbesondere die eigens kreierten Gebärden für die Namen der Familienmitglieder sowie die ganzen Gebärden für „kleine Wörter" wie z. B. UND, MEHR und FERTIG würden häufig zum Einsatz kommen. Hiervon seien beide überrascht, da sie sich noch zu Beginn der Gebärdeneinführung gefragt hatten, wozu diese „kleinen Wörter" überhaupt thematisiert werden. Beide erleben eine große Erleichterung darin, dass Herr Knobe nun eine Möglichkeit hat, schnell und präzise die einzelnen Familienmitglieder zu benennen. Beide haben festgestellt, dass sie sich wirklich sehr häufig über ihre Kinder unterhalten, und die direkte Angabe, über welche Person Herr Knobe etwas mitteilen möchte, sei ein großer Gewinn. Da die Vermittlung der ersten 23 Gebärden als ein großer kommunikativer Erfolg vom Ehepaar Knobe und der Sprachtherapeutin bewertet werden, legen die drei gemeinsam fest, dass in den folgenden 8 Wochen in etwa gleichem Umfang neue Gebärden erlernt werden sollen. Diese sollen hierbei das semantische Feld *Einkauf* fokussieren, da Herr Knobe gerne einmal wieder selber bei seinem Lieblingsbäcker einkaufen möchte.

Als zweites Ziel hatten die drei vor 8 Wochen vereinbart, dass das Ehepaar Knobe die Fragestrategie bei vorhandenem Ja-Nein-Konzept erlernt und im Alltag einsetzt. Auch dies ist erfolgt. Nach drei Therapiesitzungen, in denen anhand mehrerer Beispiele die Nutzung der Fragestrategie erprobt und durch Tipps von der Therapeutin noch verbessert worden war, setzten Herr und Frau Knobe diese Strategie mehrfach pro Tag spontan ein. Die Fragestrategie habe ihre bisherigen Gespräche, welche ebenfalls stark durch Fragen von Frau Knobe geprägt worden waren, deutlich effizienter und erfolgreicher gemacht. Gerade auch in Kombination mit den neu erlernten Gebärden sei dieses systematische Erfragen eine große Hilfe im Alltag. Auch die schriftbasierte elektronische Kommunikationshilfe sei in diesem Kontext nun vereinzelt eingesetzt worden.

Als drittes Ziel hatte sich vor allem Herr Knobe die Aufgabe gestellt, häufiger ein Gespräch initiieren zu wollen. Festgehalten worden war, dass Herr Knobe in den vergangenen 8 Wochen mindestens vier Gespräche initiieren wollte. Innerhalb der Sprachtherapie ist dies einmal erfolgt. Herr Knobe hat in der letzten Therapiesitzung das mittlerweile ritualisierte Gespräch über die Familie initiiert. Darüber hinaus können Herr und Frau Knobe keine Angabe machen, da sie offen gestehen, vergessen zu haben auf diesen Punkt zu achten. Herr Knobe zeigt aber an, dass ihm dies doch sehr wichtig sei und er in den folgenden 8 Wochen mindestens acht Gespräche initiieren möchte. Dieses Mal wolle er sich alle Gespräche, die er begonnen hat, notieren. Seine Frau äußert, dass sie ihren Mann dabei unterstützen wolle und ebenfalls darauf achten werde, wenn ihr Mann ein Gespräch initiiert.



Das vierte Ziel drückt den Wunsch Herrn und Frau Knobes aus, seltener ihre Gespräche erfolglos abbrechen zu wollen. Hierzu hat das Paar in den vergangenen 8 Wochen notiert, wie oft sie ein Gespräch erfolglos abgebrochen haben und wie häufig sie es erfolgreich beendeten. Entstanden sind auf diese Weise acht DIN A4 große Notizzetteln mit jeweils zwei Strichlisten. Die Strichliste für die abgebrochenen Gespräche ist ab der dritten Therapiewoche deutlich kürzer geworden und im Gegenzug ist die Strichliste mit erfolgreich beendeten Gesprächen seit diesem seitpunkt sukzessiv länger geworden. Insgesamt zieht das Ehepaar ein sehr positives Fazit in Bezug auf die zurückliegenden 8 Wochen.

Die Erarbeitung des individuellen multimodalen Kommunikationssystems für Herrn Knobe wird, wie in den ersten 8 Wochen begonnen, noch **mehrere Monate** fortgesetzt. Dies wird durch die Setzung von **kleinschrittigen Zielen und Zwischenevaluationen** fortwährend überprüft. Hierbei werden sukzessiv Begriffe des Kernvokabulars sowie Begriffe aus verschiedenen semantischen Feldern in Form von Gebärden vermittelt. Diese werden in einem Ordner systematisch angeordnet, sodass ein **externer nichtelektronischer Kommunikationsweg** entsteht. Diesen kann Herr Knobe gut im Kontakt mit Personen einsetzen, die mit den vermittelten Gebärden nicht vertraut sind. Auch dies wird in der Sprachtherapie nach KEMUKS kleinschrittig erarbeitet.

Nach 7 Monaten haben Herr und Frau Knobe über 100 Gebärden erlernt, welche sie sehr aktiv in ihren alltäglichen Unterhaltungen einsetzen. Diese kombinieren sie immer wieder mit der Nutzung der Fragestrategie bei vorhandenem Ja-Nein-Konzept und der schriftbasierten elektronischen Kommunikationshilfe zum Ausdruck schwieriger Begriffe, für die sie keine Gebärde kennen. Herr Knobe nutzt zudem den Kommunikationsordner in Gesprächen mit seinem Nachbarn und mit einem Freund aus dem Schützenverein.

### 7.4.5 Etablierung und Erweiterung des Kommunikationssystems

In der letzten Phase wird der **Therapieabschluss vorbereitet**. Die Sprachtherapeutin modelliert immer seltener die Methoden der UK und **bespricht vor allem die Erfahrungen** von Herrn Knobe bei der Nutzung dieser Methoden im **Alltag**. Sie hilft bei Problemen und überlegt gemeinsam mit dem Ehepaar Knobe, wie nach dem Ende der Sprachtherapie das Kommunikationssystem fortlaufend erweitert werden kann. Hierzu wird in den letzten Wochen der Sprachtherapie Herrn Knobes Sohn von, welcher seinen Vater regelmäßig besucht, in die Therapiesitzungen eingeladen. Die Familie hat sich privat das Wörterbuch der Gebärdensprache (Kestner und Hollmann 2017) gekauft. Die Sprachtherapeutin zeigt dem Sohn den Aufbau des digitalen Wörterbuchs und erläutert die Erstellung von einzelnen Bildkarten und Ordnerseiten mit Gebärden. Er wird zukünftig die **Erweiterung des Kommunikationssystems** sicherstellen.

Die Therapeutin beendet in Absprache mit dem Ehepaar Knobe die Sprachtherapie. Herr Knobe kann sich zu diesem Zeitpunkt deutlich umfassender und gezielter mit seiner Frau und weiteren nahen Bezugspersonen wie seinen Kindern und dem Nachbarn verständigen. Seine Partizipation konnte durch die Sprachtherapie somit erweitert werden. Insgesamt sind Herr und Frau Knobe über die kommunikativen Möglichkeiten von Herrn Knobe sehr erfreut und Herr Knobe wirkt insgesamt sehr viel zufriedener.

**Fazit**

- Herr Knobe ist aufgrund einer Aphasie und einer Sprechapraxie stark in seinen Ausdrucksmöglichkeiten eingeschränkt.
- In der Sprachtherapie nach KEMUKS wird ein multimodales Kommunikationssystem erarbeitet. Dies besteht aus der Lautsprache, Mimik, spontanen Gesten, Gebärden, einem Ordner mit den erlernten Gebärden als nichtelektronische Kommunikationshilfe, einer schriftbasierten elektronischen Kommunikationshilfe und der Nutzung einer Fragestrategie bei vorhandenem Ja-Nein-Konzept.
- Durch Alltagsgespräche, kleine Spiele und ein konsequentes *Modeling* wird Herr Knobe in der Nutzung der verschiedenen Kommunikationsformen angeleitet.
- Die Ehefrau von Herrn Knobe ist fester Bestandteil der Therapie. Sie ist die wichtigste Bezugsperson ihres Ehemannes und unterstützt ihn durch das gemeinsame Erlernen der Methoden der UK in seiner alltäglichen Kommunikation.

## 7.5 KEMUKS bei einem erwachsenen Patienten mit ALS

*Sarah Vock und Carina Lüke*

Bei Herrn Krämer wurde vor einigen Monaten eine amyotrophe Lateralsklerose (ALS) diagnostiziert, die zu Beginn der Sprachtherapie mit einer starken Dysarthrie einhergeht. Seine Lautsprache ist zu diesem Zeitpunkt so verwaschen, dass er von Angehörigen und Freunden kaum noch verstanden wird. Motorisch ist der Patient bis dahin kaum betroffen. Da Herr Krämer entsprechend seiner Erkrankung keinerlei kognitive Beeinträchtigungen aufweist und über uneingeschränkte Schriftsprachfähigkeiten verfügt, wird er mit einer schriftbasierten elektronischen Kommunikationshilfe versorgt. In der Therapie wird erarbeitet, dass der Patient mit deren Hilfe wieder frei und spontan kommunizieren und sogar Telefonate mit seinen Töchtern führen kann.

### 7.5.1 Standortbestimmung

#### 7.5.1.1 Anamnese

Herr Krämer ist 62 Jahre alt und lebt mit seiner Ehefrau in einer großen Eigentumswohnung im Ruhrgebiet. Das Ehepaar scheint eine sehr harmonische Beziehung zu führen und teilt viele Gemeinsamkeiten. Aus der Ehe sind zwei Töchter entstanden, die beide inzwischen das Elternhaus verlassen haben, um zu studieren. Der Kontakt zu seinen beiden Töchtern ist Herrn Krämer äußerst wichtig. Es finden regelmäßige Besuche sowie Telefonate und Gespräche via Skype statt.

Beruflich war der Patient 25 Jahre als leitender Oberarzt in einer großen Tierklinik beschäftigt. Inzwischen ist er pensioniert, führt aber weiterhin sporadisch Fortbildungen in seinem Fachbereich durch und hält Vorträge für Studierende der Veterinärmedizin. Seine Leidenschaft für Tiere wurde bereits früh in seiner Kindheit geweckt, da er auf einem großen Bauernhof aufwuchs. Heute hält Herr Krämer einen Schäferhund und einen Dackel und besitzt zusammen mit seiner Ehefrau ein Pferd. In seiner Freizeit verbringt er viel Zeit am Stall und trifft sich häufig mit befreundeten Pärchen für lange Fahrradtouren.

Vor 9 Monaten wurde bei Herrn Krämer eine ALS diagnostiziert. Zunächst bemerkte er eine verwaschene Aussprache. Darauf folgten leichte Schluckbeschwerden und ein vermehrter Speichelfluss, welche ihn veranlassten, einen Arzt aufzusuchen. Inzwischen ist die Lautsprache so verwaschen, dass der Patient selbst von nahen Angehörigen nicht mehr verstanden wird. Aus sprachtherapeutischer Sicht liegen eine starke Dysarthrie sowie eine mittelgradige Dysphagie vor. Zudem zeigen sich erste Anzeichen einer Ateminsuffizienz. Motorisch ist Herr Krämer bisher nur leicht betroffen. In einigen Fingern der rechten und linken Hand besteht eine erhöhte Muskelspannung. Die Beweglichkeit der Beine und Arme ist noch unauffällig, sodass die Mobilität des Patienten in keiner Weise eingeschränkt ist.

Herr Krämer kommt seit 5 Monaten mit einer Therapiefrequenz von zwei Einheiten pro Woche in die Sprachtherapie. Im Fokus der ersten Therapiestunden stand die Beratung in Bezug auf die Dysphagie sowie das Erarbeiten von Kompensationstechniken und Schluckmanövern. Aufgrund des inzwischen gesteigerten Leidensdrucks, welcher durch die eingeschränkte Verständlichkeit der Lautsprache resultiert, soll nun der Bereich der Kommunikation in den Fokus der Therapie gerückt werden.



#### 7.5.1.2 Aktuelle Kommunikationsformen

Trotz der vorliegenden starken Dysarthrie stellt die Lautsprache weiterhin das vorwiegende Kommunikationsmedium für Herrn Krämer dar. In der Befragung zu seiner aktuellen kommunikativen Situation berichtet Herr Krämer, dass er in den vergangenen Wochen bemerkt habe, wie er vermehrt nicht mehr verstanden werde. Es sei auffällig, dass Gesprächspartnerinnen und -partner ständig Nachfragen stellten und es immer wieder zu Missverständnissen komme. Dieses gelte sowohl für Alltagskontakte, Freunde und Bekannte als auch für nahestehende Personen wie seine Ehefrau und seinen Bruder. In Einzelfällen komme es sogar zu Abbrüchen der Kommunikationssituation, da Wünsche und Bedürfnisse nicht erfolgreich vermittelt werden können. Die Kommunikation mit seinen beiden Töchtern stelle sich zudem als äußerst schwierig heraus. Aufgrund der bestehenden Distanz waren Telefonate in der Vergangenheit von großer Bedeutung. Diese seien kaum noch möglich, da das Verständnis der verwaschenen Lautsprache durch das Telefon aufgrund der fehlenden Mimik und des fehlenden Mundbildes für die Töchter nochmals erschwert wird. Unter diesem Umstand leidet Herr Krämer besonders, da der Kontakt zu seinen Töchtern besonders wichtig für ihn ist.

Die Ehefrau bestätigt diese Angaben. Sie fügt hinzu, dass das Sprechen ihres Mannes durch eine stark verlangsamte Sprechgeschwindigkeit und eine hohe Sprechanstrengung geprägt sei. Durch das ständige Nachfragen werde die Kommunikationsgeschwindigkeit zudem erheblich herabgesetzt, was sie selbst als sehr belastend empfinde. In schwierigen Kommunikationssituationen greift das Ehepaar auf Ja-Nein-Fragen zurück, die Herr Krämer lautsprachlich beantwortet. Seine Antworten werden durch ein Kopfschütteln oder Nicken unterstützt. Einige Situationen können so aufgelöst werden, andere wiederum nicht, sodass diese Partnerstrategie innerhalb des aktuellen multimodalen Kommunikationskonzeptes nur als Ergänzung zur Lautsprache genutzt wird. Außerdem erwähnt Frau Krämer vorsichtig, dass ihr Mann sich immer weniger an Gesprächen am Stall oder während der Fahrradtouren beteilige und vereinzelt solche Situationen sogar meide.

In der Kommunikation mit seiner Ehefrau greift Herr Krämer seit einigen Wochen auf ein Notizbuch zurück, das er ständig bei sich führt. In Situationen, die lautsprachlich nicht geklärt werden können, schreibt er Aussagen mit einem Stift auf. Dieses funktioniere mit seiner Frau recht gut. In der Kommunikation am Stall und mit Freunden hat sich diese Kommunikationsform als nicht praktikabel herausgestellt. Auch für die Telefonate mit seinen Töchtern kann diese Hilfe nicht genutzt werden. Frau Krämer merkt zudem an, dass es ihrem Mann aufgrund der bestehenden spastischen Lähmungen schwerfalle, den Stift über einen längeren Zeitraum zu halten. Zudem sei dadurch sein Schriftbild teilweise unleserlich, sodass diese Kommunikationsform langfristig keine zufriedenstellende Lösung sein kann.

Seine beiden Töchter bringen Herrn Krämer bei einem Besuch auf die Idee, auszuprobieren, ob es möglich ist, eine Bildschirmtastatur oder eine schriftbasierte App auf einem Tablet zur Kommunikation zu nutzen. Sie stellen ihrem Vater aus diesem Grund eines ihrer Tablets zur Verfügung. Herr Krämer entscheidet sich dazu, zunächst keine App zu kaufen, sondern eine kostenlose schriftbasierte App zu testen, die ihm seine Töchter aus dem App Store herunterladen. In der Anwendung stellt sich heraus, dass die integrierte Sprachsynthese, also die hörbare Sprachausgabe des geschriebenen Textes, von großem Vorteil ist, weil dadurch wieder Telefonate geführt werden können. Allerdings zeigt sich, dass Herrn Krämer die Bedienung des sehr sensitiven Touchscreens teilweise schwerfällt. Aufgrund der bereits bestehenden spastischen Lähmungen in den Fingern produziert der Patient immer wieder Fehl- und Doppelauslösungen. Zurzeit kommt das Tablet ausschließlich in Telefonaten zum Einsatz. In Alltagsgesprächen hat sich diese Kommunikationsform noch nicht etabliert, da die zahlreichen Fehler und Löschvorgänge zu großer Frustration führen.

#### 7.5.1.3 Diagnostik

Herr Krämer ist ein überdurchschnittlich intelligenter Mann, bei dem eine progrediente neurologische Erkrankung im Erwachsenenalter diagnostiziert wurde. Die ALS betrifft ausschließlich motorische Fähigkeiten, wohingegen die Kognition nicht betroffen ist. Da die Erkrankung nach einem abgeschlossenen, ungestörten Spracherwarb ausgebrochen ist und keine weiteren Beeinträchtigungen wie beispielsweise eine Aphasie bestehen, kann davon ausgegangen werden, dass der Patient über ein unbeeinträchtigtes Sprachverständnis und uneingeschränkte Schriftsprachfähigkeiten verfügt (Exkurs „► Sprech- und Kommunikationsbeeinträchtigung im Verlauf einer ALS“). Eine diagnostische Abklärung rezeptiver Sprachleistungen ist daher nicht notwendig.

Bei Herrn Krämer liegt ein bulbärer Krankheitsbeginn vor. Dementsprechend sind orofaziale Funktionen zu Beginn der Sprachtherapie bereits stark betroffen. Der Patient klagt über eine Steifigkeit in der Zunge, eine stark verwaschene Aussprache, eine leicht veränderte Stimme und eine erschwerte Atmung. Aus logopädischer Sicht liegt im Bereich der sprachproduktiven Leistungen eine starke Dysarthrie vor, die die Verständlichkeit des Patienten innerhalb der Kommunikation stark beeinträchtigt. Zu erwarten ist, dass sich die Verständlichkeit der Lautsprache in Zukunft weiter verschlechtern wird und zusätzlich motorische Beeinträchtigungen in den Extremitäten auftreten werden. Eine Abschätzung, in welchem Zeitrahmen sich die Symptomatik verändern wird, ist nicht möglich.

Zusammenfassend lässt sich Herr Krämer in Anlehnung an Weid-Goldschmidt (2013) der vierten Personengruppe von möglichen Nutzern von Methoden der UK zuordnen, da er zwar über eine starke Sprechstörung, aber über uneingeschränkte rezeptive Sprachleistungen verfügt (► Abschn. 1.2.4). Genauso wie lautsprachlich unbeeinträchtigte Personen kann und möchte er sich über komplexe Sachverhalte austauschen, weshalb ihm dringend ein alternativer Kommunikationsweg ermöglicht werden muss.

**Exkurs**

**Sprech- und Kommunikationsbeeinträchtigung im Verlauf einer ALS**

Die amyotrophe Lateralsklerose (ALS) ist eine **progressive, neurodegenerative Erkrankung,** bei der die für die Bewegungssteuerung zuständigen Neuronen des zentralen Nervensystems (ZNS) zu Grunde gehen. Sowohl die kortikalen Motoneuronen (= 1. Motoneuron) in der Großhirnrinde als auch die peripheren Motoneuronen (= 2. Motoneuron) im Hirnstamm sind davon betroffen (Gastl und Ludolph 2007). Als Folge dessen kommt es zu erheblichen motorischen Beeinträchtigungen, die vorwiegend aus spastischen und atrophischen Lähmungen sowie Muskelschwäche und Faszikulationen bestehen.

Je nachdem in welcher Körperregion die ersten motorischen Beeinträchtigungen auftreten, unterscheidet man zwischen einem spinalen oder bulbären Krankheitsbeginn. Bei einem **spinalen Krankheitsbeginn** beschreiben Betroffene initiale Symptome in den oberen oder unteren Extremitäten. Beispielsweise kommt es zu ersten Gangunsicherheiten, Ungeschicklichkeit bei der Handarbeit, beim Schminken oder Rasieren. Bei einem **bulbären Krankheitsbeginn** zeigen sich erste Symptome im orofazialen Bereich (Ludolph 2016). Durch Funktionsbeeinträchtigungen der Zungen-, Schlund-, und Gaumenmuskulatur kommt es zu erheblichen **Sprech- und Schluckstörungen.** Betroffene oder deren Angehörige bemerken zunächst eine leicht verwaschene Aussprache und einen vermehrten Speichelfluss (Pseudohypersalivation durch ein verringertes Abschlucken des Speichels). Diese veränderte Artikulation manifestiert sich in Kombination mit einer schwächer werdenden Atemmuskulatur in einer **Dysarthrie**, die die Verständlichkeit der Patienten häufig erheblich beeinträchtigt. Im Endstadium der Erkrankung verstärkt sich die Problematik so sehr, dass eine lautsprachliche Kommunikation gar nicht mehr möglich ist. Es liegt dann eine **Anarthrie** vor (Schindelmeiser 2016). Zudem werden viele Patienten zu diesem Zeitpunkt **künstlich beatmet**, was eine lautsprachliche Kommunikation zusätzlich erschwert oder unmöglich macht.

Auch wenn die Sprech- und Schluckstörungen zu Beginn charakteristisch für eine Bulbärsymptomatik sind, so treten diese auch bei einem spinalen Krankheitsbeginn im Verlauf der Erkrankung zusätzlich zu den Beschwerden in den Extremitäten auf. Patienten mit ALS sind also immer auf logopädische Unterstützung angewiesen.

Herauszustellen ist, dass an ALS erkrankte Personen in der Regel **keinerlei Beeinträchtigungen kognitiver Funktionen** aufweisen und den Verlauf der Erkrankung **bei vollem Bewusstsein** miterleben. (Schindelmeiser 2016). Sie verfügen über ein **unbeeinträchtigtes Sprachverständnis** und **uneingeschränkte Schriftsprachfähigkeiten**, was die Versorgung mit einer schriftbasierten Kommunikationshilfe möglich macht.

Die Erkrankung **schreitet in der Regel rasch voran** und ist **nicht heilbar.** Da der Krankheitsverlauf einer ALS bei jedem Betroffenen ganz unterschiedlich sein kann, ist eine Vorhersage über die individuell auftretenden Beschwerden und die verbleibende Lebenserwartung äußerst schwierig. Als **mittlere Überlebensdauer** nach Stellung der Diagnose werden **3–5 Jahre** angegeben. Die meisten Betroffenen sterben letztendlich an einer respiratorischen Insuffizienz durch Lähmung der Atemmuskulatur (Schindelmeiser 2016).

7

### 7.5.2 Interventionsmöglichkeiten finden

#### 7.5.2.1 Methoden- und Materialauswahl

Die anamnestischen Daten von Herrn Krämer machen deutlich, dass er ein sehr kommunikativer Mensch ist und erheblich unter seiner Kommunikationsbeeinträchtigung leidet. Dieses führt bereits zu einer hohen Frustration und ersten sozialen Rückzugstendenzen. Auch familiäre Beziehungen werden durch eine immer wieder misslingende Kommunikation stark belastet. Da das Fortschreiten der Erkrankung nicht aufzuhalten ist, werden die lautsprachlichen Fähigkeiten nicht wiederhergestellt werden können. Ziel der Therapie ist es daher, bestehende Funktionen möglichst lange zu erhalten und Herrn Krämer durch ergänzende Kommunikationsformen einen Weg zur Kommunikation zu geben. Als fundamentale Ressource können in diesem Fall die uneingeschränkten Schriftsprachfähigkeiten genutzt werden. Verschiedene schriftbasierte Kommunikationsformen hat der Patient bereits eigeninitiativ und kreativ erprobt. Die Nutzung von Stift und Papier stellte sich im Alltag als nur bedingt erfolgreich heraus. Zum einen fehlt hier eine hörbare Sprachproduktion, die auch zum Telefonieren genutzt werden kann, zum anderen verhindert das teilweise unleserliche Schriftbild in vielen Situationen den kommunikativen Erfolg. Da davon ausgegangen werden muss, dass in naher Zukunft weitere motorische Beeinträchtigungen in allen Gliedmaßen auftreten werden, wird der Ansatz, nichtelektronisch schriftsprachlich zu kommunizieren, nicht weiterverfolgt. Als weitere Ressource kann bei dem Patienten das Interesse an Technik und die Offenheit, eine elektronische Kommunikationshilfe einzusetzen, genutzt werden. Die Erprobung eines Tablets war allerdings nur teilweise erfolgreich. Sie lieferte die Erkenntnis, dass Herr Krämer von einer synthetischen Sprachausgabe in hohem Maße profitieren würde, zeigte aber auch, dass eine Kommunikationshilfe mit Touchscreen aufgrund der bereits bestehenden motorischen Beeinträchtigungen in den Händen keine geeignete Option darstellt.

Auf Grundlage dieser Erkenntnisse zieht die Sprachtherapeutin die Möglichkeit in Betracht, dass eine schriftbasierte Kommunikationshilfe mit einer Tastatur eine alternative Kommunikationsmöglichkeit für Herrn Krämer darstellen könnte. Diese müsste aus ihrer Sicht über eine klare synthetische Sprache verfügen und sollte nicht mit einem Touchscreen, sondern mit einer taktil erfassbaren Tastatur ausgestattet sein. Darüber hinaus wäre ein kleines und leichtes Gerät wünschenswert, da Herr Krämer weiterhin mobil ist und so die Kommunikationshilfe in unterschiedlichen alltäglichen Situation eingesetzt werden könnte. Hilfreich wäre auch eine Art Speicherfunktion für häufig genutzte Sätze und eine Wortvorhersage, wie sie in ähnlicher Weise auf Smartphones zu finden ist.

### 7.5.2.2 Zielsetzungen formulieren

In der folgenden Therapiesitzung unterbreitet die Sprachtherapeutin dem Patienten ihre Idee, eine elektronische schriftbasierte Kommunikationshilfe zu erproben. Herr Krämer und seine Frau zeigen sich diesem Ansatz grundsätzlich offen gegenüber und hoffen, dass eine solche Hilfe besser bedient werden kann als das iPad. Der Patient äußert die Hoffnung, dann wieder mit seinen Töchtern telefonieren zu können. Die Ehefrau fügt hinzu, dass sie sich wünscht, dass ihr Mann sich dadurch weniger zurückzieht und wieder an gemeinsamen Aktivitäten teilnimmt. Sie stellt aber in Frage, ob ihr Mann ausreichend schnell mit dem Gerät kommunizieren könne und merkt an, dass sie Zweifel daran habe, dass ihr Mann eine solche Hilfe auch außerhalb der Wohnung nutzen würde. Herr Krämer entgegnet, sein Leidensdruck sei inzwischen so groß , dass er zumindest bereit sei, dieses zu probieren. Die Sprachtherapeutin fügt hinzu, dass die Erarbeitung einer angemessenen Kommunikationsgeschwindigkeit und die Implementierung der Kommunikationshilfe in alltägliche Situationen Teil der Therapie sein könne und das Ehepaar so Unterstützung erhalten würde.

Gemeinsam werden Zielvereinbarungen erarbeitet, die dann auf einem entsprechenden Bogen (► Kap. 8, Online-Materialien unter ► http://extras.springer.com) detailliert festgehalten werden, damit diese zu einem späteren Zeitpunkt evaluiert werden können.

Folgende Ziele sollen innerhalb der ersten 4 Wochen durch die Nutzung des Gerätes erreicht werden:

1. **Vermeidung von Kommunikationsabbrüchen:** In der Kommunikation mit der Ehefrau soll es zu keinen Abbrüchen von Kommunikationssituation mehr kommen. Bei jedem Missverständnis soll die Kommunikationshilfe zur Klärung der Situation eingesetzt werden.
2. **Ermöglichen von Telefonaten mit den beiden Töchtern:** Einmal pro Woche sollen Telefonate mit den beiden Töchtern stattfinden, um zu hören, wie die Ausbildung bzw. das Studium laufen.
3. **Sicherstellung von Selbstständigkeit im Alltag:** Herr Krämer soll wieder selbstständig einkaufen gehen können. Er soll jeden Sonntag allein Brötchen beim Bäcker holen und mit Hilfe der Kommunikationshilfe bestellen.
4. **Teilhabe an Gesprächen in Freizeitsituationen** (Stall, Fahrradtouren, Golfplatz): Bei der nächsten Fahrradtour soll die Kommunikationshilfe beim anschließenden Abendessen eingesetzt werden. Herr Krämer soll sich an den entstehenden Gesprächen aktiv beteiligen.

Die Sprachtherapeutin hat bei der Formulierung dieser Ziele stark darauf geachtet, dass sie den Smart-Kriterien entsprechen. Sie sind spezifisch und messbar, erreichbar und bedeutsam sowie zeitlich festgelegt.

Zum Abschluss des Gespräches wird festgelegt, dass verschiedene schriftbasierte Kommunikationshilfen in einem Beratungstermin mit einer Hilfsmittelfirma erprobt und in Hinblick auf die festgelegten Zielsetzungen bewertet werden sollen.

#### 7.5.2.3 Bezugspersonen einbeziehen

Die wichtigste Bezugsperson für Herrn Krämer ist seine Ehefrau. Da das Ehepaar täglich in hohem Maße interagiert, ist Frau Krämer zugleich auch die wichtigste Kommunikationspartnerin. Da die Einführung einer ergänzenden oder alternativen Kommunikationsform Konsequenzen für alle Kommunikationssituationen haben wird, sollte die Ehefrau stark in die Therapie einbezogen werden. Beispielsweise ist zu erwarten, dass ein Gespräch, das mit Hilfe einer Kommunikationshilfe geführt wird, deutlich verlangsamt ist im Gegensatz zu einem Gespräch, das zwei unbeeinträchtigte Personen mittels Lautsprache führen. Es gilt der Ehefrau diese Veränderungen zu verdeutlichen und ihr als Kommunikationspartnerin Strategien aufzuzeigen, die entscheidend zum kommunikativen Erfolg ihres Mannes beitragen können. Zudem kann sie der Therapeutin im Verlauf der Therapie zusätzliche Rückmeldungen über das kommunikative Verhalten ihres Mannes im Alltag geben und stellt somit eine wichtige Informationsquelle für die Anpassung von Therapiemethoden und Zielvereinbarungen dar.



Da Herr Krämer in der Anamnese äußert, dass es ihm äußerst wichtig sei, wieder mit seinen Töchtern telefonieren zu können, sollen auch diese mit in den Therapieprozess einbezogen und erarbeitete Kommunikationsstrategien mit ihnen erprobt werden.

### 7.5.3 Interventionsmöglichkeiten erproben, evaluieren und anpassen

#### 7.5.3.1 Erprobung

Wie in dem vorangegangenen Gespräch besprochen, wird ein Beratungstermin mit einer Hilfsmittelfirma vereinbart. Dieser findet kurze Zeit später in den Räumen der logopädischen Praxis statt und dauert ca. 2 Stunden. Nach einem kurzen Einführungsgespräch mit der Beraterin der betreuenden Firma, in dem die aktuellen Kommunikationsformen, Ressourcen und Wünsche dargestellt werden, hat Herr Krämer die Möglichkeit, verschiedene schriftbasierte Kommunikationshilfen zu testen. Auf die Erprobung einer tabletbasierten Kommunikationshilfe wird aufgrund der Erfahrungen im Vorfeld dieses Termins verzichtet. Zunächst probiert Herr Krämer den „Lightwriter“ unter Anleitung der Beraterin und im Dialog mit seiner Frau und der Sprachtherapeutin aus. Er tippt kurze Sätze über die Tastatur in das Gerät ein und lässt sie über die synthetische Sprachausgabe wiedergeben. Als positiv empfindet Herr Krämer die leicht auszulösende Tastatur, die laute und deutliche Sprachsynthese sowie die integrierte Wortvorhersage. Auch die Möglichkeit, eine Satzspeicherfunktion zu nutzen, bewertet er als nützlich. Kritisch betrachtet das Ehepaar Krämer das Display, da das Schriftbild bei hellen Lichtverhältnissen und Sonneneinstrahlung nur schwer zu erkennen ist. Diesem Aspekt wird in diesem Fall große Bedeutung zugemessen, da die elektronische Kommunikationshilfe gerade auch im Freien am Stall und bei den Fahrradtouren mit Freunden eingesetzt werden soll. Als Alternative wird das „Allora 2“ getestet. Hier ist Herr Krämer ebenfalls sicher in der Lage, Aussagen über die Tastatur einzugeben und die Sprachausgabe zu aktivieren. Genauso wie der Lightwriter bietet dieses Modell eine intelligente Wortvorhersage, eine klare männliche Sprachsynthese und eine Satzspeicherfunktion. Herr Krämer merkt an, dass ihm die Tastatur dieses Gerätes besser gefällt, da die Tasten größer sind und die Leertaste dort positioniert ist, wo sie auch auf Standardtastaturen zu finden ist. Zudem ist das Display kontrastreicher, was den Einsatz der Kommunikationshilfe auch bei hoher Sonneneinstrahlung ermöglichen würde. Nachdem alle technischen Details und Fragen zur Beantragung beantwortet sind, wird das Beratungsgespräch beendet und die Beraterin verabschiedet.

#### 7.5.3.2 Evaluation und Anpassung

In einem folgenden Evaluationsgespräch soll nun reflektiert werden, ob die Zielvereinbarungen mit der ausgewählten Kommunikationshilfe erreicht werden können und ob diese beantragt werden soll. Das Gespräch findet ohne die Beraterin zwischen dem Ehepaar Krämer und der Sprachtherapeutin statt.

Grundsätzlich äußern sowohl Herr Krämer selbst als auch seine Ehefrau, dass sie sich vorstellen können, dass eine schriftbasierte elektronische Kommunikationshilfe eine erhebliche Hilfe im Alltag darstellen könnte. Durch die hörbare Sprachausgabe wäre es wieder möglich, sich an Gesprächen zu beteiligen, Missverständnisse aus dem Weg zu räumen und auch wieder zu telefonieren. Als besonders für ihn geeignet bewertet Herr Krämer das Allora 2, da es technisch seinen Wünschen und Bedürfnissen am meisten entspricht. Er stellt heraus, dass es klein und leicht genug sei, um es in alltäglichen Situationen bei sich zu tragen. Außerdem merkt er an, dass ihm die recht großen Tasten der Tastatur gut gefallen und ihm in der Beratung aufgefallen sei, dass er trotz der bestehenden motorischen Einschränkungen in den Fingern keine Fehlauslösungen von Buchstaben produzierte. Die Sprachtherapeutin fügt hinzu, dass ein weiterer Vorteil des Gerätes darin besteht, dass es bei einer fortschreitenden Spastik in den Händen durch eine Fingerführung und einstellbare Halte- und Pausenzeiten an die verschlechterten motorischen Fähigkeiten angepasst werden kann. So könnte das Gerät auch längerfristig an die Bedürfnisse des Patienten angepasst werden und eine geeignete Hilfe darstellen. Frau Krämer hebt die Satzspeicherfunktion und die integrierte Wortvorhersage positiv hervor. Sie hofft, dass ihr Mann dadurch eine möglichst hohe Kommunikationsgeschwindigkeit erreichen kann.

Alle Beteiligten sind sich einig, dass die vereinbarten Zielsetzungen mit dem Allora erreicht werden können. Zum Abschluss des Gespräches äußert Herr Krämer deutlich den Wunsch, eine Hilfsmittelversorgung mit dem genannten Gerät über die gesetzliche Krankenversicherung zu initiieren. Es wird vereinbart, dass das Ehepaar Krämer eine Verordnung beim Hausarzt besorgt und einen formlosen Antrag schreibt (▶ Kap. 8, Online-Materialien unter ▶ http://extras.springer.com), während die Sprachtherapeutin eine fachliche Stellungnahme verfasst (▶ Kap. 8, Online-Materialien unter ▶ http://extras.springer.com). Die Dokumente werden gesammelt und wie in der Beratung besprochen an die betreuende Hilfsmittelfirma geschickt, die dann alles zusammen mit einem Kostenvoranschlag an die Krankenkasse weiterleitet.

### 7.5.4 Inhalte festlegen und umfassende Einführung

#### 7.5.4.1 Vokabularauswahl

In ▶ Abschn. 4.4.1 wurde ausführlich beschrieben, dass der Vokabularauswahl bei der Einführung neuer Kommunikationsformen eine große Bedeutung zukommt. Dieses gilt vor allem für symbolbasierte Kommunikationshilfen. Denn bei einer Gestaltung einer symbolbasierten Kommunikationsoberfläche kann nur eine begrenzte Auswahl an Wörtern oder Aussagen dargestellt werden, die es sorgfältig auszuwählen gilt. Eine schriftbasierte Kommunikationshilfe wie das Allora von Herrn Krämer bietet dem Nutzer hingegen Zugriff auf alle Schriftzeichen der deutschen Sprache, sodass dieser spontan und frei jede denkbare Äußerung tätigen kann. Daher ist es in dem vorliegenden Fall nicht nötig, eine Vokabularauswahl vorzunehmen.

#### 7.5.4.2 Therapeutisches Vorgehen

Acht Wochen nach der Antragstellung bei der Krankenkasse liegt die Bewilligung der Kostenübernahme vor. Mit der Hilfsmittelfirma wurde bereits ein Auslieferungs- und Einweisungstermin vereinbart, an dem nun sowohl das Ehepaar Krämer als auch die behandelnde Sprachtherapeutin teilnehmen. Die Einweisung beinhaltet eine Erläuterung wichtiger

Aspekte im Umgang mit der elektronischen Kommunikationshilfe wie z. B. Laden und Reinigung und eine Erklärung aller wichtigen Funktionen und Tasten sowie relevanter Einstellungen im Menü.

In der darauffolgenden Therapieeinheit soll die therapeutische Arbeit beginnen und die Kommunikationshilfe erstmals in reellen und relevanten Kommunikationssituationen erprobt werden.

**Tipp**

Wie in ► Abschn. 4.4.2 erläutert spielt bei Kindern, Jugendlichen und Erwachsenen das Modelllernen bei der Einführung einer neuen Kommunikationsform eine erhebliche Rolle. Sprachtherapeutinnen setzen daher das neue Kommunikationsmedium in kommunikativ relevanten Situation möglichst häufig sprachbegleitend ein und stellen so ein kompetentes Modell für den zukünftigen Nutzer dar. Bei der Einführung schriftbasierter Kommunikationshilfen bei Erwachsenen ist dieses Vorgehen in der Regel nicht in gleichem Maße notwendig. Erwachsene sind sich meistens der kommunikativen Funktion der elektronischen Kommunikationshilfe bewusst und haben in vielen Fällen Vorerfahrungen mit Standardtastaturen, sodass ein strenges Modellieren hier nicht erforderlich ist. Vereinzeltes Modellieren und metasprachliche Hinweise zur Nutzung dieser Geräte innerhalb natürlicher Gespräche, Rollenspiele und In-vivo-Trainings sind in diesen Fällen oftmals besser geeignet, um den Einsatz der neuen Kommunikationsform erlernen zu können (► Abschn. 5.2). Auch beim Einbezug von schriftbasierten elektronischen Kommunikationshilfen geht es in der Sprachtherapie vorwiegend nicht um das Erlernen technischer Funktionen des Gerätes, sondern vielmehr um die kompetente und selbstverständliche Nutzung des Gerätes im Alltag.



Herr Krämer hatte inzwischen eine Woche Zeit, sich mit den Funktionen der Tastatur vertraut zu machen. Er berichtet, dass er sich bisher nur in wenigen Situationen getraut habe, die Kommunikationshilfe einzusetzen, und noch einige Schwierigkeiten in der Handhabung habe. Die Therapieeinheit wird von der Sprachtherapeutin begonnen, indem sie eine natürliche Kommunikationssituation erzeugt und den Patienten fragt, wie sein Wochenende war. Zunächst versucht Herr Krämer lautsprachlich zu antworten, zeigt dabei eine hohe Sprechanstrengung und bemerkt selbst, dass seine Lautsprache heute nahezu unverständlich ist. Da Herr Krämer eigeninitiativ nicht auf die Kommunikationshilfe zurückgreift, fordert ihn die Therapeutin dazu auf. Herr Krämer tippt langsam das Wort „Fahrradtour" ein und schaut die Sprachtherapeutin an. Er geht anscheinend davon aus, dass seine Sprachtherapeutin einfach mitliest, was er tippt. Denn daran ist er durch die Kommunikation mit Stift und Papier gewöhnt. Die Therapeutin weist Herrn Krämer darauf hin, dass ihm nun die synthetische Sprachausgabe zur Verfügung steht und diese die Kommunikation erleichtern würde. Daraufhin aktiviert Herr Krämer die Sprachsynthese. Laut und deutlich ertönt das Wort „Fahrradtour" mit einer weiblichen Stimme. Er berichtet, dass er nach der Einweisung üben wollte, verschiedene Einstellungen vorzunehmen und habe dabei die Stimme verstellt. Leider konnte er diese Einstellung im Vorfeld der Therapie nicht mehr rückgängig machen. Mit Hilfe der Geräteanleitung gelangen die Sprachtherapeutin und Herr Krämer gemeinsam in das Einstellungsmenü der Kommunikationshilfe, wo sie die männliche Stimme erneut aktivieren können. Herr Krämer testet nochmals die Sprachausgabe. Es ertönt wieder das Wort „Fahrradtour". Die Sprachtherapeutin meldet Herrn Krämer zurück, dass sie das Wort verstanden habe und hakt weiter nach. „Herr Krämer, das Wort Fahrradtour habe ich laut und deutlich verstanden. Aber was ist mit der Fahrradtour? Hat am vergangenen Wochenende eine Fahrradtour stattgefunden? Was ist dort passiert? Oder ist sie ausgefallen?“ Herr Krämer versucht erneut lautsprachlich zu antworten, merkt aber, dass die Therapeutin ihn nicht versteht und greift erstmals selbstständig zum Allora. Er tippt das Wort „Unfall“ ein. Die Therapeutin meldet erneut zurück, dass sie Herrn Krämer verstanden hat, aber mehr Informationen benötigt, um wirklich zu wissen, was passiert sei. Herr Krämer beginnt erneut zu tippen: „Freund Krankenhaus“. Die Therapeutin entgegnet: „Was ist passiert?“ und ermuntert Herrn Krämer ganze Sätze zu tippen. „Die Fahrradtour hat stattgefunden. Leider ist ein Freund unglücklich gestürzt und musste ins Krankenhaus“. Die Sprachtherapeutin hakt nach. „Wie ist das passiert?“. „Bordstein“. Erneut ermuntert die Therapeutin den Patienten vollständige Sätze zu tippen. „Mein Freund war einen Moment unaufmerksam und ist an einem Bordstein hängengeblieben“. Die Therapeutin erkundigt sich nach seinem Wohlbefinden. Herr Krämer zeigt zunächst mit einer Geste auf seinen Kopf und bemerkt dann, dass die Therapeutin gern mehr Informationen hätte. Er greift daraufhin zum Allora und tippt: „Platzwunde – genäht – eine Nacht Beobachtung“.

Es fällt auf, dass Herr Krämer dazu neigt, stenografisch mit Einwortäußerungen zu antworten bzw. zu kommunizieren. Die Therapeutin fragt nach dem Grund dafür. Der Patient erklärt, dass er Angst habe, dass er zu langsam sei, wenn er viel tippt, und Gesprächspartner dann nicht warten oder das Interesse an der Unterhaltung verlieren. Die Therapeutin meldet Herrn Krämer zurück, dass er bereits sehr schnell und sicher tippt, sie diese Bedenken aber gut verstehen könne. Gemeinsam werden Kommunikationsstrategien erarbeitet, um Herrn Krämer diese Bedenken zu nehmen. Die Therapeutin erinnert Herrn Krämer daran, dass es die Möglichkeit gibt, die Wortvorhersage einzuschalten. Diese könnte dann genutzt werden, um Sätze schneller und mit weniger Tastenklicks zu schreiben. Herr Krämer findet diese Idee gut und möchte die Wortvorhersage ausprobieren. Gemeinsam werden die nötigen Einstellungen vorgenommen. Anschließend fordert die Sprachtherapeutin Herrn Krämer dazu auf, nochmal genau zu beschreiben, wie es seinem Freund nun geht. Er soll dabei versuchen, möglichst häufig die Wortvorhersage zu nutzen. Herr Krämer beginnt zu tippen: „Mein Fr…“. Im Display erscheinen nun Wortvorschläge, die über die Zahlentasten ausgelöst werden können. Auch das Wort Freund wird angezeigt. Herr Krämer löst die 2 und somit das Wort Freund aus und tippt weiter. „Mein Freund ist wieder zu Hause. Er musste eine Nacht zur Beobachtung im Krankenhaus bleiben. Denn die Platzwunde war groß und er hat über starke Kopfschmerzen geklagt. Heute werden ihm die Fäden gezogen“. Während Herr Krämer diese Sätze tippt, nutzt er fünf Mal die Wortvorhersage. Als Rückmeldung gibt er, dass er sich stark daran gewöhnen müsse, sich aber vorstellen können, dass die Vorhersage ihm eine Art Sicherheit geben und ihm evtl. eine schnellere Kommunikation ermöglichen könnte. Die Therapeutin greift nochmals auf Aussagen der Beraterin zurück und fügt hinzu, dass sich im Laufe der Nutzung die vorgeschlagenen Wörter auch nochmal verändern und Wörter, die Herr Krämer häufig nutzt, in Zukunft auch schneller angezeigt werden. Es wird vereinbart, dass in der kommenden Woche verstärkt die Wortvorhersage ausprobiert wird und Herr Krämer eine Rückmeldung gibt, ob sie sich als hilfreich herausstellt.

Um den Einsatz des Gerätes in einer weiteren wichtigen Alltagssituation testen zu können, wurde die Tochter Mareike gebeten, sich für ein Telefonat bereitzuhalten.

**Beispiel**

Bevor der Anruf getätigt wird, speichern die Therapeutin und Herr Krämer einen Begrüßungssatz ab, der anschließend mit wenigen Klicks abgerufen werden kann. Damit soll vermieden werden, dass der Gesprächspartner zu Beginn des Telefonats nichts hört und ggf. auflegt. Herr Krämer wählt mit einem handelsüblichen Festnetztelefon die Nummer seiner

Tochter und aktiviert die Lautsprecherfunktion. Das Telefon wird auf dem Tisch in der Nähe der Kommunikationshilfe positioniert. Mareike Krämer meldet sich, woraufhin Herr Krämer mit einer Tastenkombination den zuvor gespeicherten Satz abruft und die Sprachausgabe aktiviert. „Hallo Mareike. Hier ist dein Papa. Du hörst jetzt die Stimme meiner neuen Kommunikationshilfe. Bitte hab ein wenig Geduld. Ich brauche etwas länger, um zu antworten." Es kommt ein kleines Gespräch zwischen Vater und Tochter zu Stande, das im Vergleich zu einem lautsprachlich geführten Telefonat in seiner Geschwindigkeit nur leicht verzögert ist.



Mareike Krämer meldet zurück, dass sie die synthetische Stimme gut verstehen könne, es aber angenehmer wäre, die Lautstäre zu erhöhen und die Geschwindigkeit der Sprachsynthese etwas zu reduzieren. Diese Einstellungen werden nach Beendigung des Telefonats direkt vorgenommen.

In der darauffolgenden Therapieeinheit kommt das Ehepaar Krämer gemeinsam zur Therapie und berichtet von den ersten Erfahrungen im Alltag mit dem Gerät. Herr Krämer erzählt stolz, dass es weitere Telefonate mit seinen Töchtern gegeben habe, in denen er die Kommunikationshilfe erfolgreich eingesetzt habe, was ihn sichtlich erleichtert. Frau Krämer zeigt sich ebenfalls zufrieden. Sie berichtet, dass ihr Mann zwar weiterhin viel sprechen möchte, was sie auch sehr begrüße, aber bei großen Missverständnissen bereits das Allora zur Hilfe nehme, um diese aus der Welt zu räumen. Für beide Seiten sei das sehr gewöhnungsbedürftig und müsse sich noch einspielen. Aber sie seien weiterhin motiviert, das Gerät in den Alltag zu integrieren.

Kritisch berichten beide allerdings von der vergangenen Fahrradtour. Wie in den Zielvereinbarungen festgehalten, wollte Herr Krämer versuchen, sich während des anschließenden gemeinsamen Abendessens an Gesprächen zu beteiligen. Frau Krämer erzählt, dass ihr Mann das Gerät ohne weitere Aufforderung den Tag über bei sich getragen habe und das Gerät während des Abendessens permanent auf dem Tisch gestanden habe. Herr Krämer fügt hinzu, dass er allerdings große Schwierigkeiten hatte, sich in Gespräche einzuklinken. Er merkt an, dass er durch die Wortvorhersage zwar schneller als vorher Sätze produzieren könne, aber dennoch keine Chance hatte, sich in ein Gespräch von 12 Personen einzubringen. Immer wenn er eine Aussage vollständig in das Gerät eingetippt hatte, hatten seine Gesprächspartner bereits das Thema gewechselt. Als Konsequenz hatte er sich am Ende des Abends einfach aus allen Gesprächen rausgehalten.

Gemeinsam will die Therapeutin nun erarbeiten, wie mit solch einer Situation umgegangen werden kann. Frau Krämer beschreibt, dass ihre Freunde eigentlich recht offen auf die Kommunikationshilfe reagiert und in Einzelgesprächen auch genügend Geduld gezeigt hatten. Wahrscheinlich müssten sie einfach auf die neue Situation vorbereitet werden. Eventuell sei es eine Idee, klare Gesprächsregeln aufzustellen. Die Therapeutin fragt Herrn Krämer, ob er bereits versucht habe, den Signalton des Gerätes einzusetzen, was er verneint. Daher schlägt die Therapeutin vor, den Signalton zu nutzen, um in Gesprächen mit vielen Personen Aufmerksamkeit zu erhalten. Es könnte beispielsweise die Regel aufgestellt werden, dass Herr Krämer den Ton auslöst, sobald er etwas sagen möchte und die Gesprächspartner daraufhin warten, bis er die entsprechende Aussage eingetippt hat.

Um zu testen, ob dieses Vorgehen für Herrn Krämer vorstellbar wäre, initiiert die Therapeutin ein kleines Rollenspiel und nutzt aus, dass an diesem Tag Frau Krämer in der Therapie anwesend ist.

**Beispiel**

Sie bittet Frau Krämer, sich mit ihr über die beiden Töchter zu unterhalten und ihr zu erzählen, wie deren Ausbildung gerade verläuft, was sie in ihrer Freizeit tun und was für den nächsten Besuch geplant ist. Sie fordert Frau Krämer dazu auf, absichtlich wenig Rücksicht auf ihren Mann zu nehmen und einfach sehr viel zu erzählen. Herr Krämer soll versuchen, sich mit Hilfe des Tons Gehör zu verschaffen und sich in das Gespräch einzubringen. Dieses gelingt Herrn Krämer sehr gut. Denn der Ton ist so laut, dass niemand ihn einfach übergehen kann. Jedes Mal, wenn er den Signalton auslöst, halten seine Frau und die Therapeutin inne, um ihm Zeit zum Tippen zu geben.

Herr Krämer empfindet diesen Ton als sehr hilfreich, sodass vereinbart wird, dass diese Gesprächsregel während der nächsten Fahrradtour eingeführt wird und Herr Krämer erprobt, ob seine Freunde und Freundinnen wie gewünscht reagieren.

In der dritten Therapieeinheit erzählt Herr Krämer sehr zufrieden, dass der Signalton sehr hilfreich sei und er sich dadurch tatsächlich Gehör verschaffen könne. Die Fahrradgruppe habe diese Regel ohne Weiteres aufgenommen und sehr gut darauf reagiert. Er habe beim letzten Abendessen immer wieder versucht, sich durch den Ton Aufmerksamkeit zu verschaffen. In den meisten Fällen haben seine Freunde innegehalten und ihm Zeit gegeben zu tippen. Manchmal wurde der Ton aber auch übergangen oder nicht lang genug abgewartet, bis die Aussage zu Ende getippt wurde. Herr Krämer weiß aber, dass auch seine Freunde sich an die neuen Gesprächsregeln gewöhnen müssen, und glaubt, dass der Einsatz des Signaltones in Zukunft selbstverständlicher wird und er zudem lernt, schneller zu tippen. Der Ton habe aber bereits jetzt dazu geführt, dass er sich als kompetenter und gleichwertiger Gesprächspartner gefühlt hat, was Herrn Krämer sichtlich glücklich stimmt.

Grundsätzlich berichtet der Patient, dass er die Kommunikationshilfe als sehr hilfreich empfinde. Allerdings bemerkt er gerade auch in Situationen mit Fremden, dass das Gerät einige Blicke auf sich zieht. Herr Krämer sagt, dass diese Tatsache dazu geführt habe, dass er das Allora noch nicht mit fremden Personen ausprobiert hat. Beispielsweis habe er sich noch nicht, wie vereinbart, getraut, in die Bäckerei zu gehen und Brötchen zu bestellen. Er habe zudem Angst, dass wartende Personen in der Schlange hinter ihm ungeduldig würden, während er tippt. Die Sprachtherapeutin unterbreitet dem Patienten daraufhin zwei Ideen. Zum einen weist sie Herrn Krämer nochmals auf die Speicherfunktion des Gerätes hin. So könnte er gerade vorhersehbare Situationen mit Fremden vorbereiten und Sätze innerhalb einer, vielleicht auch stressigen, Situation schnell abrufen. Zum anderen schlägt sie vor, dass man einen allgemeinen Satz einspeichert, der erklärt, was dieses Gerät ist und warum es genutzt wird. So könnte Herr Krämer schnell fragenden Blicken entgegnen, wenn er dieses für sinnvoll erachtet. Beide Ideen findet Herr Krämer gut und bittet seine Therapeutin, direkt mit ihm einen solchen erklärenden Satz zu erstellen. Nach einem kurzen Ideenaustausch einigen sich beide auf folgende Formulierung: „Dieses Gerät ist eine Kommunikationshilfe. Ich kann leider nicht mehr verständlich sprechen. Daher nutze ich diese Hilfe, um zu kommunizieren. Um meine Sätze einzutippen, brauche ich ein wenig Zeit. Ich bitte Sie um ein wenig Geduld". Daraufhin wird dieser Satz fest im Satzspeicher abgespeichert. Herr Krämer ruft sich daraufhin nochmal ins Gedächtnis, wie die gespeicherten Sätze aufgerufen werden. Damit sich der Vorgang des Speicherns und Abrufens von Sätzen festigt, bittet die Therapeutin den Patienten, einen Satz für eine Bestellung beim Bäcker auf dem Gerät abzulegen, woraufhin sie erneut mit Herrn Krämer in ein Rollenspiel geht. Sie selbst stellt die Fachverkäuferin dar, Herr Krämer soll seine Bestellung aufgeben und auf ihre Aussagen reagieren. Es kommt folgendes Gespräch zustande:

**Beispiel**

„Bitte schön?" Herr Krämer beginnt zu tippen. Die Verkäuferin fragt: „Was ist das? Was machen Sie dort?" Herr Krämer erinnert sich an seinen vorformulierten Satz, ruft diesen mit einer Tastenkombination auf und aktiviert die Sprachausgabe: „Dieses Gerät ist eine Kommunikationshilfe. Ich kann leider nicht mehr verständlich sprechen. Daher nutze ich diese Hilfe, um zu kommunizieren. Um meine Sätze einzutippen, brauche ich ein wenig Zeit. Ich bitte Sie um ein wenig Geduld." „Das ist aber interessant", entgegnet die Verkäuferin. „Was möchten Sie bestellen?" Herr Krämer greift erneut auf einen abgespeicherten Satz zurück, den er mit einer anderen Tastenkombination aufruft. Es ertönt: „Ich hätte gerne zwei Croissants und 4 Körnerbrötchen." „Gerne. Haben Sie sonst einen Wunsch?" Herr Krämer beginnt erneut zu tippen. „Nein, danke." „4,38 Euro bitte", fordert die Verkäuferin. Herr Krämer händigt das Geld imaginär aus und tippt mit Hilfe der Wortvorhersage: „Auf Wiedersehen!"

#### 7.5.4.3 Evaluation

Wie eingangs in den Zielvereinbarungen festgehalten, sollten die vereinbarten Ziele innerhalb der ersten 4 Wochen nach der Versorgung mit der Kommunikationshilfe erreicht werden. Dementsprechend findet in der vierten Therapiesitzung ein Evaluationsgespräch statt. Es soll beurteilt werden, ob sich die Kommunikationshilfe im Alltag als geeignet herausgestellt hat und ob die festgesetzten Ziele erreicht wurden. Darüber hinaus soll besprochen werden, ob Anpassungen notwendig sind. Die Therapeutin greift auf das Dokument zurück, in dem die Ziele formuliert wurden (▶ Kap. 8, Online-Materialien unter ▶ http://extras.springer.com), um an dieser Stelle auch die Ergebnisse festzuhalten.

Herr Krämer berichtet, dass sich die Kommunikationshilfe durchweg positiv auf die alltägliche Kommunikation mit nahen Angehörigen und Freunden auswirke. Im Alltag kommt es kaum noch zu Missverständnissen zwischen ihm und seiner Frau. Natürlich versucht Herr Krämer weiterhin, die verbleibenden Lautsprachfähigkeiten zu nutzen. Das Allora steht ihm allerdings jederzeit zur Verfügung, sodass es eingesetzt werden kann, sobald er nicht verstanden wird. Zudem hat es in den vergangenen Wochen zahlreiche Anrufe mit den beiden Töchtern gegeben. Diese hatten ihrem Vater zurückgemeldet, dass sie ihn durch die klare Sprachsynthese gut verstehen können. So ist der Kontakt zu seinen beiden Töchtern sichergestellt, was Herrn Krämer sehr glücklich macht. Außerdem hat sich die eingeführte Gesprächsregel im Freundeskreis der Fahrradtouren etabliert, sodass Herr Krämer in diesem Kontext an Gesprächen teilhaben kann. Der Patient ist davon überzeugt, dass die geeignete Kommunikationshilfe ausgewählt wurde und die vereinbarten Ziele damit erreicht werden. Allerdings merkt der Patient an, dass er sich in Kommunikationssituationen mit Fremden weiterhin unsicher fühlt und sich diesbezüglich weitere therapeutische Begleitung wünscht.

Die Ehefrau zieht eine ähnlich positive Bilanz aus den ersten Wochen mit der elektronischen Kommunikationshilfe. Sie berichtet, dass sich ihr Mann bereits jetzt ausgeglichener und entspannter im Alltag zeige, da es kaum noch zu kommunikativen Misserfolgen komme. Auch sie selbst verspürt eine große Erleichterung. Zudem erwähnt sie, dass ihr Mann sich inzwischen bereits getraut habe, die Kommunikationshilfe auch im außerhäuslichen Kontext zu erproben, indem er sonntags in einer Bäckerei Brötchen bestellt. Sie glaubt, dass so möglichst lange die Selbstständigkeit ihres Mannes erhalten werden kann. Auch sie zweifelt nicht an der Geeignetheit der ausgewählten Kommunikationshilfe und ist davon überzeugt, dass die dokumentierten Ziele erreicht werden konnten. Aber auch sie stimmt ihrem Mann zu, dass es wünschenswert wäre, dass die Kommunikationshilfe gerade in fremden Situationen noch selbstverständlicher eingesetzt wird.

Als Zusammenfassung des Evaluationsgespräches kann also festgehalten werden, dass alle Beteiligten die festgelegten Ziele als erreicht betrachten. Aufgrund der Äußerungen des Ehepaars wird eine neue Zielvereinbarung erarbeitet, die in den kommenden 6 Wochen erreicht werden soll:

5. **Sicherer Einsatz der Kommunikationshilfe in Gesprächen mit Fremden:**
   Herr Krämer soll die Kommunikationshilfe bei Restaurantbesuchen, Behördengängen und im Kontakt mit Passanten auf der Straße sicher einsetzen können.

In den folgenden Therapieeinheiten führt die Therapeutin zahlreiche Rollenspiele durch, in denen die Kommunikation mit fremden Personen simuliert wird. Als Szenen dazu dienen Restaurantbesuche, ein Besuch bei der Bank und in einem Kleidungsgeschäft, die Käsetheke im Supermarkt und ein Arzttermin. Nach jeder Therapieeinheit soll Herr Krämer versuchen, sich in der darauffolgenden Woche in eine ähnliche reale Situation zu begeben, diese durch das Speichern von möglichen relevanten Sätzen vorbereiten und anschließend reflektieren, wie erfolgreich er war und wie er sich dabei gefühlt hat. Nachdem Herr Krämer nach insgesamt neun Therapieeinheiten rückmeldet, dass ihm das Vorbereiten fremder Situationen durch das Speichern von Sätzen Sicherheit gibt und die meisten fremden Gesprächspartner doch eher interessiert und geduldig sind, wird abschließend gemeinsam mit der Therapeutin eine kurze In-vivo-Übung durchgeführt. In Therapieeinheit 10 verlässt die Therapeutin gemeinsam mit Herrn Krämer die logopädische Praxis. Herr Krämer bekommt die Aufgabe, einige Passanten auf der Straße anzusprechen und nach der Uhrzeit zu fragen. Die Herausforderung dieser Aufgabe ist im Gegensatz zu den im Vorfeld geübten Situationen, dass Herr Krämer zunächst die Aufmerksamkeit des Gegenübers einfordern muss, um überhaupt in Kommunikation treten zu können. Herr Krämer und die Therapeutin besprechen, dass die Lautstärke der Kommunikationshilfe aufgrund des Straßenlärms erheblich erhöht werden muss. Zudem speichern sie gemeinsam die Sätze „Entschuldigung. Darf ich Sie etwas fragen?" und „Würden Sie mir bitte sagen, wieviel Uhr es ist?" ab. Die ersten Versuche, Passanten anzusprechen, fallen Herrn Krämer schwer. Einige Personen reagieren nicht sofort auf die Kontaktaufnahme durch Herrn Krämer. Glücklicherweise bleiben letztendlich aber doch alle stehen und beantworten die gestellte Frage. Nachdem Herr Krämer fünf Passanten erfolgreich nach der Uhrzeit gefragt hat, geht er gemeinsam mit der Therapeutin zurück in die Praxis, wo ein abschließendes Evaluationsgespräch geführt wird. Herr Krämer meldet zurück, dass die Begleitung durch die Therapeutin im Hinblick auf Situationen mit fremden Menschen sehr wertvoll für ihn war. Zwar sei der Einsatz der Kommunikationshilfe in einigen Situationen noch nicht immer selbstverständlich für ihn, aber er fühlt sich inzwischen sicher im Umgang mit dem Allora und möchte zukünftig weiter eigenständig üben.

### 7.5.5 Etablierung und Erweiterung des Kommunikationssystems

Auch das fünfte festgehaltene Ziel kann nun als erreicht betrachtet werden. Die weitere Etablierung der Kommunikationshilfe soll auf Wunsch des Patienten ohne therapeutische Unterstützung erfolgen, was gut möglich ist, da zum derzeitigen Zeitpunkt keine weiteren Anpassungen des Gerätes notwendig sind und Herr Krämer kompetent im Einsatz der schriftbasierten elektronischen Kommunikationshilfe ist. Aus diesem Grund wird gemeinsam entschieden, die Therapie nach zehn erfolgten Einheiten zu beenden.

Da die Grunddiagnose des Patienten allerdings eine neurodegenerative, progrediente Erkrankung ist und es abzusehen ist, dass sich seine motorischen Fähigkeiten stark verändern werden, wird vereinbart, spätestens in 6 Monaten ein erneutes Evaluationsgespräch zu führen, um zu überprüfen, ob die Zielvereinbarungen weiterhin erreicht sind oder ob Anpassungen notwendig sind. Die Therapeutin bittet Herrn Krämer, sich vor Ablauf des genannten Zeitraums bei ihr zu melden, falls es wieder zu Kommunikationsabbrüchen oder unlösbaren Situationen kommen sollte. Ergänzend spricht die Therapeutin vorsichtig die Möglichkeit einer Umversorgung an, falls sich die motorischen Fähigkeiten so sehr verändern sollten, dass das Allora nicht mehr mit der Hand bedient werden kann. In diesem Fall könnte beispielsweise ein Gerät mit Augensteuerung in Frage kommen. Auch in diesem Prozess bietet die Sprachtherapeutin ihre Unterstützung und Begleitung an.

**Fazit**

- Bei Herrn Krämer wurde eine amyotrophe Lateralsklerose diagnostiziert, die mit einer starken Dysarthrie einhergeht. Seine Lautsprache ist so verwaschen, dass er selbst von nahestehenden Angehörigen und Freunden kaum noch verstanden wird.
- Nach einem ausführlichen Anamnesegespräch und der Erhebung aktueller Kommunikationsformen werden gemeinsam

mit dem Patienten und seiner Ehefrau Zielvereinbarungen erarbeitet und schriftlich festgehalten.
- Herrn Krämer ist es wichtig, dass in der Kommunikation mit seiner Frau keine Kommunikationsabbrüche mehr entstehen und dass er seine Selbstständigkeit erhalten kann. Außerdem wünscht er sich, weiterhin an Gesprächen in seiner Freizeit, insbesondere am Stall, teilzuhaben und vor allem weiterhin mit seinen Töchtern telefonieren zu können.
- In einem Beratungsgespräch mit einer Hilfsmittelfirma werden schriftbasierte elektronische Kommunikationshilfen erprobt. Anschließend wird das Allora 2 bei der gesetzlichen Krankenkasse beantragt.
- Innerhalb der Therapie wird der Umgang mit der Kommunikationshilfe u. a. in realen Kommunikationssituationen und in Rollenspielen erarbeitet.
- Nach einem Evaluationsgespräch, in dem die vereinbarten Ziele als erreicht bewertet werden, wird der Patient aus der Therapie entlassen.
- Da zu erwarten ist, dass sich die motorischen Fähigkeiten des Patienten aufgrund des progredienten Krankheitsverlaufs weiter verschlechtern, werden weitere Evaluationsgespräche in einem Abstand von 6 Monaten vereinbart, um zu überprüfen, ob die schriftbasierte Kommunikationshilfe in Zukunft weiterhin das geeignete Hilfsmittel ist oder ob eine Anpassung oder Umversorgung notwendig ist.



## Literatur


Aktaş M (2012) Entwicklungsorientierte Sprachdiagnostik und -förderung bei Kindern mit geistiger Behinderung; Theorie und Praxis. Urban & Fischer, München

American Psychiatric Association (2013) Diagnostic and statistical manual of mental disorders, 5. Aufl. American Psychiatric Publication Inc., Arlington

American Speech-Language-Hearing Association (2007) Childhood apraxia of speech. Technical Report. http://www.asha.org/policy/TR2007-00278/#sec1.2. Zugegriffen am 24.03.2018

Bahrfeck K, Subellok K, Starke A (2017) Mutismus. In: Mayer A, Ulrich T (Hrsg) Sprachtherapie mit Kindern. UTB, Reinhardt/Stuttgart, S 472–511

Bergman LR, Piacentini J, McCracken JT (2002) Prevalence and description of selective mutism in a school-based sample. J Am Acad Child Adolesc Psychiatry 41:938–946

Bornman E, Alant E, Meiring J (2001) The use of a digital voice output device to facilitate language development in a child with developmental apraxia of speech: a case study. Disabil Rehabil 23:623–634. https://doi.org/10.1080/09638280110036517

Cohan SL, Chavira DA, Stein MB (2006) Practitioner review: psychosocial interventions for children with selective mutism: a critical evaluation of the literature from 1990–2005. J Child Psychol Psychiatry Allied Discip 47:1085–1097. https://doi.org/10.1111/j.1469-7610.2006.01662.x

Cumley G, Swanson S (1999) Augmentative and alternative communication options for children with developmental apraxia of speech: three case studies. Augment Alternat Commun 15:110–125. https://doi.org/10.1080/07434619912331278615

Dummit S, Klein R, Tancer N, Asche B, Martin J, Fairbanks J (1997) Systematic assessment of 50 children with selective mutism. J Am Acad Child Adolesc Psychiatry 36:653–660

Falkai P, Wittchen HU (Hrsg) (2015) Diagnostisches und statistisches Manual psychischer Störungen; DSM-5. Hogrefe, Göttingen

Fox-Boyer AV (2016) Test zur Überprüfung des Grammatikverständnisses. TROG-D. Schulz-Kirchner, Idstein

Gastl R, Ludolph AC (2007) Amyotrophe Lateralsklerose. Nervenarzt 78:1449–1457. (quiz 1458–1459. https://doi.org/10.1007/s00115-007-2354-5

Gillon GT, Moriarty BC (2007) Childhood apraxia of speech: children at risk for persistent reading and spelling disorder. Sem Speech 28:48–57. https://doi.org/10.1055/s-2007-967929

Grimm H (2016) SETK 2. Sprachentwicklungstest für zweijährige Kinder. Hogrefe, Göttingen

Grimm H, Doil H (2006) ELFRA. Elternfragebogen für die Früherkennung von Risikokindern. Hogrefe, Göttingen

Huber W, Poeck K, Weniger D, Willmes K (1983) Aachener Aphasietest (AAT). Hogrefe, Göttingen

Kannengieser S (2009) Sprachentwicklungsstörungen. Grundlagen, Diagnostik und Therapie. Elsevier Urban & Fischer, München

Kauschke C, Siegmüller J (2010) Patholinguistische Diagnostik bei Sprachentwicklungsstörungen (PDSS). Urban & Fischer, München

Kehle TJ, Madaus MR, Baratta VS, Bray MA (1998) Augmented self-modeling as a treatment for children with selective mutism. J Sch Psychol 36:247–260. https://doi.org/10.1016/S0022-4405(98)00013-2

Kestner K, Hollmann T (2017) Das große Wörterbuch der Deutschen Gebärdensprache. Kestner, Schauenburg

Kitzinger A (2018) METACOM8; Symbolsystem zur Unterstützten Kommunikation. https://www.metacom-symbole.de/. Zugegriffen am 20.09.2018

Kristensen H (2000) Selective mutism and comorbidity with developmental disorder/delay, anxiety disorder, and elimination disorder. J Am Acad Child Adolesc Psychiatry 39:249–256

Lauer N, Birner-Janusch B (2007) Sprechapraxie im Kindes- und Erwachsenenalter. Thieme, Stuttgart

Ludolph A (2016) Amyotrophe Lateralsklerose und andere Motoneuronerkrankungen. In: Hacke W (Hrsg) Neurologie. Springer, Berlin/Heidelberg, S 813–826

Lüke C (2014) Impact of speech-generating devices on the language development of a child with childhood apraxia of speech: a case study. Disabil Rehabil Assist Technol:1–9. https://doi.org/10.3109/17483107.2014.913715

Lüke C, Starke A, Ritterfeld U (angenommen) Sprachentwicklungsdiagnostik bei mehrsprachigen Kindern. In: Sachse S, Buschmann A, Bockmann A-K (Hrsg) Sprachentwicklung – Sprachdiagnostik – Sprachförderung im Kleinkind- und Vorschulalter. Springer, Berlin.

Lutz L (2016) MODAK – Modalitätenaktivierung in der Aphasietherapie; Ein Therapieprogramm. Springer, Berlin

Menyuk P (2000) Wichtige Aspekte der lexikalischen und semantischen Entwicklung. In: Grimm H (Hrsg) Enzyklopädie der Psychologie. Hogrefe, Göttingen, S 171–192

Morgan AT, Vogel AP (2009) A Cochrane review of treatment for childhood apraxia of speech. Eur J Physical Rehab Med 45:103–110. https://doi.org/10.1002/14651858.CD006278.pub2

Neubert C (2007) Neurolinguistische Aphasietherapie 1–8. EBuch. NAT, Hofheim am Taunus

Reynolds KP, Evans MA (2009) Narrative performance and parental scaffolding of shy and nonshy children. Appl Psychol 30:363–384. https://doi.org/10.1017/S0142716409090158

Sachse S, Willke M (2011) Fokuswörter in der Unterstützten Kommunikation. Ein Konzept zum sukzessiven Wortschatzaufbau. In: Bollmeyer H, Engel K, Hallbauer A, Hüning-Meier M (Hrsg) UK inklusive. Teilhabe durch Unterstützte Kommunikation. Von Loeper, Karlsruhe, S 375–394

Schindelmeiser J (2016) Neurologie für Sprachtherapeuten. Mit Zugang zur Medizinwelt. Urban & Fischer, München

Starke A (2014) Selektiver Mutismus bei mehrsprachigen Kindern; Eine Längsschnittstudie zum Einfluss kindlicher Ängste, Sprachkomeptenzen und elterlicher Akkulturation auf die Entwicklung des Schweigens. Dissertation, Dortmund

Starke A, Subellok K (2012) KiMut NRW: Eine Studie zur Identifikation von Kindern mit selektivem Mutismus im schulischen Primarbereich. Empirische Sonderpädagogik 4:63–77

Subellok K, Katz-Bernstein N, Bahrfeck-Wichitill K, Starke A (2012) DortMuT (Dortmunder Mutismus-Therapie): eine (sprach-)therapeutische Konzeption für Kinder und Jugendliche mit selektivem Mutismus. LOGOS Interdisziplinär 20:84–96

Suchodoletz W von, Sachse S (2008) Sprachbeurteilung durch Eltern; Kurztest für die U7 (SBE-2-KT). https://www.ph-heidelberg.de/sachse-steffi/professur-fuer-entwicklungspsychologie/elternfrageboegen-sbe-2-kt-sbe-3-kt/sbe-2-kt.html. Zugegriffen am 30.08.2018

Viana AG, Beidel DC, Rabian B (2009) Selective mutism; A review and integration of the last 15 years. Clin Psychol Rev 29:57–67. https://doi.org/10.1016/j.cpr.2008.09.009

Wade DT (2009) Goal setting in rehabilitation: an overview of what, why and how. Clin Rehabil 23:291–295. https://doi.org/10.1177/0269215509103551

Weid-Goldschmidt B (2013) Zielgruppen Unterstützter Kommunikation. Fähigkeiten einschätzen – Unterstützung gestalten. Von Loeper, Karlsruhe

# Unterlagen für die praktische Arbeit

*Carina Lüke und Sarah Vock*


C. Lüke, S. Vock, *Unterstützte Kommunikation bei Kindern und Erwachsenen*, Praxiswissen Logopädie,
https://doi.org/10.1007/978-3-662-58128-5_8

Die folgenden Unterlagen stehen als Online-Material zur Verfügung und können auf ► http://extras.springer.com nach Eingabe der ISBN 978-3-662-58127-8 heruntergeladen und angesehen werden:

1. Fragestrategie bei vorhandenem Ja-Nein-Konzept
2. Anamnese- und Beobachtungsbogen für den konzeptionellen Einbezug von Methoden der Unterstützten Kommunikation in die Sprachtherapie bei Kindern und Jugendlichen
3. Anamnese- und Beobachtungsbogen für den konzeptionellen Einbezug von Methoden der Unterstützten Kommunikation in die Sprachtherapie bei Erwachsenen
4. Zielvereinbarungen treffen und evaluieren
5. Hinweise zur Kommunikation mit unterstützt kommunizierenden Personen (zur Weitergabe an Eltern, Angehörige, Erzieherinnen etc.)
6. Beispiel für ein Schreiben zur Beantragung einer Kommunikationshilfe
7. Beispiel für eine sprachtherapeutische Stellungnahme zur Beantragung einer Kommunikationshilfe
8. Buchstabentafel ABC
9. Buchstabentafel QWERTZ

# Serviceteil




C. Lüke, S. Vock, *Unterstützte Kommunikation bei Kindern und Erwachsenen*, Praxiswissen Logopädie,
https://doi.org/10.1007/978-3-662-58128-5

# Anhang

## Materialien zur UK

Im Folgenden sind eine Vielzahl an Materialien aufgeführt, die den Einbezug und die Vermittlung zur Nutzung von Methoden der UK unterstützen. Viele dieser Materialien können über „Ariadne" bezogen werden. Ariadne ist ein Buchdienst, welcher in seinem *Ideenshop* beispielsweise adaptierte Spielzeuge, einfache Sprachausgabegeräte, Materialien zur Arbeit mit Gebärden oder Bildsymbolen sowie einfache Kommunikationshilfen führt. Diese können über den Webshop oder klassisch über den „Ariadne Ideen Katalog" bestellt werden. Der Papierkatalog kann online kostenlos angefordert werden (► http://www.ariadne.de/inklusiv/sprachfoerderung-unterstuetzte-kommunikation/adaptierte-geraete/8037/ariadne-ideen-katalog-nr.-10-n/ariadne10/). Zum „Ariadne Buchdienst" gehört ebenfalls der „von Loeper Literaturverlag", in dem viele Fachbücher und -publikationen aus dem Bereich der UK erschienen sind. Dieser veröffentlicht zudem vier Mal im Jahr die Fachzeitschrift „Unterstützte Kommunikation" sowie das umfassende und kontinuierlich erweiterte „Handbuch der Unterstützten Kommunikation".

## Materialien zur Arbeit mit Gebärden (DGS)

- **Gebärdenlexika**
  - Kestner K, Hollmann T (2017) Das große Wörterbuch der Deutschen Gebärdensprache. Verlag Karin Kestner, Schauenburg
  - Maisch G, Wisch F-H (1994–2001) Gebärden-Lexikon. Verlag Hörgeschädigte Kinder, Hamburg

- **Gebärdenposter und -karten**
  - Spiegelhalter J: Gebärdenposter A2. Von Loeper Literaturverlag, Karlsruhe
  - Hüning-Meier M, Pivit C (2014) KommU-Kart (Gebärden-Karten-Sammlung). Von Loeper Literaturverlag, Karlsruhe
  - VAB gGmbH – Die Vielfalter (2017) SIGNmap. DIN A1 Gebärdenposter. Verlag Karin Kestner, Schauenburg
  - VAB gGmbH – Die Vielfalter (2017) SIGNbox. 224 Gebärdenkarten mit METACOM Symbolen und Schriftbild. Verlag Karin Kestner, Schauenburg

- **Mit Gebärden singen**
  - Leber I, Spiegelhalter J (2013) Mit den Händen singen. Ein Kinderliederbuch für Groß und Klein mit Gebärden aus DGS, MAKATON oder „Schau doch meine Hände an". Von Loeper Literaturverlag, Karlsruhe
  - Götze E, Leber I, Spiegelhalter J (2005) Jetzt geht's richtig los! Ein Liederbuch für Groß und Klein mit Gebärden der Deutschen Gebärdensprache. Von Loeper Literaturverlag, Karlsruhe
  - Götze E, Leber I, Spiegelhalter J (2010) Bis Weihnachten ist's nicht mehr weit! Ein Liederbuch für Jung und Alt mit Gebärden der Deutschen Gebärdensprache. Von Loeper Literaturverlag, Karlsruhe
  - Michel A (2009) Hände auf Reisen. Neue Gebärdenlieder für Wortschatzkiste mit Gebärden der Deutschen Gebärdensprache. Von Loeper Literaturverlag, Karlsruhe
  - Michel A (2009) Häuptling sprechende Hand. Gebärdenlieder für die Wortschatzkiste mit Gebärden der Deutschen Gebärdensprache und vielen Spiel-Ideen. Von Loeper Literaturverlag, Karlsruhe

- **Bilderbücher mit Gebärden**
  - Michel A, Rütten F: Wo? – Eine Geschichte mit Zack und Zappel. Rehavista, Bremen.
  - Mebes M, Urbann K (2017) Gefühleflip – Biber Bib lernt Gebärden. Mebes & Noack-Verlag. Köln
  - Schwarzburg von Wedel E (2014) Die kleine Eule und der Mond – eine Gute-

nachtgeschichte mit Gebärden. Von Loeper Literaturverlag, Karlsruhe

- Schwarzburg von Wedel E (2014) Das Häschen und die Rübe – Ein chinesisches Wintermärchen. Von Loeper Literaturverlag, Karlsruhe
- Schwarzburg von Wedel E (2017) Wumpucks wundersame Reise. Von Loeper Literaturverlag, Karlsruhe

### Sonstiges Material mit Gebärden

- Bunge H, Rothaus M, Bunge M (2011) Meine Gebärdenschule. Das Trainingsprogramm für Jung und Alt zum spielerischen Erlernen von Gebärden. Von Loeper Literaturverlag, Karlsruhe
- Leber I (2015) Der neue immer-währende Geburtstags- und Gebärden-Kalender. Mit Gebärden der Deutschen Gebärdensprache. Von Loeper Literaturverlag, Karlsruhe
- Leber I, Spiegelhalter J (2015) Der fröhliche immer-währende Geburtstags- und Gebärden-Postkarten-Kalender. Mit Gebärden der Deutschen Gebärdensprache. Von Loeper Literaturverlag, Karlsruhe
- Costrau A, Hesselbarth S, Jentzsch U (2010) Hand in Hand die Welt begreifen: Ein Bildwörterbuch der Gebärdensprache. Klett Kinderbuch, Leipzig
- Kestner K (2003) Tommys Gebärdenwelt, Band 1–3. Karin-Kestner-Verlag, Guxhagen

## Materialien zur Arbeit mit Bildsymbolen

### Kletten, Organisieren, Aufbewahren

- **Bildboxen**
  Symbolkarten werden in der Praxis häufig einlaminiert, damit sie mehrfach genutzt werden können und vor Schmutz geschützt sind. Das Laminieren verhindert allerdings nicht, dass die Karten verknickt werden können. „Bildboxen" sind 10×10 cm große, stabile Plastikboxen, die im Inneren Platz für eine 9×9 cm große Symbolkarte bieten. Klettband oder Magnete auf der Rückseite ermöglichen, dass die „Bildboxen" auf unterschiedlichen Oberflächen angebracht werden können. Bestellbar unter ▶ https://bild-boxen.de/.
- **Klettbare Symbolhüllen**
  Symbolhüllen sind kleine Plastiktaschen, in die Symbolkarten gesteckt werden können. So ist das Laminieren der Kärtchen nicht notwendig. Sie existieren in verschiedenen Größen und sind meistens bereits mit Klettband versehen. Erhältlich z. B. im Webshop von Rehavista.
- **Klettbrett**
  Ein Holzbrett mit einer Filzfliese in DIN-A4-Größe. Symbolkarten können während des Lernens und Spielens darauf befestigt werden, es können Ablaufpläne geklettet oder Symbole darauf aufbewahrt werden. Erhältlich in sechs verschiedenen Farben im Ariadne Ideenshop.
- **Klettwürfel**
  Klettwürfel gibt es in verschiedenen Größen. Sie sind mit Klettflausch überzogen, können so mit Symbolen bestückt werden und ermöglichen damit eine Vielzahl von Übungen und Spielen (z. B. „Cubimini"/„Cubimaxi" oder „Bagix" im Ariadne Ideenshop).
- **Standleisten**
  Standleisten sind Holzleisten mit Einschnitten, in die Symbolkarten gesteckt werden. Sie können z. B. zum Zusammensetzen von Satzstrukturen genutzt werden. Bei Ariadne ist beispielsweise die „Permon"-Standleiste in drei verschiedenen Größen erhältlich.
- **Klettaufsteller**
  Klettaufsteller sind pyramidenartige, mit Klettflausch oder Filz bezogene Aufsteller, an die Bildsymbole geklettet werden können. (z. B. „Tabulong" oder Aufsteller „Standy" im Ariadne Ideenshop).
- **Klettbare Kommunikationsbücher**
  Es gibt zahlreiche, hinsichtlich Form, Farbe und Umfang unterschiedlich gestaltete, klettbare Kommunikationsbücher, die selbst mit Symbolen befüllt werden können (z. B. „Communifil", „Coloursign" oder „Communicator", erhältlich bei Ariadne).

- **Wraper Arbeitsplatzumrandung**
  Die „Wraper" Arbeitsplatzumrandung umgibt einen freien Arbeitsbereich z. B. auf einem Schreib- oder Rollstuhltisch mit einer klettbaren Oberfläche, auf der Symbolkarten befestigt werden können. Die freie Fläche in der Mitte bietet also Platz, um beispielsweise Spiele zu spielen oder zu essen, während im äußeren Bereich des Tisches trotzdem Symbole zur Kommunikation zur Verfügung gestellt werden können. Erhältlich im Ariadne Ideenshop.

## Bilderbücher mit Symbolen

- Kitzinger A: „bunt!". Autismusverlag, St. Gallen (Bilderbuch mit METACOM-Symbolen)
- Kitzinger A: Wer war hier? Autismusverlag, St. Gallen (Bilderbuch mit METACOM-Symbolen)
- Erzählbücher zu verschiedenen Themen mit METACOM-Symbolen. Einige Erzählkomponenten können von den Leserinnen und Lesern durch klettbare Symbole selbst bestimmt werden. Erhältlich auf der Homepage ► http://www.ukcouch.de/.
- Im Downloadbereich der Homepage ► http://www.metacom-symbole.de können viele verschiedene Bilderbücher heruntergeladen werden. Die meisten davon sind ausgelegt auf das Lesen mit der MetaTalkDe App, können aber in den meisten Fällen auch unabhängig davon mit anderen Kommunikationsoberflächen mit METACOM-Symbolen genutzt werden.

## Spielmaterialien und -ideen

- Holenstein-Wyrsch A, Brandenberger R (2014) kleine Wörter – Große Wirkung. Kernwortschatz im Spiel entdecken. A. Holenstein-Wyrsch, Bern (Bestellbar im Webshop des FBZ Köln)
- Kitzinger A, Lange S: Wortschatz-Quartett. Kartenspiel für 2–4 Spieler zum Wortschatz des Bildwörterbuchs „Zeig es, sag es!". Autismusverlag, St. Gallen
- Unterstützte Kommunikation – spielend leicht. Praxisideen zum gemeinsamen Spielen für Schule und Alltag. Vom Arbeitskreis ELEKOK. Herunterladbar unter ► http://www.elecok.de/download/161011_Elecok_SpieleBroschuere.pdf
- Waigand, M: Die Bücher vom kleinen Geist (Zur Erarbeitung von Kern- und Randvokabular.) Zu beziehen unter www.ukcouch.de.

## Bezugsadressen von Kommunikationsbüchern, -ordnern und -tafeln

- **Kölner Kommunikationsmaterialien**
  Die Kölner Kommunikationsmaterialien können im Onlineshop des fbz Köln unter ► http://shop.fbz-koeln.de/ bestellt werden.
- **PODD**
  Die CD mit Vorlagen zur Erstellung eines PODD Kommunikationsbuches ist im Webshop von Rehavista erhältlich unter ► https://www.rehavista.de/?at=produkte&ag=12&f=ad&p=R00857.
- **Flip**
  Castañeda C, Waigand M (2015) Flip Kommunikationsbuch – eine flexible interaktive Partnerstrategie. (Erhältlich auf folgender Homepage: ► https://ukcouch.de/bestellungen/)
- **Zeig es, sag es!**
  Kitzinger A, Lange S (2017) Zeig es, sag es! Bildwörterbuch mit 2600 Begriffen. 1. Auflage. Autismusverlag, St. Gallen.
- **ZAK Kommunikationsbuch**
  Leisner S, Pfeiffer N (2016) ZAK-Kommunikationsbuch. Ziel- und anwendungsorientiert kommunizieren. 2. überarbeitete Auflage, Rehavista GmbH.
  Das ZAK Kommunikationsbuch ist im Onlineshop von Rehavista erhältlich (► https://www.rehavista.de/?at=produkte&p=R00851&ag=12)
- **Mit Bildern sprechen**
  Merle K (2017) Mit Bildern sprechen. 700 Zeigebilder für Menschen mit Aphasie. Hrsg. Redaktion Langenscheidt. Langenscheidt, München

- **UKAPO**
  Erdélyi A, Hennig B, Mischo S (Hg.) (2016) UKAPO – Unterstützte Kommunikation in der Apotheke (Kommunikationstafel für Arzt und Apotheke). Methodenzentrum Unterstützte Kommunikation, Oldenburg
  Zu beziehen beim Methodenzentrum Unterstützte Kommunikation unter ► http://www.mezuk.de/.
- **Logicon**
  Nürnberger-Behrends H, Borchers G (2010) Logicon. Kommunikation mit Bildern. (Manual). 3. Aufl. Prolog, Köln
  Das Kommunikationsbuch kann im Onlineshop von ProLog unter ► https://www.prolog-shop.de/produkte/unterstuetzte-kommunikation-uk/uk-bei-erwachsenen/465/logicon bestellt werden

## Software zur Erstellung von symbolbasierten Kommunikationsoberflächen

In ► Abschn. 2.3.2 wurde ausführlich dargestellt, welche Softwareprodukte zur Erstellung symbolbasierter Kommunikationsmaterialien existieren, was sie beinhalten und wie sie genutzt werden können. Die folgende Übersicht listet die Softwarevarianten nochmals mit einer Kurzbeschreibung und Bezugsadressen auf.

- **Boardmaker**
  Der „Boardmaker" ist eine Software von TobiiDynavox zur Erstellung von Kommunikationstafeln, Kommunikationsoberflächen für statische Kommunikationshilfen sowie Platzsets oder Wochenplänen und vielem mehr. Er beinhaltet in seiner Grundversion die PCS-Symbole. Zu beziehen ist die Software bei allen großen Hilfsmittelanbietern.
- **Tabulo2**
  „Tabulo" ist eine Alternative zum „Boardmaker", mit der ebenfalls symbolbasierte Kommunikationsmaterialien, Kommunikationsschablonen oder Ablaufpläne erstellt werden können. Die Software beinhaltet die METACOM-Symbolsammlung (Kitzinger 2018). Zu beziehen ist die Software unter ► www.tabulo.de.
- **PictoSelector**
  Der „PictoSelector" ist eine frei erhältliche Software mit über 28.000 sogenannten Pictos (Symbolen). Der „PictoSelector" kann kostenlos heruntergeladen werden unter ► https://www.pictoselector.eu/.
- **MetaSearch**
  Die Version 8 der METACOM-Symbole (Kitzinger 2018) beinhaltet die Bearbeitungsfunktion „MetaSearch". Mit ihr können die Symbole mit Hilfe von Stichworten durchsucht werden. Es ist möglich, Symbole zu bearbeiten, eigene Symbole zu erstellen und abzuspeichern. „MetaSearch" stellt Layoutvorlagen zum Ausdrucken von Bildkarten, Raumschildern und Oberflächen für Kommunikationshilfen bereit. METACOM 8 inklusive „MetaSearch" kann auf der Homepage ► https://www.metacom-symbole.de/ bestellt werden.

## Adaptiertes Spielzeug

Wie in Abschn. 2.4.2 beschrieben können adaptierte Spielzeuge wichtige Materialien zur Anbahnung eines Ursache-Wirkungs-Verständnisses sein. Mit Hilfe eines Tasters können beispielsweise Tiere bewegt, Vibrationen ausgelöst oder Lichteffekte hervorgerufen werden.

Zahlreiche Spielzeuge und Geräte können recht einfach selbst adaptiert werden. Anleitungen dazu findet man beispielweise

- bei Prentke Romich (► https://www.prentke-romich.de/wp-content/uploads/2018/01/Faltblatt-Spielzeug-adaptieren.pdf) oder
- bei Ariadne (► http://www.ariadne.de/media/pdf/Adaptierte-Produkte.pdf).

Viele Hilfsmittelanbieter und der Ariadne Ideenshop bieten aber auch fertig adaptierte

Spielzeuge und Geräte zum Kauf an. Die folgende Liste zeigt nur eine kleine Auswahl und erhebt keinen Anspruch auf Vollständigkeit.

- **All-Turn-It-Spinner**
  Der „All-Turn-It-Spinner" ist ein tasterbetriebener Spielwürfel, der bei Auslösung des Tasters per Zufallsprinzip eine Auswahl trifft. Da zwei Drehscheiben übereinander liegen, können mittels einer Tasterauslösung zwei Würfel gleichzeitig „geworfen" werden. Der „All-Turn-It-Spinner" kann z. B. genutzt werden, um es Personen mit körperlichen Beeinträchtigungen zu ermöglichen, an Würfelspielen teilzunehmen. Zu beziehen z. B. bei Ariadne.
- **Dreamas**
  „Dreamas" ist ein adaptiertes Kissen, das mit Hilfe eines Tasters zum Vibrieren gebracht werden kann. Zu beziehen z. B. bei Ariadne.
- **Adaptierte Spielzeugbahn**
  Die adaptierte Spielzeugbahn besteht aus bunten Gleisen, mit denen ein Oval gebaut werden kann, sowie einem Zug, Fahrer und Passagier. Ein externer Taster wird an eine drahtlose Steuerbox angeschlossen. Wird der Taster ausgelöst, fährt der Zug los, gibt ein lautes Signal von sich und beginnt zu blinken. Der Zug fährt, solange der Taster gedrückt bleibt. Zu beziehen z. B. bei Ariadne.
- **Henry der Staubsauger**
  „Henry der Staubsauger" saugt alles auf, solange der angeschlossene Taster gedrückt ist. Zu beziehen z. B. bei Rehamedia.
- **Seifenblasenmaschinen**
  Seifenblasenmaschinen produzieren bei Betätigung eines angeschlossenen Tasters eine große Menge an Seifenblasen.
- **Adaptierte Fahrzeuge**
  Adaptierte Fahrzeuge fahren los und geben teilweise Geräusche von sich, sobald der angeschlossene Taster betätigt wird (z. B. „Fritzi Flitzer", „Traktor Johnny", „Tommy, die adaptierte kleine Lok").
- **Adaptierte Tiere**
  Adaptierte Tiere sind meist flauschige Kuscheltiere, die in der Lage sind, sich nach Betätigung eines Tasters zu bewegen oder Geräusche zu produzieren (z. B. „Schweinchen Freddy", „Flapsi, der kleine Elefant", „Dotty Dalmatiner").
- **Adaptierter, digitaler Fotoapparat**
  Die Digitalkamera ist so adaptiert, dass ein Taster angeschlossen werden kann und bei Betätigung des Tasters ein Schnappschuss aufgenommen wird. Zu beziehen z. B. bei Rehavista.
- **Disco Kugel**
  Die Diskokugel beginnt sich bei Betätigung eines angeschlossenen Tasters zu drehen und projiziert bunte Lichteffekte an die Wände des Raumes. Zu beziehen z. B. bei Rehavista.
- **Ferngesteuerter Minion Stuart**
  „Stuart" ist ein aufblasbarer Minion, der gesteuert durch eine Fernbedienung kichernd vorwärts, rückwärts und Kreis laufen kann. An die Fernbedienung können vier externe Taster angeschlossen werden. Zu beziehen z. B. bei Rehavista.

## Apps in der UK

Die ◘ Tab. A.1 soll lediglich eine Übersicht zu aktuellen populären UK-Apps geben. Hinweise zu deren Einsatzbereichen sowie eine kritische Betrachtung zum iPad als Kommunikationshilfe finden Sie in ► Kap. 2.

## UK-Beratungsstellen

In Deutschland findet sich mittlerweile eine Vielzahl an Beratungsstellen zum Thema UK. Hier können unabhängig von Hilfsmittelfirmen Privatpersonen hinsichtlich eines Einsatzes von Methoden der UK beraten werden. Im Folgenden sind die UK-Beratungsstellen in Deutschland (Stand Juni 2018) aufgeführt.

**Tab. A.1** Apps in der UK

| Name | Entwickler | Preis Stand (Juni 2018) | Betriebssystem | Kurzbeschreibung |
|---|---|---|---|---|
| **Ursache-Wirkung** | | | | |
| Cause and Effekt Sensory Light Box | Cognable | 4,49 € | iPad, iPhone, iPod Touch | Durch Berühren des Touchscreens wird ein zuvor ausgewählter visueller und/oder auditiver Effekt (Sterne, Lichter usw.) ausgelöst. |
| Touch Me Uncolour Pro | Lifetool Solutions | 11,99 € | iPad Android Tablets | Durch Streichen oder Wischen über den Touchscreen wird ein dahinterliegendes Bild freigegeben. |
| Magic Piano | Smule | Kostenlos | iPad, iPhone, iPod Touch Android Tablets | App zum einfachen Klavierspielen auf dem Tablet. Es können vorgefertigte Songs aus verschiedenen Genres gespielt werde. Es gibt aber auch die Möglichkeit, auf eine Klaviertastatur umzuschalten und durch Berührung des Touchscreens zu musizieren. |
| Virtual Drumming | Massimo Giacomin | 2,29 € | iPad, iPhone, iPod Touch | Schlagzeug spielen und Geräusche produzieren durch Berührung des Bildschirms, auf dem verschiedene Trommeln und Becken abgebildet werden. |
| Bildermix/ Touch Me HokusPokus | Lifetool Solutions | 2,29 € | iPad, iPhone, iPod Touch Android Tablets | Durch Drücken auf den Touchscreen oder einen externen, angeschlossenen Taster wird nach und nach ein Bild aufgebaut. Anschließend wird eine Animation abgespielt. |
| **Erste Kommunikation/Sprechende Tasten** | | | | |
| iSpeak Button | Goatella | 4,49 € | iPad, iPhone, iPod Touch Android Tablets | Auf dem Bildschirm wird ein großer Button dargestellt, der durch Berühren eine zuvor aufgenommene Sprachnachricht abspielt. Funktioniert wie ein BigMack. |
| iSpeak Sequences | Goatella | 5,49 € | iPad, iPhone, iPod Touch Android Tablets | Auf dem Bildschirm wird ein großer Button dargestellt, der durch Berühren eine Sequenz von zuvor aufgenommenen Aussagen abspielt. Funktioniert wie ein Step-by-Step. |
| Play Button | Aardustry | Kostenlos | iPad, iPhone, iPod Touch | Mit Hilfe eines Record-Buttons kann eine Sprachaufnahme aufgezeichnet werden, die durch Berühren eines großen Buttons abgespielt wird. Funktioniert ähnlich wie ein BigMack. |

**Tab. A.1** (Fortsetzung)

| Name | Entwickler | Preis Stand (Juni 2018) | Betriebssystem | Kurzbeschreibung |
|---|---|---|---|---|
| TapSpeak Button Plus | Ted Conley | 54,99 € | iPad | Ein Button kann Sprachaufnahmen nach Druck abspielen. Inklusive 4500 PCS-Symbole, mit denen die Buttons bestückt werden können. Funktioniert ähnlich wie ein BigMack. |
| TapSpeak Sequenze Plus | Ted Conley | 54,99 € | iPad, iPhone, iPod Touch | Der Button auf dem Bildschirm kann eine Sequenz von Aussagen wiedergeben. Funktioniert ähnlich wie ein Step-by-Step. |
| Snap Scene | TobiiDynavox | 54,99 € | iPad | Mit Hilfe der App können Szenenbilder erstellt werden. Bereiche eines Fotos können mit einer Klangaufnahme verknüpft werden. |
| **Einfache Symbolkommunikation** | | | | |
| GoTalk now | Attainment Company | 89,99 € | iPad | Mit Hilfe der App können eigene Kommunikationsseiten und -bücher in unterschiedlicher Komplexität erstellt werden. Durch die Möglichkeit, Seiten zu verlinken, ist auch das Erstellen komplexer Kommunikationsoberflächen möglich. |
| GoTalk now Lite | Attainment Company | Kostenlos | iPad | Funktionalität wie bei GoTalk now. Allerdings können nur 5 Seiten erstellt werden und es gibt keine Möglichkeit, Inhalte zu teilen. |
| Chatable Deutsch | Therapy Box Limited | 109,99 € | iPad | App zur Erstellung eigener Kommunikationsoberflächen als Raster- oder Szenenseiten. Mit Handschrifterkennung und Scanfunktion für ein schnelles Erstellen von Inhalt. |
| ProxTalker Lite | ProxTalker.com LLC | Kostenlos bis 229,99 € | iPad, iPhone, iPod Touch | Mit der App können symbolbasierte Kommunikationstafeln angelegt werden. Eine kostenlose Lite Version ermöglicht das Programm zu testen. Kostenpflichtige Versionen enthalten entweder die Symbolstix-Symbolsammlung oder die Widgit-Symbole. Die Professional Version beinhalten beide Symbolsammlungen. Achtung: Programmoberfläche auf Englisch! |

(Fortsetzung)

**Tab. A.1** (Fortsetzung)

| Name | Entwickler | Preis Stand (Juni 2018) | Betriebs-system | Kurzbeschreibung |
|---|---|---|---|---|
| **Komplexe Symbol- und Textkommunikation** | | | | |
| MetaTalkDE | Cidar Health Care | 229,99 € | iPad | Komplexe, kindgerechte Kommunikationsoberfläche mit METACOM-Symbolen, die in drei verschiedenen Rastergrößen erhältlich ist. |
| Compass mit Gateway | TobiiDynavox | 329,99 € | iPad | Die App enthält die komplexe, symbolbasierte Kommunikationsstrategie Gateway von TobiiDynavox. Erhältlich mit PCS- oder METACOM-Symbolen. Das zusätzlich integrierte Pflegevokabular ist für Erwachsene geeignet. |
| Quasselkiste für iPad | Prentke Romich GmbH | 199,00 € | iPad | Minspeak-Anwendungsprogramm für das iPad. Der Startbildschirm besteht aus immer gleichbleibenden 60 Ikonen, die Zugang zu einem umfassenden Vokabular bieten. |
| UKAPO | Methodenzentrum Unterstützte Kommunikation gUg | 29,99 € | iPad | Kommunikationsoberfläche mit medizinischen Themengebieten, die für die Nutzung in Apotheken entwickelt wurde. |
| Sono Flex Lite DE | TobiDynavox | Kostenlos | iPad, iPhone, iPod Touch | Vorgefertigte, symbolbasierte Kommunikationsoberfläche mit Symbolstix-Symbolen. Basiert auf dem Sono-Flex-Vokabular von TobiiDynavox. Die Lite Version hat im Vergleich einige Funktionseinschränkungen. |
| GridPLayer | Sensory Software International | Kostenlos | iPad, iPhone, iPod Touch | Die App basiert auf der Kommunikationssoftware The Grid 2 und 3 und ermöglicht die Nutzung darin erstellter Kommunikationstafeln. Zudem werden vier kostenlose Grid Sets zur Verfügung gestellt. |
| PECS V+ | Pyramid Educational Consultants | 94,99 € | iPad | Für Nutzer, die die Phasen I bis IV des PECS mit einem klassischen PECS-Buch durchlaufen haben, stellt die App eine Erweiterung in elektronischer Form dar. |
| Let me Talk | App Notize UG | Kostenlos | iPad, iPhone, iPod Touch Android Tablets | Einfache, symbolbasierte Kommunikationsapp mit Symbolen von ARASAAC und der Möglichkeit, eigene Fotos einzubinden. |

**Tab. A.1** (Fortsetzung)

| Name | Entwickler | Preis Stand (Juni 2018) | Betriebs-system | Kurzbeschreibung |
|---|---|---|---|---|
| **Schriftbasierte Kommunikation** | | | | |
| Predictable | Therapy Box Limited | 179,99 € | iPad, iPhone, iPod Touch Android Tablets | Umfangreiche, schriftbasierte App. Auf einer Tastatur geschriebener Text wird in synthetische Sprache umgewandelt. Integrierte, intelligente Wortvorhersage sowie die Möglichkeit, häufig genutzte Sätze abzuspeichern. „Emotional sounds" (Gähnen, Lachen, Stöhnen etc.) sind integriert. |
| Abilipad | Cheryl Bregman | 21,99 € | iPad | Individualisierbare Tastatur und ein anpassbares Notepad mit Wortvorhersage und Vorlesefunktion. |
| Assistive Express German | Kiat Ng | 27,99 € | iPad, iPhone, iPod Touch | Mit einer Tastatur können Aussagen verfasst und mittels einer Sprachsynthese ausgesprochen werden. Integrierte Wortvorhersage und Favoritenliste für häufig genutzte Phrasen. |
| Proloquo-4Text | Assistive Ware | 129,99 € | iPad, iPhone, iPod Touch | Textbasierte App, die neben einer Tastatur eine gute Wort- und Satzvorhersage sowie die Möglichkeit bietet, Sätze und Phrasen abzuspeichern. |
| Talk-Text to Voice Free | Abast Multimedia | Kostenlos | Android Tablets | Die App wandelt Schrift in gesprochene Sprache um. |

- **Baden-Württemberg**
  - **Bruchsal**
    - Pädagogischer Fachdienst für Sprache und Kommunikation Anja Göttsche. Agnes-Neuhaus-Straße 1, 76676 Graben-Neudorf. Telefon: +49(7255)765859-0. E-Mail: info@einfach-miteinander-reden.de. Webseite: ► http://www.Einfach-Miteinander-Reden.de
  - **Heidelberg**
    - Beratung Computer – und Kommunikationshilfen – Stephen-Hawking-Schule. Im Spitzerfeld 25, 69151 Neckargemünd. Telefon: +49(6223)81-3005. Webseite: ► http://www.stephenhawkingschule.de/beratung
    - Beratungsstelle für Unterstützte Kommunikation – Martinsschule, Schule für Körperbehinderte. Hirschberger Allee 2, 68526 Ladenburg. Telefon: +49(6203)958390. E-Mail: info@buk-martinsschule.de. Webseite: ► http://www.martinsschule-ladenburg.de
  - **Karlsruhe**
    - Beratungsstelle für Unterstützte Kommunikation – Rehabilitationszentrum Südwest für Behinderte gGmbH. Kanalweg 40–42, 76036 Karlsruhe. Telefon: +49(7251)3032097. E-Mail: buk.bruchsal@reha-suedwest.de. Webseite: ► http://www.reha-suedwest.de
  - **Ludwigsburg**
    - Medienberatungszentrum für Kinder und Jugendliche mit körperlichen

Beeinträchtigungen, Beratungszentrum für Computer- und Kommunikationshilfen – August-Hermann-Werner-Schule, Staatliche Schule für Körperbehinderte. Elisabeth-Kallenberg-Platz 4, 71706 Markgröningen. Telefon: +49(7145)900463. E-Mail: info@mbz-markgroeningen.de. Webseite: ► http://www.mbz-markgroeningen.de

- **Pforzheim**
  - Beratungsstelle für Unterstützte Kommunikation – Anna-Bertha-Königseggschule. Blumenheckstr. 41, 75177 Pforzheim. Telefon: +49(7231)128333. E-Mail: irene.leber@web.de
  - Beratungsstelle für Unterstützte Kommunikation an der Schule Winterrain Ispringen. Turnstraße 52, 75228 Ispringen. Telefon: +49(7231)1544640. E-Mail: beratungsstelle@ghs-pf.de. Webseite: ► http://www.schule-am-winterrain.de
- **Ravensburg**
  - Beratungsstelle für Frühförderung und Unterstützte Kommunikation Haslachmühle im Sprachheilzentrum Ravensburg – Zieglersche Anstalten, Behindertenhilfe gGmbH. Hochgerichtsstraße 46, 88213 Ravensburg. Telefon: +49(751)7902-0. Webseite: ► www.zieglersche.de/sprachheilzentrum-ravensburg
  - Beratungsstelle „Kommunikationshilfen" – Ludwig Guttmann Schule Karlsbad. Guttmannstr. 8, 76307 Karlsbad. Telefon: +49(721)93663600. E-Mail: lgs.beratung.uk@lgs-karlsbad.de. Webseite: ► http://www.ludwig-guttmann-schule.de
- **Schwäbisch Hall**
  - Beratungsstelle für Unterstützte Kommunikation an der Sonnenhofschule. Sudetenweg 84, 74523 Schwäbisch Hall. Telefon: +49(791)500-0. E-Mail: info@sonnenhof-sha.de. Webseite: ► https://www.sonnenhof-sha.de

## Bayern

- **Augsburg**
  - Beratungsstelle für Kommunikationshilfen und Assistenztechnologie ELECOK und INTERAKTIV. Karwendelstraße 6–8 (Fritz-Felsenstein-Haus), 86343 Königsbrunn. Telefon: +49(8231)6004-0. E-Mail: felsenstein@felsenstein.org. Webseite: ► http://www.felsenstein.org
  - Beratungsstelle für Unterstützte Kommunikation – CAB Augsburg gGmbH. Memmingerstraße 6, 86159 Augsburg, Telefon: +49(821)5606-412. E-Mail: uk@cab-b.de. Webseite: ► http://www.cab-b.de
  - Beratungsstelle für Unterstützte Kommunikation – Dominikus-Ringeisen-Werk. Prämonstratenserstraße 19, 86513 Ursberg. Telefon: +49(8281)92-0. E-Mail: beratung-uk@drw.de. Webseite: ► http://www.dominikus-ringeisen-werk.de/hauptinhalte/beratung-und-service/unterstuetzte-kommunikation/unterstuetzte-interaktion-und-kommunikation.html
- **Coburg**
  - Beratungsstelle für elektronische Hilfen und Computer ELECOK Unterstützte Kommunikation – Förderzentrum für Körperbehinderte. Leopoldstraße 61–63, 96450 Coburg. Telefon: +49(9561)826740. E-Mail: BVJCoburg@t-online.de. Webseite: ► http://www.elecok-coburg.de
- **Ingolstadt**
  - Beratungsstelle für elektronische Hilfen und Computer ELECOK Unterstützte Kommunikation – Förderzentrum für Körperbehinderte. Elbrachtstraße 20, 85049 Ingolstadt. Telefon: +49(841)93850. E-Mail: k-schule@t-online.de. Webseite: ► http://jnvk.de
- **Kempten**
  - Beratungsstelle für elektronische Hilfen und Computer ELECOK Unterstützte Kommunikation – Förderzentrum

für Körperbehinderte. Schwalbenweg 63, 87439 Kempten. Telefon: +49(831)59113-20. E-Mail: schulleitung@als-kempten.de. Webseite: ► http://www.als-kempten.de/beratung-2

- **München**
  - Beratungsstelle für elektronische Hilfen und Computer ELECOK Unterstützte Kommunikation – Förderzentrum für Körperbehinderte. Kurzstraße 2, 81547 München. Telefon: +49(89)64258-452. E-Mail: beratungszentrum@baylfk.de. Webseite: ► http://www.baylfk.com/index.php/elecok
  - LogBUK GgmbH – Praxis für Logopädie und Beratungsstelle mit Schwerpunkt Unterstützte Kommunikation. Salinstraße 11a, 83022 Rosenheim. Telefon: +49(8031)350910. E-Mail: info@logbuk.de. Webseite: ► http://www.logbuk.de
- **Nürnberg**
  - Beratungsstelle für elektronische Hilfen und Computer ELECOK Unterstützte Kommunikation – Förderzentrum für Körperbehinderte. Silbergasse 2, 90518 Altdorf. Telefon: +49(9187)60151. E-Mail: team.elecok@sfk-wichernhaus-altdorf.de
- **Passau**
  - Beratungsstelle für elektronische Hilfen und Computer ELECOK Unterstützte Kommunikation – Förderzentrum für Körperbehinderte. Säumerweg 1, 94034 Passau. Telefon: +49(851)4936820. E-Mail: andrea.salmansberger@donbosco-schule-passau.de. Webseite: ► http://www.k-schule-passau.de
  - Beratungsstelle für Unterstützte Kommunikation Lebenshilfe Erlangen e.V. – Ruth Koch. Goerdelerstr. 21, 91058 Erlangen. Mobil: +49(160)7303208. E-Mail: Ruth.Koch@lebenshilfe-erlangen.de. Webseite: ► http://www.lebenshilfe-erlangen.de/beratung_unterstuetze_kommunikation
  - KOMM+, mehr als Worte – Mobile Beratung und Weiterbildung in Unterstützter Kommunikation. E-Mail: info@mehralsworte.de. Webseite: ► http://www.mehralsworte.eu.
- **Regensburg**
  - Beratungsstelle für elektronische Hilfen und Computer ELECOK Unterstützte Kommunikation – Förderzentrum für Körperbehinderte. Puricellistraße 5, 93049 Regensburg. Telefon: +49(941)2980104. E-Mail: elecok@web.de. Webseite: ► http://www.prmz.de
- **Würzburg**
  - Beratungsstelle für elektronische Hilfen und Computer ELECOK Unterstützte Kommunikation – Förderzentrum für körperliche und motorische Entwicklung. Berner Straße 10, 97084 Würzburg. Telefon: +49(931)6675-1000. E-Mail: elecok@zfk-wuerzburg.de. Webseite: ► http://www.zfk-wuerzburg.de/elecok

## ■ Berlin

- AAC-Zentrum – Beratungsstelle. Am Treptower Park 75, 12435 Berlin. Telefon: +49(30)22445230. E-Mail: info@aac-zentrum.de. Webseite: ► http://www.aac-ag.de
- Beratungsstelle für Unterstützte Kommunikation – Arno-Fuchs-Schule. Richard-Wagner-Straße 30, 01585 Berlin. Telefon: +49(30)902913250. E-Mail: p.tolksdorf@arno-fuchs-schule.de. Webseite: ► http://www.arno-fuchs-schule.cidsnet.de
- Beratungsstelle für Unterstützte Kommunikation Spastikenhilfe Berlin e.V. Schlangenbader Straße 18, 14197 Berlin. Telefon: +49(30)259375-65. E-Mail: klippel.uk@spastikerhilfe.de. Webseite: ► http://www.spastikerhilfe.de
- InterAktiv – Beratungsstelle für Unterstützte Kommunikation. Wilhelmshavener Straße 32, 10551 Berlin. Telefon: +49(30)49088494. E-Mail: info@interaktiv-berlin.de

## Brandenburg

### Hohenstücken

- Fachklinik Hohenstücken – Beratung Unterstützte Kommunikation. Brahmsstraße 38, 14772 Hohenstücken. Telefon: +49(3381)792109. E-Mail: christoph.harder@helios-kliniken.de. Webseite: ► http://www.fachklinik-hohenstücken.de

### Falkensee

- Institut für Kommunikationsberatung IfK Lindemann und Renner GbR. Anschützstraße 261, 14612 Falkensee. Telefon: +49(3322)275957. E-Mail: Gregor.Renner@web.de

## Bremen

- LogBUK GgmbH – Praxis für Logopädie und Beratungsstelle mit Schwerpunkt Unterstützte Kommunikation. Schifferstraße 11, 28832 Achim. Telefon: +49(2304)9217100. E-Mail: achim@logbuk.de. Webseite: ► http://www.logbuk.de/praxis-bremen-achim
- Paul-Goldschmidt-Schule – Beratungsstelle für Unterstütztes Schreiben & Unterstützte Kommunikation BSK. Louis-Seegelken-Straße 18, 28717 Bremen. +49(421)3617150. E-Mail: beratung@paul-goldschmidt-schule.de. Webseite: ► http://www.paul-goldschmidt-schule.de

## Hamburg

- Assistenz West – Beratung für Unterstützte Kommunikation. Max-Brauer-Allee 50, 22765 Hamburg. Mobil: +49(40)35848152. E-Mail: g.drewes@alsterdorf-assistenz-west.de. Webseite: ► http://www.alsterdorf-assistenz-west.de
- Beratungsstelle für Unterstützte Kommunikation mittendrin! GmbH. Edith-Stein-Platz 5, 21035 Hamburg. Telefon: +49(40)8888060. E-Mail: mail@mittendrin-online.de. Webseite: ► http://www.mittendrin-online.de
- Beratungsstelle für Unterstützte Kommunikation – Schule für Körperbehinderte Hirtenweg, Holmbrook 10, 22605 Hamburg. Telefon: +49(40)428882144. E-Mail: beratung-hirtenweg@web.de. Webseite: ► http://www.schule-hirtenweg.de

## Hessen

### Alsfeld

- bhvb – Behindertenhilfe Vogelsbergkreis e.V. Theodor-Heuss-Straße 9, 36304 Alsfeld. Telefon: +49(6631)4732. E-Mail: ff-bs@bhvb.de. Webseite: ► http://www.bhvb.de

### Frankfurt am Main

- andere Worte – Beratungsstelle für nicht oder kaum sprechende Menschen – Verein Arbeits- und Erziehungshilfe e.V. Sonnemannstraße 3, 60314 Frankfurt am Main. Telefon: +49(69)9434095-80. E-Mail: andere-worte@vae-ev.de. Webseite: ► http://www.andere-worte.de

### Gießen

- Beratungsstelle Unterstützte Kommunikation – Lebenshilfe Gießen e.V. Grünberger Straße 222, 35394 Gießen. Telefon: +49(641)79798123. E-Mail: uk@lebenshilfe-giessen.de. Webseite: ► http://www.lebenshilfe-giessen.de

### Mühltal

- Stiftung Nieder-Ramstädter Diakonie. Fliednerweg 1, 64367 Mühltal. Telefon: +49(6151)1490. E-Mail: info@nrd.de. Webseite: ► http://www.nrd.de

### Wetzlar

- „Miteinander" Beratungsstelle für Unterstützte Kommunikation – Lebenshilfe Wetzlar-Weilburg e.V. Friedenstr. 26, 35578 Wetzlar. Telefon: +49(6441)927731. E-Mail: info@lhww.de

## Mecklenburg-Vorpommern

### Neubrandenburg

- Computerberatungsbüro – überregionales Förderzentrum mit dem Förderschwerpunkt körperlich-motorische Entwicklung (ÜFZ) – Landesschule für Körperbehinderte.

Telefon: +49(395)5639511. E-Mail: schule@uefz-neubrandenburg.de. Webseite: ► http://www.uefz-neubrandenburg.de

- **Schwerin**
  - UK-Beratung – Kinderzentrum Mecklenburg. Wismarsche Straße 390, 19055 Schwerin. Telefon: +49(385)551590. E-Mail: info@spz-mecklenburg.de. Webseite: ► http://www.kinderzentrum-mecklenburg.de

## Niedersachsen

- **Aurich**
  - Beratung für Unterstützte Kommunikation und Unterstütztes Schreiben – Mobiler Dienst für körperbehinderte Schüler und Schülerinnen – Schule am Extumer Weg. Exturmer Weg 63, 26605 Aurich. Telefon: +49(4941)989320. E-Mail: post@fz-aurich.de. Webseite: ► http://fz-aurich.de
- **Hannover**
  - Bereich Unterstützte Kommunikation – Sozialpädiatrisches Zentrum Hannover. Janusz-Korczak-Allee 8, 30173 Hannover. Telefon: +49(511)81157702
- **Helmstedt**
  - Beratungsstelle UK. Gerichtsweg 1b, 38154 Königslutter. Telefon: +49(5353)9191285. E-Mail: kerstin.ruester@t-online.de
- **Lüneburg**
  - Beratungsbereich Sprache und Kommunikation – Mobiler Dienst – Schule am Knieberg, Förderschule mit dem Schwerpunkt geistige Entwicklung. Oedemer Weg 79, 21335 Lüneburg. Telefon: +49(4131)407483. E-Mail: verwaltung@schule-knieberg.de. Webseite: ► http://www.schule-knieberg.de
- **Oldenburg**
  - Beratungsstelle für Unterstützte Kommunikation – Carl von Ossietzky Universität Oldenburg – Ambulatorium für Rehabilitation. Telefon: +49(441)7984981. E-Mail: uk-beratungsstelle@uni-oldenburg.de. Webseite: ► http://www.uni-oldenburg.de/sonderpaedagogik/ambulatorium/beratungsstelle-fuer-unterstuetzte-kommunikation/
- **Osnabrück**
  - Beratungsstelle für UK – Susanne-Raming-Schule – Tagesbildungsstätte mit Förderschwerpunkt geistige Entwicklung. Am Springhof 14, 49196 Bad Laer. Telefon: +49(5424)2215-0. Webseite: ► http://www.vhph-rothenfelde.de

## Nordrhein-Westfalen

- **Bielefeld**
  - Beratungsangebot Unterstützte Kommunikation – Albatros-Schule, Schule für Körperbehinderte. Westkampweg 81, 33659 Bielefeld. Telefon: +49(521)40429492. E-Mail: uk-at@lwl-albatros-schule.de. Webseite: ► http://www.albatros-schule.de
- **Bochum**
  - Beratungsstelle für Unterstützte Kommunikation und Neue Technologien – Schulen am Haus Langendreer – LWL Förderschule. Hauptstraße 157, 44892 Bochum. Telefon: +49(234)9217100. E-Mail: ukberatung.bochum@web.de. Webseite: ► http://www.kb-bochum.de
  - Familienzentrum – Integrative Kindertagesstätte. Wasserstraße 435, 44795 Bochum. Telefon: +49(234)432478. E-Mail: familienzentrum@diakonie-ruhr.de. Webseite: ► http://www.diakonie-ruhr.de
- **Dortmund**
  - Beratungsstelle für Unterstützte Kommunikation – Institutsambulanz für Phoniatrie und Pädaudiologie, Vestische Kinder- und Jugendklinik Datteln. Dr.-Friedrich-Steiner-Straße 5, 45711 Datteln. Telefon: +49(2363)975280. E-Mail: phoniatrie@kinderklinik-datteln.de. Webseite: ► http://www.kinderklinik-datteln.de
  - Der Kreisel – Praxis für Sprachtherapie, Claudia Herhold & Ulrike Kirchner.

An der Wasserburg 33, 44379 Dortmund/Essener Straße 20, 44139 Dortmund. Telefon: +49(231)96981433. E-Mail: info@kreisel-sprachtherapie.de. Webseite: ► http://www.kreisel-sprachtherapie.de
- UK-Netzwerk – Zentrum für Beratung und Therapie der Universität Dortmund. Emil-Figge-Straße 50, 44221 Dortmund. Telefon: +49(231)755-5202. E-Mail: dagmar.slickers@tu-dortmund.de. Webseite: ► http://www.zbt.tu-dortmund.de

**Gelsenkirchen**
- Heilpädagogische Frühförder- und Beratungsstelle der Lebenshilfe Gelsenkirchen e.V. Paulstraße 6, 45889 Gelsenkirchen. Telefon: +49(209)3890613-0. E-Mail: ff@lebenshilfe-gelsenkirchen.de. Webseite: ► http://www.lebenshilfe-gelsenkirchen.de

**Hagen**
- Heilpädagogisches Zentrum – Beratungsstelle für Unterstützte Kommunikation. Hartmannstr. 1, 58300 Wetter. Telefon: +49(2335)639-2032. E-Mail: panzerc@esv.de. Webseite: ► http://www.esv.de

**Köln**
- Beratungsstelle Kommunikation und Verhalten (BeKoVe) – Lebenshilfe Köln. Berliner Straße 140–158, 51063 Köln. Telefon: +49(221)983414-0. Webseite: ► http://www.lebenshilfekoeln.de
- FBZ – UK – Forschungs- und Beratungszentrum für Unterstützte Kommunikation – Universität zu Köln. Frangenheimstr. 4a, 50931 Köln. Telefon: +49(221)4707823. E-Mail: uk-beratungsstelle@uni-koeln.de. Webseite: ► http://www.fbz-uk.uni-koeln.de

**Moers**
- Zentrum für Unterstützte Kommunikation Moers. Goethestraße 16, 47441 Moers. Telefon: +49(2841)988912. E-Mail: info@zentrum-fuer-uk.de. Webseite: ► http://www.zentrum-fuer-uk.de

**Münster**
- Heinrich-Piepmeyer-Haus Münster. Hüfferstr. 41, 48149 Münster. Telefon: +49(251)9810219. E-Mail: lange@hph-ms.de. Webseite: ► http://www.hph-ms.de
- LWL-Beratungshaus. Bröderichweg 33, 48159 Münster. Telefon: +49(251)2105400. E-Mail: beratungshaus-muenster@lwl.org

### Rheinland-Pfalz

**Bad Kreuznach**
- Beratungsstelle für Unterstützte Kommunikation – Rehabilitationszentrum Bethesda Kreuznacher Diakonie. Waldemarstr. 28, 55543 Bad Kreuznach. Telefon: +49(671)605-3855. E-Mail: mueller@buk-kh.de. Webseite: ► http://www.buk-kh.de

**Neuwied**
- Beratungsstelle für Unterstützte Kommunikation – Heinrich-Haus GmbH. Neuwiederstr. 46a, 56566 Neuwied. Telefon: +49(2622)705-813. E-Mail: buk@heinrich-haus.de

### Sachsen

**Dresden**
- Beratungsstelle für Unterstützte Kommunikation Evangelische Behindertenhilfe Dresden und Umland GmbH – Schule am Burkersdorfer Weg. Burkersdorfer Weg 20–22, 01189 Dresden. Telefon: +49(351)4042350. E-Mail: uk.beratung@evangelische-behindertenhilfe-dresden.de. Webseite: ► http://www.foerderschule-dresden.de

**Leipzig**
- Beratungsstelle für Menschen mit unterstützten Verständigungsstrategien Schloss Schönefeld e.V. Zeumerstr. 1–2, 04347 Leipzig. Telefon: +49(341)2340675. E-Mail: lernen-plus.schule@schloss-schoenefeld.de. Webseite: ► http://www.schloss-schoenefeld.de

- **Oberlausitz**
  - Beratungsstelle für Unterstützte Kommunikation Astrid-Lindgren-Schule. Herrmannstr. 22–24, 02943 Weißwasser. Telefon: +49(3576)243157. E-Mail: uk-beratungsstelle@als-wsw.de. Webseite: ► http://www.als-wsw.de

- **Sachsen-Anhalt**
- **Halle Saale**
  - Beratungsstelle für Unterstützte Kommunikation – Martin-Luther-Universität Halle-Wittenberg. Franckeplatz 1, Haus 31, 06110 Halle. Telefon: +49(345)5523778. E-Mail: uk-beratungsstelle@uni-halle.de. Webseite: ► http://www.uk-beratungsstelle.uni-halle.de

- **Schleswig-Holstein**
- **Geesthacht**
  - Helios Klinik. Johannes-Ritter-Straße 100, 21502 Geesthacht. Telefon: +49(4152)918-0. E-Mail: miriam.garber@helios-kliniken.de. Webseite: ► http://www.helios-kliniken.de/geesthacht
- **Kiel**
  - Werk- und Betreuungsstätte für Körperbehinderte GmbH – UK-Beratung. Ringstraße 36–38, 24103 Kiel. Telefon: +49(431)77599882. E-Mail: ilona.ruecker@wub-ottendorf.de. Webseite: ► http://www.wub-ottendorf.de
  - Beratungsstelle für UK – DRK-Schul- und Therapiezentrum. Henry-Dunant-Straße 6, 24223 Schwentinental. Telefon: +49(4307)90900. E-Mail: A.Spiekermann@drk-sutz.de. Webseite: ► http://www.drk-sutz.de
- **Schleswig**
  - Landesförderzentrum Sehen. Lutherstraße 14, 24837 Schleswig. Telefon: +49(4621)8075. E-Mai: mail@lfs-schleswig.landsh.de. Webseite: ► http://www.lfs-schleswig.de

- **Thüringen**
- **Schleiz**
  - Beratungsstelle für Unterstützte Kommunikation – Sonderpädagogisches Zentrum Schleiz. Schießhausweg 2, 07907 Schleiz. Telefon: +49(3663)422442. E-Mail: spz.schleiz@stiftungsverbund.de
- **Greiz**
  - Beratungsstelle des Förderzentrums Carolinenschule. Am Salzacker 2, 07973 Greiz. Telefon: +49 (3661) 67 41 93. E-Mail: diakonie-greiz@t-online.de

## Hilfsmittelfirmen

Die folgende Liste umfasst große deutsche Hilfsmittelfirmen, die sich auf den Bereich der UK spezialisiert haben. Alle Anbieter sind in mehreren Regionen Deutschlands tätig. Zu genauen, aktuellen Standorten geben die jeweiligen Internetauftritte Auskunft.

Auf der Homepage der Gesellschaft für Unterstützte Kommunikation sind weitere Anbieter, u. a. auch Sanitätshäuser aufgelistet, die Kommunikationshilfen vertreiben: ► http://www.gesellschaft-uk.de/index.php/service/hilfsmittelanbieter/listing.

**Prentke Romich GmbH**
Goethestraße 31
34119 Kassel
info@prentke-romich.de
► http://www.prentke-romich.de

**Rehamedia GmbH**
Bismarckstraße 142a
47057 Duisburg
info@rehamedia.de
► http://www.rehamedia.de

**Rehavista GmbH**
Konsul-Smidt-Straße 8c
28217 Bremen
info@rehavista.de
► http://www.rehavista.de

**Talktools GmbH**
Johanniterstraße 125
47053 Duisburg
info@talktools.de
► http://www.talktools-gmbh.de
**Humanelektronik GmbH**
Spezial- und Rehabilitationselektronik
Weinsheimer Straße 57a
67547 Worms
info@humanelektronik.de
► https://humanelektronik.de/

## Foren und weitere hilfreiche Internetseiten

In Foren und auf anderen Internetseiten finden sich viele hilfreiche Tipps und Materialien zum Einsatz und zur Vermittlung von Methoden der UK. Im Folgenden sind bekannte und empfehlenswerte Internetseiten aufgeführt (Stand aller Internetseiten: Juli 2018).

- ► https://www.cluks-forum-bw.de/
  „CLUKS“ steht für „Computergestütztes Lernen und Unterstützte Kommunikation für Schülerinnen und Schüler mit einer körperlichen/geistigen Behinderung“
- ► https://www.facebook.com/groups/101292606580732/1381076061935707/
  Sehr aktive, öffentlich Gruppe mit dem Namen Unterstützte Kommunikation auf facebook
- ► http://uk-app-blog.blogspot.de/
  Blog zum Thema iPad und UK von Igor Krstoski
- ► http://uk-ideen-blog.blogspot.de/
  Blog mit kreativen Ideen und weiterführenden Links rund um das Thema UK von Igor Krstoski
- ► http://www.pecs-germany.com/
  Weiterführendes und Informationen zu Kursangeboten zum Picture Exchange Communication System
- ► http://www.gesellschaft-uk.de/
  Homepage der Gesellschaft für Unterstützte Kommunikation e.V.
- ► https://www.mytobiidynavox.com/PagesetCentral
  PagesetCentral ist eine Onlineplattform, auf der Seitensets für Kommunikationshilfen von TobiiDynavox ausgetauscht und heruntergeladen werden können. Hier findet man viele Ideen zur Nutzung verschiedener Kommunikationssoftware und zur Erstellung eigener Seitensets.
- ► http://www.metacom-symbole.de/
  Im Downloadbereich der Homepage befinden sich zahlreiche Materialien zur Arbeit mit METACOM-Symbolen und der MetaTalkDe-App
- ► http://www.ukcouch.de/
  U.a. Informationen zum Flip-Kommunikationsbuch, den Büchern vom Kleinen Geist und den Lennart-Büchern sowie eine Liste mit Büchern, die sich besonders gut für den Einsatz im Bereich der UK eignen
- ► https://die-uk-kiste.jimdo.com/
  Informationen zu UK und iPads mit Fortbildungsterminen, Anleitungen, Präsentationen und Materialien
- ► http://www.gebaerdenlernen.de/
  Interaktive Homepage zum Erlernen von Grundzügen der Deutschen Gebärdensprache
- ► https://eldorado.tu-dortmund.de/handle/2003/31166
  Download der Mehrsprachen-Kontexte von Ritterfeld und Lüke (2013)
- ► https://www.helpkidzlearn.com/
  Auf der Homepage findet man u. a. einfache Spiele, die mit Hilfe von Tastern gespielt werden können.
- ► www.akuk-online.de
  Der Arbeitskreis Unterstützte Kommunikation der Rett-Syndrom Elternhilfe präsentiert auf seiner Homepage u. a. Bauanleitungen für adaptierte Spielzeuge und Spielideen für unterstützt kommunizierende Kinder und Jugendliche.

## Fort- und Weiterbildungen zur UK

In Deutschland gibt es mittlerweile einige umfassende Weiterbildungen zum Thema UK, die das Ziel verfolgen, die Teilnehmenden zu Fachkräften für diesen Bereich auszubilden. Die größten Weiterbildungsangebote in Deutschland sind im Folgenden aufgeführt.

**Fachtherapeutin Unterstützte Kommunikation**

Berufsbegleitende Weiterqualifizierung für Sprachtherapeutinnen und Logopädinnen Durchgeführt von PROLOG in Kooperation mit dem Zentrum für Unterstützte Kommunikation (ZUK) MoersFachliche Leitung: Dr. Barbara Giel und Uta Hellrung (ZUK Moers)► https://www.prolog-shop.de/fort-weiterbildung/weiterbildungen/weiterbildung-uk/#

**Lehrgang Unterstützte Kommunikation (LUK)**

Berufsbegleitende Weiterbildung zur Kommunikationspädagogin bzw. zum KommunikationspädagogenDurchgeführt vom Forschungs- und Beratungszentrum für Unterstützte Kommunikation der Universität zu KölnFachliche Leitung: Prof. Dr. Jens Boenisch (Universität zu Köln) und Prof. Dr. Susanne Wachsmuth (Universität Gießen)► http://www.lehrgang-unterstuetzte-kommunikation.de

**UK-Coach**

Berufsbegleitende, modulare Weiterbildung zum UK-CoachDurchgeführt vom Institut intasco in Kooperation mit der Gesellschaft für Unterstützte Kommunikation e.V.Fachliche Leitung: Martin Gülden, Sonderpädagoge, Transaktionsanalytiker (CTA/C)► http://www.uk-coach.de

**Weiterbildung TUK – Teilhabe durch Unterstützte Kommunikation erreichen**

Durchgeführt in Kooperation mit der zentralen Einrichtung für Weiterbildung der Leibnitz Universität HannoverFachliche Leitung: Prof. Dr. Imke Niediek (Universität Siegen) und Marie Just (Förderschullehrerin)► http://www.akademie-fuer-rehaberufe.de/akademie/weiterbildung/Weiterbildung-UK.php

**Zertifikat Fachkraft Unterstützte Kommunikation**

Durchgeführt von der Gesellschaft für Unterstützte Kommunikation e.V.Fachliche Leitung: Die Kurse werden von verschiedenen, autorisierten Referenten eigenverantwortlich durchgeführt► http://www.gesellschaft-uk.de/index.php/19-startseite/109-neu-zertifikat-fachkraft-unterstuetzte-kommunikation-nach-isaac-e-v-standard

**UK-Fachberaterin/UK-Fachberater**

Berufsbegleitende Weiterbildung für Mitarbeitende von Einrichtungen und Diensten in nachschulischen LebensweltenDurchgeführt von der Gesellschaft für Unterstützte Kommunikation e.V.Fachliche Leitung: Kerstin Rüster und Silke Braun, autorisierte Referentinnen der Gesellschaft für Unterstützte Kommunikation e.V.► http://www.gesellschaft-uk.de/index.php/fort-und-weiterbildung/uk-fachberater-fachberaterin

Neben den großen, oben aufgelisteten berufsbegleitenden Weiterbildungen bieten verschiedene Institutionen und Verbände einzelne Fortbildungen zu spezifischen Themen der UK an, die nur einzelne Stunden oder Tage umfassen. Da sich die Fortbildungsangebote von Jahr zu Jahr unterscheiden, sollten aktuelle Informationen den jeweiligen Internetauftritten der Anbieter entnommen werden. Fortbildungen aus dem Bereich der UK für Sprachtherapeutinnen findet man z. B. bei/beim

- Deutschen Bundesverband für akademische Sprachtherapie und Logopädie e.V. (dbs)
- Deutschen Bundesverband für Logopädie e.V. (dbl)
- ProLog
- Forschungs- und Beratungszentrum für Unterstützte Kommunikation der Universität zu Köln (fbz)
- Zentrum für Unterstützte Kommunikation Moers (ZUK)
- Methodenzentrum Unterstützte Kommunikation gUG (MEZUK)
- Gesellschaft für Unterstützte Kommunikation e.V. (GesUK)
- KiST Hannover

Darüber hinaus bieten viele Hilfsmittelfirmen und Hersteller von elektronischen Kommunikationshilfen produktspezifische Workshops oder Webinare an.

# Sachverzeichnis

# L



# M



# N



# P



# Q



# R



# S



# T



# U

## Z